Ginecologia Oncológica

febrasgo
Federação Brasileira das Associações de Ginecologia e Obstetrícia

Ginecologia Oncológica

DIAGNÓSTICO E TRATAMENTO

EDITORES
Walquíria Quida Salles Pereira Primo
César Eduardo Fernandes
Agnaldo Lopes da Silva Filho

COEDITORES
Suzana Arenhart Pessini
Francisco José Candido dos Reis
Etelvino de Souza Trindade

manole
editora

Editora: Cristiana Gonzaga S. Corrêa
Projeto gráfico: Departamento de Arte da Editora Manole
Diagramação: Formato Editoração
Ilustrações: Formato Editoração
Capa: Ricardo Yoshiaki Nitta Rodrigues
Imagem de capa: istockphoto.com

CIP-BRASIL. CATALOGAÇÃO NA PUBLICAÇÃO
SINDICATO NACIONAL DOS EDITORES DE LIVROS, RJ

G411

Ginecologia oncológica / organização Walquíria Quida Salles Pereira Primo , César Eduardo Fernandes , Agnaldo Lopes da Silva Filho. - 1. ed. - Barueri [SP] : Manole, 2022.

Inclui bibliografia
ISBN 9786555765700

1. Aparelho genital feminino – Câncer. I. Primo, Walquíria Quida Salles Pereira. II. Fernandes, César Eduardo. III. Silva Filho, Agnaldo Lopes da.

22-77287 CDD: 616.9946
CDU: 618.14-006

Gabriela Faray Ferreira Lopes – Bibliotecária – CRB-7/6643

Edição – 2022

Editora Manole Ltda.
Alameda América, 876
Tamboré – Santana de Parnaíba – SP – Brasil
CEP: 06543-315
Fone: (11) 4196-6000
www.manole.com.br | https://atendimento.manole.com.br/

Impresso no Brasil
Printed in Brazil

Editores

Walquíria Quida Salles Pereira Primo
Professora Adjunta de Ginecologia da Faculdade de Medicina na Universidade de Brasília (UnB). Doutorado e Mestrado na UnB. Presidente da Comissão Nacional Especializada (CNE) em Ginecologia Oncológica da Federação Brasileira das Associações de Ginecologia e Obstetrícia (Febrasgo). Membro da Diretoria da Associação Brasileira de Patologia do Trato Genital Inferior e Colposcopia (ABPTGIC). Secretária Geral da Sociedade de Ginecologia e Obstetrícia de Brasília (SGOB). Diretora Científica da ABPTGIC – Capítulo Brasília.

César Eduardo Fernandes
Professor Titular da Disciplina de Ginecologia da Faculdade de Medicina do ABC (FMABC).

Agnaldo Lopes da Silva Filho
Professor Titular do Departamento de Ginecologia e Obstetrícia da Universidade Federal de Minas Gerais (UFMG). Presidente da Federação Brasileira de Associações de Ginecologia e Obstetrícia (Febrasgo).

Coeditores

Suzana Arenhart Pessini
Professora Adjunta de Ginecologia e Obstetrícia da Faculdade de Medicina da Universidade Federal do Rio Grande do Sul (FAMED/UFRGS). Ginecologista Oncológica no Hospital de Clínicas de Porto Alegre (HCPA). Mestre e Doutora pela Universidade Federal de Ciências da Saúde de Porto Alegre (UFCSPA). Vice-presidente da Comissão Nacional Especializada (CNE) em Ginecologia Oncológica da Federação Brasileira das Associações de Ginecologia e Obstetrícia (Febrasgo).

Francisco José Candido dos Reis
Mestre, Doutor e Livre-docente pela Faculdade de Medicina de Ribeirão Preto da Universidade de São Paulo (FMRP-USP). Pós-doutorado no Brigham and Women's Hospital/Harvard Medical School, EUA. Pesquisador Visitante do Centre for Cancer Genetic Epidemiology/University of Cambridge, Reino Unido. Professor Associado de Ginecologia Oncológica e Mastologia do Departamento de Ginecologia e Obstetrícia da FMRP-USP.

Etelvino de Souza Trindade
Ginecologista Oncológico. Membro da Comissão Nacional Especializada (CNE) em Ginecologia Oncológica da Federação Brasileira de Associações de Ginecologia e Obstetrícia (Febrasgo). Presidente da Academia de Medicina de Brasília. Professor (Aposentado) do Curso de Medicina da Escola Superior de Ciências da Saúde do Distrito Federal. Ex-presidente da Febrasgo.

Autores

Agnaldo Lopes da Silva Filho
Professor Titular do Departamento de Ginecologia e Obstetrícia da Universidade Federal de Minas Gerais (UFMG). Presidente da Federação Brasileira de Associações de Ginecologia e Obstetrícia (Febrasgo).

Aline Albuquerque
Pesquisadora Visitante no Instituto Bonavero de Direitos Humanos da Universidade de Oxford, Reino Unido. Pós-doutorado na Universidade de Essex, Reino Unido. Professora da Pós-graduação em Bioética da Universidade de Brasília (UnB). Advogada da União. Diretora do Instituto Brasileiro de Direito do Paciente.

Aline Evangelista Santiago
Doutorado em Tocoginecologia pela Faculdade de Medicina de Botucatu da Universidade Estadual Paulista "Júlio de Mesquita Filho" (FMB-Unesp). Especialização em Oncologia Pélvica pela Universidade Estadual de Campinas (Unicamp).

Angélica Nogueira-Rodrigues
Post Doc em Oncologia na Harvard University, EUA. Professora Adjunta e Pesquisadora da Universidade Federal de Minas Gerais (UFMG). Orientadora de Programas de Pós-graduação *Stricto Sensu* da UFMG e Faculdade Ciências Médicas de Minas Gerais (FCMMG). Idealizadora do Grupo Brasileiro de Tumores Ginecológicos (EVA).

Anna Flávia de Almeida Alves
Especialista em Clínica Médica pela Faculdade de Medicina de Ribeirão Preto da Universidade de São Paulo (FMRP-USP). Especialista em Oncologia Clínica pelo Hospital de Câncer de Barretos. Oncologista Clínica do Serviço de Oncologia de Uberaba.

Caetano da Silva Cardial
Mestre em Ginecologia pela Faculdade de Ciências Médicas da Santa Casa de São Paulo (FCMSCSP). Coordenador da Ginecologia Oncológica da Disciplina de Ginecologia da Faculdade de Medicina do ABC (FMABC). Membro da Comissão Nacional Especializada (CNE) de Ginecologia Oncológica da Federação Brasileira de Associações de Ginecologia e Obstetrícia (Febrasgo). Membro da Sociedade de Ginecologia Oncológica (SGO), European Society of Gynaecological Oncology (ESGO), International Gynecologic Cancer Society (IGCS), Sociedade Brasileira de Cirurgia Oncológica (SBCO) e Febrasgo.

Caio Augusto Dantas Pereira
Especialista em Clínica Médica pela Universidade de São Paulo (USP). Especialista em Oncologia Clínica pela USP. Coordenador do

Departamento de Sarcomas, Primário Oculto, Melanoma e Tumores do Sistema Nervoso Central do Hospital de Câncer de Barretos.

Camila Couto Gomes Ywata de Carvalho
Cirurgiã Oncologista pela Fundação Antônio Prudente - AC Camargo Cancer Center. Aprimoramento em Ginecologia Oncológica pelo Hospital Israelita Albert Einstein (HIAE).

Cecilia Maria Roteli Martins
Médica Ginecologista. Mestre e Doutora pela Faculdade de Ciências Médicas da Universidade Estadual de Campinas (FCM-Unicamp). Pesquisadora da Fundação Faculdade de Medicina do ABC (FMABC).

César Eduardo Fernandes
Professor Titular da Disciplina de Ginecologia da Faculdade de Medicina do ABC (FMABC).

Delzio Salgado Bicalho
Membro da Comissão Nacional Especializada (CNE) em Ginecologia Oncológica da Federação Brasileira de Associações de Ginecologia e Obstetrícia (Febrasgo). Corpo Clínico do Grupo Oncoclínicas. Ginecologista da ONCAD - Cirurgia Oncológica.

Eduardo Batista Cândido
Professor Adjunto do Departamento de Ginecologia e Obstetrícia da Universidade Federal de Minas Gerais (UFMG). Membro da Comissão Nacional Especializada (CNE) em Ginecologia Oncológica da Federação Brasileira de Associações de Ginecologia e Obstetrícia (Febrasgo). Diretor Científico da Associação de Ginecologistas e Obstetras de Minas Gerais (Sogimig).

Etelvino de Souza Trindade
Ginecologista Oncológico. Membro da Comissão Nacional Especializada (CNE) em Ginecologia Oncológica da Federação Brasileira de Associações de Ginecologia e Obstetrícia (Febrasgo). Presidente da Academia de Medicina de Brasília. Professor (Aposentado) do Curso de Medicina da Escola Superior de Ciências da Saúde do Distrito Federal. Ex-presidente da Febrasgo.

Fernando Cotait Maluf
Médico Oncologista na BP - A Beneficência Portuguesa de São Paulo e Hospital Israelita Albert Einstein (HIAE).

Flávio Silva Brandão
Chefe do Departamento de Oncologia da Santa Casa de Belo Horizonte. Oncologista Clínico da Santa Casa de Belo Horizonte e do Grupo Oncoclínicas.

Francisco José Candido dos Reis
Mestre, Doutor e Livre-docente pela Faculdade de Medicina de Ribeirão Preto da Universidade de São Paulo (FMRP-USP). Pós-doutorado no Brigham and Women's Hospital/Harvard Medical School, EUA. Pesquisador Visitante do Centre for Cancer Genetic Epidemiology/ University of Cambridge, Reino Unido. Professor Associado de Ginecologia Oncológica e Mastologia do Departamento de Ginecologia e Obstetrícia da FMRP-USP.

Gabriela Fredo Manara
Médica Oncologista na BP - A Beneficência Portuguesa de São Paulo.

Geórgia Fontes Cintra
Fellow em Ginecologia Oncológica pelo Hospital de Câncer de Barretos. Mentora Internacional em Ginecologia Oncológica da International Gynecological Cancer Society (IGCS). Membro da Comissão Nacional Especializada (CNE) em Ginecologia Oncológica da Federação Brasileira de Associações de Ginecologia e Obstetrícia (Febrasgo).

Heloisa de Andrade Carvalho
Professora Livre-docente pela Faculdade de Medicina da Universidade de São Paulo (FMUSP). Coordenadora do Serviço de Radioterapia do Instituto de Radiologia (InRad) e Médica do Serviço de Radioterapia do Instituto do Câncer do Estado de São Paulo (ICESP) do Hospital das Clínicas

da FMUSP (HCFMUSP). Médica do Serviço de Radioterapia do Hospital Sírio-Libanês.

Isabela Panzeri Carlotti Buzatto

Médica Assistente do Departamento de Ginecologia e Obstetrícia do Hospital das Clínicas da Faculdade de Medicina de Ribeirão Preto da Universidade de São Paulo (HCFMRP-USP).

Jesus Paula Carvalho

Professor Livre-Docente da Disciplina de Ginecologia da Faculdade de Medicina da Universidade de São Paulo (FMUSP).

Juliana Beraldo Ciorlia

Especialista em Geriatria e Gerontologia pela Associação Médica Brasileira e Sociedade Brasileira de Geriatria e Gerontologia (AMB/SBGG). Pós-graduada em Medicina Paliativa pela Organização Pallium Latinoamerica. Mestre em Ciências da Saúde pelo Instituto de Ensino e Pesquisa da Pós-Graduação da Fundação Pio XII (Hospital de Câncer de Barretos). Médica do Departamento de Cuidados Paliativos do Hospital de Amor de Barretos.

Leticia Batista Sandre

Título de Especialista pela Federação Brasileira das Associações de Ginecologia e Obstetrícia (Febrasgo). Certificado de Qualificação pela Associação Brasileira de Patologia do Trato Genital Inferior e Colposcopia (ABPTGIC). Pós-graduação *Lato Sensu* em Ginecologia Oncológica pelo Hospital de Câncer de Barretos/Fundação Pio XII.

Luciano de Melo Pompei

Professor Auxiliar da Disciplina de Ginecologia da Faculdade de Medicina do ABC (FMABC). Livre-Docente pela Faculdade de Medicina da Universidade de São Paulo (FMUSP).

Márcia Luiza M. Appel

Professora de Ginecologia do Departamento de Ginecologia e Obstetrícia da Universidade Federal do Rio Grande do Sul (UFRGS). Doutora pelo Programa de Pós-graduação em Ciências Médicas pela UFRGS. Título de Especialista em Ginecologia e Obstetrícia e em Patologia do Trato Genital Inferior e Colposcopia pela Federação Brasileira das Associações de Ginecologia e Obstetrícia (Febrasgo).

Mirian Helena Hoeschl Abreu

Mestrado em Ginecologia, Obstetrícia e Mastologia pela Faculdade de Medicina de Botucatu – Universidade Estadual Paulista "Júlio de Mesquita" (FMB-Unesp). Doutorado em Ciências da Saúde pela Universidade de Brasília (UnB). Professora do Centro Universitário Unieuro.

Pedro Henrique Tannure Saraiva

Especialista em Ginecologia e Obstetrícia pelo Hospital Metropolitano Odilon Behrens. Mestrando pelo Programa de Pós-graduação em Tocoginecologia da Faculdade de Medicina de Botucatu – Universidade Estadual Paulista "Júlio de Mesquita" (FMB-Unesp). Professor da Faculdade de Medicina da Universidade José do Rosário Vellano (Unifenas).

Renata Lazari Sandoval

Médica Geneticista do Hospital Sírio-Libanês. Especialista em Genética Médica pela Sociedade Brasileira de Genética Médica (SBGM). Mestre em Ciências Médicas pela Universidade de Brasília (UnB). Doutora em Ciências da Saúde pelo Instituto de Ensino e Pesquisa do Hospital Sírio-Libanês (IEP-HSL). *Fellowship Researcher Cancer Genetics and Prevention* Dana Farber Cancer Institute (DFCI).

Renato Moretti Marques

Doutor pela Disciplina de Ginecologia Oncológica da Universidade Federal de São Paulo (Unifesp). Cirurgião Ginecológico do Centro de Oncologia e Hematologia do Hospital Israelita Albert Einstein (HIAE). Coordenador do Programa de Cirurgia Robótica em Ginecologia e do Programa de Aprimoramento em Ginecologia Oncológica do HIAE. Membro da Comissão Nacional Especializada em Ginecologia Oncológica da Federação Brasileira das Associações de Ginecologia e Obstetrícia (Febrasgo). Membro Diretor do Grupo Brasileiro de Tumores Ginecológicos (EVA).

Ricardo dos Reis
Doutor em Medicina pela Universidade Federal do Rio Grande do Sul (UFRGS) e MD Anderson Cancer Center Texas University, EUA. Diretor do Instituto de Ensino e Pesquisa e Coordenador do Departamento de Ginecologia Oncológica do Hospital de Câncer de Barretos/Fundação Pio XII.

Sophie Françoise Mauricette Derchain
Médica Ginecologista. Mestre, Doutora e Livre-docente pela Faculdade de Ciências Médicas da Universidade Estadual de Campinas (FCM-Unicamp). Professora Titular do Departamento de Tocoginecologia da FCM-Unicamp.

Suzana Arenhart Pessini
Professora Adjunta de Ginecologia e Obstetrícia da Faculdade de Medicina da Universidade Federal do Rio Grande do Sul (FAMED/UFRGS). Ginecologista Oncológica no Hospital de Clínicas de Porto Alegre (HCPA). Mestre e Doutora pela Universidade Federal de Ciências da Saúde de Porto Alegre (UFCSPA). Vice-presidente da Comissão Nacional Especializada (CNE) em Ginecologia Oncológica da Federação Brasileira das Associações de Ginecologia e Obstetrícia (Febrasgo).

Walquíria Quida Salles Pereira Primo
Professora Adjunta de Ginecologia da Faculdade de Medicina na Universidade de Brasília (UnB). Doutorado e Mestrado na UnB. Presidente da Comissão Nacional Especializada (CNE) em Ginecologia Oncológica da Federação Brasileira das Associações de Ginecologia e Obstetrícia (Febrasgo). Membro da Diretoria da Associação Brasileira de Patologia do Trato Genital Inferior e Colposcopia (ABPTGIC). Secretária Geral da Sociedade de Ginecologia e Obstetrícia de Brasília (SGOB). Diretora Científica da ABPTGIC – Capítulo Brasília.

Sumário

Agradecimentos

"A arte da medicina é uma arte baseada na ciência"
William Osler (1849-1919)

Este livro é dedicado a todos os ginecologistas-obstetras que atuam na área da ginecologia oncológica.

Aos membros da Comissão Nacional Especializada (CNE) da Federação Brasileira das Associações de Ginecologia e Obstetrícia (Febrasgo) cabe o primeiro agradecimento pela boa vontade, tolerância e empenho de inúmeras horas usadas em reuniões coletivas para chegar ao senso comum das definições dos objetivos e conteúdo deste livro. Os colaboradores convidados para participar do empreendimento também se agregam ao agradecimento. Todos os autores, membros ou não da CNE, dedicaram grande parte de seu tempo que, de outra forma, seria utilizada no descanso e no lazer. Eles foram o suporte com o qual a meta foi atingida, este compêndio pronto.

Considerando-se a frase de Osler, o agradecimento deve ser expandido. Uma arte baseada na evidência científica contém e remete aos antepassados de todos os que aqui colaboraram. Eles foram os que acolheram e ampararam os sonhos de quando jovens e se tornaram os modelos para a trajetória almejada. Por serem muitos não cabe citá-los, mas, com certeza, não estão esquecidos na memória de cada um dos colaboradores. No entanto, a arte e a ciência não se conectam somente na ancestralidade. O relacionamento contínuo entre ambas se torna uma interdependência. É o que faz a glória da medicina se expandir sempre. Isso ocorre no laboratório, à beira do leito, quando surgem novos questionamentos científicos, molas propulsoras da pesquisa e do avanço do conhecimento. O desejo e a motivação de todos os colaboradores na construção deste livro é que os leitores se tornem também um elo entre as referências do passado e a aventura do saber crescente do futuro.

Assim se espera.

Por isso, o agradecimento.

Etelvino de Souza Trindade
Francisco José Cândido dos Reis
Suzana Arenhart Pessini
Walquíria Quida Salles Pereira Primo

Apresentação

Quando estamos diante de nossas pacientes, ouvindo as suas angústias e anseios, buscamos algo que vai muito além de oferecer um atendimento de excelência. Nosso propósito é prestar a melhor assistência e, por intermédio dos nossos conhecimentos e das diversas ferramentas disponíveis, oferecer a cada uma delas um caminho para a cura e a saúde. A julgar pelos números, estamos sendo bem-sucedidos nessa jornada cotidiana, já que pesquisa encomendada pela Febrasgo ao Instituto Datafolha (em 2019) aponta que oito em cada dez mulheres estão satisfeitas com o atendimento do seu ginecologista.

Isso não acontece por acaso. Para tanto, é preciso estar constantemente atualizado. É fato que a era tecnológica e a hiperconectividade facilitou esse processo, colocando diante de nós, de forma muito mais prática e acessível, uma quantidade incomensurável de informações. Contudo, é exatamente a abundância e a diversidade de conteúdo que, muitas vezes, é uma armadilha. Afinal, nem sempre o que temos a toque de caixa (para alguns) ou a um clique (para outros) é o que realmente precisamos.

Ciente disso é que oferecemos o livro *Ginecologia Oncológica – Diagnóstico e Tratamento*, uma fonte de informação segura e intuitiva. Prático, objetivo, fácil de ser manuseado e entendido, o livro traz um rico e confiável conteúdo, e o que há de mais atual sobre o tema. Fruto do trabalho incansável da Comissão Nacional Especializada (CNE) em Ginecologia Oncológica da Febrasgo, a obra contempla os principais tipos de cânceres ginecológicos, bem como os cuidados que devem ser tomados para oferecer o melhor atendimento a essas pacientes, que não têm tempo a perder. Vale lembrar que entre as mulheres, as neoplasias ginecológicas são as mais comuns, representando mais de 40% dos casos.

Entre os assuntos abordados, a publicação passa por bioética, cuidados paliativos, dor e direitos do paciente oncológico. Dividido em 25 capítulos, *Ginecologia Oncológica – Diagnóstico e Tratamento* pretende ser um manual eficiente e esclarecedor sobre esse importante tema. Por isso, os capítulos são separados com a mesma estrutura e tópicos de interesse: introdução e epidemiologia, diagnóstico (clínico, exames complementares, classificação anatomopatológica), lesões pré-malignas, lesões invasivas, estadiamento, tratamento, seguimento, recidiva e situações especiais. No final, um algoritmo de conduta de acordo com as últimas classificações e evidências científicas complementa o trabalho.

Nós, da Febrasgo, esperamos com este trabalho divulgar conhecimento, promover educação médica continuada, informação científica de qualidade e contribuir no aperfeiçoamento do exercício profissional de residentes em ginecologia e obstetrícia, ginecologistas oncológicos, oncologistas clínicos e radioterapeutas em prol da saúde da mulher. Esta é a síntese do nosso propósito e missão, e o que tanto nos orgulha como federação e sociedade.

Dr. Agnaldo Lopes da Silva Filho
Presidente da Febrasgo

Prefácio

No momento da edição de um compêndio como este, *Ginecologia Oncológica – Diagnóstico e Tratamento*, uma reflexão se faz imperiosa. Este livro é necessário? Por quais razões? Afinal, temos hoje muito mais acessibilidade aos artigos científicos que outrora, em tempos não muito distantes. Sem os recursos tecnológicos atuais, não nos era possível obtê-los. Entretanto, mister se faz reconhecer que os conteúdos da literatura médica oferecida nos periódicos científicos, em que pese a sua maior disponibilidade, são, muitas vezes, multidisciplinares, mesclando, em um mesmo artigo, nuances de biologia molecular, da genética ou da bioquímica, aos aspectos clínicos das doenças. Ainda que esta abordagem possa enriquecer um artigo científico com grande contribuição para a comunidade acadêmica, muitas vezes, as informações neles contidas podem ser complexas e pouco assertivas para quem as acessa meramente com propósitos de aprimoramento médico profissional e para delas fazer uso na sua atividade cotidiana.

Estas razões consubstanciam a importância da edição de livros-texto, eletrônicos ou impressos. Compêndios como este constituem-se em alternativa eficaz e prática para que o ginecologista e obstetra se atualize sem precisar se perder em um emaranhado de artigos científicos pesquisados em periódicos, muitas vezes de compreensão difícil, sem objetividade e com conceitos eventualmente contraditórios. Obras-primas como esta vão, em muito, facilitar a vidas dos colegas que se interessam por esta importante área de nossa especialidade.

De outra parte, a divulgação de conhecimentos em ginecologia e obstetrícia para qualificar a atenção à saúde da mulher é uma das missões primordiais da Febrasgo. Para tanto, promove ações educativas e de atualizações por meio de informações confiáveis. Cumpre, por oportuno, registrar que o potencial da Febrasgo e a sua capacidade de produzir material científico para atender estes propósitos tem se revelado colossal.

Para levar adiante esta sua fundamental missão e em respeito a esses preceitos que norteiam as ações da Febrasgo, precisamos ter pessoas certas nos lugares certos. Colegas competentes e comprometidos com os objetivos traçados. Este é o caso da presente obra, produzida pela Comissão Nacional Especializada (CNE) em Ginecologia Oncológica, presidida pela Dra. Walquíria Quida Salles Pereira Primo. Com o seu entusiasmo, associado à competência de todos os membros desta CNE e de alguns nobres colaboradores externos, chegamos à excelência desta obra. Cuidada com extremo zelo, possui um conteúdo abrangente com base nos conhecimentos atualmente vigentes, oriundos da biologia molecular e da medicina baseada em evidências, que, como se sabe, são hoje amplamente empregados na moderna clínica, na terapêutica e no acompanhamento dos casos oncológicos.

Destaque deve ser dado à qualificação dos autores dos capítulos. Dentre eles, encontram-se os maiores especialistas do país, o que confere ao livro uma qualidade ímpar no seu conteúdo. Com uma bibliografia atualizada, aliada à experiência dos autores, a editora, ombreada aos seus valiosos coeditores Suzana Arenhart Pessini, Francisco José Cândido dos Reis e Etelvino de Souza Trindade, oferece aos leitores o que há de mais atualizado sobre a ginecologia oncológica. O seu temário passa pelos mais relevantes assuntos que possam despertar interesse nos leitores. Contempla todas as modalidades de neoplasia envolvendo o trato genital, em cada um dos seus órgãos e tecidos, em seus diferentes estágios. Aborda o planejamento terapêutico clínico/cirúrgico atual consoante às diretrizes nacionais e internacionais vigentes, incluindo noções de quimioterapia, radioterapia e imunoterapia. Os aspectos cirúrgicos são abordados desde os procedimentos minimamente invasivos até as cirurgias de alta complexidade e radicais. Trata, igualmente, de situações de difícil manejo, como o câncer ginecológico em gestantes, até preservação da fertilidade em pacientes com câncer ginecológico e a terapia hormonal em paciente com câncer ginecológico. Ademais, oferece capítulos relevantes em relação aos aspectos da hereditariedade, às síndromes paraneoplásicas, aos cuidados paliativos, ao manejo da dor e aos direitos do paciente oncológico.

Com base na qualidade e relevância desta publicação, quero, como diretor científico da Febrasgo, registrar minha enorme admiração e gratidão a todos que se envolveram na edição de uma das mais completas obras entre nós sobre ginecologia oncológica.

Já não era sem tempo que aspirávamos por *Ginecologia Oncológica – Diagnóstico e Tratamento*.

Nosso enorme respeito!

César Eduardo Fernandes
Diretor Científico da Febrasgo

CAPÍTULO 1

Oncogênese

Etelvino de Souza Trindade

INTRODUÇÃO

O estudo sobre a genética molecular de um determinado tumor visa a descobrir os genes específicos e a ordem em que são afetados por mutações e, dessa forma, melhorar os métodos de diagnóstico, tratamento e prognóstico. A grande dificuldade é o fato de as células tumorais serem instáveis e tais instabilidades operarem tanto no âmbito molecular quanto no cromossômico.

Em dicionário, as definições dos termos oncogênese e carcinogênese são muito próximas, mas alguns autores fazem a diferenciação entre os termos. Este capítulo aborda os processos iniciais da alteração da célula que, ao modificar seu genoma, podem originar o câncer; também apresenta alguns aspectos específicos dos tumores que ocorrem no sistema genital femino. O objetivo é trazer conhecimentos introdutórios e atualizados sobre o assunto, disponível em diversas publicações, as quais aumentam continuamente, uma vez que, por ser esta uma área de conhecimento ainda pouco conhecida, existem muitas pesquisas que necessitam de aprofundamentos e complementações para assegurar evidências consistentes.

Os tumores desenvolvem-se nos tecidos onde a homeostase celular sofre distúrbios por alterações hiperplásicas, displásicas ou regenerativas. Os estudos clínicos e experimentais têm provado que, durante o processo da divisão, a célula está mais suscetível a influências ou fatores oncogênicos. Essas influências podem ser agrupadas em: fatores determinantes primários, fatores determinantes secundários e fatores favorecedores.

No grupo dos fatores determinantes primários estão incluídas as substâncias químicas, os agentes físicos e a ação transformadora oncogênica de alguns vírus. Estas três causas agem no nível molecular, especialmente sobre os ácidos nucleicos. Daí, o conceito do câncer ser uma doença molecular. Fatores determinantes secundários são representados pelo determinismo hereditário. Fatores favorecedores são os riscos que intervêm, ocasional ou sistematicamente, na incidência das doenças malignas. Neste grupo estão alguns fatores geográficos, ambientais e nutricionais, sexo, idade e outros.

Inúmeras investigações epidemiológicas clínicas, experimentais mais e menos sofisticadas, genéticas, moleculares e outras têm identificado um impressionante número de fatores e cofatores envolvidos na oncogênese. De acordo com a sua natureza, são classificados em exógenos e endógenos. Os fatores exógenos são o maior contingente e causas principais da transformação maligna em humanos e animais.

A procura pelo entendimento do câncer considera o grande número de fatores envolvidos e o longo intervalo de latência entre as suas ações e a manifestação clínica da doença. Em vista disso, é difícil designar e dar suporte ou significação etiológica para qualquer agente envolvido na oncogênese e no posterior desenvolvimento da doença.

Em 1969, Foulds divulgou a teoria da história natural do câncer e seus estágios evolutivos e, em 1982, Berenblum estabeleceu três estágios para a doença: iniciação, promoção e progressão. Para a compreensão do processo complexo da oncogênese, é necessário saber que um carcinogênio, independentemente de sua natureza e se atua direta ou indiretamente na célula, é sempre nucleofílico. O alvo é o DNA (*deoxyribonucleic acid*) cromossômico, onde ocorre a lesão que poderá ser reparada ou reproduzida. O processo biológico do reparo do DNA pode ser pela excisão e ressíntese de segmento peptídico. O tempo é um fator crucial, pois deve ser suficiente para permitir que as duas novas células, produto da divisão, não incorporem o erro. O reparo se dá por ação da enzima DNA-polimerase, que pula (não reproduz) o segmento com alteração/dano. A restauração do segmento omitido é feita pela reconstituição, por uma nova síntese, agora correta, por troca do material genético por filamentos homólogos. A porção vaga, não reproduzida, é completrada pelo filamento doador por intervenção da mesma enzima DNA-polimerase, tornando intacta e correta toda a sequência do DNA, preservando suas mensagens. Não havendo o reparo nem a morte da célula com o dano do DNA pela apoptose, as células que resultarão da divisão carregarão a alteração que se reproduzirá indefinidamente.[1]

O período que transcorre desde a fixação oncogênica no DNA até a existência de uma população de células neoplásicas é dividido em iniciação, promoção e progressão.

A iniciação é o estágio em que a ação oncogênica sobre o DNA produz a lesão, por ter havido impossibilidade do seu reparo. Para que ela ocorra, é necessária a compatibilidade genética da célula com a ativação de fatores oncogênicos presentes, que podem atuar de forma única ou em associação, em uma via isolada ou percorrendo muitos caminhos e estágios. A iniciação confere à célula uma capacidade proliferativa potencial, mas que pode permanecer latente, sem necessariamente levar a um avanço desse estágio. A alteração incorporada à célula é irreversível e a potencializa para desenvolver um clone celular neoplásico. Essa célula é capaz de crescimento autônomo. A iniciação é rápida, da ordem de poucos minutos, mas pode durar algumas horas. Além disso, a célula iniciada pode ficar indefinidamente nesse estágio, sem promover efeitos adversos ao organismo e sem ser reconhecida pelo sistema de defesa, desde que ela não se manifeste fenotipicamente.

A promoção ocorre pela ação de um único agente não oncogênico, ou de agente fracamente oncogênico, ou do próprio agente oncogênico atuando repetidas vezes sobre a célula iniciada. Também ocorre o chamado agente oncogênico completo, definido como aquele que, com doses ou modos de aplicação apropriados, induz o câncer, sem necessidade da ação subsequente de um promotor. Os estudos experimentais sobre oncogênese têm provado que o estágio de promoção apresenta uma primeira fase reversível que se segue de outra, irreversível. A promoção do tumor é, em grande parte, senão totalmente, associada a fatores epigenéticos que alteram, direta ou indiretamente, a expressão genética do DNA. Ela consiste em eventos que ocorrem no programa terminal da proliferação e diferenciação. A célula em processo de promoção não reconhece os sinais de diferenciação, que poderiam normalmente removê-la da população em replicação. Diferente do agente iniciador, o promotor não se vincula ao DNA, mas, sim, à membrana celular.

A progressão é caracterizada pela malignidade da doença e a sua tendência de produzir alterações que causam a morte do hospedeiro. As células em progressão caracterizam-se pelas alterações nos genes, rearranjos e mesmo alterações cariotípicas. O tumor será caracterizado fenotipicamente pelo ritmo de proliferação rápido e sua propriedade invasora e metastatisante, com mudanças bioquímicas e morfológicas. A característica essencial é a extrema instabilidade do cariótipo.

PRINCÍPIOS BÁSICOS DA ONCOGÊNESE

Na busca pela etiologia do câncer, foram elaborados modelos empíricos para identificar e conhecer a base do processo celular que origina a doença. Na evolução das pesquisas e na construção do conhecimento, ficou caracterizado que inúmeros fatores podem contribuir para o aparecimento e o desenvolvimento do câncer quando afetam os genes cujos produtos agem na regulação da proliferação, senescência e morte celular, assim como na aquisição das habilidades que as células adquirem para invadir e sobreviver em locais ectópicos.

A neoplasia maligna é o ponto final de uma série de etapas complexas que envolvem múltiplos processos em genes críticos, que resultam em alterações no genoma e no fenótipo celular. Os tumores sólidos humanos geralmente são monoclonais, significando que cada célula provém de uma só célula progenitora. Isso não implica que todas as células de um determinado tumor sejam geneticamente idênticas. A instabilidade genética característica das malignidades resulta em heterogeneidade, que ocorre na progressão clonal. Em vista do exposto, considera-se que todos os cânceres são de origem genética.

Para que a neoplasia se inicie, ocorrem muitas mutações genéticas na célula somática, mas ocorrem cânceres que provêm de uma mutação na célula germinativa, portanto, herdada e que adiciona outras mutações. Diante dessas duas ocorrências, os cânceres são referidos como esporádicos e hereditários.

As alterações das expressões dos genes contribuem para o fenótipo maligno, porém são as mutações sequenciais dos genes correlacionados à progressão que ocasionam a população clonal de células, sendo este o maior determinante do aparecimento do tumor, bem como do tempo que decorre no seu desenvolvimento. Cada mutação orienta uma onda de multiplicação celular associada ao gradual aumento do tamanho, da desorganização e da malignidade do tumor, sendo necessárias 3 a 6 mutações para completar o processo total.

Após mais de um quarto de século de avanços rápidos, as pesquisas sobre câncer consolidaram um rico e complexo acervo de conhecimentos, revelando que a doença envolve alterações dinâmicas no genoma da célula: as proteínas expressadas nas mutações dos oncogenes permitem ganho de função dominante, e a perda da função dos genes supressores de tumores deixam de inibir o aparecimento do fenótipo neoplásico.

Nas fases iniciais, as mutações nos oncogenes e genes supressores de tumores são as determinantes para a alteração celular e a formação do clone. Essas mutações podem aumentar a competitividade, permitindo que as células tumorais cresçam dentro do tecido pela eliminação dos tipos celulares selvagens do hospedeiro. No entanto, os estudos têm mostrado que a competição celular pode também ocorrer nas fases tardias do câncer. As evidências ligando a competição celular com a gênese tumoral são atualmente a fronteira do estudo da patogênese das neoplasias malignas.[2]

No estudo dos tumores epiteliais, sabe-se que há progressão histopatológica referida como hiperplasia, displasia, carcinoma *in situ* e carcinoma invasor. Todas essas etapas são resultados morfológicos do modelo multipasso e multigênico.

As mutações que determinam ganhos de funções são o resultado da ativação dos proto-oncogenes, que se tornam os oncogenes. As mutações que resultam na perda de função inativam os genes supressores de tumores. Ambas as ocorrências são necessárias para o desenvolvimento do câncer.

As mutações dos proto-oncogenes são quase sempre somáticas, presumindo-se que, caso ocorressem na linhagem da célula germinativa, seriam incompatíveis com o desenvolvimento celular normal.

As mutações dos genes supressores de tumores podem ser hereditárias ou somaticamente adquiridas. Pode-se afirmar que, em todas as síndromes de cânceres hereditários, foram detectadas mutações nos genes supressores de tumores.

Outros genes que expressam proteínas, envolvidas nas várias vias de reparo do DNA, têm sido relatados e propostos como representativos de uma terceira classe de genes envolvidos no desenvolvimento do câncer. Pelo fato de possuírem muitas das características dos genes supressores de tumores, muitos autores os consideram como tais.

REPRODUÇÃO CELULAR NORMAL – O CICLO CELULAR[1-3]

No ciclo celular, ocorre a duplicação do DNA de um modo perfeito, para produzir duas células idênticas. O processo ocorre em duas fases maiores. A fase S, de síntese do DNA, requer 10 a 12 horas, em média; a fase M – mitose ou divisão da célula – demora menos de 1 hora, em mamíferos.

A maioria das células utiliza muito mais tempo para sua divisão na duplicação de todo o seu conteúdo proteico e das organelas do que para a duplicação do DNA. Por isso, todo o processo é estudado em quatro fases e suas divisões: G1 (*growth 1*) do sinal para divisão até a fase S; S (síntese), G2 (*growth 2*) entre as fases S e M; e M (*mitosis*) (Figuras 1 e 2).

G1 e G2 não são somente o tempo para que a célula tenha o material necessário para sua divisão, mas também o período em que realiza um monitoramento interno e é monitorada externamente, para que sejam garantidas as

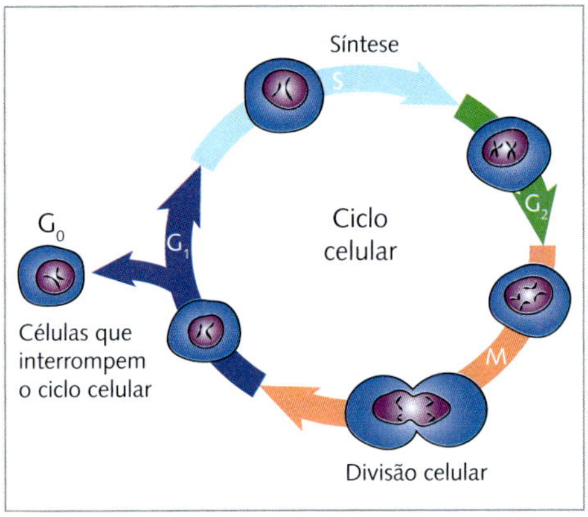

FIGURA 1 Ciclo celular – representação esquemática.
Fonte: acesso livre.

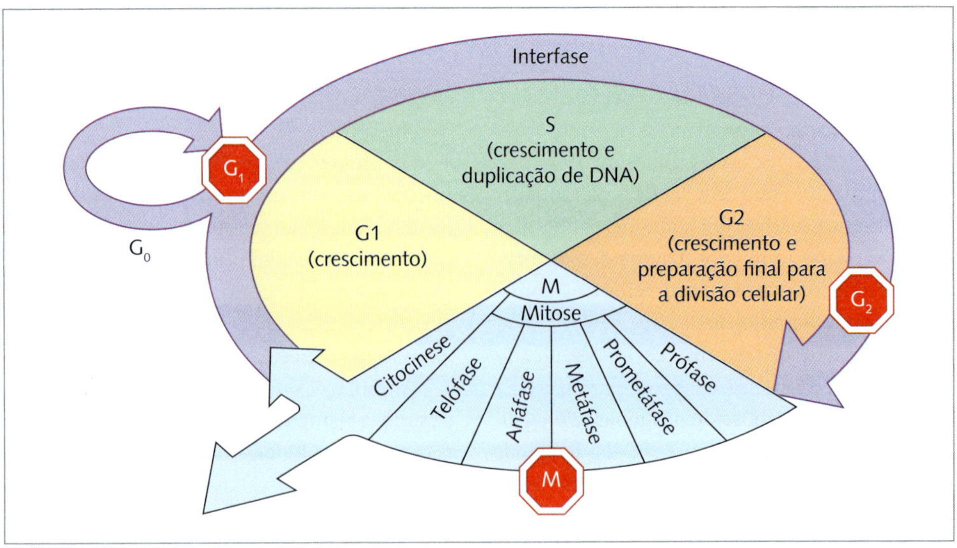

FIGURA 2 Ciclo celular – fases e etapas da mitose.
Fonte: acesso livre.

condições adequadas para os eventos maiores da síntese e da divisão.

Os tempos decorridos nos intervalos variam muito, e a célula pode permanecer nesse estágio por dias, semanas e até anos, aguardando melhores condições para sua divisão.

Na fase G1 tardia, próximo da fase S, há um ponto de restrição, usado na autopoiese celular para a verificação da correção do processo. Após o término da fase S, existe outro ponto de restrição no qual a célula verifica se há dano do DNA anteriormente sintetizado. Na vigência de erro, há emissão de sinal que paralisa o ciclo, para que o reparo seja realizado. Quando são ultrapassados os pontos de restrições, não há mais a interrupção do processo divisional, mesmo que seja removido o estímulo do crescimento que iniciou o processo.

Em muitas células, há outros pontos de restrições, além dos dois descritos. O mecanismo que permite a prisão da célula no ponto de restrição é de sinal negativo, e não da remoção do sinal positivo de divisão. Isso é realizado por proteinoquinases CDK (*cyclin-dependent kinases*), sendo necessárias três classes, descritas a seguir:

- G1/S-ciclinas – Ligam CDK no final de G1 e comprometem a célula para replicar o DNA
- S-ciclinas – Ligam CDK durante a fase S e são necessárias para a replicação do DNA
- M-ciclinas – Promovem os eventos da divisão da célula.

Muitas células dispõem de uma quarta classe de ciclinas, também G1-ciclinas, que auxiliam na passagem do início do processo divisional ou do primeiro ponto de restrição.

O sistema de controle do ciclo celular depende, no mínimo, de dois complexos distintos de enzimas que agem em tempos diferentes. Elas promovem a proteólise de proteínas principais de controle, inativando-as. A CDK é inativada pela proteólise da ciclina por um mecanismo ubiquitino-dependente. O complexo de enzimas ativado reconhece uma sequência de aminoácidos da ciclina e anexa, nesse local, múltiplas cópias de ubiquitina, marcando a proteína a ser destruída em proteossomos. O tempo para que isso ocorra é determinado pela reação final de transferência da ubiquitina, catalisada pelas ubiquitina-quinases.

Duas ubiquitina-quinases são importantes na destruição das ciclinas e de outros reguladores do ciclo celular. Em G1 e fase S, o complexo enzimático SCF (*stem cell factor*) é o responsável pela ubiquitilação e destruição das G1-s ciclinas e certas proteínas CKI (*cyclin kinase inhibitor*), que controlam a iniciação da fase S. Na fase M, a APC (*anaphase-promoting complex*) é responsável pela ubiquitilação e proteólise das M-ciclinas e outros reguladores da mitose. Estes são os dois maiores complexos multissubunidades.

Em resumo, um gatilho ordenado por uma sequência de atividades de células CDK faz a maioria dos eventos do ciclo celular. A atividade CDK é diminuída ao mínimo por inibidores CDK, proteólise das ciclinas e diminuição da transcrição de genes ciclinas. Quando as condições do meio são favoráveis, CDKs G1 e G1-S aumentam em concentração, ultrapassando essa barreira inibitória na fase tardia G1, desencadeando a ativação da S-CDK. A proteína S-CDK fosforila proteínas que originam a replicação do DNA, iniciando a sua síntese, por meio de um mecanismo que garante que o DNA seja duplicado somente uma vez em cada ciclo celular. Uma vez que a fase S esteja completa, a ativação da M-CDK conduz para o evento inicial da mitose, monta o fuso mitótico e prepara a separação dos cromossomos duplicados.

A anáfase é provocada pela destruição das proteínas que mantinham as células juntas. A M-CDK é então inativada pela proteólise das ciclinas, que leva ao fim da citocinese e da fase M.

A progressão do ciclo celular é regulada pelos mecanismos inibitórios que aprisionam o ciclo celular nos pontos de restrição específicos, quando os eventos não são completados com sucesso, quando ocorre lesão do DNA ou quando as condições extracelulares são desfavoráveis.

MORTE CELULAR PROGRAMADA – APOPTOSE[1-3]

As células dos organismos multicelulares são membros de uma comunidade firmemente regulada, não simplesmente no controle da taxa de divisão celular, mas também no que concerne a taxa de mortes celulares.

Quando a célula não é mais necessária, ela se autodestroi, ativando um programa intracelular para sua própria morte, processo chamado apoptose. O número de apoptoses que ocorre em animais adultos pode ser espantoso. Por exemplo, no sistema nervoso dos vertebrados, mais da metade das células nervosas morrem logo após serem formadas. Em humanos saudáveis, bilhões de células da medula óssea e do intestino morrem a cada hora. Isso parece um desperdício, especialmente porque a maioria dessas células é perfeitamente saudável no momento da apoptose.

Em alguns casos, o motivo dessa devastação é claro. Por exemplo, as patas dos camundongos são formadas em um molde de células mortas, no período embrionário. Os dedos são separados somente quando as células que os mantêm unidos morrem. Em outros casos, as células morrem por não serem mais necessárias, como é o caso da cauda do girino, que já não é mais necessária para o desenvolvimento do sapo.

No sistema nervoso em amadurecimento, as mortes celulares regulam o número de células requeridas em cada segmento inervado. No indivíduo adulto, o número de células que entra em apoptose equilibra o número total delas. Se isso não ocorresse, o tecido cresceria ou encolheria.

Na morte celular que segue a uma lesão, o processo se efetiva por meio do edema seguido do rompimento que afeta as células vizinhas: a necrose. Na apoptose, a célula morre de modo ordenado, sem afetar as células vizinhas, havendo a diminuição do seu tamanho e a sua condensação. O citoesqueleto colapsa, o envelope nuclear desmonta, o DNA fragmenta e a superfície da célula modifica suas propriedades, permitindo que seus elementos constituintes, no processo da desintegração, sejam rapidamente fagocitados pela célula vizinha ou por macrófagos.

A maquinaria intracelular responsável pela apoptose é dependente da família das proteases, que têm a cisteína como seu local ativo, e que agem nas proteínas alvo, no ácido aspártico específico. Por isso, são chamadas caspases. Elas são sintetizadas dentro das células como precursoras inativas – procaspases, que podem ser ativadas em seu ácido aspártico por outras caspases. Uma vez ativada uma caspase, ela ativará outras caspases, resultando em uma cascata proteolítica amplificada. A cascata de proteases somente é destrutiva para a célula, como também é autoamplificadora e irreversível.

A família de proteases intracelulares Bcl-2 (*B-cell lymphoma 2*) auxilia e regula a ativação das procaspases. Alguns membros dessa família, como o gene *Bcl-2* ou o *Bcl-*X_L, inibem a apoptose, pelo menos parcialmente, bloqueando a liberação do gene *citocina-c* da mitocôndria. Outros membros da família *Bcl-2* promovem a ativação de procaspases para a morte celular.

Também existe controle extracelular no processo da divisão, tanto no crescimento quanto na apoptose. As moléculas de sinais extracelulares geralmente são proteínas solúveis que se ligam na membrana, ou são componentes da matriz extracelular.

Os fatores promotores do crescimento são divididos em três grandes classes:

- Mitogênicos – Estimulam a divisão celular, retirando o controle negativo intracelular que bloqueia a progressão para a divisão.
- De crescimento – Estimulam o crescimento celular, promovendo a síntese de proteínas e outras macromoléculas e inibem a sua degradação.
- De sobrevivência – Suprimem a apoptose, promovendo, assim, a sobrevivência da célula.

Não havendo o sinal mitogênico de proliferação, a célula é mantida como está e a CDK inibe os estímulos de crescimento em G1. Nessa situação, a célula é descrita como estando em G-0 (*growth-zero*).

Muitos componentes intracelulares podem sinalizar para a sua divisão. Eles são identificados, originalmente, como genes que podem promover o câncer. No caso de mutações, esses genes tornam-se oncogenes e contribuem para o desenvolvimento da doença maligna. Isso ocorre na mutação de um só aminoácido na proteína RAS (*RAt Sarcoma virus*), que a torna permanentemente sobreativada, com emissão contínua de sinal de crescimento, mesmo na ausência do sinal mitogênico extracelular. O mesmo pode ocorrer com Myc (*MyeloCytomatosis*).

Nas pesquisas com essas proteínas, observa-se um efeito interessante. Ao estimular células normais, elas desencadeiam a restrição da progressão do ciclo celular no primeiro ponto de restrição, ou conduz a célula para a apoptose. Ou seja, a célula normal é capaz de detectar o estímulo de reprodução anormal e dar resposta, prevenindo a reprodução daquela célula.

As células humanas têm limite quanto ao número de vezes que podem se dividir. Para os fibroblastos, esse limite é de 25 e 50 vezes.[4] Depois disso, a célula fica definitivamente em G-0. O fenômeno é chamado de senescência de replicação. Isso se deve aos telômeros, a extremidade do DNA que o protege, mantendo a integridade da memória celular. Essa extremidade não é duplicada do mesmo modo que todo o DNA e vai se tornando menor à medida em que ocorrem as divisões da célula. A síntese é conduzida pela enzima telomerase. A célula cancerosa consegue manter o telômero em reproduções sucessivas e a célula não sofre a senescência de replicação.

O fator de crescimento extracelular é mediado por sinal de outras células através da membrana, ativando sinais intracelulares, aumentando a síntese de proteínas ou diminuindo sua degradação. A via usada é pela ativação de PI3-quinase (*PhosphoInositide 3-OH kinase*) que, por sua vez, ativa outras proteinoquinases, incluindo a S6-quinase, que fosforila as proteínas do ribossomo e, com isso, aumenta a síntese proteica.

GENES SUPRESSORES DE TUMORES

As proteínas expressadas pelos genes supressores de tumores agem na inibição de vários fenótipos neoplásicos, como a proliferação celular. São inativados por mutações com a perda da função.

Os genes supressores de tumores são, por definição, recessivos no nível celular, pois os dois alelos devem ser inativados para que seja manifestado o fenótipo, diferente do conceito mendeliano da recessividade, que implica a transmissão, pela linhagem das células germinativas, de dois alelos mutantes, para que o fenótipo se manifeste.

Muitos genes supressores de tumores responsáveis por síndromes de cânceres hereditários são dominantes no conceito mendeliano. Isso significa que a hereditariedade de um único alelo mutante é suficiente para conferir uma alta probabilidade de desenvolvimento do câncer. A recessividade celular, então, deve ocorrer pela inativação somática do segundo alelo.

Essa recessividade ficou patente no trabalho de Knudson, que analisou o desenvolvimento do retinoblastoma em crianças, demonstrando que era necessária a inativação dos dois alelos de um único gene: um pela linhagem germinativa e o outro somaticamente, para que o tumor se desenvolvesse.[5] Esse estudo levou ao conceito dos dois passos (dois alelos mutantes) necessários para o desenvolvimento do câncer. No entanto, o observado no estudo para o retinoblastoma não é o que mais ocorre na oncogênese e, muitas vezes, é mal compreendido e mal aplicado, ao ser considerado de forma generalizada, principalmente quando se trata de cânceres hereditários. O equívoco é o entendimento de que as alterações nos dois alelos sejam suficientes para a transformação maligna. A realidade é que a maioria das neoplasias malignas sólidas, hereditárias ou esporádicas, que ocorre em adultos, requer mutações em múltiplos genes para sua manifestação. Embora se constate que numerosos genes supressores de tumores estejam mutados em vários cânceres humanos, somente um número limitado deles tem um papel significativo nas malignidades.

Mutações na linhagem germinal do DNA tornam incompatível o reparo de genes. O impedimento das ações *MSH2* (*human MutS Homolog 2*) e *MLH1* (*human MutL Homolog 1*), que são genes para a síntese de proteínas responsáveis pelos reparos do DNA antes do final do ciclo celular, é o mecanismo primário para a ocorrência de cânceres.

TP53 (*tumor protein* 53)

Este gene é o mais frequentemente descrito nos cânceres humanos e, em particular, nos ginecológicos. Para que ocorra o desenvolvimento do tumor, ele é inativado. Isso é identificado fisicamente pela sua proteína

A sobre-expressão do tipo selvagem *p53* inibe drasticamente o crescimento do carcinoma colorretal e dos osteossarcomas humanos, e a perda da heterozigoticidade no cromossomo 17p, comum em muitos tumores humanos, correlaciona-se com a inativação mutacional da p53 no carcinoma colorretal.

A disrupção da habilidade da p53 para interagir com o DNA parece ser o mecanismo crítico da sua inativação. Em vista do erro do *p53* mutante ser relativamente resistente à degradação dentro da célula, as proteínas mutantes acumulam dentro do núcleo, levando à aparente sobre-expressão que pode ser detectada imuno-histoquimicamente.

A expressão p53 pode ser diminuída pelo produto do gene *MDM2* (*Murine Double Minute 2*) que age na sua degradação. Por outro lado, em outras circunstâncias a p14^{ARF} (*Protein 14 Alternative Reading Frame*), um regulador negativo do *MDM2*, pode aumentar a expressão p53, levando à parada do ciclo celular. A função básica da p53 é a ativação das expressões dos genes envolvidos no dano do DNA.

A interrupção do ciclo celular nos pontos de restrição em G1-S, antes da duplicação do DNA e G2-M, antes da mitose, propicia a reparação do dano no DNA, prevenindo mutações e aneuploidia, respectivamente. Além disso, a indução da apoptose pode ser considerada uma falha no mecanismo de segurança no caso em que o dano no DNA for irreparável.

A acumulação da p53 em resposta ao dano do DNA ocasiona uma melhora na ativação transcricional dos genes envolvidos na apoptose – *BAX* (*Bcl 2 Associated X-protein*) e *Bcl2* – e também nos genes envolvidos na interrupção do ciclo celular nos pontos de restrições, como o *CDKN1A* (*Cyclin-Dependent Kinase 1A*), que codifica um potente inibidor da maioria das CDK.

Pela ativação da transcrição desses outros genes, a p53 induz a parada do ciclo celular na fase tardia G1 ou pode induzir a apoptose em resposta ao dano do DNA. Quando a célula tem o gene *TP53* mutante e expressa seu produto (p53) é porque não ocorreu a pausa (restrição) reparativa no ponto de restrição G1 nem a apoptose. Assim, a reprodução celular ultrapassou a fase S sem a correção do dano do DNA ou com o seu reparo incompleto. Por isso, o gene *TP53* é referido como o "guardião do genoma". Ele previne a entrada da célula na fase S até que ela consiga reparar o dano potencial de mutação carcinogênica.

Como muitas drogas quimioterápicas e a radioterapia exercem o efeito citotóxico pela indução e dano do DNA e também pela apoptose celular, a perda da função *TP53* pode diminuir a sensibilidade da célula a esses agentes, propiciando a emergência de populações de células malignas resistentes. Na verdade, a p53 e a p21 (*Protein 21*) são também essenciais na manutenção do ponto de restrição G2-M na aplicação da radioterapia. A mutação do gene *TP53* permite uma vantagem no crescimento da célula no ciclo celular e, assim, também permite que a célula continue o processo de replicação e divisão com dano do DNA.

Teoricamente, esses defeitos, presos nos pontos de restrição, abrem possibilidades de tratamentos da cânceres humanos quando ocorre a perda da função da *TP53*.

Incompatibilidade dos genes de reparo do DNA (não emparelhamento)

A síndrome HNPCC (*hereditary nonpolyposis colorectal cancer*), ou síndrome de Lynch, ocorre pela alteração de um gene autossômico dominante correlacionado com famílias que apresentam o câncer colorretal.

Os estudos sobre essa síndrome mostraram que há uma hipermutabilidade de uma classe de DNA com elementos que se repetem, conhecidos como microssatélites, tanto nos tumores esporádicos quanto nos familiares. Também foi demonstrado que a ligação genética ocorre em dois *loci*, nos cromossomos 2p e 3p, com a identificação dos genes *MSH2* no cromossomo 2 e *MLH1* no cromossomo 3. Assim, a instabilidade microssatélite dos fenótipos na síndrome HNPCC pode ser explicada pela perda da compatibilidade para o reparo do DNA (MMR - *MisMatch Repair*) dos genes. Na síndrome, um desses genes é herdado na forma mutante por meio da célula germinativa, que é seguida pela perda somática do tipo selvagem no outro alelo. No tipo esporádico do carcinoma colorretal, endometrial e gástrico, afetados pela instabilidade microssatélite, o silenciamento somático do *MLH1* parece se dever ao promotor de hipermetilação, como mecanismo patogênico primário.

Uma pequena terceira fração MMR é o gene *MSH6* (*human MutS Homolog 6*), que demonstrou estar associado a um número considerável de indivíduos com a síndrome HNPCC atípicos, aparentados e de baixa penetrância, bem como grande número de cânceres ginecológicos.

Não é claro como a instabilidade microssatélite contribui para a carcinogênese dos tumores relacionados com a síndrome de Lynch. O fato ocorre no genona e predomina nas regiões do DNA não codificadoras. Sequências simples repetidas ocorrem também nas regiões codificadoras dos genes e sua mutação somática pode resultar em perda de função de genes críticos, relacionados com a regulação da proliferação, invasão ou metástase. Os exemplos incluem os genes que codificam o TGF-beta (*Transforming Growth Factor-beta*), o regulador de apoptose BAX e o receptor do fator II de crescimento insulina-símile. Todos eles contêm repetições homopoliméricas microssatélites que sofrem mutações em alguns cânceres com instabilidades microssatélites.

BRCA1 (BRreast CAncer 1) e *BRCA2 (BReast CAncer 2)*

A perda da heterozogoticidade (LOH - *Loss Of Heterozygosity*) somática no *locus BRCA* nos cânceres de mama e ovário invariavelmente afeta o tipo selvagem do alelo, o que é consistente com sua função classificada como gene supressor de tumor.

PTEN (Phosphatase and TENsin homolog)

O gene foi caracterizado na síndrome de Cowden, ou síndrome do hamartoma múltiplo, que é uma doença benigna rara relacionada com hereditariedade autossômica, com a qual o câncer de mama ocorre entre 30 e 50% das vezes e o de tireoide, em 10%.[6]

O carcinoma endometrial ligado a herança celular germinativa não está associado em proporção significativa, mas os tumores endometriais esporádicos frequentemente mostram LOH na região do cromossomo 10q, que inclui o gene *PTEN*.

ONCOGENES

As alterações nos genes que expressam produtos que agem normalmente no estímulo da reprodução celular ou em fenótipos neoplásicos podem causar a transformação maligna. Eles podem ser ativados por vários mecanismos; nos tumores sólidos, o mais comum parece ser a amplificação com a resultante sobre-expressão da proteína correspondente. Em vez das usuais duas cópias de um gene, ocorrem muitas outras mais. O *ERBB2* (*ERythroBlastic oncogene B2*) ou HER2/neu (*Human Epidermal growth factor Receptor2/*

neu) é ativado dessa forma. Alguns outros oncogenes tornam-se resistentes à inativação, quando afetados por mutações específicas e pontuais no domínio regulador, resultando em sinalização. A família dos oncogenes *RAS* é o protótipo de exemplo. Os oncogenes também podem ser translocados de um local cromossômico para outro, ficando sob a influência de sequências promotoras que causam a sobre-expressão do gene. Esse mecanismo é comum em leucemias e linfomas, como ocorre no cromossomo Filadélfia, e menos comum nos tumores sólidos.

Além desses mecanismos, alguns genes podem estar aumentados em razão da perda do controle de transcrição (LOI – *Loss Of Imprinting*). Este é um aspecto pouco conhecido da oncogênese. O que se sabe advém da observação dos pequenos subconjuntos de genes que são expressos unicamente como cópias de herança materna ou paterna e, durante o processo da oncogênese, a manutenção do alelo silenciador específico frequentemente se perde, resultando na sua expressão aumentada. O exemplo é observado no IGF2 (*Insulin like Growth Factor 2*), um peptídio mitogênico que está comumente sobrerregulado em uma grande variedade de cânceres, para promover divisões celulares cujo sinal vem do receptor de insulina. Isso é observado em alguns cânceres de ovário, sendo um fator que aumenta a suscetibilidade do desenvolvimento do câncer.

A sobrerregulação do IGF2 é mais frequente que a LOI, indicando que esta sozinha não é a responsável por todos casos de IGF2 aumentado. Então, o aumento do IGF2 se deve, em alguns casos, a LOI e mais outros muitos efeitos epigenéticos, sendo a LOI apenas um dos vários mecanismos epigenéticos que podem desregular a expressão de genes com potencial oncogênico. A correlação existe em alguns casos e, na maioria dos eventos epigenéticos, nesse *locus* genômico complexo.

Nos modelos *in vitro*, muitos genes envolvidos na proliferação celular normal, transdução de sinal e regulação transcricional podem agir na transformação neoplásica, quando alterados para formas sobreativas por vias da amplificação, mutação, translocação ou simplesmente sobre-expressão. Com base nesses achados, muitos genes foram classificados como oncogênicos, embora os genes mutados nos cânceres humanos sejam muito mais limitados, quando classificados como oncogenes sob critérios formais.

A evidência tem mostrado que a inativação dos genes supressores de tumores é significativamente mais comum que a ativação dos oncogenes.

Com o avanço no sequenciamento de genes, visando a identificar mutações que ativam as proteinoquinases, é provável que haja aumento do número de genes que venham a satisfazer a definição clássica de oncogene. Isso reflete o fato de que as mutações são mais aptas para comprometer a função do gene do que a criação de um produto hiperativo. Sob outro ponto de vista, é possível que o envolvimento dos genes supressores de tumores na transformação maligna tenha sido mais facilmente identificado por sua associação com as síndromes de câncer hereditário.

Alguns dos oncogenes mais observados, principalmente os relacionados com os cânceres ginecológicos, são:

- Peptídios fatores de crescimento e seus receptores.
- Família dos receptores do fator de crescimento epidérmico.
- Transdutores de sinais extranucleares.
- *RAS*.
- Fatores nucleares.

Peptídios fatores de crescimento epidérmico (*epidermic growth factor* – EGF) e seus receptores

Estes peptídios são receptores transmembrana com seus ligantes, e seu papel é muito importante na regulação e transformação neoplásica. Eles existem no espaço extracelular e podem atuar estimulando uma cascata de eventos moleculares que levam à proliferação da célula, ao se ligarem aos receptores da membrana celular. Sua ação é local.

O EGF é composto de 53 aminoácidos que mantêm sua estrutura secundária por ligação bissulfito entre resíduos de cisteína. Pelo menos outros 10 fatores peptídios de crescimento, incluindo o TGF-alfa (*Transforming Growth Factor alfa*), interagem e ativam receptores TGF.[7]

O conceito de um fator autócrino local de estímulo de crescimento é uma linha de pesquisa que tem sido bastante explorada. Nesse modelo, a célula cancerosa secreta fatores de crescimento estimulantes que interagem com os receptores da mesma célula.

Esses fatores, que estão associados à transformação, também estão envolvidos na comunicação estroma e epitélio na cicatrização de feridas e regeneração de tecidos. Em vista disso, ainda não é totalmente claro se os fatores de crescimento autócrinos são um evento crítico no desenvolvimento e crescimento do câncer.

Família dos receptores do fator de crescimento epidérmico (EGF)

A família dos receptores EGF é caracterizada sob os pontos de vista genético e bioquímico, semelhante aos outros fatores de crescimento, e apresenta um domínio ligante obrigatório extracelular, uma região que abrange uma membrana hidrofóbica e um domínio intracelular de tirosinaquinase.

O receptor EGF é expresso nas células epiteliais e estromais e tem ação no crescimento da maioria dos tumores, muitos já descritos. Eles ligam peptídios fatores de crescimento extracelulares, resultando na agregação e conformação dos receptores e na ativação de tirosinaquinases internas. Essa quinase fosforila resíduos de tirosina do receptor do fator de crescimento (autofosforilação) e o alvo no interior da célula, resultando na ativação de sinais secundários, muitos deles mitogênicos. Essa família age com seus ligantes, transmembrana, na regulação do crescimento e transformação celular, e é muito estudada. Pelo menos 10 peptídios fatores de crescimento agem e ativam o EGF, incluindo o TGF-alfa e o TGF-beta.

Vários ligantes EGF e o TGF-alfa são produzidos como pró-formas, inseridos dentro da membrana celular. O fator de crescimento, ancorado na membrana da célula, pode interagir com os receptores das células adjacentes. Esse processo é conhecido como regulação de crescimento justa-ácrino. De um modo alternativo, o peptídio ativo pode ser clivado e liberado no espaço extracelular. Esse peptídio livre pode interagir com a própria célula (autócrino) ou a célula próxima (parácrino).

O receptor EGF é massivamente ampliado em células do carcinoma escamoso vulvar (linhagem A431) e é usado como modelo de estudo da função bioquímica do EGF. Ele pode ser um alvo terapêutico com anticorpos monoclonais.

A família de receptores EGF é também chamada família *ERBB*, porque o primeiro membro identificado foi o oncogene *v-erbB*, um gene derivado do vírus da eritroblastose de aves, pela transdução retroviral do gene *c-erbB* que codifica o receptor EGF. O segundo membro foi o *ERBB2*, inicialmente chamado *neu*, que é altamente homólogo com o receptor EGF. A molécula receptora-símile EGF em células humanas passou a ser denominada pelos pesquisadores HER2/neu e *erbB2*.

Sinal de transdução extracelular

Sinais de transdução molecular extranuclear são gerados pela interação dos peptídios fatores de crescimento e de seus receptores. Os estímulos têm ação mitogênica no núcleo da célula. Isso ocorre nas vias de transduções internas múltiplas, complexas e sobrepostas da membrana celular e do citoplasma. Muitos desses sinais envolvem a fosforilação das proteínas por outras proteínas, denominadas quinases ou cinases. Outros processos celulares, além do estímulo de crescimento, são mediados também por quinases. Dentre eles, há a tirosinaquinase, que transfere um grupo fosfato do ATP (*Adenosine TriPhosphate*) para resíduos de tirosina das proteínas alvo e algumas quinases que fosforilam proteínas que são resíduos de serina e/ou treonina, tendo seu papel no estímulo de divisão celular.

A atividade das quinases é regulada pelas fosfatases, que agem em oposição a elas removendo fosfatos das proteínas alvo. Já foram identificadas várias quinases intracelulares, mas parece que elas não têm papel importante no desenvolvimento celular, embora isso possa ocorrer raramente e haja comprovação *in vitro*, quando ativadas. Mutações das quinases são infrequentes, o que é comprovado no sequenciamento genético.

Em sequência à interação dos peptídios fatores de crescimento e seus receptores, ocorre um segundo sinal para transmitir o estímulo mitogênico para o núcleo da célula. Para que isso ocorra, há sinais múltiplos e complexos sobrepostos na camada interna da membrana celular e no citoplasma. Muitos desses sinais envolvem fosforilação de proteínas por enzimas (quinases), sendo a família das tirosinaquinases especificamente envolvidas nessa finalidade de transmissão do sinal de estímulo de crescimento.

RAS

As proteínas G são outra classe de moléculas envolvidas na transmissão de sinais estimuladores de crescimento, da membrana celular para o núcleo. A função da família RAS de G-proteínas é similar a de um relê interruptor, posicionado na corrente das tirosinoquinases nos receptores de superfície da célula, e, também, na corrente inversa, da cascata de quinases que inclui as MA-P-quinases (*Mitogen-Activated Protein kinases*).

Essas proteínas têm atividade catalítica, trocando a GTP (*Guanosine 5 Triphosphate*) para GDP (*Guanosine 5 Diphosphate*). Em um terço dos cânceres, ocorrem mutações nos genes *RAS*. Mutações dessa família de genes – *KRAS* (*Kristen RAt Sarcoma virus*), *HRAS* (*HarveyRAt Sarcoma virus*) e *NRAS* (*Neuroblastoma RAt Sarcoma virus*) – estão entre as mais frequentes nos cânceres humanos. Cerca de um terço dos tumores apresentem mutação da família dos genes *RAS*.

Fatores nucleares

No caso de ocorrer proliferação em resposta a um sinal gerado no citoplasma da célula, esse evento promove a ativação dos fatores responsáveis pela replicação do DNA e pela divisão celular. Experimentalmente, a expressão de muitos genes que codificam as proteínas nucleares aumenta de modo rápido e drástico, poucos minutos após a administração de peptídios fatores de crescimento em células normais.

Uma vez expressados os produtos desses genes, como FOS (fibroblastos de ratos), JUN (JU-Nana) e MYC, eles se ligam aos elementos reguladores específicos do DNA e induzem a transcrição dos genes envolvidos na síntese do DNA e na divisão celular. Quando ocorre de forma não apropriada, a amplificação ou o aumento da expressão dos fatores de transcrição podem atuar como oncogenes. Membros da família do *Myc* têm sido observados no desenvolvimento de cânceres humanos.

As proteínas MYC são a chave para a regulação da proliferação celular em mamíferos. Dentre os fatores de transcrição nucleares envolvidos na estimulação da proliferação ou na sobre-expressão, os membros da família *MYC* estão relacionados a muitos cânceres humanos.

TUMORES MALIGNOS GINECOLÓGICOS

As evidências têm demonstrado que a heterogeneidade dos tumores malignos ginecológicos quanto aos seus comportamentos, tipos histológicos, estágios e desfechos são atribuíveis às diferentes alterações moleculares. Os espectros dos oncogenes e os defeitos dos genes supressores de tumores claramente variam entre os vários tipos de cânceres e em um tipo determinado.

Embora expressões de vários genes e de vias moleculares estejam desregulados nos cânceres ginecológicos, a maioria deles é alteração secundária que contribui para a evolução do fenótipo maligno.

Os cânceres genitais femininos desenvolvem-se de modo similar às neoplasias malignas em geral, por alterações mutacionais primárias nos oncogenes e nos genes supressores de tumores.

Câncer do endométrio

Os estudos epidemiológicos e clínicos chegaram ao conceito de que há dois tipos de câncer do endométrio. O tipo I é associado ao estímulo estrogênico sem oposição progesterônica e frequentemente se desenvolve passando por uma alteração precursora, a hiperplasia endometrial. Suas características são: ser bem diferenciado, ter histologia endometrioide, ser diagnosticado em estágio inicial e ter resultado terapêutico favorável. O tipo II é pouco diferenciado: a histologia não é endometrioide, é diagnosticado em estágios mais avançados e a sobrevida após tratamento é desfavorável, por ser mais agressivo.

Na prática, nem todos os casos são facilmente caracterizados. Assim, os cânceres endometriais passaram a ser vistos como tendo um espectro ampliado quanto a sua etiologia e comportamento, o que tem sido elucidado pelo encontro de frequentes alterações específicas, embora nem sempre detectadas, seja no tipo I ou no tipo II.

As alterações genéticas correlacionadas com o carcinoma endometrial esporádico estão na Tabela 1.

TABELA 1 Carcinomas endometriais

Subgrupo genético	Tipo	Alteração molecular	Mecanismo	Frequência
Hereditário				
MSH2	I	Reparo do DNA	Mutação	5%
MLH1				
PMS1				
PMS2				
MSH6				
Esporádico				
Oncogenes				
HER2/neu	II	Tirosinoquinase	Amplificação/ sobre-expressão	10%
K-RAS	I/II	G-Proteína	Mutação	10-30%
Betacatenina	I	Fator de transcrição	Mutação	10%
c-myc	I	Fator de transcrição	Amplificação/ sobre-expressão	20-30%
PGFR2	I	Tirosinoquinase	Mutação	10%
PI3KCA	I/II	Tirosinoquinase	Amplificação	20-30%
Esporádico				
Genes supressores tumorais				
TP53	II	Fator de transcrição	Mutação/sobre-expressão	20%
PTEN	I	Fosfatase	Mutação/deleção	40%
MLH1	I	Reparo de incompatibilidade	Promotor de metilação	10-20%
CDC4	II	Ciclo celular	Mutação/deleção	15%

A análise da ploidia mostra que 80% das células malignas são diploides e 20% aneuploides, diferente dos cânceres do ovário, nos quais a aneuploidia ocorre em 89% dos casos, o que correlaciona bem com os desfechos das duas doenças.[4]

Na ocorrência da transformação maligna, a sequência molecular genética é:

A. Endométrio normal – (*MSI, PTEN, K-ras, β-catenina)* → Hiperplasia.
   Hiperplasia – *β-catenina, PIK3CA* → Carcinoma endometrioide tipo I
B. Endométrio normal – *PT53, HER2/neu* → Carcinoma não endometrioide tipo II

Genes supressores de tumores

TP53

A mutação *TP53* é observada em sarcomas de órgãos genitais e cânceres do endométrio e do ovário, e a inativação da proteína p53 é um mecanismo central na tumorigênese do colo do útero. Sua inativação é um dos mais frequentes eventos genéticos no carcinoma endometrial.

A sobre-expressão da proteína p53 ocorre em 20% dos adenocarcinomas do endométrio, sendo cerca de 10% nos estágios I e II, e 40% nos estágios III e IV.[8,9]

A perda da função *TP53* confere ao tumor um fenótipo altamente virulento. Como é muito rara a mutação desse gene na hiperplasia endometrial, isso pode ser um evento tardio no desenvolvimento do câncer. Uma alternativa é que a aquisição da mutação pode levar ao desenvolvimento do carcinoma tipo II ou ao carcinoma seroso que não provém da hiperplasia endometrial.

A sobre-expressão *TP53* ocorre na maioria dos sarcomas mesodérmicos mistos do útero (74%) e em alguns leiomiossarcomas.[10,11]

PTEN

A mutação do gene supressor de tumor *PTEN* ocorre aproximadamente na metade dos cânceres endometriais.[12]

Essa mutação se associa com histologia endometrioide e o comportamento do tumor é menos agressivo. A mutação é encontrada na hiperplasia endometrial em 20% dos casos, o que sugere que seja um evento precoce no desenvolvimento do adenocarcinoma do tipo I.[13]

Nos tumores endometrioides sincrônicos de endométrio e ovário, tem sido identificada a mutação *PTEN* idêntica, o que sugere que o tumor ovariano seja metastático. O contrário também ocorre, com a manifestação *PTEN* no tumor endometrial e não no tumor ovariano, o que indica serem dois tumores primários. Também pode ocorrer de um tumor endometrioide do ovário manifestar a mutação *PTEN*, na ausência de tumor endometrial.

As análises de mutações do *PTEN* no carcinoma do endométrio indicam que ele está somaticamente inativado em 30 a 50% dos casos, representando a alteração molecular genética mais frequente no subtipo endometrioide.[14,15]

A alteração *PTEN* é encontrada, com frequência, na lesão precursora hiperplásica.

Não emparelhamento dos genes de reparo do DNA

O risco da mulher com síndrome de Lynch vir a ter câncer de endométrio durante sua vida é de 40 a 60% (risco relativo de 13 a 20).[16]

O impedimento das ações *MSH2* e *MLH1* é o mecanismo primário para a ocorrência do câncer do endométrio e do ovário relacionados com a síndrome de Lynch, e o silenciamento epigenético do *MLH1* está associado com alguns casos de carcinoma endometrial esporádico.

As mulheres portadoras da síndrome englobam todos os casos de carcinoma hereditário endometrial e parte dos casos de câncer ovariano, gastrintestinal e do trato urinário. O carcinoma endometrial é o segundo local de maior frequência de malignidade, com a frequência de 3 a 5% dos casos.[4]

Esses cânceres são caracterizados por sequências de mutações microssatélites múltiplas e repetidas no genoma. Nos cânceres endometriais esporádicos, a instabilidade microssatélite pode ocorrer em até 20% dos casos.[17,18]

As mutações nos genes ligados ao reparo do DNA parecem ser mais frequentes por meio do silenciamento do gene *MLH1*, promovendo a metilação. Isso também foi observado em casos de hiperplasia endometrial e no endométrio normal adjacente ao tumor, o que sugere ser um evento precoce no desenvolvimento desse câncer.

Outros genes envolvidos

O produto do gene *Par-4* codifica um gene supressor de tumor sobre o cromossomo 12q21 que age como fator pró-apoptótico. A perda da expressão desse gene (inativação) foi demonstrada em adenocarcinoma de endométrio em 40% dos casos, sendo atribuído à metilação da região promotora do gene.[19,20]

A expressão desse gene também foi correlacionada com expressão de ER (*Estrogen Receptor*) e instabilidade microssatélite (MSI – *Microsatellite Instability*), mas não com mutações *PTEN, K-ras* ou *betacatenina.*

O gene *Cables* (*CDK5 and ABL Enzyme Substrate*), do cromossomo 18q11-12, parece ser um supressor de tumor envolvido na fosforilação da CDK2 que restringe a progressão do ciclo celular. A perda da expressão ocorre em hiperplasia endometrial e cânceres em humanos. Em ratas, a mutação *Cables* é responsável pelo desenvolvimento de hiperplasia endometrial e pela ocorrência do câncer endometrial, quando exposto aos estrógenos.

Outro gene, o *CDC4* (*Cell Division Control protein 4*), envolvido na expressão da ciclina E, durante a progressão do ciclo celular, foi observado em 16% dos cânceres do endométrio.[21]

Oncogenes

HER2/neu/ERBB2

O aumento da expressão deste oncogene tem sido evidenciado em cerca de 10% dos cânceres endometriais.[22] Sua frequência é muito menor que a observada em câncer de mama, mas mostra o mesmo perfil de agressividade do tumor com diagnóstico em estágio avançado e desfecho muito pobre.

K-RAS e BRAF

A família *RAS* codifica GTPases associadas à membrana celular que, com frequência, sofre mutações pontuais nos códons 12, 13 ou 61 em muitos cânceres humanos. Os produtos dessas mutações ativam moléculas oncogênicas. Os códons dos genes *K-RAS, H-RAS* e *N-RAS* foram observados em linhagens celulares imortalizadas de carcinoma endometrial. As mutações são mais frequentes, mas não exclusivas, em carcinoma endometrial do tipo I. A mutação *K-RAS* tem sido identificada em hiperplasia endometrial e isso sugere que o evento seja precoce no desenvolvimento de alguns cânceres de endométrio do tipo I.

O produto do gene *BRAF* (*v-RAF murine sarcoma viral homolog B*) age na sequência do *K-RAS.* A maioria das pesquisas demonstra que a mutação desse gene não é uma característica da hiperplasia e do adenocarcinoma do endométrio. No entanto, uma pesquisa japonesa mostrou mutação do *BRAF* em 21% dos cânceres do endométrio e em 11% das hiperplasias.[23] A avaliação desse mutante necessita ainda de maiores conhecimentos. Os achados podem ser alterações passageiras.

PI3KCA (Phosphatidyllnositol-4,5-bisphosphate 3-Kinase Catalytic subunit Alpha)

Este gene é ativado em 36% de casos de adenocarcinoma endometrial e cerca de 24% dos casos têm também mutação *PTEN.*[24,25] O fato sugere que há um efeito aditivo das duas mutações.

Betacatenina

Em alguns cânceres do endométrio, foram notadas alterações moleculares envolvendo E-caderina, APC (*Adenomatous Polyposis Coli*) e betacatenina, produtos do gene *CTNNB1.*

A E-caderina é uma glicoproteína transmembrana envolvida na adesão celular. A diminuição de sua expressão em células cancerosas está associada com o aumento do potencial invasor e metastático. Sua mutação é rara no câncer do endométrio, mas sua expressão pode estar com a regulação diminuída, mesmo na ausência de células malignas.

A porção caudal citoplasmática da E-caderina forma um complexo macromolecular com os produtos dos genes *betacatenina* e *APC*, que se ligam ao citoesqueleto. Parece que a função crítica do gene supressor de tumor *APC* é reduzir a fosforilação dos resíduos de serina e treonina da *betacatenina,* que resulta em sua degradação. Por isso, a *betacatenina* é considerada oncogene. Sua mutação ocorre em 10 a 15% dos cânceres endometriais, porém acúmulo das proteínas produtos da *betacatenina* ocorre em um terço dos casos. Isso sugere que outros fatores, além da mutação, podem estar envolvidos.[26]

FGFR2 (Fibroblast Growth Factor Receptors 2)

O gene codifica uma família de receptores de fatores de crescimento tirosinaquinases que recebem sinais de uma grande família de ligantes. Ele ativa a mutação em carcinoma endometrial. A mutação foi encontrada somente em carcinoma endometrial endometrioide e não tem correlação com desfechos.

C-myc

Na realidade, é uma família de genes que age estimulando proliferação e amplificação de fatores envolvidos na transcrição nuclear. O gene é expresso no endométrio normal, mais frequentemente na fase proliferativa, e há estudos sugerindo que esteja amplificado no câncer.

EGF

O epitélio endometrial expressa o receptor EGF quando normal, e isso não constitui fator preditivo importante no câncer.

Câncer do ovário

Considerando-se os mecanismos envolvidos, sabe-se que os eventos que diminuem os ciclos ovulatórios são protetores contra o câncer. Esse efeito protetor é diretamente proporcional ao tempo em que não ocorrem ovulações. Há evidências de que a progesterona, muito presente na gestação, e as pílulas anticoncepcionais propiciam proteção por aumentarem a apoptose das células epiteliais do ovário e, dessa forma, eliminarem as células que adquirem dano genético.

Os cânceres de ovário são heterogêneos nos comportamentos (*borderline* e invasor), tipos histológicos (seroso, mucinoso, endometrioide, de células claras), estágios e desfechos. Essas diferenças são reflexos dos padrões de alterações genéticas.

Alterações genéticas

Os estudos têm demonstrado que os cânceres mais agressivos têm maior número de mudanças em genes que os de baixo grau, também nos estágios iniciais. Numerosos genes têm sido identificados atuando na regulação do processo de malignidade nas células do epitélio do ovário.

As alterações genéticas correlacionadas com os carcinomas epiteliais ovarianos esporádicos estão na Tabela 2.

Na ocorrência da transformação maligna, a sequência molecular genética é:

- Epitélio ovariano normal >> *BRCA1, BRCA2, PTEN* >> Carcinoma seroso de alto grau.
- Epitélio ovariano normal >> *K-RAS, BRAF* >> *Borderline* e carcinoma seroso de baixo grau.
- Epitélio ovariano >> *PTEN, K-RAS, TP53, PIK3CA* >> Carcinoma de células claras.
- Epitélio ovariano >> *K-RAS* >> Carcinoma mucinoso.

Genes supressores de tumores

BRCA1 e BRCA2

A maioria dos cânceres ovarianos é esporádica e as alterações genéticas ainda são mal conhecidas. Quanto aos cânceres hereditários, a maioria está associada com mutações de genes nas células germinativas autossômicas dominan-

TABELA 2 Carcinomas epiteliais ovarianos

Subgrupo genético	Alteração molecular	Mecanismo	Observações	Frequência
Hereditário				
BRCA1	Reparo do DNA (dupla fita)	Mutação/deleção	Síndrome do câncer de mama e ovário	6%
BRCA2	Reparo do DNA (dupla fita)	Mutação/deleção	Síndrome do câncer de mama e ovário	3%
MSH2/MLH1	Reparo do DNA (incompatibilidade)	Mutação/deleção	Síndrome HNPCC	1%
Esporádico				
Oncogenes				
HER2/neu	Tirosinoquinase	Amplificação/ sobre-expressão	Amplificação é rara	5-10%
K-RAS	G-proteína	Mutação	Maioria seroso *borderline*	20-30%
BRAF	Serina/treoninaquinase	Mutação	Somente o seroso *borderline*	10-20%
AKT2	Serina/treoninaquinase	Amplificação	-	5-10%
PI3KCA	Tirosinaquinase	Amplificação	-	5-10%
C-myc	Fator de transcrição	Amplificação/ sobre-expressão	-	20-30%
Betacatenina	Fator de transcrição	Mutação	Somente o tipo I endometrioide	30%
Esporádico				
Genes supressores tumorais				
TP53	Fator de transcrição	Mutação/deleção	Comum nos cânceres invasores	50-70%
p16	Inibidor CDK	Deleção/promotor de metilação	-	15%
p21, p27	Inibidor CDK	Promotor de metilação	-	10-40%
BRCA1	Reparo DNA (dupla fita)	Promotor de metilação	-	10%
CCNE ciclina E	Quinase dependente de ciclina	Sobre-expressão	-	40%

tes *BRCA1* e *BRCA2* e somam aproximadamente 10% dos cânceres ovarianos.[4]

O *locus* do *BRCA1* está no cromossomo 17q, e o do *BRCA2*, no cromossomo 13q. Cerca de 60 a 90% dos cânceres familiares de mama e ovário estão relacionados ao gene *BRCA1* e o restante ao *BRCA2*, principalmente nos casos de câncer de mama em homens.[4]

Defeito do emparelhamento

A síndrome de Lynch, no que concerne à ocorrência de câncer do ovário, apresenta, no nível molecular, o impedimento das ações dos genes *MSH2* e *MLH1*, igual ao que ocorre e favorece o câncer do endométrio. Dentre as mulheres que têm câncer ovariano, 5% são casos de câncer hereditário.[27,28] O risco da mulher com síndrome de Lynch ter câncer ovariano é de 6 a 20% (risco relativo de 4 a 8).[29]

TP53

A alteração deste gene é a mais frequente nos tumores ovarianos, sendo significativamente maior em estágios avançados (40%) do que nos iniciais (20%). Dois terços dos tumores serosos iniciais apresentam a mutação. Nos tumores não serosos, é detectada a mutação em 21% dos casos.[30,31]

A alta frequência das alterações *TP53* nos casos avançados pode indicar que seja evento tardio na oncogênese ovariana. Uma alternativa é que a perda da função *TP53* confere ao tumor um fenótipo agressivo, associado à rápida progressão. A sobre-expressão do gene é rara em tumor *borderline* seroso no estágio I, mas ocorre em mais de 20% dos casos de tumores *borderline* serosos em estágios avançados e invasivos. Essa observação de *TP53* discordante entre tumor inicial e invasivo aponta para a possibilidade de o tumor invasor provir independentemente da neoplasia inicial ou que seja consequência de um clone dentro do tumor original.[4]

PTEN

A ação do gene pode ocorrer no carcinoma endometrioide, mas não nos carcinomas serosos e de outros subtipos.

Gene Rb (Retinoblastoma)

Este supressor tumoral não é comum em câncer ovariano, mas há estudos sugerindo que sua alteração intensifica o crescimento da célula cancerosa do ovário que tenha mutação *TP53*. Em modelo animal (camundongo), a inativação do *TP53* ou do *Rb* não tem relação com o aumento de ocorrência do câncer, mas quando ambos os genes são inativados, todos os animais desenvolvem o câncer de ovário.

Ciclinas dependentes de inibidores de quinases

CDKs agem como supressores tumorais pela inibição do ciclo celular na fase G1 para S. A expressão de muitos inibidores de CDKs estão diminuídas em tumores malignos ovarianos. O gene *CDKN2A* (p16) sofre deleção em 15% dos casos.[32,33]

Também há evidências de que p16, p15, gene *CDKN2B* e outros supressores, como o *BRCA1*, podem ser inativados via silenciamento transcricional, por causa da promoção da metilação, e não pela mutação e/ou deleção. Da mesma forma, a diminuição da expressão do inibidor CDK *CDKN1A* (p21) tem sido observada em parcela não desprezível de cânceres do ovário, a despeito da não inativação por mutação genética.

A perda da *CDKN1B* (p27) também ocorre e tem sido correlacionada com piores desfechos da doença.

Outros genes

A TGF-beta suprime a proliferação e a transformação maligna celular e isso ocorre nas células epiteliais do ovário. Também há alguma evidência de que pode haver mutações na superfície celular dos receptores TGF-beta, na família *Smad* (*Small Mother Against Decapentaplegic*) dos genes envolvidos na via sinalizadora. Esta família é constituída por proteínas estruturalmente semelhantes, que são os principais transdutores de sinal para receptores da superfamília do TGF-beta, extremamente importante para regular o desenvolvimento e o crescimento celular.

Outros genes existem e são citados por poderem estar envolvidos na remoção da inibição da proliferação e serem silenciados pelos seus promotores de metilação, como *ARH1* (*Adrenodoxin Reductase Homologue 1*) no cromossomo 1p31 e *ARLTS1* (*ADP-Ribosylation factor-Like Tumor Suppressor gene 1*) no cromossomo 13q14. Os estudos sobre estes genes não estão totalmente definidos.

Oncogenes

HER2/neu

As células epiteliais normais e malignas do ovário produzem e respondem a vários peptídios fatores de crescimento : fator de crescimento epidérmico, fator de crescimento insulina-símile, fator de crescimento derivado de plaquetas e fator de crescimento de fibroblastos. A produção desses fatores parece estar acelerada no processo da oncogênese. Eles interagem na membrana celular para que receptores de tirosinaquinases a atravessem, mas o único desses receptores de tirosinoquinase que comprovadamente é ativado em alguns cânceres do ovário é o *HER2/neu*. Estudo do GOG mostrou que 11% dos cânceres de ovário apresentam sobre-expressão de *HER2/neu*.[34]

K-RAS e BRAF

A ativação do *K-RAS* é rara no câncer ovariano. Em algumas neoplasias malignas em que não se observa a alteração deste gene, ocorre a mutação do *BRAF*, porém o fato não acontece no carcinoma seroso. No tumor *borderline*, a situação é diferente. A mutação *K-RAS* é frequente e ocorre em 25 a 50% das vezes.[35,36]

A mutação *BRAF* ocorre em 20% dos casos, sem a ocorrência da mutação *K-RAS*.[37,38] As mutações nesses dois genes são observadas no epitélio de cistoadenomas adjacentes ao tumor *borderline* seroso, sugerindo que o evento seja precoce.

A mutação do *K-RAS* ocorre em 50% dos cânceres mucionosos do ovário e a mutação *BRAF* não é vista nesse tumor.[36,39] Essas constatações demonstram as diferenças patológicas moleculares entre vários tipos histológicos e entre tumores invasivos e *borderline* do ovário.

PI3KCA e AKT2

A ativação desses genes ocorre em alguns cânceres ovarianos. Na região do cromossomo 3p26, ocorre a amplificação do *PI3KCA*, e o mesmo ocorre com a serina/treoninaquinase (*AKT2*), que se segue ao *PI3KCA*. Ambos podem estar amplificados ou sobre-expressados.

Betacatenina

A mutação desse gene ocorre em 30% dos cânceres ovarianos endometrioides.[40] Isso sugere que essa rota de sinalização é própria do tumor endometrioide. O fato não ocorre em outros carcinomas, outra evidência da heterogeneidade dos vários tipos histológicos de cânceres ovarianos.

C-myc

O aumento da atividade dos fatores de transcrições nucleares pode incrementar a transformação maligna. Pesquisadores têm detectado esse aumento da atividade em alguns cânceres de ovário e consideram este oncogene envolvido no crescimento do tumor. Contudo, isso não é aceito por outros investigadores.

CCNE (ciclina E)

Os fatores de progressão do ciclo celular, quando sobreativados, podem exercer um efeito oncogênico. Isso tem sido observado com a ciclina E na fase G1 para S em alguns cânceres ovarianos. Em pacientes tratadas com o protocolo do GOG, foi constatado que a expressão da ciclina E foi associada à sobrevida menor, 6 meses menos, nos cânceres ovarianos tratados com citorredução subótima.[41] A sobre-expressão da ciclina E está associada com tumores serosos e de células claras, em estágios avançados e com baixas respostas aos tratamentos.

EGF

O epitélio ovariano expressa o receptor EGF quando normal, e isso não constitui fator preditivo importante no câncer.

Outros genes

Outros genes têm sido relatados, mas são necessárias mais informações a respeito.

Câncer do colo do útero

No mundo, é o câncer genital mais comum. Está relacionado com a infecção pelo HPV (*Human Papilloma Virus*), o que ocorre também nos cânceres de vagina e de vulva.

O pico de incidência da infecção pelo HPV ocorre entre 20 e 30 anos de idade, e o câncer aumenta em incidência dos 20 até os 40 a 50 anos, quando atinge um platô. Como a infecção é muito comum e a ocorrência do câncer não acompanha a taxa de infecção, o HPV é considerado de extrema importância na oncogênese, mas não como o fator exclusivo para a ocorrência da doença, havendo correlações com alterações genéticas e ambientais.

Papilomavírus humano

O DNA do HPV tem 7.800 nucleotídios divididos em precoces (E - *early*) e tardios (L - *late*), quando são abertos os ORFs (*Open Reading Frames*). Os ORFs precoces estão dentro dos primeiros 4.200 nucleotídios e codificam as proteínas E-1 a E-8, muito importantes na replicação viral e na transformação celular maligna. Os nucleotídios, os tardios, codificam as proteínas L1 e L2, que formam a estrutura do vírion.

Nos subtipos oncogênicos do HPV, a transformação da célula pode ocorrer quando houver a integração do DNA epissomal no genoma do hospedeiro. A abertura do genoma epissomal viral usualmente ocorre na região E1/E2, resultando em um segmento linear para a inserção.

A localização da abertura pode ser significativa, pois E2 age como repressor do promotor E6/E7, e a disrupção de E2 pode levar à expressão não regulada desses genes transformantes (E6/E7). O DNA do HPV pode ser encontrado em sua forma epissomal em alguns cânceres do colo do útero, contudo, a transcrição não regulada de E6/E7 pode ocorrer independentemente da integração viral do DNA no genoma celular.

Os estudos dos efeitos biológicos das proteínas codificadoras do HPV trouxeram luz sobre os mecanismos da transformação associada a eles.

A expressão da transcrição E4 resulta na produção de filamentos intermediários que colocalizam as citoqueratinas. As proteínas E4 dos subtipos oncogênicos rompem a matriz de queratina citoplasmática, fato que não ocorre nos subtipos não oncogênicos. Isso facilita a liberação das partículas dos subtipos oncogênicos.

O gene E5 codifica uma proteína de 44 aminoácidos que, em geral, forma dímeros dentro da membrana celular. As propriedades transformadoras do E5 parecem envolver a potencialização de receptores do EGF ligados à membrana ou dos receptores de fatores de crescimento derivados de plaquetas. As proteínas E2 parecem bloquear a mitose, o que leva à instabilidade genômica.

As oncoproteínas E6 e E7 são as principais transformadoras das células do hospeiro. As ações desses genes *in vitro* resultam na transformação e na imortalização de algumas linhagens celulares.

A proteína E7 age sobretudo ligando e inativando o produto do gene supressor de tumor *Rb*. Ela contém dois domínios. Um deles medeia a ligação ao *Rb* e o outro serve como substrato para a fosforilação da CKII (*CaseinKinase II*). As variações do potencial oncogênico entre os vários subtipos oncogênicos de HPV podem estar correlacionadas às diferenças na eficácia da ligação de E7 e Rb. Nos subtipos HPV de alto risco, a E7 se liga a Rb com mais afinidade que os subtipos de menor risco, e a atividade transformadora de E7 pode ser aumentada pela mutação CKII.

As proteínas E6 dos subtipos HPV oncogênicos ligam e inativam os produtos do gene supressor de tumor *TP53*. Aqui também há a correlação entre a afinidade da ligação e o potencial oncogênico.

O câncer do colo do útero HPV negativo é incomum, mas há relatos desses casos com a observação de exibirem sobre-expressão *TP53* mutante. Isso sugere que a inativação ou a mutação do gene supressor de tumor *TP53* pelo E6 do HPV seja um requisito na carcinogênese do câncer do colo do útero.

Alterações genéticas

Estudos comparativos usando técnicas de hibridização mostraram aumentos e perdas em *loci* de cromossomos, mas não há comprovação de que esses ganhos e perdas resultem no recrutamento de oncogenes ou de genes supressores de tumores. Por isso, é concebível aceitar que essas alterações cromossômicas possam ser sequelas da infecção por HPV oncogênico e não tenham significado na patogênese do câncer.

Oncogenes e genes supressores de tumor

Como somente um pequeno número de mulheres que tiveram infecção HPV desenvolvem o câncer do colo do útero, o fato sugere que alterações genéticas adicionais sejam o requisito para a progressão para displasia e câncer, embora pouco se saiba sobre isso. É interessante observar que a CDK que inibe p16 esteja consistetentemente sobre-expressada em quase todas as displasias e cânceres do colo do útero.

As pesquisas mostraram alguma evidência em relação a mutações em *K-RAS* ou *H-RAS* e no *C-myc*. Contudo, ainda são necessários outros estudos para esclarecer os eventos e poder ou não correlacioná-los com a patogênese do câncer co colo do útero.

O EGF está amplificado massivamente no carcinoma de células escamosas da vulva. No epitélio escamoso normal, a expressão do receptor de EGF é alta na camada proliferativa basal e decresce à medida em que as células migram para a superfície e se diferenciam. Embora os níveis do receptor de EGF variem entre diferentes cânceres epiteliais escamosos no trato genital inferior feminino, a amplificação dos genes raramente ocorre e os níveis da expressão deles parecem não estar relacionados fortemente com o comportamento clínico dos tumores nessa localização

EXPANSÃO CLONAL

A evolução ou expansão do clone tumoral é o processo pelo qual uma célula e sua descendência mantêm e acumulam múltiplas mutações com uma seleção de variantes, realizadas passo a passo. O assunto não é abordado neste capítulo por envolver uma nova série de eventos moleculares, não mais internos na célula em processo de malignização, mas da interação de células malignas com os tecidos e órgãos do hospedeiro.

REFERÊNCIAS BIBLIOGRÁFICAS

1. Alberts B, Johnson A, Lewis J, Raff M, Roberts K, Walter P. Molecular biology of the cell. 6.ed. New York: Garland Science. 2020.
2. Gutiérrez-Martínez A, Sew WOG, Molano-Fernández M, Carrero-Junquera M, Herranz H. Mechanisms of oncogenic cell competition – Paths of victory. Review. Seminar Cancer Biol. 2020;63:27-35.
3. Lodish H, Berk A, Kaiser CA, Krieger M, Bretsher A, Pleogh H, et al. Molecular cell biology. 9.ed. Macmillan Learning; 2021.
4. Barakat R, Erchuck A, Markaman M, Randall MF. Principles and practice of gynecologic oncology. 6.ed. Wolters Kluber: Lippincott, William & Wilkins; 2013.
5. Knudson AG. Two genetic hits (more or less) to cancer. Review. Nat Rev Cancer. 2001;1(2):157-62.
6. Marsh D, Dahia PL, Zheng Z, Liaw D, Parsons R, Gorlin RJ, et al. Germline mutations in PTEN are present in Bannayan-Zonana syndrome. Nat Genet. 1997;16(4):333-4.
7. Citri A, Yarden Y. EGF-ERBB signaling towards the systems level. Review. Nat Res Mol Cell Biol. 2006;7:505-16.
8. Kohler MF, Berchuck A, Davidoff AM, Humphrey PA, Dodge RK, Iglehart JD, et al. Overexpression and mutation of p53 endometrial carcinoma. Cancer Res. 1992;52(6):1622-7.
9. Nakamura M, Obata T, Daikoku T, Fujiwara H. The association and significance of p53 in Gynecologic cancers: the potential of targeted therapy. Review. Int J Mol Sci. 2019;20(21):5482.
10. Hall KL, Teneriello MG, Taylor RR, Lemon S, Ebina M, Linnoila RI, et al. Analysis of Ki-ras, p53, and MDM2 gene in uterine leiomyomas and leiomyosarcomas. Cancer Res. 1997;65(2):330-5.
11. Mas A, Simón C. Molecular differential diagnosis of uterine leiomyomas and leiomyosarcomas. Biol Reprod. 2019;101(6):1115-23.
12. Tashiro H, Blazes MS, Wu R, Cho KR, Bose S, Wang SI, et al. Mutations in PTEN are frequent in endometrial carcinoma but rare in other common gynecologic malignancies. Cancer Res. 1997;57(18):3935-40.
13. Mutter GI, Lin MC, Fitzgerald JT, Kum JB, Baak JP, Lees JA, et al. Altered PTEN expression. As a diagnostic marker for the earliest endometrial precancers. Comment. J Natl Cancer Inst. 2000;92(11):924-30.
14. Kong D, Suzuki A, Zou TT, Sakarada A, Kemp LW, Wakatsuki S, et al. PTEN-1 is frequently mutated in primary endometrial carcinomas. Nat Genet. 1997;17(2):143-4.
15. Fusco N, Sajjadi E, Venetis K, Gaudioso G, Lopez G, Corti C, et al. PTEN alterations and their role in cancer management: are we making headway on precision medicine? Review. Genes (Basel). 2020;11(7):719.

16. Watson P, Vassen HF, Meklin JP, Jarvinen H, Lynch HT. The risk of endometrial cancer in hereditary nonpolyposis colorectal cancer. Cancer Am J Med. 1994;96(6):516-20.
17. Faquin WC, Fitzgerald JT, Lin MC, Boynton KA, Muto MG, Mutter GL. Sporadic microssatelite instability is specific to neoplastic and preneoplastic endometrial tissues. Am J Clin Pathol. 2000;113(4):576-82.
18. Stelloo E, Nout RA, Naves LC, Ter Haar NT, Creutzberg CL, Smit VT, et al. High concordance of molecular tumor alterations between pre-operative curettage and hysterectomy specimens in patients with endometrial carcinoma. Gynecol Oncol. 2014;133(2):197-204.
19. Moreno-Bueno G, Fernandez-Marcos PJ, Collado M, Tendero MJ, Rodriguez-Pinilla SM, Garcia--Cao I, et al. Inactivation of the candidate tumor supressor par-4 in endometrial cancer. Cancer Res. 2007;67(5):1927-34.
20. Kim K, Araujo P, Hebbar N, Zhou Z, Zheng X, Zheng F, et al. Development of a novel prostate apoptosis response-4 (Par-4) protein entity with an extended duration of action for therapeutic treatment of cancer. Protein Eng Des Sel. 2019;32(3):159-66.
21. Spruck CH, Strohmaier H, Sanfelt O, Müller HM, Hubaleck M, Müller-Holzner E, et al. hCDC4 gene mutation in endometrial cancer. Cancer Res. 2002;62(16):4535-9.
22. Hetzel DJ, Wilson TO, Keeney GI, Roche PC, Cha SS, Podratz KC. HER2/neu overexpression: a major prognostic fator in endometrial cancer. Cancer Res. 1992;47(2):179-85.
23. Feng YZ, Shiozawa T, Miyamoto T, Kashima H, Kurai M, Suzuki A, et al. BRAF mutation in endometrial carcinoma and hyperplasia: correlation with KRAS and p53 mutation and mismatch repair protein expression. Clin Cancer Res. 2005;11(17):6133-8
24. Oda K, Stokoe D, Taketani Y, McCormick F. High frequency of coexistent mutations of PI3KCA and PTEN genes in endometrial carcinoma. Cancer Res. 2005;65(23):10669-73.
25. Konopka B, Janiec-Jankowska A, Kwiatkowska E, Najmoła U, Bidziński M, Olszewski W, et al. PIK-3CA mutations and amplification in endometrioid endometrial carcinomas: relation to other genetic defects and clinicopathologic status of the tumors. Hum Pathol. 2011;42(11):1710-9.
26. Moreno-Bueno G, Hardisson D, Sanchez C, Sarrió D, Cassia R, García-Rostán G, et al. Abnormalities of the APC/beta catenin pathway in endometrial cancer. Oncogene. 2002;21(52):7981-90.
27. Lynch HT, Smyrc T. Hereditary nonpolyposis colorectal cancer (Lynch syndrome). An updated review. Cancer. 1996;78(6):1149-67.
28. Buckley AR, Ideker T, Carter H, Harismendy O, Schork NJ. Exome-wide analysis of bi-allelic alterations identifies a Lynch phenotype in The Cancer Genome Atlas. Genome Med. 2018;10(1):69.
29. Watson P, Vassen HF, Meklin JP, Jarvinen H, Lynch HT. The risk of endometrial cancer in hereditary nonpolyposis colorectal cancer. Cancer Am J Med. 1994;96(6):516-20.
30. Leitão MM, Soslow RA, Baergen RN, Olvera N, Arroyo C, Boyd J. Mutation and expression of the TP53 gene in early stage epithelial ovarian carcinoma. Gynecol Oncol. 2004;93(2):301-6.
31. Garziera M, Cecchin E, Canzonieri V, Sorio R, Giorda G, Scalone S, et al. Identification of novel somatic TP53 mutations in patients with high-grade serous ovarian cancer (HGSOC) using next-generation sequencing (NGS). Case Reposrts. Int J Mol Sci. 2018;19(5):1510.
32. McClkuskey LL, Chen C, Delgadillo E, Felix JC, Muderspach LI, Dubeau L. Differences in p16 gene methilation and expression in benign and malignant ovarian tumors. Comparative Study. Cancer Res. 1999;72(1):87-92.
33. Ruan J, Xu P, Fan W, Deng Q, Yu M. Quantitative assessment of aberrant P16INK4a methylation in ovarian cancer: a meta-analysis based on literature and TCGA datasets. Review. Cancer Manag Res. 2018;10:3033-46.
34. Bookman MA, Darcy KM, Clarke-Pearson D, Boothby RA, Horowitz IR. Evaluation of monoclonal humanized anti HER-2 antibody, transtuzumab, in patients with recurrent or refractory ovarian or primary peritoneal carcinoma with overexpression of HER2; a phase II trial of Gynecologic Oncology Group. Clinical Trial. J Clin Oncol. 2003;21(2):283-90.
35. Mok SCH, Bell DA, Knapp RC, Fishbaugh PM, Welch WR, Muto MG, et al. Mutation of K-ras protooncogene in human ovarian epithelial tumors bordereline malignancy. Cancer Res. 1993;53(7):1489-92.
36. Mayr D, Hirschmann A, Löhrs U, Diebold J. KRAS and BRAF mutations in ovarian tumors: a comprehensive study of invasive carcinomas, borderline tumors and extraovarian implants. Gynecol Oncol. 2006;103(3):883-7.
37. Singer G, Oldt R III, Cohen Y, Wang BG, Sidrnasky D, Kurman RJ, et al. Mutations in BRAF and KRAS cha-

racterize the development of low-grade ovarian serous carcinoma. J Natl Cancer Inst. 2003;95(6):484-6.
38. Chui MH, Chang JC, Zhang Y, Zehir A, Schram AM, Konner J, et al. Spectrum of BRAF mutations and gene rearrangements in ovarian serous carcinoma. JCO Precis Oncol. 2021;5:PO.21.00055.
39. Gemignani ML, Schlaerth AC, Bogomolniy F, Barakat RR, Lin O, Soslow R, et al. Role of KRAS and BRAF gene mutations in mucinous ovarian carcinoma. Cancer Res. 2003;90(2):378-81.
40. Wu R, Zhai Y, Fearon ER, Cho KR. Diverse mechanisms of beta-catenin deregulation in ovarian endometrioid carcinomas. Cancer Res. 2001;61(22):8247-55.
41. Farley J, Smith LM, Darcy KM, Sobel E, O'Connor D, Henderson B, et al. Cyclin E expression. Is a significant predictor of survival in advanced suboptimally debulked ovarian epitheliall cancers: a Gynecologic Oncology Group Study. Multicenter Study. Cancer Res. 2003;63(6):1235-41.

CAPÍTULO 2

Cuidados perioperatórios

Aline Evangelista Santiago
Eduardo Batista Cândido
Agnaldo Lopes da Silva Filho

INTRODUÇÃO

As considerações perioperatórias são baseadas em histórico médico do paciente, exame físico, procedimento cirúrgico planejado e patologia. Um planejamento pré-operatório possibilita identificar possíveis complicações nos períodos intra e pós-operatórios, permitindo intervenções para minimizar os riscos e melhorar a recuperação. As complicações pós-operatórias são os fatores mais importantes na definição dos resultados em curto prazo da cirurgia ginecológica. A morbidade pós-operatória pode ser minimizada pelo planejamento pré-operatório e por cuidados pós-operatórios adequados.[1]

Eventos adversos pós-operatórios estão associados a maior tempo de internação hospitalar e a aumento na mortalidade. Esses eventos incluem desde dor, náuseas e vômitos até complicações pós-operatórias mais graves, como o tromboembolismo venoso (TEV).[2] Algumas intervenções podem afetar adversamente a recuperação pós-operatória, como o uso de preparos intestinais, restrição calórica, hipervolemia intraoperatória, uso excessivo de opioides, imobilização prolongada e uso de drenos e cateteres.[3] Baseado nisso, o programa *Enhanced Recovery After Surgery* (ERAS) propõe uma otimização médica perioperatória, incluindo aconselhamento pré-operatório, alívio de dor, administração de carboidratos, profilaxia para tromboembolismo, protocolo anestésico padrão, manutenção da euvolemia, recuperação da função gastrintestinal normal e mobilização precoce. O objetivo principal do programa é minimizar a resposta ao estresse da cirurgia, mantendo a homeostase, evitando o catabolismo, com consequente perda de proteína e força muscular, e disfunção celular. Dessa forma, é possível acelerar a recuperação funcional, melhorar os resultados pós-operatórios, reduzir o tempo de permanência no hospital, reduzir os custos gerais de assistência médica e melhorar a satisfação dos pacientes sem aumentar as complicações e/ou as taxas de readmissão hospitalar. Os protocolos ERAS resultaram em uma redução de 30 a 50% no tempo de internação e reduções semelhantes em complicações, bem como em custos e taxas de readmissão mais baixos.[4]

A cirurgia oncológica ginecológica é uma cirurgia grande e complexa que faz interface com a cirurgia ginecológica por causas benignas, a cirurgia colorretal e a urologia, de modo que ocupa um papel central nas diretrizes do ERAS.[5] Vários estudos mostraram que a implementação do programa se associou a um controle aceitável da dor, redução do tempo de permanência hospitalar, satisfação adequada do paciente e redução substancial de custos, sem diferença nas taxas de readmissão e mortalidade.[3,6] Além disso, uma publicação do *Royal College of Obstetricians and Gynecologists* analisou os principais elementos do programa ERAS e sugeriu que o programa oferece cuidados perioperatórios seguros e de alta qualidade, devendo tornar-se uma prática padrão para todas as mulheres submetidas a cirurgias ginecológicas eletivas.[7,8]

Uma redução do tempo de internação, com uma recuperação cirúrgica aprimorada e melhores resultados pós-operatórios, são de grande interesse para todas as especialidades cirúrgicas, sobretudo para as pacientes com câncer ginecológico, já que retornar ao nível fisiológico basal ou próximo a ele permite a realização das terapias adjuvantes planejadas sem demora, resultando em melhores desfechos oncológicos.[9]

ROTINAS PRÉ-OPERATÓRIAS

Informações e aconselhamento pré-admissão

O aconselhamento pré-operatório deve incluir as várias alternativas de tratamento, incluindo tratamento expectante, tratamento clínico e tratamento cirúrgico. Quando optado por conduta cirúrgica, o objetivo do aconselhamento pré-operatório é esclarecer dúvidas sobre os procedimentos cirúrgico e anestésico, além de fornecer informações sobre um plano de cuidados no pós-operatório. Idealmente, os pacientes devem receber informações tanto por escrito quanto oralmente. Além disso, o paciente e um parente devem se reunir com todos os membros da equipe, incluindo cirurgião, anestesista, nutricionista e enfermeiro. A orientação antecipada durante as visitas pré-operatórias reduz a ansiedade do paciente, promove a adesão no período pós-operatório e diminui potencialmente a internação hospitalar.[1,10]

Avaliação pré-operatória

Os exames pré-operatórios são um componente de rotina do planejamento cirúrgico. No entanto, os dados disponíveis mostram que são utilizados mais do que o necessário e uma pequena proporção dos exames causará mudanças de conduta médica. O objetivo da avaliação pré-operatória é determinar quais pacientes podem estar em risco aumentado de evento perioperatório adverso. Evitar "exames pré-operatórios de rotina" e, em vez disso, estratificar o risco ponderado de pacientes individuais, deve ser um objetivo para obtenção de assistência médica de melhor qualidade.[11]

Estratificação de risco

O objetivo da estratificação de risco é aumentar a sensibilidade e a atenção prestadas aos pacientes com maior risco de complicações cirúrgicas, evitando sobrecarregar os pacientes e os sistemas de saúde com avaliação desnecessária de pacientes com baixo risco de complicações.[11]

O sistema de classificação da Sociedade Americana de Anestesiologia (ASA) classifica os pacientes em categorias de risco com base nas características do paciente e tem sido internacionalmente adotado por profissionais e sociedades médicas (Tabela 1). A Associação Americana de Cardiologia estratifica procedimentos com base no risco de um evento cardíaco e refere-se à cirurgia de baixo risco como aquela em que o risco de um evento cardiovascular adverso maior é inferior a 1%, conforme determinado por uma fórmula específica que considera as características do paciente e o procedimento a ser realizado.[11]

Manejo de comorbidades e exames pré-operatórios

A maior parte da literatura trata dos exames separadamente em vez do painel metabólico básico como um todo. Em relação à avaliação hematológica, não é recomendada a solicitação indiscriminada de hemograma em todas as pacientes no pré-operatório. Os fatores a serem considerados para solicitação do exame são os que englobam situações em que é possível a existência de anemia (extremos da idade, doença renal crônica, doença hepática, malignidade,

TABELA 1 Sistema de classificação de *status* físico da Sociedade Americana de Anestesiologistas

Classificação	Definição	Exemplos
ASA I	Paciente sem comorbidades	Não fumantes, uso mínimo ou sem uso de álcool
ASA II	Doença sistêmica leve (sem limitações funcionais significativas)	Tabagismo, etilismo, gravidez, obesidade (IMC 30-40), diabetes/hipertensão bem controlados, doença pulmonar leve
ASA III	Doença sistêmica grave (uma ou mais doenças moderadas a graves; limitações funcionais significativas)	Diabetes/hipertensão mal controlados, DPOC, obesidade mórbida (IMC > 40), hepatite ativa, dependência ou abuso de álcool, marca-passo implantado, redução moderada das frações de ejeção, história (> 3 meses) de infarto do miocárdio, cateterismo ou *stents*
ASA IV	Doença sistêmica grave com constante ameaça à vida	Infarto do miocárdio, cateterismo ou *stents* recentes (< 3 meses), isquemia cardíaca em curso ou disfunção valvar grave, redução grave da fração de ejeção, sepse

ASA: *American Society of Anesthesiologists*; IMC: índice de massa corpórea; DPOC: doença pulmonar obstrutiva crônica.
Fonte: adaptada de Shields et al., 2018.[11]

sangramento vaginal intenso, história de anemia e distúrbios hematológicos) ou em cenários em que se prevê sangramento significativo, como na presença de aderências, endometriose, útero volumoso e cirurgias oncológicas. No entanto, é importante considerar que muitas pacientes submetidas a procedimentos ginecológicos o fazem por sangramento uterino anormal, e essas mulheres podem não relatar um histórico de anemia, apesar da perda de sangue crônica potencialmente significativa. Assim, o conhecimento dos níveis de hemoglobina nesse grupo específico de pacientes é uma etapa importante durante a avaliação inicial e devem ser corrigidos antes da cirurgia. A anemia pré-operatória deve alertar o cirurgião para a possível necessidade de hemotransfusão.[1,11]

Avaliação de coagulação de rotina, como tempo de protrombina e tempo de tromboplastina parcial ativada (TTPa), são muitas vezes desnecessários, pois as coagulopatias herdadas, como a doença de von Willebrand, têm baixa prevalência na população geral. Além disso, o coagulograma tem pouco valor na previsão de sangramentos em pacientes sem histórico de distúrbios hemorrágicos ou doença hepática e raramente são anormais em pacientes de baixo risco.[11] Coagulogramas pré-operatórios de rotina não são recomendados, a menos que haja suspeita ou presença de um distúrbio hemorrágico ou nos casos em que a paciente faz uso de anticoagulantes.[1]

A dosagem de eletrólitos de rotina não é recomendada, a menos que o paciente tenha um histórico que sugira a probabilidade de uma anormalidade, como doença renal crônica e uso de medicamentos que afetam o equilíbrio eletrolítico, como diuréticos e inibidores da enzima conversora de angiotensina. A avaliação da concentração sérica de creatinina é recomendada para pacientes com doença renal subjacente, se for provável a ocorrência de hipotensão durante a cirurgia ou quando se espera o uso de medicamentos nefrotóxicos.[1]

Os dados disponíveis sobre avaliação pré-operatória da função tireoidiana em pacientes submetidos a cirurgia não endócrina são escassos. A avaliação de rotina da função tireoidiana pré-operatória não é recomendada para pacientes sem histórico de doença tireoidiana. Já para pacientes com disfunção tireoidiana conhecida, o hormônio estimulador da tireoide (TSH) deve ser avaliado antes da cirurgia. No entanto, a temporalidade dessa medida carece de recomendações concretas. Durante o seguimento de pacientes com tireoidiopatia, não candidatos a cirurgia, o tratamento padrão é monitorar o TSH anualmente.[11]

Quanto à função hepática, os dados também são escassos. Indivíduos com sintomas de doença hepática ou quadro de cirrose merecem avaliação. Entretanto, para pacientes assintomáticos sem fatores de risco para doença hepática, essa avaliação não é recomendada.[11]

A obesidade é cada vez mais prevalente e está associada a inúmeras comorbidades (incluindo hipertensão, doença arterial coronariana, apneia obstrutiva do sono, diabetes melito e neoplasias ginecológicas). Em associação com síndrome metabólica, a obesidade coloca o paciente em maior risco de complicações intra e pós-operatórias, como pneumonia, hipoxemia pós-operatória, reintubação não planejada, complicações da ferida e TEV. Além disso, as síndromes de hipoventilação (incluindo apneia do sono) são mais comuns em pacientes obesos. A consulta pré-operatória de anestesiologia é recomendada para pacientes obesos com história conhecida ou suspeita de apneia obstrutiva do sono e para aqueles com suspeita de vias aéreas difíceis.[1]

A alta prevalência de diabetes na população acima de 65 anos sugere a necessidade não apenas de implementar intervenções para obter o controle glicêmico perioperatório, mas também para melhorar a triagem pré-operatória. Mulheres diabéticas têm um alto risco de complicações perioperatórias, incluindo insuficiência renal aguda, complicações neurológicas, acidente vascular cerebral e infarto agudo do miocárdio.[12,13] Além disso, a hiperglicemia perioperatória tem sido associada a um risco aumentado de infecções do sítio cirúrgico, tanto em pacientes diabéticas quanto em não diabéticas. Assim, recomenda-se que os níveis glicêmicos sejam mantidos abaixo de 200 mg/dL, independentemente de o paciente ser diabético ou não.[13] Para pacientes com diagnóstico estabelecido de diabetes melito, é recomendada uma dosagem de hemoglobina glicada (HbA1c) dentro de 3 meses antes a cirurgia.[11] Todos os medicamentos hipoglicêmicos orais devem ser continuados até a manhã da cirurgia. No caso de pacientes em uso de insulina, idealmente as cirurgias são programadas para o início da manhã. Para cirurgias no final do dia, os níveis de insulina devem ser reduzidos no dia da cirurgia. A dose deve ser reduzida em metade a dois terços se o paciente receber 1 dose/dia e em um terço à metade se a insulina for administrada 2 ou mais vezes/dia.[1]

Pacientes hipertensas devem continuar seus medicamentos anti-hipertensivos até o dia da cirurgia. Pacientes em uso de diuréticos devem ter diurese e níveis de potássio monitorados, uma vez que a hipopotassemia pode reforçar os efeitos dos relaxantes musculares utilizados durante a indução anestésica. Além disso, a hipopotassemia pode aumentar o risco de arritmia cardíaca e íleo paralítico.[1]

Os fatores de risco para complicações cardíacas graves no perioperatório incluem histórico de infarto do miocárdio prévio, insuficiência cardíaca, doença cerebrovascular, diabetes insulinodependente e creatinina sérica superior a 2 mg/dL. Outros fatores importantes incluem idade do paciente, *status* funcional dependente (capacidade de realizar atividades da vida diária sem assistência) e a estratificação de risco pré-operatória. Uma avaliação pré-operatória mais cuidadosa é apropriada para mulheres consideradas de alto risco, possivelmente incluindo teste ergométrico e encaminhamento para avaliação cardiológica.[1]

A utilidade clínica do eletrocardiograma (ECG) de rotina em pacientes de baixo risco é mínima. A Associação Americana de Cardiologia instrui que o ECG é razoável para pacientes com doença arterial coronariana conhecida ou doença cardíaca estrutural, exceto quando submetidos a cirurgia de baixo risco, como cirurgia de catarata ou cirurgia que não requer anestesia geral; nesse caso, mesmo nesses pacientes de alto risco, o ECG é desnecessário. Outros estudos sugerem que, para procedimentos de risco intermediário e alto, pacientes com mais de 65 anos devem ser submetidos ao ECG, já que a idade superior a 65 anos, mesmo na ausência de outros fatores de risco, é um preditor independente de anormalidades significativas no ECG.[11]

Quanto à radiografia de tórax, as diretrizes da ASA não a recomendam de rotina. Fatores históricos a serem considerados em pacientes submetidos a anestesia geral incluem tabagismo, doença pulmonar obstrutiva crônica (DPOC), doença cardíaca e infecção respiratória superior recente. Entretanto, estas não são indicações absolutas para a radiografia torácica, principalmente em pacientes com condições médicas estáveis e sem sintomas pulmonares.[11]

Para todas as mulheres em idade reprodutiva com útero e sem esterilização permanente, a gravidez deve ser excluída. Isto é especialmente importante para mulheres sem contracepção confiável. O hCG qualitativo na urina, idealmente no dia da cirurgia, é suficiente para excluir a gravidez.[1]

A menos que haja uma mudança no estado clínico do paciente, é razoável confiar nos resultados dos exames realizados nos últimos 4 meses antes da cirurgia. Os resultados de exames pré-operatórios anormais devem ser repetidos.[1]

Preparo da região cirúrgica

A preparação da pele visa a diminuir a flora bacteriana presente na pele antes da incisão cirúrgica. Isso pode ser obtido por meio do banho pré-operatório com sabão antimicrobiano à base de clorexidina e preparação da pele com clorexidina alcoólica antes da cirurgia.[5,13]

A remoção de pelos normalmente não é recomendada, a menos que o cabelo esteja dentro ou ao redor do local da incisão. Se a remoção de pelos for necessária, as tesouras devem ser usadas imediatamente antes da cirurgia.[1]

Antibioticoprofilaxia

Mesmo com os melhores cuidados cirúrgicos e pós-operatórios, as cirurgias ginecológicas estão inevitavelmente associadas a alto risco de infecção, uma vez que a maioria envolve a manipulação do trato genital, uma área comumente colonizada por variados e inúmeros microrganismos. A incidência de infecção pós-operatória após uma histerectomia é de cerca de 2%. Os locais mais comuns de infecção após a histerectomia incluem bexiga, assoalho pélvico, cúpula vaginal e ferida abdominal, e as complicações relacionadas incluem abscesso pélvico, hematoma infectado, sepse e pneumonia. As infecções são geralmente causadas por uma mistura de bactérias dos tecidos vaginais ou uretrais da mulher – Gram-positivos e Gram-negativos e aeróbios e anaeróbios.[14]

A seleção de antibióticos deve considerar a cobertura da flora vaginal e da pele, incluindo organismos Gram-positivos, Gram-negativos e anaeróbicos. A antibioticoprofilaxia é mais bem administrada dentro de 60 minutos antes do início da cirurgia, para garantir níveis séricos e teciduais adequados antes da possível inoculação bacteriana com a incisão na pele. Para cirurgias ginecológicas, as cefalosporinas são uma boa opção para profilaxia e recomenda-se cefazolina 1 ou 2 g intravenosa (IV), com doses adicionais fornecidas quando a cirurgia se aproxima de 4 horas ou se a perda de sangue for superior a 1.500 mL. Para pacientes obesas com peso superior a 120 kg, recomenda-se 3 mg de cefazolina.[1]

Recomenda-se que as cefalosporinas de 1ª ou 2ª geração sejam usadas para profilaxia, pois parecem ser igualmente eficazes para esse fim, têm cobertura relativamente ampla, apresentam baixo custo, baixo potencial alergênico e são menos propensas a favorecer resistência medicamentosa, uma vez que o grande uso de antibióticos de amplo espectro aumenta o risco de surgimento de bactérias resistentes a antimicrobianos.[13,14] Recomenda-se uma cobertura anaeróbica adicional se houver abordagem intestinal durante a cirurgia.[13]

Reserva de hemoderivados

Para cirurgias não urgentes, quando diagnosticada anemia, o cirurgião deve se esforçar para corrigi-la no pré-operatório.[1] Reservas de sangue pré-operatórias requerem conhecimento das necessidades específicas do paciente e da cirurgia indicada. Se um anticorpo inesperado for identificado, o banco de sangue deve notificar o médico responsável pelo pedido e uma reserva de 2 unidades de sangue antígeno negativo, compatível e cruzado, deve ser realizada. Em caso de emergência, o banco de sangue pode liberar imediatamente sangue de doador universal tipo O negativo. Em procedimentos mais complexos, que incluem as cirurgias oncológicas e procedimentos em que é prevista uma perda significativa de sangue, sangue adicional, plasma fresco congelado e plaquetas podem ser solicitados.[1]

Preparo intestinal

O preparo intestinal pré-operatório tem sido tradicionalmente usado sob a suposição de que a redução de fezes pode diminuir a morbidade infecciosa pós-operatória, incluindo vazamento anastomótico após a cirurgia intestinal. Acredita-se que o preparo mecânico, ao reduzir o conteúdo fecal, reduz teoricamente a carga bacteriana e a subsequente contaminação peritoneal, caso ocorra uma lesão intestinal inadvertida, com complicações pós-operatórias reduzidas, como vazamento ou infecção anastomótica ou no local cirúrgico. Além disso, para procedimentos ginecológicos minimamente invasivos, a intenção do preparo inclui otimizar o campo de visão cirúrgico e facilitar o manuseio intestinal, resultando potencialmente em menores tempos cirúrgicos. Entretanto, além desse benefício teórico não ser inequivocamente fundamentado, o preparo intestinal aumenta a insatisfação da paciente e é associado a resultados adversos, como desidratação pré-operatória e anormalidades eletrolíticas que podem dificultar a recuperação pós-operatória. Além disso, existem evidências substanciais de que o preparo intestinal não melhora o campo de visão cirúrgico em procedimentos minimamente invasivos.[13,15]

Como faltam dados que investigam o uso do preparo intestinal antes de laparotomias para cirurgias ginecológicas, os dados são extrapolados da literatura colorretal. Quatro metanálises mostraram que o uso do preparo mecânico do intestino não se associou a diminuição da mortalidade geral, taxa de infecção do local cirúrgico, taxa de vazamento anastomótico ou reabordagem cirúrgica em comparação com o não preparo mecânico do intestino. Dados retrospectivos sugerem que o uso pré-operatório de antibióticos orais como preparo intestinal pode reduzir o tempo de internação e as readmissões hospitalares após a cirurgia colorretal. Cirurgiões que consideram necessário o preparo intestinal devem limitar seu uso a pacientes nos quais uma ressecção do cólon está planejada. Nestes casos, o uso de antibióticos orais deve ser considerado, isolado ou combinado com a preparação mecânica do intestino. Dados de alta qualidade da literatura colorretal mostraram que o preparo mecânico do intestino isolado não diminui a morbidade pós-operatória e, portanto, não deve ser adotado como prática de rotina.[13]

Nutrição

O exame do paciente deve começar antes da cirurgia, com avaliação clínica apropriada e triagem para desnutrição. Pacientes desnutridos devem receber suplementação nutricional ideal, usando métodos parenterais, se necessário. Sabe-se que a desnutrição pré-operatória e os níveis séricos de albumina estão associados ao aumento da morbimortalidade, e a melhoria da nutrição por 7 a 14 dias antes da cirurgia melhora os resultados. A Sociedade Europeia de Nutrição Clínica e Metabolismo (ESPEN) define deficiência nutricional grave quando há perda de peso > 10 a 15% nos últimos 6 meses, IMC < 18,5 kg/m^2 ou albumina < 30 g/L.[16]

O conceito inicial de jejum pré-operatório foi criado como uma estratégia preventiva para regurgitação e aspiração. Entretanto, estados prolongados de jejum podem levar a aumento da resistência à insulina, hiperglicemia pós-operatória, metabolismo catabólico e ruptura muscular, e a hiperglicemia pós-operatória está independentemente associada ao aumento da morbimortalidade. Numerosos estudos têm mostrado que uma dieta líquida clara até 2 horas no pré-operatório não aumenta o conteúdo gástrico, reduz o pH do líquido gástrico ou aumenta as taxas de complicações quando comparada ao jejum. Atenção especial deve ser dada a quadros de dispepsia funcional, níveis aumentados de estrogênio/progesterona, neuropatia autonômica e situações de aumento do estresse até que mais pesquisas sejam realizadas. Sabe-se que o aumento do estrogênio circulante inibe o esvaziamento gástrico, o que pode acontecer em pacientes com tumores secretores de estrogênio. Com exceção dessas situações, a ingestão de líquidos claros até 2 horas antes da cirurgia e um jejum de 6 horas para alimentos sólidos é recomendada pela maioria das diretrizes anestésicas.[16]

A administração de carboidratos antes da cirurgia tem sido recomendada para se obter redução da inflamação, aumento da sensibilidade à insulina, melhora da função muscular pós-operatória e melhora dos resultados relatados pelos pacientes, com diminuição da sensação de fome e ansiedade. O suplemento oral mais comumente usado é a maltodextrina (diluída em um líquido claro), com uma dose noturna de 100 g e uma dose matinal de 50 g cerca de 3 horas antes da cirurgia. A dose noturna de carboidrato visa a criar reservas de glicogênio. Para ser eficaz, a carga pré-operatória de carboidratos precisa ser cerca de 12% de carboidratos com uma osmolalidade de 135 mOsm/kg.[16] Entretanto, os carboidratos orais podem não ser administrados com segurança em pacientes com esvaziamento gástrico retardado ou distúrbios da motilidade gastrintestinal, bem como em pacientes submetidos a cirurgia de emergência.[13] Embora pacientes obesos e diabéticos tenham sido incluídos em estudos recentes com carboidratos orais e nenhum problema com relação à segurança tenha sido relatado, os estudos são insuficientes para permitir uma recomendação geral.[13,17]

ROTINAS INTRAOPERATÓRIAS

Temperatura corporal

Técnicas de aquecimento do paciente, com início ainda no período pré-operatório, a fim de minimizar a queda inicial na temperatura central na indução, são recomendadas. Essas técnicas, que incluem o uso intraoperatório de mantas térmicas e aquecimento de fluidos IV, têm se mostrado eficazes na prevenção da hipotermia e devem ser continuadas durante toda a cirurgia e na unidade de recuperação pós-anestésica.[18] No intraoperatório, o monitoramento contínuo da temperatura corporal central é fundamental para orientar o manejo desses dispositivos e para prevenir temperaturas corporais extremas, incluindo hipotermia e hipertermia.[19]

Esse controle adequado da temperatura corporal é importante porque a temperatura corporal intraoperatória inferior a 36 °C pode levar a resultados intra e pós-operatórios adversos, incluindo coagulopatia com aumento do risco de sangramento, metabolismo de drogas prejudicado, transporte de oxigênio prejudicado, consumo periférico aumentado de oxigênio, morbidade cardíaca e risco aumentado de infecções do sítio cirúrgico.[20]

Profilaxia tromboembólica

A profilaxia tromboembólica perioperatória deve incluir profilaxia de modalidade dupla e deve ser iniciada antes da indução anestésica.[21] A eficácia da profilaxia mecânica é equivalente à heparina isolada e leva a maior redução do risco de TEV quando combinada com heparina em pacientes ginecológicas oncológicas. Meias de compressão graduada, quando ajustadas corretamente, também parecem diminuir a taxa de trombose venosa profunda (TVP) em pacientes hospitalizados, especialmente quando combinadas com outro método de profilaxia para TEV.[22]

Presença de malignidade, IMC elevado, idade, cirurgia pélvica, doença extrapélvica, histologia, corticosteroides pré-operatórios, recebimento de quimioterapia, imobilidade e um estado hipercoagulável foram identificados como fatores de risco independentes para TEV e são comuns entre mulheres submetidas a cirurgia ginecológica, especialmente para câncer.[23] Todas as pacientes oncológicas ginecológicas submetidas a cirurgias de grande porte com duração superior a 30 minutos devem receber profilaxia mecânica dupla de TEV e quimioprofilaxia com heparina de baixo peso molecular ou heparina não fracionada, e a profilaxia dupla deve continuar durante toda a internação hospitalar.[21,23]

Drenos, tubos e sondas

O uso de drenos, tubos e cateteres deve ser limitado e, se necessário, seu tempo de uso deve ser reduzido ao mínimo necessário. O uso seletivo ou nenhum uso de sonda nasogástrica (SNG) foi associado a um retorno mais precoce da função intestinal, diminuição das complicações pulmonares, tendência a um tempo de hospitalização mais curto e nenhuma alteração nas taxas de vazamento anastomótico ou outras complicações pós-operatórias em comparação com o uso de SNG de rotina. Além disso, o uso de SNG de rotina tem sido associado a taxas mais altas de pneumonia pós-operatória, atelectasia e febre.[3,19]

Quanto aos drenos peritoneais, estes devem ser considerados quando há maior probabilidade de coleções pélvicas no pós-operatório, preocupações com sangramento apesar da hemostasia meticulosa ou ressecções intestinais muito baixas sem desvio intestinal temporário concomitante.[24,25] Com exceção das anastomoses intestinais abaixo da reflexão peritoneal, onde pode haver um benefício potencial na drenagem profilática por um curto período no pós-operatório, dados não apoiam o uso rotineiro de drenagem profilática após a ressecção intestinal.[22]

Anestesia

Os avanços nos medicamentos anestésicos e a expansão da assistência ambulatorial permitiram a aplicação de alguns dos princípios da cirurgia ambulatorial à cirurgia de grande porte, a fim de atenuar os efeitos negativos do estresse cirúrgico e da dor, diminuir os efeitos colaterais relacionados aos anestésicos e acelerar a recuperação.[19]

O propofol tornou-se o medicamento padrão para indução de anestesia geral por seu rápido início, perfil antiemético favorável e rápida recuperação. A anestesia geral pode ser mantida com anestesia inalatória ou anestesia venosa total.[13] Agentes inalatórios de ação curta, como sevoflurano, ou infusão contínua de propofol são recomendados para permitir o rápido despertar da anestesia, que é realizado de forma segura quando essas técnicas são combinadas, no intraoperatório, com analgésicos opioides de curta ação. A anestesia IV total com propofol foi associada a menos efeitos colaterais pós-operatórios e, especificamente, a uma diminuição nas náuseas e vômitos pós-operatórios (NVPO).[13,26]

A anestesia regional com ou sem anestesia geral concomitante foi associada a despertar rápido e diminuição da necessidade sistêmica de opioides.[13] As técnicas analgésicas regionais incluem anestesia neuroaxial (p. ex., epidural, espinal), bloqueios de nervos periféricos e infiltração de ferida operatória.[27] A infiltração incisional com bupivacaína ou bupivacaína lipossomal não tem efeitos colaterais sistêmicos quando usada adequadamente e deve ser incorporada a todos os protocolos ERAS como um componente da analgesia multimodal.[22]

Administração de fluidos

A sobrecarga de fluidos pode levar a anormalidades eletrolíticas, edema de tecido mole periférico que prejudica a mobilidade, edema do intestino delgado que contribui para o retardo do retorno da função intestinal e congestão pulmonar que leva ao aumento da morbidade pulmonar. A hipovolemia, por sua vez, pode resultar em diminuição do débito cardíaco afetando o fornecimento de oxigênio aos tecidos e, portanto, levando a danos aos órgãos.[28]

A fim de atingir a euvolemia no intraoperatório, recomenda-se evitar a sobrecarga de fluido intraoperatória, com a minimização de cristaloides e aumento do uso de coloides. Se um paciente estiver hipotenso, mas, ao mesmo tempo, euvolêmico (o que pode ocorrer após anestesia peridural), o uso de vasopressor em vez da administração liberal de cristaloides é encorajado.[3] Com esse objetivo, recomenda-se adotar a terapia direcionada por objetivos, termo usado para descrever o uso de parâmetros hemodinâmicos, como volume sistólico, débito cardíaco, resistência vascular periférica ou parâmetros semelhantes para orientar a utilização de fluidos IV e a terapia inotrópica.[29]

Controle de dor, náuseas e vômitos

O gerenciamento da dor deve começar antes da incisão. Essa recomendação é baseada no conceito de analgesia preemptiva, em que os analgésicos bloqueiam a ativação dos receptores da dor antes que eles sejam ativados pela presença de estímulos nocivos, resultando em um controle superior da dor e na diminuição da necessidade de analgésicos e opioides.[19] A administração pré-operatória de rotina de paracetamol, anti-inflamatórios e gabapentina pode reduzir a dor e a necessidade de uso de opioides no pós-operatório.[13] Uma abordagem multimodal que incorpora o uso pré-operatório de gabapentina, inibidores da cicloxigenase 2 (COX-2) por via oral ou IV (celecoxibe ou parecoxibe) e paracetamol oral ou IV foi associada ao uso reduzido de opioides no pós-operatório.[22]

Além de uma analgesia poupadora de opioides, também é recomendada uma abordagem multimodal para o tratamento preventivo de náuseas e vômitos pós-operatórios (NVPO), que inclui o uso intraoperatório de pelo menos 2 agentes de diferentes classes de antieméticos, que incluem antagonistas 5HT3, antagonistas NK-1, corticosteroides, anti-histamínicos, anticolinérgicos, butirofenonas e fenotiazinas. Estratégias adicionais para diminuir NVPO incluem o uso de infusão de propofol e a redução do uso de opioides.[30]

ROTINAS PÓS-OPERATÓRIAS

Reintrodução da dieta

No pós-operatório, a manutenção do estado nutricional adequado leva a melhorias no retorno da atividade intestinal, redução do tempo de internação hospitalar e taxas de complicações, como pior cicatrização de feridas, vazamentos anastomóticos ou complicações pulmonares.[13,31] A alimentação precoce é considerada como a retomada da ingestão de líquidos e sólidos dentro de 24 horas após a cirurgia. A paciente normalmente pode beber líquidos ao se recuperar da anestesia e deve ser encorajada a retomar a dieta regular ao chegar ao quarto.[3]

Atualmente, não há diretrizes definitivas para pacientes cirúrgicos no que se refere às necessidades de proteína, mas parece que uma dieta rica em proteínas no pós-operatório pode reduzir complicações, e o papel da nutrição imunológica e da suplementação de arginina tem mostrado resultados promissores em relação a regimes de nutrição heterogêneos.[13,32,33]

Acesso venoso e hidratação venosa

Em geral, a administração oral de todos os medicamentos pós-operatórios em pacientes que podem tolerar dieta oral é preferível à via IV.[13]

Manter euvolemia é fundamental para a melhora clínica dos pacientes no dia seguinte à cirurgia e para melhores resultados. A parceria com a anestesiologia para alcançar isso é essencial. A restrição hídrica perioperatória, mantendo a euvolemia, não aumenta a duração ou a frequência da hipotensão nas primeiras 48 horas após a cirurgia, assim como não interfere na incidência de insuficiência renal aguda. Vale ressaltar que a oligúria transitória (até 24 horas após a cirurgia) com débito urinário menor que 20 mL/h é uma resposta normal ao estresse cirúrgico e não requer intervenção.[22]

Os fluidos intravenosos devem ser interrompidos quando os pacientes demonstram capacidade de manter a hidratação oral (normalmente após terem ingerido pelo menos 500 mL de fluidos orais).[3] Mesmo no período pós-operatório imediato, a taxa de administração de fluidos IV é mantida em um mínimo, não superior a 1,2 mL/kg, muitas vezes bem abaixo disso. É muito raro que fluidos IV sejam necessários além de 12 a 24 horas no pós-operatório.[7,13] Cristaloides balanceados (Ringer lactato), que são soluções com uma concentração de eletrólitos semelhante ao plasma, são preferíveis à solução salina 0,9% para prevenir acidose hiperclorêmica.[22]

A reposição hídrica pós-operatória deve levar em consideração a perda sanguínea intraoperatória e as perdas insensíveis, bem como os requisitos de manutenção da euvolemia, a perda por drenos e as perdas para terceiro espaço por edema tecidual, ascite e íleo. Febre e hiperventilação podem aumentar os requisitos para manutenção da euvolemia. Obstruções intestinais e sepse exigem reposição contínua de fluidos, além da manutenção. Uma vez que a resposta ao estresse diminui, a retenção de líquidos diminui e o fluido é mobilizado da periferia, diminuindo o edema periférico e aumentando a produção de urina, a suplementação de fluidos se torna desnecessária.[1]

Analgesia pós-operatória

A dor pós-operatória desempenha um papel importante na qualidade de vida das pacientes e pode estar associada a taxas mais altas de complicações, maior permanência hospitalar, aumento das taxas de readmissão e custos mais altos. O uso de analgesia multimodal perioperatória, em vez de apenas analgésicos e opioides pós-operatórios, pode acarretar melhor controle da dor no pós-operatório, diminuindo consequentemente o tempo de internação hospitalar e a taxa de complicações.[13,34]

O uso de opioides tem sido tradicionalmente associado a aumento de NVPO, comprometimento da função intestinal, mobilização retardada em virtude de alterações sensoriais mentais e aumento da morbidade pulmonar por depressão do impulso respiratório, além de maior risco de dependência, levando a custos financeiros e sociais relacionados.[3] Por esses motivos, também é recomendada no pós-operatório uma analgesia multimodal poupadora de opioides, com maior ênfase em medicamentos não opioides como anti-inflamatórios não esteroides, paracetamol, gabapentina e dexametasona. A eficácia desta abordagem é baseada na capacidade de 2 ou mais analgésicos com diferentes mecanismos de ação agirem sinergicamente.[13]

Controle de náuseas e vômitos

O manejo imediato e adequado de NVPO é fundamental na cirurgia ginecológica, porque 70% das mulheres submetidas a grandes cirurgias abdominais e pélvicas podem sofrer dessa condição. Atualmente, são recomendados métodos multimodais farmacológicos (assim como no intraoperatório) e não farmacológicos profiláticos para o tratamento de NVPO, em vez de apenas o uso de antieméticos na ocorrência dos sintomas no pós-operatório.[34]

Sondas e drenos

Para a remoção dos cateteres urinários, recomenda-se fazê-lo, se possível, dentro de 24 horas após a cirurgia, com alguns defendendo a remoção ainda mais precoce.[19] Isso porque estudos mostraram que as pacientes que tiveram a sonda vesical removida dentro das primeiras 24 horas de pós-operatório apresentaram um menor tempo para urinar espontaneamente, com maior volume de urina e menor necessidade de recateterização para retenção urinária, além de uma internação hospitalar mais curta.[35]

Quando considerada a remoção intermediária (6 horas após a cirurgia), esta parece superior à remoção imediata (no final da cirurgia) em termos de necessidade menos frequente de recateterização e superior à remoção tardia (dentro de 24 horas de pós-operatório) em termos de infecções menos frequentes do trato urinário, deambulação mais precoce e menor tempo de internação hospitalar.[36]

O uso de drenos peritoneais, drenos subcutâneos e sondas nasogástricas está associado a risco aumentado de infecção e deve ser evitado após cirurgia abdominal. Entretanto, o uso de drenos e sua retirada devem ser adaptados de acordo com o procedimento cirúrgico.[13] No caso das cirurgias para câncer de vulva, com necessidade de drenagem inguinal, os drenos inguinofemorais devem ser mantidos até uma drenagem menor que 30 a 50 mL.[5]

Tromboprofilaxia

Os 3 fatores que contribuem para o risco de trombose são hipercoagulabilidade, estase e lesão endotelial ou trauma tecidual, e a cirurgia ginecológica preenche estes 3 critérios. O maior risco de TEV está associado a cirurgias de maior complexidade que requerem anestesia prolongada, recuperação prolongada ou envolvem malignidade.[1]

Com base em categorias de risco, determinadas pela pontuação da avaliação de risco de Caprini, diretrizes para tromboprofilaxia perioperatória são fornecidas (Tabela 2). O escore

TABELA 2 Modelo de avaliação de risco de Caprini

1 ponto	2 pontos	3 pontos	5 pontos
Idade 41-60 anos	Idade 61-74 anos	Idade ≥ 75 anos	Acidente vascular cerebral (< 1 mês)
Pequenas cirurgias	Artroscopia	História pessoal/ familiar de TEV	Artroplastia eletiva
IMC > 25 kg/m²	Laparotomias (> 45 min)	Fator V de Leiden	Fratura de quadril, pelve ou perna
Edema/varizes MMII	Laparoscopias (> 45 min)	Protrombina 20210A	Lesão medular aguda (< 1 mês)
Gravidez/puerpério	Malignidade	Anticoagulante lúpico	
História de aborto de repetição	Paciente acamado > 72 h	Anticorpos anticardiolipina	
Contraceptivos orais ou reposição hormonal	Gesso imobilizador	Hemocisteína sérica elevada	
Sepse (< 1 mês)	Acesso venoso central	Trombocitopenia induzida por heparina	
Doença pulmonar grave, incluindo pneumonia (< 1 mês)/Função pulmonar anormal		Outras trombofilias congênitas ou adquiridas	
Infarto agudo do miocárdio			
Insuficiência cardíaca congestiva (< 1 mês)			
Doença inflamatória intestinal			
Repouso no leito			

TEV: tromboembolismo venoso; IMC: índice de massa corpórea; MMII: membros inferiores.
Fonte: adaptada de Handa et al., 2020.[1]

de Caprini, com base em uma variedade de fatores de risco diferentes, determina a categoria de risco de TEV (risco muito baixo, baixo, moderado ou alto). As recomendações para tromboprofilaxia perioperatória são baseadas nessas 4 categorias de risco, mas podem ser modificadas com base no risco de hemorragia perioperatória (Tabela 3). A maioria das pacientes de cirurgia ginecológica se enquadra na categoria de risco moderado, e pacientes com câncer ginecológico estão em um grupo de maior risco. Para a categoria de risco moderado, as opções para prevenção de TEV incluem o uso de meias de compressão, agentes farmacológicos ou ambos.[1] As pacientes oncológicas ginecológicas submetidas a cirurgias de grande porte com duração superior a 30 minutos devem receber profilaxia mecânica dupla de TEV e quimioprofilaxia com heparina de baixo peso molecular ou heparina não fracionada. Essas pacientes atendem aos critérios de alto risco do *American College of Chest Physicians* (ACCP) e, por esse motivo, recomenda-se quimioprofilaxia prolongada por 28 dias.[21,23]

A Sociedade de Cirurgiões Ginecológicos desenvolveu uma orientação prática para a profilaxia de TEV (Tabela 4), baseada em um sistema de pontuação de risco mais simplificado, enfatizando a presença de malignidade e o tipo de cirurgia ginecológica.[1]

Manejo da ferida operatória

O espaço da ferida operatória é preenchido com um exsudato inflamatório algumas horas após o fechamento da ferida e, 48 horas após a sutura, estruturas mais profundas são completamente isoladas do ambiente externo. Durante esse período, o curativo estéril aplicado na sala de cirurgia fornece proteção. Se a ferida estiver seca, os curativos não precisam ser reaplicados após a remoção inicial. Os curativos úmidos devem ser removidos, pois quando embebidos aumentam a contaminação bacteriana na ferida. A remoção do curativo e o manuseio da ferida operatória durante as primeiras 24 horas devem ser feitos com técnica asséptica.[1]

Prevenção de íleo pós-operatório

Entre os fatores que influenciam o retorno da função intestinal ao normal estão uso de

TABELA 3 Recomendações para prevenção de TEV, com base no escore de Caprini

Categoria	Escore de Caprini	Risco estimado de TEV	Recomendações
Risco muito baixo	0	< 0,5%	Deambulação precoce e frequente
Risco baixo	1-2	1,5%	Profilaxia mecânica, de preferência com compressão pneumática intermitente
Risco moderado	3-4	3%	Se baixo risco de sangramento aumentado: heparina de baixo peso molecular, heparina não fracionada em baixa dose ou profilaxia mecânica (de preferência com compressão pneumática intermitente) Se alto risco de sangramento aumentado: profilaxia mecânica (de preferência com compressão pneumática intermitente)
Risco alto	≥ 5	6%	Métodos farmacológicos e mecânicos combinados; considerar profilaxia farmacológica de duração prolongada (4 semanas)

Fonte: adaptada de Handa et al., 2020.[1]

TABELA 4 Resumo das diretrizes clínicas para prevenção de tromboembolismo venoso (TEV) em cirurgia ginecológica – Grupo de Revisão Sistemática da Sociedade de Cirurgiões Ginecológicos

Tipo de cirurgia ginecológica	Malignidade ginecológica	TEV prévio	Outros fatores de risco para TEV	Idade	Recomendações
Menor	Não	Não	Não	Qualquer	Mobilização precoce e frequente, com ou sem compressão pneumática intermitente perioperatória
Maior	Não	Não	Não	Qualquer	Compressão pneumática intermitente antes da indução anestésica até a alta
Qualquer	Não	Sim	Sim ou não	≥ 60 anos	Compressão pneumática intermitente antes da indução anestésica até a alta e heparina de baixo peso molecular ou heparina não fracionada em baixa dose
Qualquer	Sim ou suspeita	Sem histórico de TEV, sem fatores de risco para TEV e idade < 60 anos			Compressão pneumática intermitente antes da indução anestésica até a alta e heparina de baixo peso molecular perioperatória ou heparina não fracionada em baixa dose
Qualquer	Sim ou suspeita	História de TEV ou idade ≥ 60 anos			Compressão pneumática intermitente antes da indução anestésica até a alta e heparina de baixo peso molecular perioperatória ou heparina não fracionada em baixa dose, e continuação no pós-operatório por 2-4 semanas após a alta

Fonte: adaptada de Handa et al., 2020.[1]

opioides, balanço hídrico, complexidade da cirurgia, hemotransfusões e complicações abdominopélvicas pós-operatórias. Várias intervenções diminuem o risco de íleo pós-operatório, seja por efeitos diretos ou indiretos. A realização de cirurgia minimamente invasiva reduz a taxa de íleo pós-operatório, no entanto, nem todas as pacientes são candidatas a cirurgia minimamente invasiva. Entre as pacientes que necessitam de laparotomia, as intervenções que estimulam a inervação entérica e reduzem o uso de opioides demonstraram reduzir a taxa de íleo pós-operatório.[13]

Intervenções simples como alimentação precoce, consumo de café e goma de mascar, euvolemia e deambulação precoce podem ser eficazes na redução do tempo de retorno da função intestinal. Entretanto, embora o uso de goma de mascar seja seguro e barato, um grande estudo randomizado bem conduzido recentemente não mostrou nenhum benefício. Já o consumo de café no pós-operatório demonstrou reduzir a taxa de íleo pós-operatório em mulheres submetidas a cirurgia ginecológica oncológica de 30% para 10%. Além disso, medidas como deambulação precoce e analgesia multimodal demonstraram diminuir a taxa de íleo pós-operatório em 2 a 5 vezes.[13]

Além destas, medidas como evitar a desidratação pré-operatória (p. ex., com preparo mecânico do intestino), evitar restrição calórica e início precoce da alimentação contribuem para a aceleração da função gastrintestinal.[22]

Mobilização

A mobilização precoce confere proteção contra a perda muscular e o descondicionamento físico, ao evitar repouso prolongado no leito e imobilidade. Como consequência, ajuda a reduzir complicações tromboembólicas pulmonares e venosas, melhora a resistência à insulina e contribui para diminuir o tempo de hospitalização.[3] A deambulação precoce contribui ainda para o retorno da função intestinal, diminuindo as taxas de íleo pós-operatório.[13]

Retorno aos medicamentos de rotina

A maioria dos medicamentos pode ter seu uso mantido no período perioperatório. Entretanto, algumas medicações devem ser descontinuadas nesse período, com as seguintes recomendações para seu retorno:[1]

- Clopidogrel: a recomendação é interromper seu uso 5 a 7 dias antes da cirurgia e reiniciar 12 a 15 horas após a cirurgia.
- Diuréticos: seu uso pode ser retomado quando o paciente estiver ingerindo líquidos orais. O cirurgião pode considerar o uso parenteral perioperatório de um diurético se o paciente o estiver usando por insuficiência cardíaca.
- Agentes hipoglicêmicos orais: as sulfonilureias podem aumentar o risco de hipoglicemia e a metformina é contraindicada em condições com potencial risco de hipóxia tecidual, acúmulo de lactato ou hipoperfusão renal. Assim, embora a maioria dos agentes hipoglicêmicos orais possa ser reiniciada após a cirurgia, a metformina deve ser adiada em pacientes com suspeita de hipoperfusão renal, comprometimento hepático significativo ou insuficiência cardíaca congestiva. A metformina pode ser retomada após o estabelecimento de função renal adequada. O monitoramento perioperatório cuidadoso da glicose sérica é obrigatório.

RECOMENDAÇÕES

Intraoperatórias

- Anestésicos de curta duração devem ser usados com infusão contínua de propofol/analgésicos opioides de curta duração com anestesia IV total com propofol ou anestesia regional com ou sem anestesia geral concomitante.
- Utilizar, sempre que possível, mantas térmicas e aquecimento de fluido IV, com monitoramento contínuo da temperatura corporal central.
- A euvolemia deve ser mantida com terapia meta-dirigida: minimizar o uso de cristaloides e aumentar o uso de coloides em caso de hipotensão; no caso de euvolemia, considerar o uso de vasopressor em vez da administração liberal de cristaloides.
- Prevenção de NVPO com uso intraoperatório de pelo menos dois agentes antieméticos de diferentes classes: antagonistas 5HT3 (ondansetrona), corticosteroides (dexametasona), anti-histamínicos (dimenidrinato), anticolinérgicos (escopolamina), butirofenonas (haloperidol) e fenotiazinas (clorpromazina).
- Uso limitado de drenos, tubos e cateteres. Se indispensável, seu uso deve ser pelo menor tempo necessário.

Pós-operatórias

- Retomar a ingestão oral de líquidos e sólidos em até 24 horas após a cirurgia.

- Incentivar a ingestão de líquidos quando o paciente se recuperar da anestesia.
- Considerar dietas ricas em proteínas.
- Propiciar mobilização precoce.
- Remover o cateter urinário dentro de 24 horas após a cirurgia.
- Considerar a utilização de sistema farmacológico multimodal poupador de opioides para dor (dois ou mais medicamentos) e analgesia regional.
  - Combinação de anti-inflamatórios não esteroidais com paracetamol.
  - Analgesia peridural torácica, bloqueio abdominal transverso, infiltração da ferida com anestésico local e anestésico local intraperitoneal.
  - Profilaxia TEV:
    - Se houver risco aumentado de TEV, profilaxia mecânica dupla (meias compressivas e compressão pneumática) e quimioprofilaxia com heparina de baixo peso molecular ou heparina não fracionada.
    - Quimioprofilaxia estendida (28 dias de pós-operatório) para pacientes que atendem aos critérios de alto risco.
- Euvolemia:
  - Líquidos IV devem ser suspensos quando o paciente puder manter hidratação oral (pelo menos 500 mL de líquidos orais).
  - No pós-operatório imediato, os líquidos IV devem ser mantidos em um mínimo não superior a 1,2 mL/kg.

CONSIDERAÇÕES FINAIS

Os princípios de cuidados pós-operatórios são aplicáveis a todas as especialidades cirúrgicas, e a inovação constante deve ser a tônica para permitir a melhoria dos processos. A implementação de programas como os contemplados nos protocolos ERAS representa uma mudança de paradigma no manejo perioperatório de pacientes cirúrgicos e é uma abordagem multidisciplinar baseada em evidências. Programas como esse são clinicamente eficazes e impactam os resultados dos pacientes, fornecendo uma abordagem segura e de alta qualidade e cuidados perioperatórios com boa relação custo-benefício. Além disso, um programa bem-sucedido pode levar a uma recuperação mais rápida e segura e a uma melhor qualidade de vida e satisfação do paciente.

REFERÊNCIAS BIBLIOGRÁFICAS

1. Handa LV, Van Le L. Preoperative care of the gynecologic patient. 12.ed. Lippincott Williams & Wilkins; 2019.
2. Cantrell LA, Garcia C, Maitland HS. Thrombosis and thromboprophylaxis in gynecology surgery. Clin Obstet Gynecol. 2018;61(2):269-77.
3. Kalogera E, Dowdy SC. Enhanced recovery pathway in gynecologic surgery: improving outcomes through evidence-based medicine. Obstet Gynecol Clin North Am. 2016;43(3):551-73.
4. Silva Filho ALD, Santiago AE, Derchain SFM, Carvalho JP. Enhanced Recovery After Surgery (ERAS): new concepts in the perioperative management of gynecologic surgery. Rev Bras Ginecol Obstet. 2018;40(8):433-6.
5. Altman AD, Robert M, Armbrust R, Fawcett WJ, Nihira M, Jones CN, et al. Guidelines for vulvar and vaginal surgery: Enhanced Recovery After Surgery Society recommendations. Am J Obstet Gynecol. 2020;223(4):475-85.
6. Lu D, Wang X, Shi G. Perioperative enhanced recovery programmes for gynaecological cancer patients. Cochrane Database Syst Rev. 2012;12:CD008239.
7. Torbé E, Crawford R, Nordin A, Acheson N. Enhanced recovery in gynaecology. TOG. 2013;15(4):263-8.
8. Bell A, Relph S, Sivashanmugarajan V, Yoong W. Enhanced recovery programmes: do these have a role in gynaecology? J Obstet Gynaecol. 2013;33(6): 539-41.
9. Miralpeix E, Nick AM, Meyer LA, Cata J, Lasala J, Mena GE, et al. A call for new standard of care in perioperative gynecologic oncology practice: impact of enhanced recovery after surgery (ERAS) programs. Gynecol Oncol. 2016;141(2):371-8.
10. Nelson G, Altman AD, Nick A, Meyer LA, Ramirez PT, Achtari C, et al. Guidelines for pre- and intra-operative care in gynecologic/oncology sur-

gery: Enhanced Recovery After Surgery (ERAS®) Society recommendations--Part I. Gynecol Oncol. 2016;140(2):313-22.
11. Shields J, Lupo A, Walsh T, Kho K. Preoperative evaluation for gynecologic surgery: a guide to judicious, evidence-based testing. Curr Opin Obstet Gynecol. 2018;30(4):252-9.
12. Cundiff GW, Te Linde RW. Te Linde's Atlas of gynecologic surgery. Philadelphia: Wolters Kluwer Health/ Lippincott Williams & Wilkins; 2014.
13. Enhanced Recovery After Surgery (ERAS®) Society 2021. Disponível em: https://erassociety.org.
14. Ayeleke RO, Mourad S, Marjoribanks J, Calis KA, Jordan V. Antibiotic prophylaxis for elective hysterectomy. Cochrane Database Syst Rev. 2017;6:CD004637.
15. Arnold A, Aitchison LP, Abbott J. Preoperative mechanical bowel preparation for abdominal, laparoscopic, and vaginal surgery: a systematic review. J Minim Invasive Gynecol. 2015;22(5):737-52.
16. Bisch S, Nelson G, Altman A. Impact of nutrition on Enhanced Recovery After Surgery (ERAS) in gynecologic oncology. Nutrients. 2019;11(5).
17. Laffin MR, Li S, Brisebois R, Senior PA, Wang H. The use of a pre-operative carbohydrate drink in patients with diabetes mellitus: a prospective, non-inferiority, cohort study. World J Surg. 2018;42(7):1965-70.
18. Galvão CM, Marck PB, Sawada NO, Clark AM. A systematic review of the effectiveness of cutaneous warming systems to prevent hypothermia. J Clin Nurs. 2009;18(5):627-36.
19. Kalogera E, Bakkum-Gamez JN, Jankowski CJ, Trabuco E, Lovely JK, Dhanorker S, et al. Enhanced recovery in gynecologic surgery. Obstet Gynecol. 2013;122(2 Pt 1):319-28.
20. Scott EM, Buckland R. A systematic review of intraoperative warming to prevent postoperative complications. AORN J. 2006;83(5):1090-104, 107-13.
21. Gould MK, Garcia DA, Wren SM, Karanicolas PJ, Arcelus JI, Heit JA, et al. Prevention of VTE in nonorthopedic surgical patients. Antithrombotic therapy and prevention of thrombosis, 9th ed: American College of Chest Physicians Evidence-Based Clinical Practice Guidelines. Chest. 2012;141(2 Suppl):e227S-e77S.
22. Nelson G, Bakkum-Gamez J, Kalogera E, Glaser G, Altman A, Meyer LA, et al. Guidelines for perioperative care in gynecologic/oncology: Enhanced Recovery After Surgery (ERAS) Society recommendations-2019 update. Int J Gynecol Cancer. 2019;29(4):651-68.
23. Lyman GH, Khorana AA, Kuderer NM, Lee AY, Arcelus JI, Balaban EP, et al. Venous thromboembolism prophylaxis and treatment in patients with cancer: American Society of Clinical Oncology clinical practice guideline update. J Clin Oncol. 2013;31(17):2189-204.
24. Lopes AD, Hall JR, Monaghan JM. Drainage following radical hysterectomy and pelvic lymphadenectomy: dogma or need? Obstet Gynecol. 1995;86(6):960-3.
25. Lopes A, Yamada AMTD, Cardenas TC, Carvalho JN, Oliveira EA, Silva MERD, et al. PROPER-PRehabilitatiOn Plus Enhanced Recovery after surgery versus enhanced recovery after surgery in gynecologic oncology: a randomized clinical trial. Int J Gynecol Cancer. 2022;32(2):195-7.
26. Gupta A, Stierer T, Zuckerman R, Sakima N, Parker SD, Fleisher LA. Comparison of recovery profile after ambulatory anesthesia with propofol, isoflurane, sevoflurane and desflurane: a systematic review. Anesth Analg. 2004;98(3):632-41, table of contents.
27. Wick EC, Grant MC, Wu CL. Postoperative multimodal analgesia pain management with nonopioid analgesics and techniques: a review. JAMA Surg. 2017;152(7):691-7.
28. MacKay G, Fearon K, McConnachie A, Serpell MG, Molloy RG, O'Dwyer PJ. Randomized clinical trial of the effect of postoperative intravenous fluid restriction on recovery after elective colorectal surgery. Br J Surg. 2006;93(12):1469-74.
29. Gómez-Izquierdo JC, Feldman LS, Carli F, Baldini G. Meta-analysis of the effect of goal-directed therapy on bowel function after abdominal surgery. Br J Surg. 2015;102(6):577-89.
30. Gan TJ, Diemunsch P, Habib AS, Kovac A, Kranke P, Meyer TA, et al. Consensus guidelines for the management of postoperative nausea and vomiting. Anesth Analg. 2014;118(1):85-113.
31. Minig L, Biffi R, Zanagnolo V, Attanasio A, Beltrami C, Bocciolone L, et al. Reduction of postoperative complication rate with the use of early oral feeding in gynecologic oncologic patients undergoing a major surgery: a randomized controlled trial. Ann Surg Oncol. 2009;16(11):3101-10.
32. McClave SA, Taylor BE, Martindale RG, Warren MM, Johnson DR, Braunschweig C, et al. Guidelines for the provision and assessment of nutrition support therapy in the adult critically ill patient: Society of Critical Care Medicine (SCCM) and American Society for Parenteral and Enteral Nutrition (A.S.P.E.N.). JPEN J Parenter Enteral Nutr. 2016;40(2):159-211.

33. Wischmeyer PE, Carli F, Evans DC, Guilbert S, Kozar R, Pryor A, et al. American Society for Enhanced Recovery and Perioperative Quality Initiative Joint Consensus Statement on Nutrition Screening and Therapy Within a Surgical Enhanced Recovery Pathway. Anesth Analg. 2018;126(6):1883-95.
34. Trowbridge ER, Dreisbach CN, Sarosiek BM, Dunbar CP, Evans SL, Hahn LA, et al. Review of enhanced recovery programs in benign gynecologic surgery. Int Urogynecol J. 2018;29(1):3-11.
35. Griffiths R, Fernandez R. Strategies for the removal of short-term indwelling urethral catheters in adults. Cochrane Database Syst Rev. 2007(2):CD004011.
36. Ahmed MR, Sayed Ahmed WA, Atwa KA, Metwally L. Timing of urinary catheter removal after uncomplicated total abdominal hysterectomy: a prospective randomized trial. Eur J Obstet Gynecol Reprod Biol. 2014;176:60-3.

CAPÍTULO 3

Lesões precursoras do câncer do colo do útero

Sophie Françoise Mauricette Derchain
Cecilia Maria Roteli Martins

INTRODUÇÃO

A Organização Mundial da Saúde (OMS) colocou a eliminação do câncer do colo do útero como um problema de saúde pública[1,2], por ser uma doença evitável e curável desde que detectado em fase inicial e corretamente tratado. Mesmo assim, ainda é a 4ª causa mais comum de morte por câncer em mulheres no mundo. Segundo a OMS, poucas doenças refletem tão fortemente as desigualdades sociais como o câncer do colo do útero, sendo que a maior parte dos óbitos por esta doença ocorre em países onde o acesso a serviços públicos de saúde é limitado e o rastreamento organizado e o tratamento da doença ainda não estão adequadamente implementados.

Atualmente, o câncer de colo do útero deve ser visto como um problema de saúde pública. Em maio de 2018, o diretor da OMS iniciou uma chamada global para eliminação do câncer de colo do útero que foi adotada em agosto de 2020. Considerando-se a vacinação contra o papilomavírus humano (HPV), o rastreamento e o tratamento das lesões precursoras e invasivas, constatou-se que nenhuma intervenção por si só será suficiente. A estratégia requer ação acelerada em todos os cenários: prevenção, rastreamento e manejo do câncer. Assim, a OMS[2] lançou uma chamada na qual recomenda nos próximos 10 anos:

1. Vacinação contra o HPV, com meta de vacinar 90% das meninas antes dos 15 anos.
2. Realização de um teste de rastreamento de alto desempenho, com meta de rastrear 70% das mulheres com 35 e 45 anos.
3. Tratamento das lesões pré-cancerosas e encaminhamento imediato para tratamento e cuidados paliativos do câncer invasivo do colo do útero, com meta de atingir 90% dos casos.

O objetivo desta chamada é que todos os países alcancem essa meta até 2030 para caminhar em direção à eliminação do câncer do colo do útero no próximo século. A OMS estima que atingir e manter as metas 90:70:90 evitará 74 milhões de novos casos de câncer do colo do útero e 62 milhões de mortes em 78 países de baixa e média renda nas próximas décadas. Neste capítulo, serão abordados a epidemiologia do câncer de colo do útero e de suas lesões precursoras, os fatores de risco, a prevenção primária, o rastreamento e o tratamento das lesões precursoras.

EPIDEMIOLOGIA E FATORES DE RISCO

O câncer de colo do útero é a 4ª neoplasia maligna e a 4ª causa de morte por câncer em mulheres, com incidência mundial estimada de 604.000 casos novos, com mortalidade de

342.000 mulheres no ano de 2020.[3] Segundo o Instituto Nacional de Câncer Jose Alencar Gomes da Silva (Inca), o número de casos novos de câncer do colo do útero esperados para o Brasil, para cada ano do triênio 2020-2022, foi de 16.710, com um risco estimado de 16,35 casos a cada 100 mil mulheres. Sem considerar os tumores de pele não melanoma, o câncer do colo do útero é o 1º mais incidente na Região Norte (22,47/100 mil), 2º mais incidente no Nordeste (17,62/100 mil) e Centro-Oeste (15,92/100 mil), 4º mais incidente na Região Sul (17,48/100 mil) e 5º mais incidente na Região Sudeste (12,01/100 mil). Em 2020, foram estimados 16.710 casos novos, correspondendo a 7,5% dos cânceres em mulheres. A mortalidade estimada para 2019 foi de 6.596 óbitos, correspondendo a 60% dos óbitos por câncer em mulheres. Na análise regional, é na região Norte que se evidenciam as maiores taxas do país, sendo a única com nítida tendência temporal de crescimento.[4,5]

Os carcinomas do colo do útero originam-se na junção escamocolunar, podendo envolver células do epitélio escamoso, glandular ou ambos. O carcinoma invasivo do colo do útero é precedido por lesões precursoras: as mais frequentes são relacionadas a células escamosas e receberam várias denominações, sendo as mais atuais neoplasia intraepitelial cervical (NIC) escamosa ou lesão intraepitelial escamosa (LIE). Já as lesões precursoras glandulares são mais raras e são denominadas adenocarcinoma *in situ*. Ambas podem evoluir para invasão, num processo geralmente lento.[6]

As lesões precursoras escamosas podem ser classificadas de acordo com sua gravidade e taxa de progressão. A NIC1 indica uma infecção ativa por HPV e é considerada uma lesão intraepitelial escamosa de baixo grau (LIEBG) com índice muito alto de regressão espontânea. Em geral, mulheres com NIC1/LIEBG não precisam ser tratadas. A NIC2 é considerada uma lesão intraepitelial escamosa de alto grau (LIEAG), porém apresenta remissão espontânea em 40% dos casos. Já a NIC3 (LIEAG) tem as maiores probabilidades de evolução para câncer e é universalmente tratada. Cerca de 30 a 70% das mulheres com NIC3 não tratadas podem progredir para carcinoma invasor num período de 20 anos ou mais. Menos de 10% dos casos podem evoluir para invasão em 1 ano ou menos.[7]

A maioria das lesões precursoras glandulares é associada à infecção por HPV. Entre elas, destaca-se o adenocarcinoma *in situ* tipo usual. Caracteriza-se por uma preservação da arquitetura lobular normal, com glândulas revestidas por epitélio colunar estratificado com núcleos hipercromáticos e depleção de mucina, e células com figuras mitóticas e corpos apoptóticos facilmente identificáveis. Apresenta imunorreatividade tipo bloco difusa para p16 e alta expressão do Ki67. O adenocarcinoma *in situ* HPV-associado ocorre em mulheres mais jovens, localiza-se na zona de transformação e está frequentemente associado a lesões escamosas. Uma lesão recentemente descrita e que pode ser encontrada na forma de lesão precursora HPV-associada é a *stratified mucin-producing intraepithelial lesion* (SMILE). Também denominado carcinoma adenoescamoso *in situ* ou lesão de alto grau das células de reserva (instabilidade fenotípica), é tipicamente associado a adenocarcinoma *in situ* e/ou lesões escamosas intraepiteliais de alto grau e apresenta-se como um epitélio estratificado (parece SIL), mas com mucina no citoplasma e imunorreatividade tipo bloco difuso para p16. Entretanto, também podem ser encontrados adenocarcinomas *in situ* HPV-independentes, que acometem mulheres mais velhas, estão associados a mutações como ganho de cromossomas 3q, perda de 1p, mutação de GNAS, KRAS, STK11 e TP5,e são mais frequentemente do tipo gástrico. São caracterizados por lesões mais agressivas, que acometem a zona de transformação, mas podem adentrar o canal ou até o endométrio. Apresentam citoplasma abundante rosa, núcleos com nucléolos, demarcação muito nítida entre neoplasia e epitélio glandular normal, com núcleos alargados com grandes nucléolos e poucas figuras mitóticas e corpos apoptóticos. A p16 expressa-se pouco e é fragmentada.[8]

O papilomavírus humano (HPV) de alto risco oncogênico é necessário, embora não suficiente, para causar a maioria das lesões precursoras do câncer do colo do útero. A International Agency for Research on Cancer Monographs reconhece 12 tipos de HPV oncogênicos (16, 18, 31, 33, 35, 39, 45, 51, 52, 56, 58 e 59) classificados como grupo 1. Outros HPVs classificados como de risco intermediário podem ser responsáveis por menos casos. Os HPV16 e HPV18 são responsáveis por cerca de 70% de todos os cânceres do colo do útero, sendo o HPV16 relacionado a cerca de 55 a 60%, e o HPV 18 cerca de 10 a 15%. Outros 10 tipos são responsáveis pelos demais 30% de câncer com uma pequena porcentagem atribuível a HPVs de menor risco.[9-11] A prevalência global de infecção por HPV é estimada em quase 12%, sendo maior em mulheres com idade inferior a 25 anos, apresentando a seguir um declínio com a idade. Entre 70 e 90% das infecções por HPV de alto risco oncogênico não estão associadas a nenhum sintoma e regridem espontaneamente em 12 a 24 meses. Entretanto, algumas infecções persistentes por HPV podem causar lesões precursoras de câncer do colo do útero, assim como de vulva, vagina, pênis e ânus, além de alguns cânceres de cabeça e pescoço. Quanto maior a persistência da infecção, maior o risco de desenvolver uma lesão precursora com alteração no epitélio, até que, em algum momento, a lesão de alto grau se desenvolve num carcinoma francamente invasor. Da infecção à lesão precursora e finalmente câncer são necessários anos de infecção: cerca de 5 a 10 anos no mínimo e 20 a 25 anos de modo geral.[11]

Alguns cofatores estão associados a progressão da lesão precursora para carcinoma invasor em mulheres com HPV. Mulheres vivendo com o vírus da imunodeficiência humana (HIV) ou em uso de imunossupressores por transplante de órgãos apresentam um risco significativamente maior de apresentar câncer do colo do útero. Numa metanálise internacional incluindo mais de 236 mil mulheres, o risco de ter câncer de colo foi cerca de 6 vezes maior em mulheres vivendo com HIV.[12] Silva et al.[13] avaliaram recentemente, numa revisão sistemática e metanálise, 37 estudos brasileiros incluindo 8.436 mulheres vivendo com HIV e observaram uma prevalência geral de HPV de 62%, sendo a prevalência de HPV de alto risco oncogênico de 40%. Embora tenham registrado uma grande variedade de tipos de HPV, os mais prevalentes foram HPV16 e HPV58. O principal fator associado a maior prevalência de HPV de alto risco oncogênico foi a baixa contagem de CD4.

A transformação de célula epitelial normal para câncer é multifatorial e, no caso do colo do útero, pode estar fortemente associada ao microbioma vaginal. Lactobacilos ssp são fundamentais na homeostase do trato genital inferior. Qualquer alteração da microbiota residente da vagina pode resultar numa disbiose e favorecer a predisposição a infecções virais ou bacterianas. Nesse sentido, existem evidências de que a coinfecção HPV e *Chlamydia trachomatis* esteja associada a maior risco de transformação celular. A infecção persistente por HPV em coinfecção com *Chlamydia trachomatis* associa-se com a progressão da neoplasia cervical pela presença de DNA da *C. trachomatis* em amostras infectadas por HPV. Possivelmente, a *C. trachomatis* atua como cofator para persistência do HPV no trato genital feminino.[14] Num estudo brasileiro, Discacciati et al.[15] observaram que a prevalência de *Chlamydia trachomatis* foi 3,7 vezes maior em mulheres com lesão intraepitelial de alto grau quando comparadas com mulheres sem lesões.

O início da atividade sexual precoce (com idade inferior ou igual a 17 anos) e o número de parceiros também são cofatores para carcinoma do colo do útero, tanto escamoso quanto adenocarcinoma. Berrington de González et al.[6], numa metanálise, encontraram um risco relativo de ter um carcinoma do colo do útero 2 vezes maior, comparando mulheres com início da atividade sexual referida com 17 anos ou menos, quando comparadas com aquelas que referiram início da atividade sexual com 21 anos ou mais. O risco relativo de carcinoma escamoso ou adenocarcinoma foi mais de 2,5 vezes maior para mulheres com 6 ou mais parceiros sexuais quando comparadas com mulheres com um parceiro. Lara e Abdo[16] realizaram uma revisão simples relacionada aos riscos da idade muito precoce do início da atividade sexual com coito (coitarca) sobre a saúde. Observaram que meninas com coitarca antes dos 14 anos têm uma associação significativa com maior número de parceiros e maior prevalência de lesões cervicais HPV-induzidas.

Há muitas décadas, o tabagismo vem se mostrando um fator de risco para NIC3 e câncer de colo do útero. Numa recente revisão sistemática e metanálise, Nagelhout et al.[17], incluindo 44 estudos publicados desde 2009, demonstraram que mulheres fumantes têm um risco significativamente maior de ter lesão de alto grau e carcinoma invasor de colo do útero, comparando com não fumantes. Esse efeito aparece na maioria dos estudos isoladamente e na metanálise: o tabagismo permanece como fator independente do número de parceiros ou outros comportamentos.

Por fim, em relação a fatores hormonais e desenvolvimento de lesões precursoras e câncer do colo do útero, Roura et al.[18], numa coorte incluindo mais de 300 mil mulheres, observaram que o número de gestações a termo foi significativamente associado com o desenvolvimento de NIC3. O uso de dispositivo intrauterino (DIU) não mostrou associação significativa e o uso de terapia hormonal na menopausa foi associado com menor risco de carcinoma invasor. Também observaram que o uso de contraceptivo hormonal oral por 15 anos ou mais esteve associado com maior risco de NIC3 e carcinoma invasor. Entretanto, em uma recente revisão sistemática de Anastasiou et al.[19], os autores concluíram que não existem evidências convincentes de que os contraceptivos hormonais estejam associados com aumento de lesões precursoras ou carcinoma invasor do colo do útero após controlar a infecção por HPV, e que o número e a qualidade dos estudos com outros métodos contraceptivos não são suficientes para estimar o risco.

PREVENÇÃO PRIMÁRIA DAS LESÕES PRECURSORAS E DO CÂNCER DE COLO DO ÚTERO

As lesões precursoras e o câncer de colo do útero são passíveis de prevenção primária por meio de vacinas profiláticas contra HPV. O capsídeo viral tem 50 a 55 nm de diâmetro e tem uma simetria icosaédrica de T = 7. Cada partícula viral contém 360 cópias da proteína L1 do capsídeo principal e 72 cópias da proteína L2 do capsídeo menor, organizadas em 72 complexos capsômeros de pentâmeros L1 e uma única cópia de L2 no centro do capsômero. A expressão recombinante do gene L1, com ou sem L2, será automontada sob as condições adequadas em uma partícula semelhante a vírus (VLP, do inglês *virus like particles*), que se assemelha ao capsídeo de ocorrência natural. A VLP L1 do HPV constitui as vacinas profiláticas atuais do HPV.[9,11] No Brasil, há 4 vacinas aprovadas pela Agência Nacional de Vigilância Sanitária (Anvisa): bivalente, para HPV16 e 18; quadrivalente, para HPV6, 11, 16 e 18; e a nonavalente, para HPV6, 11, 16, 18, 31, 33, 45, 51 e 58; essa última ainda não era disponível até 2021.

A vacina quadrivalente foi comercializada após aprovação pela Food and Drug Administration (FDA) em 2006, para prevenção da infeção por HPV16 e 18 e para a prevenção de verrugas genitais (HPV6 e 11). Em 2007, o Centers for Disease Control and Prevention's Advisory Committee for Immunization Practices (ACIP) recomendou a vacina profilática para adolescentes e mulheres jovens (9 a 26 anos). Posteriormente, a vacina quadrivalente foi aprovada para homens de 9 a 26 anos. Em 2010, a vacina bivalente contra HPV16 e 18 foi aprovada pela FDA a partir dos 9 anos de idade para homens e mulheres, e também recomendada pela ACIP.[11,20]

Segundo a revisão de Castle e Maza[11], as VLP de HPV invocam uma forte resposta imune humoral, com títulos de anticorpos tipicamente de 10 a 100 vezes maiores do que aqueles induzidos por infecção natural. A imunização em idades mais jovens resulta em títulos de anticorpos mais altos do que em idades mais avançadas, e os títulos de anticorpos específicos para a idade permanecem mais altos com a imunização em idades mais jovens do que em idades mais avançadas (p. ex., os títulos de jovens de 17 anos vacinados aos 12 anos são maiores do que os jovens de 17 anos vacinados aos 15 anos). Os títulos de anticorpos são ligeiramente mais elevados nos homens do que nas mulheres. Além disso, a coadministração de vacinas contra o HPV com outras vacinas importantes, como hepatite A, hepatite B, vacina meningocócica ou vacina contra tétano, difteria e coqueluche acelular (TDAP), não resulta em respostas imunes inferiores. A maioria dos eventos adversos relacionados à vacinação está relacionada com reação local no sítio da punção.

Outro aspecto fundamental é a duração da proteção após aplicação do esquema vacinal completo (2 ou 3 doses, a depender da idade) ou incompleto. Hoje não há uma resposta baseada em evidências, pois serão necessárias várias décadas. Considerando estudos muito recentes como, por exemplo, o trabalho de Nicoli et al.[21], observou-se que, apesar de algumas diferenças entre as vacinas, tanto para a vacina bivalente quanto para a quadrivalente, o nível de anticorpo permanece alto após 6 anos. Em um modelo hipotético, pode se dizer que:

- A curva de prevalência do HPV atinge o pico cerca de 5 anos após a idade média de iniciação sexual.
- Essa curva declina e estabiliza-se 5 a 10 anos depois.
- A maioria das infecções seria adquirida nos primeiros 10 a 15 anos após o início da atividade sexual.
- Se a vacinação contra o HPV ocorrer aproximadamente 5 anos antes da idade média de iniciação sexual, a duração da proteção deveria ser de cerca de 20 anos para manter sua eficácia populacional.[11]

A Austrália foi o primeiro país a iniciar um programa populacional de vacinação com vacina quadrivalente com financiamento governamental. O modelo australiano inclui a vacinação das meninas nas escolas, inicialmente de 12 a 13 anos. Entre 2007 e 2009, a vacina foi ofertada para todas as mulheres de 14 a 26 anos. Desde 2013, os homens também são elegíveis para a vacinação de rotina. Os resultados obtidos na Austrália trouxeram uma grande evidência populacional da eficácia da vacina. Houve um declínio rápido e significativo na prevalência de HPV16 e 18, lesões intraepiteliais cervicais de alto grau e verrugas genitais. Vários países em todo o mundo adotaram a vacinação contra HPV e, inicialmente, observou-se uma diminuição significativa dos HPVs incluídos na vacina na Austrália, Europa, Ásia e Estados Unidos 4 a 5 anos após o início da vacinação profilática.[22] Hoje, já se observa um declínio significativo de NIC3 e carcinoma invasor de colo do útero em mulheres jovens.[23,24] Outro aspecto importante é que a vacina é eficaz e segura em pessoas vivendo com HIV.[25]

No Brasil, a vacina quadrivalente contra o HPV foi incorporada ao Programa Nacional de Imunizações (PNI) em 2014. A inclusão das populações-alvo no calendário vacinal foi gradativa. Atualmente, o Sistema Único de Saúde (SUS) oferece a vacina quadrivalente em duas doses (dia 0 e no mínimo 6 meses para a segunda dose) para todas as meninas e meninos com idade entre 9 e 14 anos. Para mulheres com imunossupressão, vivendo com HIV/Aids, transplantadas e portadoras de cânceres, a idade foi estendida até os 45 anos de idade. Para homens nessas condições, a idade para vacinação contra HPV permanece de 9 a 26 anos, pois a indicação da bula da vacina no Brasil limita a idade no sexo masculino para 26 anos. Para pessoas com 15 anos ou mais ou com imunossupressão, vivendo com HIV/Aids, transplantadas e portadoras de cânceres, são recomendadas 3 doses (dias 0, 2 meses e 6 meses).[26]

É importante lembrar que o fabricante da vacina bivalente Cervarix®, submeteu a Anvisa, na data 22/9/2019, a descontinuação temporária ou definitiva da sua vacina. Esta submissão foi reflexo de decisões estratégicas da companhia, não refletindo nenhum risco à saúde dos pacientes que fizeram uso desta vacina. Portanto, atualmente, a única vacina disponível contra o HPV no Brasil é a vacina quadrivalente.

A cobertura nacional da vacinação contra o HPV é bastante heterogênea no Brasil. Moura et al.[27], utilizando o número de doses aplicadas por idade de 2013 a 2017, segundo o PNI, e o número de meninas residentes com 7, 8 e 9 anos em 2010, em cada microrregião, segundo Censo Brasileiro de 2010, sugerem que há importantes diferenças entre os estados brasileiros em relação a cobertura vacinal nas faixas etárias recomendadas. Para obter melhor resultados, Teixeira et al.[28] realizaram um estudo prospectivo, aprovado pelo PNI, oferecendo vacina quadrivalente contra o HPV em duas doses anuais para meninas e meninos de 9 a 10 anos nas escolas na cidade de Indaiatuba/SP. Observaram que a vacinação anual contra o HPV nas escolas em crianças entre 9 e 10 anos foi viável e aumentou a cobertura vacinal, independentemente do sexo, embora o programa fosse vulnerável a eventos concorrentes.

Em 2021, a Federação Brasileira das Associações de Ginecologia e Obstetrícia (Febrasgo) posicionou-se em relação à vacinação contra HPV em mulheres adultas que não se enquadram nos critérios do SUS: nas adultas jovens, até 30 anos, frente aos benefícios demonstrados na literatura, a vacina deve fazer parte da prescrição médica. Mulheres com 30 a 45 anos, com ou sem infecção pregressa por HPV que não tenham sido previamente vacinadas, podem se beneficiar com a vacinação. Entretanto, nessas mulheres, o benefício é individual e, considerando o custo-benefício, a decisão da vacinação deve ser compartilhada com a mulher.[29]

RASTREAMENTO DO CÂNCER DE COLO DO ÚTERO E SUAS LESÕES PRECURSORAS

O objetivo principal do rastreamento do câncer do colo do útero é detectar e tratar lesões escamosas de alto grau e adenocarcinoma *in situ*. Um objetivo secundário, também extremamente importante, é detectar e tratar o carcinoma invasivo do colo do útero em estádios iniciais. Atualmente, quando se fala em rastreamento, deve-se pensar em dois modelos: "rastrear e tratar", no qual a decisão de tratar é baseada em apenas um teste de rastreamento, e "rastrear, triar e tratar", em que a decisão de tratar é baseada no resultado de um teste de rastreamento, seguido por um teste de triagem, com ou sem confirmação histológica. Existem atualmente três alternativas para rastrear as lesões precursoras e o câncer de colo do útero:

1. O exame citopatológico ou teste de Papanicolaou (doravante denominado colpocitologia), que é até hoje o mais utilizado no Brasil e em várias regiões do mundo.
2. O coteste, que consiste na coleta simultânea de colpocitologia e teste de HPV de alto risco oncogênico.
3. A detecção do HPV de alto risco oncogênico seguido ou não de colpocitologia nos casos em que o HPV é detectado.[30,31]

Recentemente, as evidências têm mostrado a custo-efetividade e a sensibilidade dos programas baseados na detecção do HPV de alto risco oncogênico seguido ou não de colpocitologia nos casos em que o HPV é detectado: a maioria dos países e a OMS vêm priorizando essa abordagem.[1] Estudos nacionais vêm reforçar que essa estratégia seria também custo-efetiva no Brasil, além de favorecer o diagnóstico de carcinomas invasores em estádios iniciais.[32,33]

Rastreamento com citologia

Há mais de 50 anos, o exame colpocitológico tem levado a uma redução significativa da mortalidade por câncer de colo do útero, quando utilizado de forma organizada. Entretanto, nos países em que o programa é oportunista, pouca ou nenhuma redução da incidência e mortalidade tem sido observada.[34] As recomendações das Diretrizes Brasileiras para o Rastreamento do Câncer do Colo do Útero datam de 2016, atualizadas em 2019.[35] Por essas diretrizes, o rastreamento do câncer do colo do útero e de suas lesões precursoras é feito por exame colpocitológico. Os dois primeiros exames devem ser realizados com intervalo anual e, se ambos os resultados forem negativos, os próximos devem ser realizados a cada 3 anos. O início da coleta pode ser aos 25 anos de idade para as mulheres que já tiveram ou têm atividade sexual. O rastreamento antes dos 25 anos deve ser evitado. Os exames periódicos devem seguir até os 64 anos de idade e, naquelas mulheres sem história prévia de doença neoplásica pré-invasiva, o rastreamento pode ser interrompido quando elas tiverem pelo menos dois exames negativos consecutivos nos últimos 5 anos. Para mulheres com mais 64 anos de idade e que nunca se submeteram ao exame colpocitológico, deve-se realizar dois exames com intervalo de 1 a 3 anos. Se ambos os exames forem negativos, essas mulheres podem ser dispensadas de exames adicionais. No Brasil, embora essas normas sejam preconizadas pelo Ministério da Saúde, o rastreamento ainda é predominantemente oportunista e, na medicina complementar, o exame é coletado seguindo o desejo do médico e da mulher. No país, muitos exames colpocitológicos ainda são realizados sempre nas mesmas mulheres.[36] Atualmente, o SUS não tem ações ativas para incluir mulheres não rastreadas. Assim, o impacto na redução da incidência e mortalidade por câncer de colo do útero no Brasil, embora seja real, ainda não é homogêneo em todas as regiões do país, com taxas de incidência e mortalidade que se mantêm elevadas no Norte e Nordeste.

O início da coleta de citologia em mulheres com 25 anos ou mais sexualmente ativas justifica-se pela baixa incidência do câncer invasor do colo do útero em mulheres até 24 anos, cerca de 1 a 1,5% dos casos, e pelo fato do rastreamento ser menos eficiente para detectá-lo nessas mulheres muito jovens. Mesmo sociedades como a American Cancer Society, em suas diretrizes mais recentes para rastreamento de câncer do colo do útero, desde 2020, recomendam o início do rastreamento em mulheres com 25 anos ou mais.[37] Em mulheres com idade inferior a 25 anos, há uma alta prevalência de infecções transientes por HPV; o rastreamento de mulheres jovens leva a um aumento de colposcopias e tratamentos de lesões cuja taxa de regressão espontânea é muito elevada; o aumento significativo de colposcopias e tratamentos desnecessários nessa população acarreta maior risco de morbidade obstétrica e neonatal associado a uma futura gestação.[30] Mulheres com idade inferior a 25 anos sexualmente ativas devem ser orientadas sobre anticoncepção, infecções sexualmente transmitidas e práticas de sexo seguro sem a necessidade de sua inclusão no programa de rastreamento do câncer do colo do útero.

Mulheres que nunca tiveram atividade sexual poderiam não ser rastreadas, pois têm um risco muito baixo de câncer do colo do útero por não terem sido expostas a infecção persistente por HPV de alto risco oncogênico. Em relação à idade para encerrar o rastreamento do câncer do colo do útero, não é tão evidente, entretanto, não há dados objetivos de que o rastreamento seja efetivo após 65 anos de idade. Em mulheres no climatério, em casos de amostras com limitação por atrofia, deve-se proceder a estrogenização tópica e repetir a coleta.

Mulheres imunossuprimidas (transplantadas de órgãos sólidos, em tratamentos de câncer, usuárias crônicas de corticosteroides) ou expostas intraútero a dietiletilbestrol devem ser controladas anualmente. No caso de mulheres portadoras do vírus do HIV, o exame colpocitológico deve ser coletado em intervalos semestrais no 1º ano após o diagnóstico e, se normais, manter seguimento anual independentemente da orientação sexual declarada. Mulheres submetidas à histerectomia total por lesões benignas, sem história prévia de diagnóstico ou tratamento de lesões cervicais de alto grau, podem ser excluídas do rastreamento, desde que apresentem exames anteriores normais. Em casos de histerectomia por lesão precursora ou câncer do colo do útero, a mulher deve ser acompanhada de acordo com a lesão tratada.

Uma das limitações do rastreamento com exame colpocitológico é a baixa acurácia. Por mais que se modifique a terminologia ou a técnica de realização, a citologia apresenta uma sensibilidade extremamente heterogênea, variando de 11 a 99% segundo os diferentes estudos. Mesmo comparando com citologia de base líquida (CBL), que parecia promissora, Arbyn et al.[38], numa metanálise, referem que a sensibilidade para lesões de alto grau da CBL foi de 57% comparada com 55% para a citologia convencional, com especificidades de 97 e 96,7%, respectivamente. Quando o ponto de corte da citologia foi ASC-US, a sensibilidade aumentou muito, indo para 90,4% para CBL e 88,2% para citologia convencional, porém com diminuição significativa da especificidade, de 64,6 e 71,3%, respectivamente. Eles concluíram que a CBL não era mais sensível nem mais específica para a detecção de LIEAG em comparação com a citologia convencional.

Os achados citológicos sofreram muitas mudanças em sua nomenclatura. Atualmente, prevalece a nomenclatura do Sistema Bethesda para padronização de diagnósticos citopatológicos cervicais para classificação dos achados citológicos (Tabela 1).

O protocolo para conduta diante de um resultado citopatológico está resumidamente descrito na Tabela 2.

Rastreamento com citologia e detecção do HPV em coteste

Por teste de detecção de HPV entende-se qualquer teste validado que detecte o HPV de alto risco oncogênico em espécimes biológicos obtidos do colo do útero. Não há recomendação para detectar HPV de baixo risco oncogênico. O coteste aparece como uma possibilidade pela American Cancer Society, pela American Society

TABELA 1 Descrição dos resultados citológicos anormais segundo a 3ª edição do Sistema Bethesda para padronização de diagnósticos citopatológicos cervicais[39]

Resultado	Sigla	Resultado	Sigla
Negativo para lesão intraepitelial ou invasiva	NILM	Alterações em células glandulares	
Alteração em células escamosas		Atipias de células endocervicais, possivelmente não neoplásicas	AGC-NOS
Células escamosas atípicas de significado indeterminado, possivelmente não neoplásicas	ASC-US	Atipias de células endocervicais, possivelmente neoplásicas	AGC-NEO
Células escamosas atípicas, não se podendo afastar lesão de alto grau	ASC-H	Atipias de células endometriais	
Lesão intraepitelial de baixo grau	LSIL (LIEBG)	Adenocarcinoma *in situ*	AIS
Lesão intraepitelial de alto grau	HSIL (LIEAG)	Adenocarcinoma invasor (endocervical, endometrial, extrauterino, sem outra especificação)	
Carcinoma escamoso invasor			

* As siglas são adotadas no Brasil obedecendo a abreviatura derivada do inglês, sendo, em alguns manuais ou protocolos, utilizado LIEBG para lesão intraepitelial escamosa de baixo grau e LIEAG lesão intraepitelial escamosa de alto grau.

** Alguns laboratórios utilizam a terminologia NIC para citologia, classificando as lesões de baixo grau em NIC1 e as lesões de alto grau em NIC2 e NIC3.

TABELA 2 Resumo de recomendações para conduta inicial diante dos resultados alterados de exames citopatológicos nas unidades de atenção básica[35]

Diagnóstico citopatológico		Faixa etária	Conduta inicial
Células escamosas atípicas (ASC)	Possivelmente não neoplásicas (ASC-US)	< 25 anos	Repetir a citologia em 3 anos
		Entre 25 e 29 anos	Repetir a citologia em 12 meses
		≥ 30 anos	Repetir a citologia em 6 meses
	Não se pode afastar lesão de alto grau (ASC-H)		Encaminhar para colposcopia
Células glandulares atípicas (AGC)	Possivelmente não neoplásicas (AGC-SOE)		Encaminhar para colposcopia * Se colposcopia normal: ▪ Avaliar canal endocervical ▪ Avaliar endométrio se > 35 anos ou em < 35 anos se sangramento anormal
	Não pode afastar lesão de alto grau (AGC-FN)		Encaminhar para colposcopia * Se colposcopia normal: ▪ Avaliar o canal endocervical ▪ Avaliar endométrio se > 35 anos ou em < 35 anos se sangramento anormal
Lesão intraepitelial escamosa de baixo grau (LSIL)		< 25 anos	Repetir a citologia em 3 anos
		≥ 25 anos	Repetir a citologia em 6 meses
Lesão intraepitelial escamosa de alto grau (HSIL)			Encaminhar para colposcopia
Lesão intraepitelial escamosa de alto grau não podendo excluir microinvasão			Encaminhar para colposcopia
Carcinoma escamoso invasor			Encaminhar para colposcopia
Adenocarcinoma *in situ* Adenocarcinoma invasor			Encaminhar para colposcopia * Se colposcopia normal: ▪ Avaliar canal endocervical ▪ Avaliar endométrio se > 35 anos ou em < 35 anos se sangramento anormal

for Colposcopy and Cervical Pathology e pela American Society for Clinical Pathology nos EUA em 2002.[40] O protocolo introduz, como recomendações preliminares, a possibilidade de associar o teste de detecção do HPV com a colpocitologia para rastrear o câncer do colo do útero e suas lesões precursoras. Contudo, nesse momento, o teste de DNA do HPV com colpocitologia para rastreamento primário do câncer do colo do útero ainda não tinha sido aprovado pelo FDA. Já em 2012, essas mesmas sociedades norte-americanas recomendaram o coteste como uma alternativa à colpocitologia apenas entre 30 e 64 anos.[41] Essas recomendações tiveram um grande impacto no mundo todo, e passaram a ser adotadas em vários países, incluindo alguns protocolos de sociedades brasileiras. O resumo do modelo de rastreamento sugerido por essas sociedades norte-americanas em 2012 recomenda:

- Não utilizar o teste de HPV no rastreamento de mulheres com menos de 30 anos, podendo ser associado nesses casos como coteste em mulheres com 21 anos ou mais que apresentam o resultado colpocitológico de ASC-US.
- Realizar teste de HPV e exame citológico em mulheres com 30 a 64 anos e, se ambos forem negativos, o rastreamento posterior pode ser em 5 anos.

Nessa diretriz, o teste de HPV, como exame isolado, ainda não é recomendado. O grande benefício do teste de HPV no cenário do coteste é no manejo do ASC-US: mulheres com resultado da citologia ASC-US, quando o HPV não é detectável, voltam para o rastreamento. Mulheres com resultados da citologia ASC-US, com HPV detectável, são encaminhadas para colposcopia. Por outro lado, mulheres com resultado da citologia negativo para lesão intraepitelial ou malignidade e teste de HPV negativo podem estender a periodicidade do rastreamento para 5 anos. Já mulheres com resultado da colpocitologia negativo para lesão intraepitelial ou malignidade e teste de HPV positivo serão reavaliadas anualmente até negativar. Perkins et al.[42] observaram que mulheres e clínicos têm uma certa dificuldade em relação à adesão ao coteste: quando ambos os testes são positivos, a conduta foi adequada em 60 a 80% das mulheres. Entretanto, diante de resultados discordantes, as mulheres com colpocitologia de alto grau foram menos propensas a receber uma biópsia oportuna quando o teste de HPV foi negativo. Cerca de 30% das mulheres com HPV16/18 positivo e colpocitologia normal não receberam acompanhamento em 18 meses. A associação do exame colpocitológico e do teste de detecção do HPV acrescenta de maneira expressiva a sensibilidade e o valor preditivo negativo, entretanto, o coteste diminui a especificidade, levando a possibilidade de tratamentos excessivos. Por fim, o custo do programa de rastreamento baseado em coteste é excessivo para a maioria dos países.

Rastreamento com teste de HPV seguido de teste de triagem

Nos últimos anos, a maioria dos países tem tentado migrar para o rastreamento híbrido, com exame colpocitológico trienal para mulheres entre 25 e 29 anos e testes de detecção de HPV seguido de colpocitologia caso o HPV seja positivo em mulheres entre 30 e 64 anos.[30] Zeferino et al.[43] sugeriram um modelo para rastreamento baseado em teste de HPV no Brasil, recentemente atualizados por Carvalho et al.[44] (Figura 1).

Quando o teste de DNA-HPV oncogênico for negativo, a mulher retorna para novo exame em 5 anos e a citologia é dispensável. Quando um teste de DNA-HPV oncogênico é positivo, um exame colpocitológico deve ser realizado e, assim, o meio recomendado para a coleta do teste de HPV-DNA é a da colpocitologia em meio líquido. Com colpocitologia mostrando qualquer atipia (ASC-US ou pior), a mulher já é encaminhada para colposcopia. Caso a colpocitologia seja negativa, a mulher repete o teste de HPV-DNA após 12 meses. Permanecendo positivo o teste para HPV-DNA, há indicação de colposcopia. Se a genotipagem do HPV-DNA estiver disponível e for positiva para HPV tipos 16 ou 18, não há necessidade de colpocitologia e a mulher é encaminhada para colposcopia. Como já mencionado, o programa baseado nesses protocolos já está sendo testado em cidades brasileiras e mostra resultados promissores em relação a custo-efetividade e diagnóstico.[32,33]

O National Cancer Institute[31] preconiza que, em relação à detecção do HPV como rastreamento primário seguido de colpocitologia se for preciso, tanto a colpocitologia quanto o coteste são atualmente aceitos. Comparando os três métodos, observou-se com evidências sólidas que, quando utilizado em programas organizados, o rastreamento com o exame colpocitoló-

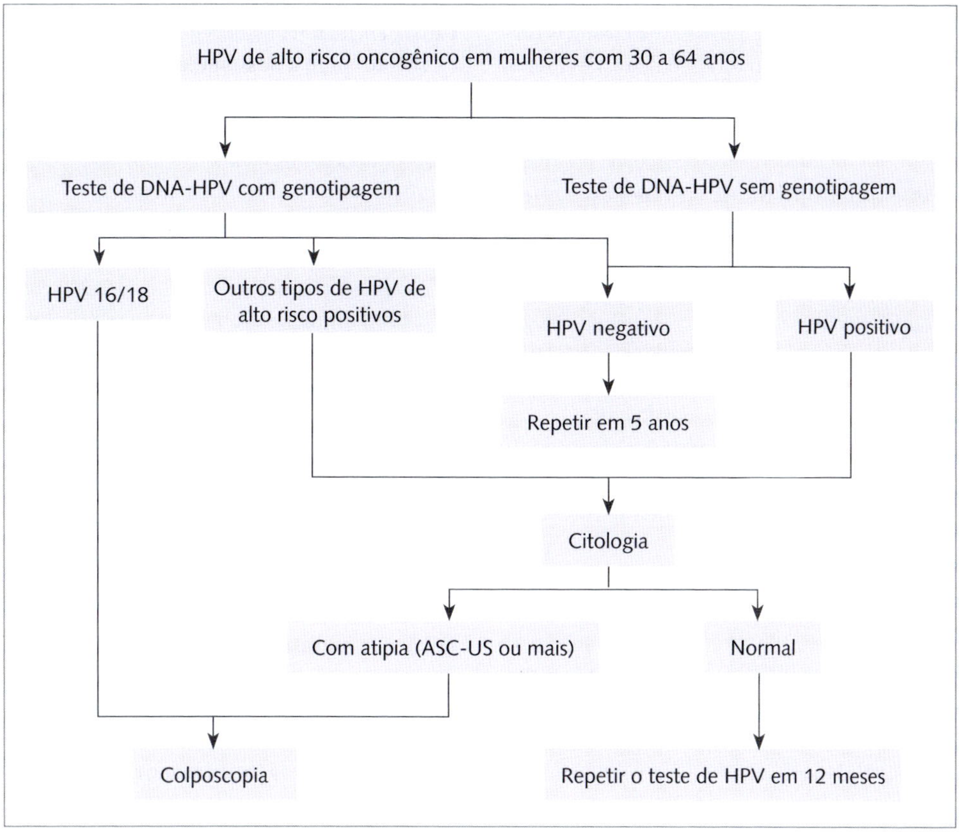

FIGURA 1 Recomendações para teste de DNA-HPV para o rastreamento de câncer do colo do útero em mulheres com 30 a 64 anos.[43]
Fonte: adaptada de Zeferino et al.[43]

gico reduz a incidência e a mortalidade por câncer do colo do útero em cerca de 80%, com maior sensibilidade na detecção de lesões precursoras dos modelos de rastreamento baseados em teste de HPV. Entretanto, os testes de detecção do HPV identificam numerosas infecções que não levarão a lesões precursoras e câncer, sendo essa proporção muito elevada em mulheres com menos de 30 anos. Somente será possível a utilização de testes de HPV nos programas de rastreamento organizados.[44]

As evidências relacionadas à maior sensibilidade da detecção do HPV quando comparada à colpocitologia na prevenção do câncer do colo do útero são claras e não há dúvidas em relação à detecção das lesões escamosas. É importante lembrar que o rastreamento com teste de HPV seguido de teste de triagem é capaz de detectar a maioria dos adenocarcinomas *in situ* ou minimamente invasivos do tipo HPV-associado, que corresponde a maioria dos adenocarcinomas *in situ* e estão relacionados especialmente a HPV 16/18 e, eventualmente, 45. Entretanto, para os adenocarcinomas *in situ* HPV-independentes, o rastreamento baseado em colpocitologia permanece, embora a colpocitologia seja pouco sensível para lesões glandulares.[8]

COLPOSCOPIA E BIÓPSIA

A colposcopia e a biópsia fornecem o diagnóstico histológico de lesões precursoras e câncer do colo do útero. Em 2020, Perking et al.[45] publicaram as recomendações do 2019 ASCCP Risk-based Management Consensus Guidelines Committee. Nessa diretriz, os autores enfatizaram que as recomendações de colposcopia, tratamento ou seguimento devem ser baseadas no risco estimado de uma mulher ter NIC3 ou mais, em função de uma combinação de fatores e resultados de exames atuais e anteriores. Idade da mulher, estado imunológico, resultados de colpocitologia, testes de HPV e biópsias ou tratamentos anteriores devem ser levados em consideração.

Durante a colposcopia, o colo o útero é avaliado com lentes de aumento e auxílio do ácido acético a 5%. O exame colposcópico tem uma reprodutibilidade limitada e uma sensibilidade em torno de 70%. Ele é considerado completo quando toda a zona de transformação (ZT) é visível, ou seja, a junção escamocolunar (JEC) deve ser visualizada em toda sua extensão. O exame é insatisfatório para descartar NIC e carcinoma invasivo quando parte ou toda a JEC não é visível. Após a visualização da JEC e da ZT, a qualidade da colposcopia é determinada por alguns elementos essenciais: o reconhecimento das alterações de tonalidade na cor, na margem e nos contornos da área acetobranca e as características dos vasos sanguíneos. A solução de Lugol (teste de Schiller) é utilizada após a correta identificação das imagens acetobrancas para melhor delimitação das lesões.

A colposcopia sempre deve levar em consideração os fatores que indicaram o exame, como o resultado da colpocitologia e do teste de HPV. As lesões acetobrancas finas, planas, de margens bem delimitadas, angulares, em forma de pena ou digitiformes são mais associadas a lesões de baixo grau. Mosaico e pontilhado finos podem estar presentes dentro das áreas acetobrancas. Lesões de baixo grau costumam demorar um tempo maior para aparecer após aplicação do ácido acético e tendem a desaparecer rapidamente. Áreas acetobrancas ou branco-acinzentadas com variações de intensidade de cor, espessas, densas, opacas, próximas ao limite ou no limite da JEC, assim como pontilhados e/ou mosaicos grosseiros nas áreas acetobrancas, tendem a configurar lesões de alto grau. Como as células do epitélio correspondente a neoplasia intraepitelial não contêm glicogênio, essas áreas não serão coradas com a solução de Lugol, permanecendo claras ou amareladas.

A colposcopia é frequentemente pobre no adenocarcinoma *in situ* HPV-associado ou HPV-independente. Nesse exame, o adenocarcinoma *in situ* diferencia-se mal do epitélio colunar normal, e as lesões glandulares são frequentemente endocervicais. O adenocarcinoma *in situ* HPV-independente oferece um desafio ainda maior, pois, nestes casos, a lesão se estende fora da zona de transformação, podendo atingir o endométrio.[8,46,47]

TRATAMENTO

Lesões escamosas

Ao considerar o tratamento das lesões escamosas, é importante diferenciar lesões de baixo e de alto grau. A lesão de baixo grau ou NIC1 histológica está associada a infecção por HPV de baixo ou alto risco oncogênico e não se constitui como uma lesão precursora do câncer do colo do útero. Mulheres com NIC1 apresentam uma taxa de regressão espontânea muito alta e taxa de progressão para NIC2 muito baixa. As modalidades terapêuticas dependem da experiência do ginecologista colposcopista, dos recursos disponíveis, da idade e da possibilidade de adesão da mulher. O seguimento sem tratamento, com controles semestrais, é priorizado. Em mulheres grávidas ou com idade inferior a 25 anos com diagnóstico histológico de NIC1, o tratamento ablativo ou excisional é inaceitável. Uma situação especial é quando a biópsia colpodirigida sugere NIC1, mas a mulher é encaminhada por citologia ASC-H, HSIL ou AGC; nesses casos, o risco de ter NIC2 ou mais oculto é de cerca de 20%. Assim, nessas mulheres, essencialmente quando com idade superior a 24 anos, a excisão da zona de transformação se justifica. Para seguimento, pode ser utilizado citologia, colpocitologia com teste de DNA-HPV e colposcopia. Se durante o seguimento a colpocitologia ou a colposcopia com biópsia indicarem transformação para lesão de alto grau, devem ser realizadas novas biópsias ou excisão da zona de transformação. Se a NIC1 persistir por 2 anos ou mais, pode-se optar por continuar o seguimento ou realizar uma excisão da zona de transformação.[11,35,45,48]

Mulheres com ASC-H ou HSIL devem ser submetidas a colposcopia. Se na colposcopia houver alterações sugestivas de lesão de alto grau, a excisão da zona de transformação é recomendada em mulheres com 25 anos ou mais. Não há necessidade de biópsia colpodirigida prévia. Em mulheres com 21 a 24 anos e citologia ASC-H ou HSIL, a conduta pode ser baseada no resultado da biópsia sob visão da colposcopia. Se não tiver NIC3 ou mais histológico, a observação por 24 meses é recomendada, desde que a avaliação colposcópica seja adequada e suficiente (JEC totalmente visível). Se a JEC não for visualizada, está justificada a excisão da zona de transformação mesmo nessa faixa etária. Por outro lado, se houver uma normalização da citologia e da colposcopia, a mulher pode voltar para a rotina de rastreamento.[35,45]

Embora a diferenciação entre NIC2 e NIC3 seja difícil, principalmente pela baixa concordância interobservador e pela falta de marcadores que consigam predizer a evolução individual das lesões, há atualmente uma tentativa em discriminar a conduta frente a essas duas lesões histológicas. A taxa de regressão é significativamente maior em mulheres com NIC2 quando comparada com aquelas com NIC3. Em várias diretrizes, a NIC2 permanece com a NIC3 como lesão precursora do câncer e, portanto, passível de tratamento imediato. Entretanto, vários profissionais da área da saúde estão fortemente propensos a serem mais conservadores em mulheres com NIC2, sobretudo em mulheres jovens. Atualmente, as recomendações para mulheres até 30 anos com NIC2 dão preferência para o seguimento clínico em vez de ablação ou excisão como primeira linha de tratamento.[45,49] As principais justificativas são o alto índice de tratamentos desnecessários e possíveis repercussões sobre a fertilidade em mulheres jovens. Nesses casos, quando se opta por seguimento de uma mulher jovem com NIC2, colpocitologia e colposcopia devem ser repetidas a cada 6 meses. Se a colpocitologia ou colposcopia mostrarem persistência da lesão após 1 ano, nova biópsia é recomendada, e se em 2 anos as lesões não desaparecerem, pode ser indicada a excisão da zona de transformação.[49]

Sendo a NIC3 a verdadeira lesão precursora do câncer do colo do útero, em basicamente qualquer idade deve ser tratada. Uma situação especial é a gestação: o rastreamento na gestação tem como objetivo identificar o carcinoma invasor do colo do útero. A NIC, independentemente de sua graduação, não é um problema para a mãe; entretanto, o tratamento pode levar a sangramento, rotura prematura de membrana e trabalho de parto prematuro. Assim, não é adequado tratar a NIC3 durante a gravidez, devendo a conduta ser postergada para após o parto. A NIC3 precede o desenvolvimento do carcinoma invasor em 10 a 20 anos e é a verdadeira lesão precursora do câncer do colo do útero. A NIC3 tem cerca de 0,2 mm a 2 mm de espessura, porém pode se estender dentro das pseudocriptas ou pseudoglândulas cervicais. Para eliminar 100% da NIC3, 5 a 6 mm do epitélio devem ser removidos. Assim, o tratamento da NIC é preferencialmente excisional, pois, ao retirar a zona de transformação, remove-se toda a lesão e partes adjacentes, permitindo uma avaliação histológica completa. Procedimentos destrutivos ou ablativos destroem o tecido, não deixando, portanto, material para avaliação histológica. Como pode haver focos de invasão entre áreas de NIC3, os procedimentos excisionais têm sido cada vez mais utilizados.[45,48] A histerectomia foi o tratamento recomendado na década de 1970 para muitas mulheres com NIC3, sendo esse procedimento atualmente inaceitável na rotina, devendo ser reservado para casos excepcionais. Por fim, a conização clássica, com a remoção do colo do útero com bisturi frio, tem sido cada vez mais substituída por excisão da zona de transformação com alça que pode ser realizada com anestesia local, em ambiente de centro cirúrgico ambulatorial e obtenção de um espécime adequado para avaliação histológica.[45] A colposcopia é um determinante do tratamento da NIC: frente a uma colposcopia na qual toda a JEC é visível, a excisão da zona de transformação com alça sem biópsia colpodirigida é fortemente recomendada mundialmente em mulheres com mais de 25 anos e alterações colpocitológicas de alto grau.[45]

O principal determinante da cura da NIC3 é a sua excisão (ou ablação) completa. A excisão da zona de transformação com alça deve ser realizada preferencialmente sob visão colposcópica. A visualização da lesão permitirá realizar um procedimento com a alça adequada para extensão da lesão e sua profundidade no canal, considerando a idade e o desejo reprodutivo da mulher. A excisão realizada sob visão colposcópica irá determinar a qualidade do procedimento e do colposcopista. Realizar colposcopia demanda um treinamento e uma experiência comprovados. O índice de falso-negativo para NIC3 ou câncer depende do conhecimento do colposcopista e da técnica de biópsia utilizada. É importante frisar que a excisão incompleta da NIC, determinada pelas margens positivas, está associada com maior risco de recidiva do que quando as margens estão livres.[48] A presença de margens comprometidas não é um indicativo de que deva ser realizada uma nova excisão ou ainda menos uma histerectomia: mais de 70% das mulheres com NIC nas margens da peça cirúrgica não têm doença residual.

Lesões glandulares

A incidência de adenocarcinoma *in situ* é baixa (6,6/100.000 mulheres), aumentando para 11,2/100.000 mulheres com idades entre 30 e 39 anos.[50] O adenocarcinoma *in situ* ou invasor inicial é mais dificilmente rastreado pela colpocitologia e as manifestações colposcópicas podem ser mínimas. Frequentemente, estende-se para a endocérvice e, no adenocarcinoma *in situ* ou invasivo HPV-independente, as lesões podem se afastar da zona de transformação, podendo ser descontínuo e profundo nas criptas cervicais. A presença de focos de invasão pode não ser identificada na peça da excisão da zona de transformação. Assim, a conduta frente a um adenocarcinoma *in situ* permanece controversa, pois todas as justificativas utilizadas para ser mais conservador nas lesões escamosas, embora possam se aplicar ao adenocarcinoma *in situ* HPV-associado, não se aplicam para as lesões glandulares HPV-independentes. Após um diagnóstico correto, efetuado por meio de conização, a histerectomia continua sendo o procedimento recomendado para mulheres com prole definida. Para as mulheres que desejam preservar a fertilidade, o acompanhamento com colposcopia, citologia e teste de DNA-HPV é uma opção adequada para lesões HPV-associadas, mas, para adenocarcinoma HPV-independente, um teste de HPV-negativo não tem relação com presença ou não de doença.[8,51] É de grande importância manter claro que o seguimento somente poderá ser indicado após uma excisão da zona de transformação com alça ou conização a frio, cujas margens da peça cirúrgica estejam completamente livres. Ainda assim, existe um risco próximo de 10% de doença residual. O acompanhamento de mulheres tratadas conservadoramente por adenocarcinoma *in situ* deve ser de longo prazo.[52]

Existia uma tendência em indicar conização a frio nas mulheres com adenocarcinoma *in situ*, essencialmente pela possibilidade de fracionar a peça nas excisões da zona de transformação com alça e pelo risco de comprometer a qualidade das margens por artefatos de queimadura. Entretanto, atualmente, com os extensos treinamentos oferecidos para capacitar ginecologistas a realizar excisão com alça, qualquer modalidade diagnóstica pode ser utilizada desde que realizada por uma pessoa experiente.[52]

Acompanhamento após o tratamento

Nas lesões escamosas em mulheres tratadas por NIC2 ou NIC3, há várias opções de acompanhamento após o tratamento: colpocitologia semestral por 2 a 5 anos, associada ou não a colposcopia e/ou teste de detecção do DNA-HPV. O seguimento com colpocitologia apenas é aceitável se o teste de DNA-HPV não for disponível.[44,45] A colpocitologia é menos sensível que o teste de DNA-HPV para detecção de lesões persistentes ou recidivas e, portanto, terá que ser realizada com mais frequência, inicialmente com intervalos de 6 meses e, depois, anualmente. O teste de HPV ou coteste é recomendado 1 ano após o tratamento e, se ambos os exames (citologia e teste de HPV) forem negativos após repetir em 1 ano, a mulher pode voltar com segurança para um rastreamento trienal. Deve-se tomar cuidado em não indicar nova excisão com base no resultado do teste de HPV; caso este seja positivo, deve-se prosseguir com investigação com colpocitologia e colposcopia. É inaceitável, por exemplo, indicar uma histerectomia no seguimento após o tratamento de uma NIC2/3 por conta de um teste de HPV-positivo. As margens comprometidas no momento da excisão conferem um risco maior de persistência ou recidiva da NIC, porém a presença de NIC nas margens não indica nova excisão. Entretanto, em alguns casos, deve-se pensar em doença residual, eventualmente invasora e, nessas mulheres, uma nova excisão pode ser benéfica: casos em que a colpocitologia que precedeu a cirurgia era sugestiva de lesões glandulares que não podem afastar neoplasia, colpocitologia sugestiva de carcinoma escamoso invasor, presença de NIC3 extensa ou com extensão glandular e impossibilidade de acompanhamento. Eventualmente, em casos de margens comprometidas e impossibilidade de coletar material no acompanhamento, a histerectomia total pode estar indicada. Nenhuma diretriz substitui a atenção individualizada. No acompanhamento, o teste de DNA-HPV positivo é um fator preditivo de recidiva da NIC maior que as margens comprometidas. Em mulheres com NIC2 ou NIC3 recorrente, uma nova excisão é recomendada. É importante notar que, após uma excisão da zona de transformação com alça ou uma conização a frio, a visualização da JEC pode estar prejudicada. Assim, frente a um resultado colpocitológico alterado, a colposcopia pode ter baixa sensibilidade para identificação das lesões. Eventualmente, em mulheres com prole definida e NIC3 tratada nas quais não se consegue realizar o seguimento por estenose cervical, pode ser realizada a histerectomia.[45,48]

Em mulheres com adenocarcinoma *in situ* tratadas com excisão da zona de transformação ou conização, o acompanhamento deve ser muito cuidadoso, pois o adenocarcinoma *in situ* HPV-independente podem acometer o canal profundamente e se estender ao endométrio.[8] Há um maior risco de recidiva em mulheres com adenocarcinoma *in situ* HPV-independente do que quando associado ao HPV, entretanto, todas têm risco de recidiva maior do que mulheres com lesões escamosas precursoras puras.[8,52] A colpocitologia não é um bom método para detectar células glandulares atípicas e, assim, o coteste com DNA-HPV tem um papel mais importante ao aumentar a sensibilidade da citologia em mulheres com adenocarcinoma *in situ* HPV-associado. Um teste negativo para DNA-HPV nestes casos está associado com baixo risco de doença residual ou recidiva. Para adenocarcinoma *in situ* HPV-independente, apenas a colpocitologia e a colposcopia são úteis, embora com sensibilidade baixa.[8]

CONSIDERAÇÕES FINAIS

As recomendações atuais do Ministério da Saúde estabeleceram a citologia como rastreamento primário, coletada com intervalos de 3 anos após 2 exames negativos. A população-alvo é de mulheres entre 25 e 64 anos, o que corresponde a aproximadamente 55 milhões de mulheres. Embora o acesso ao SUS seja universal, cerca de 25% da população brasileira têm acesso à saúde complementar. O SUS faz por ano entre 9 e 11 milhões de exames citológicos:

segundo as normas do Ministério, quase 70 a 85% das mulheres estariam incluídas no rastreamento. Entretanto, como muitas mulheres continuam coletando exame anualmente ou estão fora da faixa etária, a cobertura citológica não é ideal. De acordo com dados internacionais e nacionais, programas de rastreamento baseados em teste de DNA-HPV são custo-efetivos se realizados em programas organizados, nos quais todas as mulheres são convidadas a participar; o controle de qualidade é eficiente; os intervalos e as idades de coleta são respeitados; as mulheres com lesão de baixo grau são acompanhadas; e aquelas com lesão de alto grau são tratadas.

REFERÊNCIAS BIBLIOGRÁFICAS

1. World Health Organization (WHO). Global strategy to accelerate the elimination of cervical cancer as a public health problem. Geneva: World Health Organization; 2020. Disponível em: www.who.int/initiatives/cervical-cancer-elimination-initiative. Acessado em: 2/2/2022.
2. World Health Organization (WHO). WHO guideline for screening and treatment of cervical pre-cancer lesions for cervical cancer prevention. 2.ed. Geneva: World Health Organization; 2021.
3. Sung H, Ferlay J, Siegel RL, Laversanne M, Soerjomataram I, Jemal A, et al. Global Cancer Statistics 2020: GLOBOCAN Estimates of Incidence and Mortality Worldwide for 36 Cancers in 185 Countries. CA Cancer J Clin. 2021;71(3):209-49.
4. Instituto Nacional de Câncer (Inca). Estatísticas de câncer. Disponível em: www.inca.gov.br. Acessado em: janeiro de 2022.
5. Instituto Nacional de Câncer (Inca). Estatísticas de câncer. Disponível em: www.inca.gov.br/estimativa/sintese-de-resultados-e-comentarios. Acessado em: janeiro de 2022.
6. Berrington de González A, Green J, International Collaboration of Epidemiological Studies of Cervical Cancer. Comparison of risk factors for invasive squamous cell carcinoma and adenocarcinoma of the cervix: collaborative reanalysis of individual data on 8,097 women with squamous cell carcinoma and 1,374 women with adenocarcinoma from 12 epidemiological studies. Int J Cancer. 2007;120(4):885-91.
7. Sawaya GF, Huchko MJ. Cervical cancer screening. Med Clin North Am. 2017;101(4):743-53.
8. Stolnicu S, Talia KL, McCluggage WG. The evolving spectrum of precursor lesions of cervical adenocarcinoma. Adv Anat Pathol. 2020;27(5):278-93.
9. Bernard HU, Burk RD, Chen Z, van Doorslaer K, zur Hausen H, de Villiers EM. Classification of papillomaviruses (PVs) based on 189 PV types and proposal of taxonomic amendments. Virology. 2010;401(1):70-9.
10. Bruni L, Diaz M, Castellsagué X, Ferrer E, Bosch FX, de Sanjosé S. Cervical human papillomavirus prevalence in 5 continents: meta-analysis of 1 million women with normal cytological findings. J Infect Dis. 2010;202(12):1789-99.
11. Castle PE, Maza M. Prophylactic HPV vaccination: past, present, and future. Epidemiol Infect. 2016;144(3):449-68.
12. Stelzle D, Tanaka LF, Lee KK, Ibrahim Khalil A, Baussano I, Shah ASV, et al. Estimates of the global burden of cervical cancer associated with HIV. Lancet Glob Health. 2021;9:e161-e169.
13. da Silva BEB, de Lemos LMD, de Aragão Batista MV, Lima CA, Martins-Filho PR, Santos VS. Prevalence of human papillomavirus infection in Brazilian women living with HIV: a systematic review and meta-analysis. Expert Rev Anti Infect Ther. 2021;1-10.
14. Kumari S, Bhor VM. Association of cervicovaginal dysbiosis mediated HPV infection with cervical intraepithelial neoplasia. Microb Pathog. 2021;152:104780.
15. Discacciati MG, Gimenes F, Pennacchi PC, Faião-Flores F, Zeferino LC, Derchain SM, et al. MMP-9/RECK imbalance: a mechanism associated with high-grade cervical lesions and genital infection by human Papillomavirus and Chlamydia trachomatis. Cancer Epidemiol Biomarkers Prev. 2015;24(10):1539-47.
16. Lara LAS, Abdo CHN. Age at time of initial sexual intercourse and health of adolescent girls. J Pediatr Adolesc Gynecol. 2016;29(5):417-23.
17. Nagelhout G, Ebisch RM, Van Der Hel O, Meerkerk GJ, Magnée T, De Bruijn T, et al. Is smoking an independent risk factor for developing cervical intra-epithelial neoplasia and cervical cancer? A systematic review and meta-analysis. Expert Rev Anticancer Ther. 2021;21(7):781-94.
18. Roura E, Travier N, Waterboer T, de Sanjosé S, Bosch FX, Pawlita M, et al. The influence of hormonal factors on the risk of developing cervical cancer and pre-cancer: results from the EPIC Cohort. PLoS One. 2016;11(1):e0147029.
19. Anastasiou E, McCarthy KJ, Gollub EL, Ralph L, van de Wijgert JHHM, Jones HE. The relationship

between hormonal contraception and cervical dysplasia/cancer controlling for human papillomavirus infection: a systematic review. Contraception. 2021;S0010-7824(21)00445-5.

20. Markowitz LE, Dunne EF, Saraiya M, Lawson HW, Chesson H, Unger ER. Quadrivalent human Papillomavirus vaccine: recommendations of the Advisory Committee on Immunization Practices (ACIP). Centers for Disease Control and Prevention (CDC); Advisory Committee on Immunization Practices (ACIP). MMWR Recomm Rep. 2007;56(RR-2):1-24.
21. Nicoli F, Mantelli B, Gallerani E, Telatin V, Bonazzi I, Marconi P, et al. HPV-specific systemic antibody responses and memory B cells are independently maintained up to 6 years and in a vaccine-specific manner following immunization with cervarix and gardasil in adolescent and young adult women in vaccination programs in Italy. Vaccines (Basel). 2020;8(1):26.
22. Sabeena S, Ravishankar N. Postvaccination prevalence of vaccine-Human Papillomavirus (vHPV) genotypes among the target population: a systematic review and meta-analysis. J Med Virol. 2021;93(8):4659-67.
23. Lei J, Ploner A, Elfström KM, Wang J, Roth A, Fang F, et al. HPV Vaccination and the risk of invasive cervical cancer. N Engl J Med. 2020;383(14):1340-8.
24. Falcaro M, Castañon A, Ndlela B, Checchi M, Soldan K, Lopez-Bernal J, et al. The effects of the national HPV vaccination programme in England, UK, on cervical cancer and grade 3 cervical intraepithelial neoplasia incidence: a register-based observational study. Lancet. 2021;398(10316):2084-92.
25. Zizza A, Banchelli F, Guido M, Marotta C, Di Gennaro F, Mazzucco W, et al. Efficacy and safety of human papillomavirus vaccination in HIV-infected patients: a systematic review and meta-analysis. Sci Rep. 2021;11(1):4954.
26. Sistema de Informação do Programa Nacional de Imunizações (SI-PNI). Estratégia de vacinação contra HPV - 2015. Doses aplicadas da vacina HPV quadrivalente no Brasil. Disponível em: http://pni.datasus.gov.br/consulta_hpv_15_C23.php.
27. Moura LL, Codeço CT, Luz PM. Human papillomavirus (HPV) vaccination coverage in Brazil: spatial and age cohort heterogeneity. Rev Bras Epidemiol. 2020;24:e210001.
28. Teixeira JC, Vianna MSC, Vale DB, Arbore DM, Perini THW, Couto TJT, et al. School-based HPV vaccination: the challenges in a Brazilian initiative. Rev Bras Ginecol Obstet. 2021;43(12):926-31.
29. Comissão Nacional Especializada de Vacinas. Federação Brasileira das Associações de Ginecologia e Obstetrícia (Febrasgo). Programa vacinal para mulheres. 2.ed São Paulo: Febrasgo; 2021. p.38-9.
30. Fontham ETH, Wolf AMD, Church TR, Etzioni R, Flowers CR, Herzig A, et al. Cervical cancer screening for individuals at average risk: 2020 guideline update from the American Cancer Society. CA Cancer J Clin. 2020;70(5):321-46.
31. Cervical Cancer Screening (PDQ®)–Health Professional Version. Disponível em: www.cancer.gov/types/cervical/hp/cervical-screening-pdq. Acessado em: 2/2/2022.
32. Vale DB, Silva MT, Discacciati MG, Polegatto I, Teixeira JC, Zeferino LC. Is the HPV-test more cost-effective than cytology in cervical cancer screening? An economic analysis from a middle-income country. PLoS One. 2021;16(5):e0251688.
33. Teixeira JC, do Vale D, Campos CS, Bragança JF, Discacciati MG, Zeferino LC. Organization of cervical cancer screening with DNA–HPV testing impact on early–stage cancer detection: a population–based demonstration study in a Brazilian city. Lancet Reg Health Am. 2022;5:100084.
34. Denny L. Cytological screening for cervical cancer prevention. Best Pract Res Clin Obstet Gynaecol. 2012;26(2):189-96.
35. Instituto Nacional de Câncer (Inca). Diretrizes brasileiras para o rastreamento do câncer do colo do útero. 2.ed. revista, ampliada e atualizada. Disponível em: www.inca.gov.br/publicacoes/livros/diretrizes-brasileiras-para-o-rastreamento-do-cancer-do-colo-do-utero. Acessado em: 2/2/2022.
36. Fischer ACP, Fischer EAP, Vaz FB, Hoffmann J. Analysis of the excess of Papanicolaou tests in Brazil from 2006 to 2015. Rev Bras Ginecol Obstet. 2022;44(1):40-6.
37. Chor J, Davis AM, Rusiecki JM. Cervical cancer screening guideline for individuals at average risk. JAMA. 2021;326(21):2193-4.
38. Arbyn M, Bergeron C, Klinkhamer P, Martin-Hirsch P, Siebers AG, Bulten J. Liquid compared with conventional cervical cytology: a systematic review and meta-analysis. Obstet Gynecol. 2008;111(1):167-77.
39. Nayar R, Wilbur DC. The Bethesda system for reporting cervical cytology: a historical perspective. Acta Cytol. 2017;61(4-5):359-72.
40. Saslow D, Runowicz CD, Solomon D, Moscicki AB, Smith RA, Eyre HJ, et al. American Cancer Society. American Cancer Society guideline for the early

detection of cervical neoplasia and cancer. CA Cancer J Clin. 2002;52(6):342-62.

41. Saslow D, Solomon D, Lawson HW, Killackey M, Kulasingam SL, Cain J, et al. ACS-ASCCP-ASCP Cervical Cancer Guideline Committee. American Cancer Society, American Society for Colposcopy and Cervical Pathology, and American Society for Clinical Pathology screening guidelines for the prevention and early detection of cervical cancer. CA Cancer J Clin. 2012;62(3):147-72.
42. Perkins RB, Adcock R, Benard V, Cuzick J, Waxman A, Howe J, et al. New Mexico HPV Pap Registry (NMHPVPR) Steering Committee. Clinical follow-up practices after cervical cancer screening by co-testing: a population-based study of adherence to U.S. guideline recommendations. Prev Med. 2021;153:106770.
43. Zeferino LC, Bastos JB, Vale DB, Zanine RM, Melo YL, Primo WQ, et al. Guidelines for HPV-DNA testing for cervical cancer screening in Brazil. Rev Bras Ginecol Obstet. 2018;40(6):360-8.
44. Carvalho CF, Teixeira JC, Bragança JF, Derchain S, Zeferino LC, Vale DB. Cervical cancer screening with HPV testing: updates on the recommendation. Rev Bras Ginecol Obstet. 2022. Online ahead of print.
45. Perkins RB, Guido RS, Castle PE, Chelmow D, Einstein MH, Garcia F, et al. 2019 ASCCP Risk-Based Management Consensus Guidelines for Abnormal Cervical Cancer Screening Tests and Cancer Precursors. 2019 ASCCP Risk-Based Management Consensus Guidelines Committee. J Low Genit Tract Dis. 2020;24(2):102-31.
46. Sellors JW, Sankaranarayanan R. Colposcopy and treatment of cervical intraepithelial neoplasia: a beginners' manual. Other Non-Series Publications. Acessado em: 2/2/2022.
47. Khan MJ, Werner CL, Darragh TM, Guido RS, Mathews C, Moscicki AB, et al. ASCCP Colposcopy Standards: role of colposcopy, benefits, potential harms, and terminology for colposcopic practice. J Low Genit Tract Dis. 2017;21(4):223-9.
48. Arbyn M, Redman CWE, Verdoodt F, Kyrgiou M, Tzafetas M, Ghaem-Maghami S, et al. Incomplete excision of cervical precancer as a predictor of treatment failure: a systematic review and meta-analysis. Lancet Oncol. 2017;18(12):1665-79.
49. Macdonald M, Smith JHF, Tidy JA, Palmer JE. Conservative management of CIN2: National Audit of British Society for Colposcopy and Cervical Pathology members' opinion. J Obstet Gynaecol. 2018;38(3):388-94.
50. Salani R, Puri I, Bristow RE. Adenocarcinoma in situ of the uterine cervix: a metaanalysis of 1278 patients evaluating the predictive value of conization margin status. Am J Obstet Gynecol. 2009;200:182.e1-5.
51. Teoh D, Musa F, Salani R, Huh W, Jimenez E. Diagnosis and management of adenocarcinoma in situ: a society of gynecologic oncology evidence-based review and recommendations. Obstet Gynecol. 2020;135(4):869-78.
52. Codde E, Munro A, Stewart C, Spilsbury K, Bowen S, Codde J, et al. Risk of persistent or recurrent cervical neoplasia in patients with 'pure' adenocarcinoma-in-situ (AIS) or mixed AIS and high-grade cervical squamous neoplasia (cervical intra-epithelial neoplasia grades 2 and 3 (CIN 2/3)): a population-based study. BJOG. 2018;125(1):74-9.

CAPÍTULO 4

Câncer do colo do útero inicial

Ricardo dos Reis
Leticia Batista Sandre

INTRODUÇÃO

O câncer de colo uterino (CCU) continua sendo um problema na saúde mundial, apesar dos esforços para sua prevenção. Neste contexto, o cenário em países de baixa renda é ainda pior. Contudo, em estágios precoces (FIGO IA1-IIA1), a doença é altamente curável, utilizando-se o tratamento cirúrgico padrão, ou seja, a histerectomia radical com linfadenectomia pélvica. Ao longo dos anos, especialmente nas últimas décadas, o tratamento cirúrgico evoluiu e hoje apresenta algumas variações. O objetivo deste capítulo **é** revisar diagnóstico, prognóstico e manejo do câncer do colo do útero inicial, discutir os avanços e as mudanças com base na literatura já publicada e, por fim, resumir estudos que estão em andamento. Os tópicos aqui considerados foram: a atualização do estadiamento segundo a Federação Internacional de Ginecologia e Obstetrícia (FIGO) em 2018; o tratamento conservador com procedimentos menos radicais para casos selecionados; o papel da pesquisa do linfonodo sentinela; a possibilidade de preservação da fertilidade; o tipo de abordagem cirúrgica; e o manejo de tumores de até 2 cm.

Atualmente, a discussão desses temas favorece um tratamento adequado que reduz a morbidade ao mesmo tempo em que preserva a segurança oncológica, realidade já consolidada em países de alta renda. Dessa maneira, acredita-se que os esforços em saúde nos países de baixa renda devem ser concentrados nesses avanços, bem como na prevenção, que ainda é a melhor saída para combater o CCU.

EPIDEMIOLOGIA E FATORES DE RISCO

A infecção pelo papilomavírus humano (HPV) de alto risco é o principal fator causal relacionado ao CCU. A carcinogênese acontece após a transmissão sexual quando, por meio de microfissuras, o vírus atinge as células basais do epitélio cervical. Considerando que este tumor está relacionado à infecção pelo HPV de alto risco, especialmente os tipos 16 e 18, ele pode ser prevenido.

A prevenção primária é a vacinação, enquanto a secundária é o rastreamento das lesões precursoras na população de risco. Em países desenvolvidos, a vacinação e o teste DNA-HPV para rastreamento têm boa cobertura, ao passo que, em países de baixa renda, a vacinação é escassa e o rastreamento citológico é oportunista. Esta divergência favorece a neoplasia de colo uterino como importante causa de morbimortalidade mundial. A *European Guidelines for Quality Assurance in Cervical Cancer Screening*[1] e a American Cancer Society[2] recomendam o teste DNA-HPV como estratégia de rastreamento. Atualmente, o Ministério da Saúde no Brasil, por meio do Instituto Nacional de Câncer (Inca), indica o rastreamento via citologia cervical.[3]

Entretanto, mesmo com os esforços preventivos, em 2020, o CCU foi o 4º mais comum entre as mulheres. No mundo, foram notificados 604.000 novos casos e 342.000 mortes relacionadas.[4] Nos Estados Unidos, a American Cancer Society havia estimado para 2020 um total de 13.800 novos casos e 4.290 mortes pela neoplasia.[5] No Brasil, para o mesmo ano, estimou-se uma taxa bruta de 16.590 casos novos.[6] A taxa de mortalidade para esse câncer no país era de 5,05 por 100.000 mulheres no ano 2000, mas foi reduzida para 4,61 em 2015.[6] Em países de baixa renda, a situação é mais crítica, pois o CCU é o 2º mais comum, com 15,7 casos por 100.000 mulheres, favorecendo a 3ª causa de mortalidade por câncer com 8,3 óbitos por 100.000 mulheres.[4] Tais números são alarmantes e indicam a importância das discussões referentes ao tratamento da neoplasia maligna do colo uterino, especialmente nos estágios iniciais em que as taxas de cura são maiores.

DIAGNÓSTICO

A apresentação clínica marcante do CCU é o sangramento vaginal, caracteristicamente aquele após o coito. O corrimento vaginal fétido é menos comum, mas também é um sintoma importante. Em estágios iniciais, no entanto, costuma ser assintomático, sendo identificado durante exame pélvico por razões diversas ou por rastreamento de rotina ginecológica. O método diagnóstico padrão-ouro é o histopatológico da lesão cervical, classicamente realizado associando a tríade: exame clínico, citologia e colposcopia. Entre biópsia direta, curetagem endocervical e exérese da zona de transformação (EZT), considerando os recursos disponíveis, a escolha do tipo de material coletado deve ser preferencialmente guiada pela avaliação clínica da paciente.

Se durante o exame especular for identificada alteração cervical suspeita, seja ela lesão irregular, ulcerada, vegetante ou friável, a biópsia direta a frio deve ser realizada imediatamente como método diagnóstico. Nesse caso, não serão necessários citologia, colposcopia ou EZT. Ademais, perante a visualização clínica da lesão, torna-se obrigatório realizar os toques vaginal e retal.

Por outro lado, caso a paciente tenha citologia anormal e/ou teste de DNA-HPV positivo para vírus de alto risco oncogênico, a lesão no colo uterino pode estar microscópica e representar estágios iniciais da doença. Nesses casos, deve ser realizada colposcopia e biópsias das áreas suspeitas no exame. No contexto, a citologia tem papel fundamental para guiar a investigação, mas para avaliação ideal, a lâmina deve conter células da junção escamocolunar, endocérvice e ectocérvice.

A colposcopia deve guiar a biópsia por meio de imagens que sugerem lesão tumoral invasiva (vasos atípicos, necrose e erosão). Durante o exame de colposcopia, é importante considerar a realização de curetagem endocervical, um método diagnóstico que, apesar dos 75% de falsos-negativos não excluir o diagnóstico de câncer, deve ser considerado quando positivo.[7]

Finalmente, uma EZT tipo 3, também conhecida como conização, é recomendada quando: não é possível excluir microinvasão pela biópsia, é necessário estimar a profundidade de invasão estromal, a colposcopia é insatisfatória, a citopatologia evidencia lesão de alto grau ou sempre que há discordância entre os métodos e a lesão for suspeita por um deles. Ao coletar um material mais exuberante, a conização permite avaliar o tipo histológico, a profundidade máxima de invasão estromal, a extensão tumoral e a presença ou não de invasão linfovascular (ILV).

Quanto ao diagnóstico histológico, o CCU pode ser classificado em carcinoma de células escamosas (queratinizante, não queratinizante, basaloide, papilar, verrucoso, escamotransicional e semelhante a linfoepitelioma), adenocarcinoma (endocervical, mucinoso, viloglandular e endometrioide), adenocarcinoma de células claras, carcinoma seroso, adenoescamoso, carcinoma de células vítreas, carcinoma adenoide cístico, carcinoma adenoide basal, carcinoma de pequenas células ou carcinoma indiferenciado. Os tipos carcinoma escamoso, adenocarcinoma e adenoescamoso representam quase 100% das histologias diagnosticadas em câncer cervical. Toda a discussão a seguir será baseada nestes dados.

ESTADIAMENTO

Concluído o diagnóstico histológico, segue-se o estadiamento, etapa importante para definir o prognóstico e a proposta terapêutica. Para tanto, é necessário conhecer a história natural do CCU, especialmente seu crescimento e vias de disseminação. Por extensão local, o tumor acomete vagina, paramétrios, corpo uterino, bexiga ou reto; por disseminação linfática, as cadeias regionais acometidas são a pélvica (ilíaco-obturatória) e a paraórtica; por fim, na disseminação hematogênica, ocorrem metástases a distância.

Em conhecimento da história natural da doença, a Federação Internacional de Ginecologia e Obstetrícia (FIGO) propôs inicialmente um estadiamento clínico com base no tamanho do tumor, na extensão do comprometimento pélvico e no acometimento de outros órgãos. Entretanto, na sua última atualização, em 2018, a FIGO incluiu como parte do estadiamento para CCU o *status* linfonodal pélvico e paraótico, conforme apresentado na Tabela 1.[8] Também nesta revisão, exames de imagens foram incluídos como ferramentas complementares no estadiamento, entre eles: ultrassonografia (US), tomografia computadorizada (TC), ressonância magnética (RM) ou tomografia por emissão de pósitrons (PET).[9] Ademais, outro importante acréscimo foi que, com essas mudanças, o sistema de estadiamento FIGO e TNM (*Tumor, Node and Metastasis*) tornaram-se equivalentes.

A decisão de manter a avaliação clínica como item primordial no estadiamento foi baseada nos dados epidemiológicos que evidenciam incidência mais alta de CCU em países de baixa renda, locais em que o estudo radiológico pode ser dispendioso e de difícil acesso. No

TABELA 1 Estadiamento do câncer de colo do útero[8]

Estágio	Descrição
I	Carcinoma invasivo estritamente confinado ao colo uterino (não considerar extensão para corpo uterino)
IA	Carcinoma invasivo diagnosticado apenas por microscopia, com profundidade máxima de invasão ≤ 5 mm[a]
IA1	Profundidade máxima de invasão estromal ≤ 3 mm (Figura 1)
IA2	Profundidade de invasão estromal > 3 mm e ≤ 5 mm
IB	Carcinoma invasivo com profundidade de invasão estromal > 5 mm em lesão restrita ao colo uterino[b]
IB1	Carcinoma invasivo com profundidade de invasão estromal > 5 mm e tamanho tumoral ≤ 2 cm em sua maior dimensão (Figura 2)
IB2	Carcinoma invasivo com tamanho tumoral > 2 cm e ≤ 4 cm em sua maior dimensão (Figura 3)
IB3	Carcinoma invasivo com tamanho tumoral > 4 cm em sua maior dimensão
II	Carcinoma invasivo com extensão além do útero, mas sem extensão ao terço inferior da vagina ou à parede pélvica
IIA	Acometimento limitado aos dois terços superiores da vagina, sem invasão de paramétrios
IIA1	Carcinoma invasivo com tamanho tumoral ≤ 4 cm em sua maior dimensão
IIA2	Carcinoma invasivo com tamanho tumoral > 4 cm em sua maior dimensão
IIB	Acometimento parametrial, mas sem extensão à parede pélvica
III	Carcinoma invasivo acomete terço inferior da vagina e/ou estende-se à parede pélvica e/ou causa hidronefrose ou perda de função renal e/ou invade os linfonodos pélvicos e/ou para-aórticos[c]

(continua)

TABELA 1 Estadiamento de colo uterino[8] (*continuação*)

Estágio	Descrição
IIIA	Acometimento do terço inferior da vagina, mas sem extensão à parede pélvica
IIIB	Acometimento de paramétrio até a parede pélvica e/ou hidronefrose ou perda de função renal (exceto quando sabidamente decorrente de outras causas)
IIIC	Acometimento dos linfonodos pélvicos e/ou para-aórticos (incluindo micrometástases)[c], independentemente do tamanho e da extensão do tumor (com citações r e p)[d]
IIIC1	Metástase somente em linfonodos pélvicos
IIIC2	Metástase em linfonodos para--aórticos
IV	Carcinoma invasivo estende-se além da pelve verdadeira ou envolve (com confirmação em biópsia) a mucosa da bexiga ou do reto (edema bolhoso, por si só, não permite que o caso seja classificado como estágio IV)
IVA	Disseminação para órgãos pélvicos adjacentes
IVB	Disseminação para outros órgãos a distância

[a] Imagem e histopatológico podem ser usados, quando disponíveis, para complementar os achados clínicos a respeito do tamanho do tumor e da extensão de comprometimento em todos os estágios.
[b] O envolvimento do espaço linfovascular não interfere no estadiamento. A extensão lateral da lesão não é considerada.
[c] Células tumorais isoladas não mudam estadiamento, mas, quando presentes, devem ser relatadas.
[d] Adicionar citação com r (radiológico) ou p (patológico) para indicar achados que definem o estágio IIIC. O tipo de exame de imagem e técnica de análise histopatológica devem ser documentados. Em caso de dúvida, deve ser considerado o menor estágio.

entanto, sabe-se que o estadiamento baseado em achados clínicos é confiável apenas para pacientes com doença localmente avançada como IIIA, IIIB ou IVA. Por isso, incluir avaliação dos linfonodos e a possibilidade de complemen-

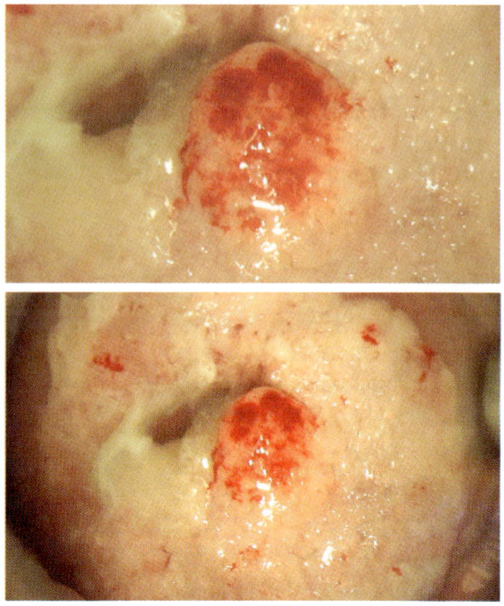

FIGURA 1 Carcinoma escamoso IA1 associado a neoplasia intraepitelial cervical grau 3 (NIC 3) em colposcopia.
Fonte: arquivo pessoal.

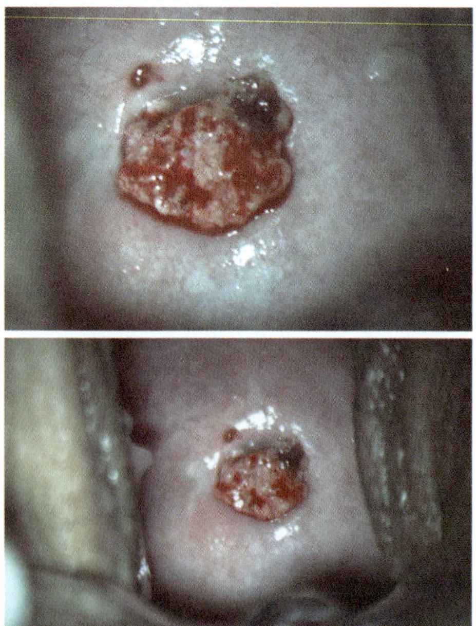

FIGURA 2 Adenocarcinoma endocervical IB1 exteriorizando por orifício externo de colo uterino em colposcopia.
Fonte: arquivo pessoal.

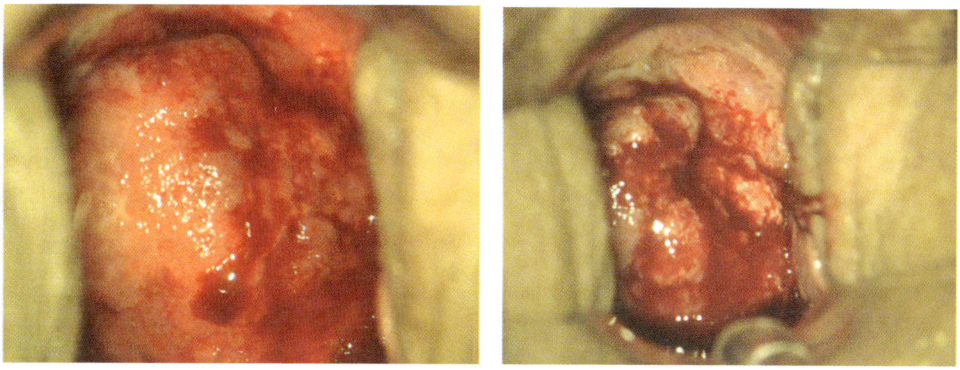

FIGURA 3 Carcinoma escamoso IB2 em colposcopia.
Fonte: arquivo pessoal.

tação por imagem permite que países de alta renda realizem um estadiamento mais preciso, favorecendo melhor desfecho oncológico, bem como abordagem menos invasiva no tratamento das pacientes, temas amplamente discutidos nos últimos 10 anos.

Em relação ao método de estudo radiológico, o sistema de estadiamento atual permite o uso de qualquer modalidade de imagem. No entanto, a RM tem sido considerada o melhor método para avaliação do tumor primário.[10] Por outro lado, para avaliação linfonodal, o PET demonstra ser superior. Selman et al., em 2008, publicaram uma metanálise incluindo 5.042 pacientes, na qual o PET demonstrou maiores taxas de sensibilidade e especificidade (73 e 98%, respectivamente) quando comparado a RM (56 e 93%) e TC (58 e 92%).[11] Desse modo, o exame com captação metabólica torna-se a melhor opção para este fim.

Em relação aos achados, quando uma peça cirúrgica está disponível, o estadiamento patológico deve ser realizado, pois é um método definitivo para avaliar a extensão da doença. Por fim, o estadiamento deve ser estabelecido no momento do diagnóstico e não pode ser alterado, mesmo na recorrência, por isso, recomenda-se fechá-lo após avaliação de todos os recursos disponíveis.

PROGNÓSTICO

O CCU em estágio inicial apresenta bom prognóstico, com uma sobrevida global de 70 a 90%[12], mas a recorrência e as mortes ainda são esperadas. Desse modo, conhecer os fatores que interferem no curso desfavorável da doença é essencial para escolher entre um manejo mais conservador ou agressivo, como também para ajudar a paciente em seus anseios e expectativas durante o tratamento.

Sabe-se atualmente que os fatores de maior importância no prognóstico em CCU são: tamanho do tumor, acometimento linfonodal, estadiamento, profundidade de invasão estromal e invasão linfovascular, sendo o estadiamento o de maior relevância clínica, já que considera vários aspectos. No entanto, como esses fatores estão relacionados entre si, estabelecer quais são os mais importantes pode ser desafiador. Nesse contexto, alguns estudos contribuem com uma análise de regressão multivariada e, portanto, embora ainda apresentem resultados conflitantes, serão discutidos a seguir.

Wagner et al.[13] e Wright et al.[14] constataram que o tamanho do tumor é um fator prognóstico relevante, pois está relacionado ao envolvimento dos paramétrios e linfonodos, diminuindo as taxas de sobrevida. Isso foi demonstrado por maior taxa de sobrevida entre as mulheres com envolvimento de linfonodos e tumor de menor tamanho, quando comparadas com aquelas sem envolvimento de linfonodos, mas com tumores maiores que 4 cm.

O envolvimento linfonodal é considerado outro fator relevante para o prognóstico. A taxa de sobrevida em 5 anos para pacientes com CCU em estágio inicial sem envolvimento linfonodal é em torno de 90%; já para o mesmo grupo com comprometimento linfonodal, essa taxa diminui para 60,8%.[14] Por conta desse impacto, o *status* linfonodal é um dos critérios para definir a indicação do tratamento adjuvante.

Em relação à invasão linfovascular, Creasman et al.[15] e Rutledge et al.[16] apresentaram dados divergentes. Enquanto o estudo dos primeiros sugere que ILV não é um fator de risco independente, Rutledge et al. evidenciaram que o prognóstico é mais influenciado pela presença de ILV comparado ao tamanho do tumor, como o atual sistema de estadiamento sugere.

TRATAMENTO

As opções de tratamento para o CCU em estágio inicial são cirurgia e radioterapia, considerando que ambas têm a mesma taxa de sucesso nos desfechos oncológicos. Landoni et al., em 1997, conduziram um ensaio clínico randomizado comparando a cirurgia com a radioterapia para tratamento primário nos estágios de IB a IIA e, como resultado, mostraram que a sobrevida livre de doença e a sobrevida global para os grupos eram similares.[17] Embora os dados ainda sejam controversos com relação à qualidade de vida, estudos tendem a mostrar mais complicações e morbidade relacionados a radioterapia. Desde modo, a cirurgia tornou-se tratamento padrão em vista de menor morbidade, manutenção de qualidade de vida e menor falência ovariana precoce em pacientes jovens.[18]

Portanto, no geral, para pacientes de menor idade, sem comorbidades e com relevância na preservação das funções hormonais e sexuais, a cirurgia é a melhor opção. Em contraste, radioterapia com ou sem quimioterapia é recomendada para pacientes de idade mais avançada, nas quais a preservação das funções hormonais e sexuais não são prioridades em comparação com os riscos cirúrgicos. Além disso, é indicada para pacientes que não são candidatas à cirurgia em virtude de comorbidades ou baixo *performance status*.

A histerectomia radical (HR) com linfadenectomia pélvica bilateral é considerada hoje o tratamento padrão para casos de CCU em estágios iniciais (IA1, IA2, IB1, IB2 e IIA1).[19] A HR foi descrita pela primeira vez em 1912 por Wertheim (Áustria, 1864-1920), sendo sua principal característica a retirada do útero com paramétrios e terço superior da vagina.[20] Em 1944, Meigs (EUA, 1892-1963) acrescentou a linfadenectomia pélvica bilateral com remoção dos linfonodos periureterais, hipogástricos, obturatórios e ilíacos.[20] O procedimento para tratamento das pacientes ficou, então, conhecido como cirurgia de Wertheim-Meigs.[20]

Embora o procedimento de Wertheim-Meigs seja definido como tratamento padrão para CCU em estágios iniciais, é importante individualizar cada caso considerando as peculiaridades em relação a diagnóstico e estadiamento, avaliação linfonodal, tratamentos conservadores em grupos específicos, possibilidade de preservação da fertilidade e a diferença entre o que é adequado para países de alta e baixa renda. Observando essas questões emergentes na literatura científica, é possível traçar um panorama geral e dos avanços, bem como as atuais recomendações no tratamento de CCU em estágio inicial.

Quando a HR é a primeira opção, outras modalidades de histerectomia mais conservadora podem ser consideradas para evitar sequelas de longo prazo, dependendo do estágio e dos fatores de risco, como o *status* linfonodal. A possibilidade de tratamento preservador de fertilidade também pode ser considerada, dependendo do estágio da doença e de outros fatores de risco para recorrência, como tamanho do tumor e a presença ou não de ILV.

Os fatores de risco para recidiva em CCU estão orientando a viabilidade de tratamentos mais conservadores. Eles são classificados como alto, intermediário ou baixo risco. Alto risco inclui margens cirúrgicas positivas, invasão parametrial e metástases em linfonodos (critérios de Peters).[21]

Risco intermediário inclui:

- Presença de ILV, invasão do estroma cervical até terço profundo e tumor de qualquer tamanho.
- Presença de ILV, invasão do estroma cervical até terço médio e tumor > 2 cm.
- Presença de ILV, invasão do estroma cervical até terço superficial e tumor > 5 cm.
- Sem ILV, invasão do estroma cervical até terço médio ou profundo e tumor > 4 cm (critérios de Sedlis).[22]

Fatores de baixo risco, embora não tenham sido estabelecidos critérios específicos, estão descritos na literatura como tamanho do tumor ≤ 2 cm, sem ILV, profundidade de invasão estromal < 10 mm e sem comprometimento linfonodal (Tabela 2).[23]

TABELA 2 Fatores de risco para recidiva do câncer de colo uterino[21-23]

Critérios de alto risco para recidiva (Peters):
Margem cirúrgica positiva
Invasão de paramétrios
Metástase linfonodal
Critérios de risco intermediário para recidiva (Sedlis)
Presença de ILV, invasão do estroma cervical até terço profundo e tumor de qualquer tamanho
Presença de ILV, invasão do estroma cervical até terço médio e tumor > 2 cm
Presença de ILV, invasão do estroma cervical até terço superficial e tumor > 5 cm
Sem ILV, invasão do estroma cervical até terço médio ou profundo e tumor > 4 cm
Critérios de baixo risco para recidiva
Tumor ≤ 2 cm, sem ILV
Profundidade de invasão estromal < 10 mm
Sem comprometimento linfonodal

Um fluxograma para o tratamento do CCU em estágio inicial é apresentado na Figura 4, e os detalhes de cada tópico serão discutidos nas subseções a seguir.

Tratamento para estágio IA1

Pacientes com doença em estágio IA1 são diagnosticadas por meio da conização a fim de estabelecer presença ou não de ILV, profundidade de invasão estromal, extensão tumoral e margens de ressecção. Se não for detectada ILV, há um risco de 1% para disseminação e recorrência linfonodal.[24] Portanto, caso essas pacientes desejem preservar a fertilidade, podem ser tratadas de forma conservadora por conização com margens livres. Caso não haja desejo de preservar fertilidade, a histerectomia simples extrafascial pode ser realizada. No entanto, o papel da ILV no estágio IA1 permanece um tópico controverso. A maioria dos centros oncológicos recomenda histerectomia radical.

Tratamento para estágios IA2, IB1, IB2 e IIA1

Para pacientes com CCU em estágio inicial (FIGO 2018: IA1 com ILV, IA2, IB1, IB2 e IIA1), a recomendação de tratamento padrão com sobrevida global entre 70 e 90%[19] continua sendo a HR com avaliação linfonodal por mapeamento de linfonodo sentinela e/ou linfadenectomia pélvica sistemática.

Para os estágios IA2 e IB1, a HR modificada pode ser considerada. Enquanto, na cirurgia radical padrão, a margem vaginal é 1/4 do comprimento total e os ligamentos cardinais são ressecados próximos a parede pélvica, na cirurgia modificada as margens vaginais estão entre 1 e 2 cm e os ligamentos cardinais são seccionados onde o ureter transita pelo tecido parametrial[25].

A viabilidade da HR modificada nesses estágios se dá pelo baixo risco de invasão parametrial[25], associado a morbidade relacionada a cirurgia radical padrão, principalmente à parametrectomia. Na ressecção dos tecidos,

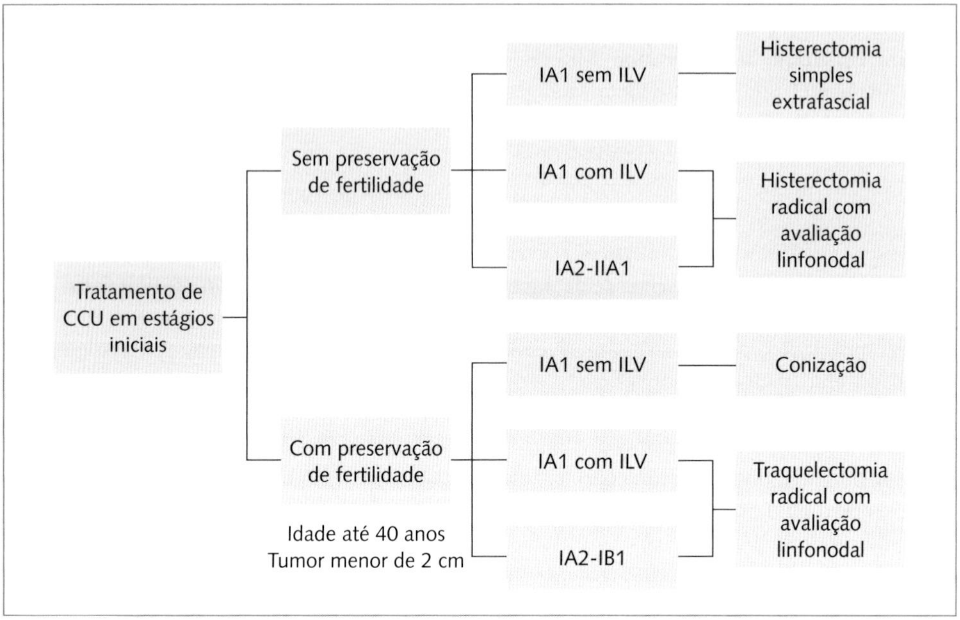

FIGURA 4 Fluxograma para tratamento cirúrgico.

ocorre inadvertidamente dano nas fibras nervosas autonômicas de bexiga, intestino e órgãos sexuais, ocorrência responsável pela morbidade do procedimento; portanto, torna-se razoável realizar uma cirurgia mais conservadora quando oncologicamente seguro.

Em 2009, Frumovitz et al. avaliaram a incidência de comprometimento parametrial em mulheres com CCU em estágio inicial submetidas a HR. Foram incluídas 350 pacientes em estágios IA2 e IB1. Do total, 7,7% das pacientes apresentaram invasão parametrial. Avaliando especificamente aquelas com tumores menores que 2 cm e sem ILV, não houve evidência histológica de envolvimento parametrial nesse grupo.[26]

Um outro estudo publicado por Schmeler et al. em 2021, o ConCerv, defende uma cirurgia mais conservadora nos estágios IA2 e IB1 com um perfil de baixo risco. Foram avaliadas 100 pacientes e a taxa de linfonodos positivos foi de 5%, de doença residual na peça cirúrgica de histerectomia após conização foi de 2,5% e a taxa de recorrência global em 2 anos foi de apenas 3,5%.[23]

Apesar de os resultados promissores serem a favor de procedimentos mais conservadores, vale aguardar a publicação de 2 ensaios clínicos em andamento – GOG 278 (NCT01649089) e SHAPE (NCT03705650) – que estão avaliando a segurança oncológica de cirurgias menos radicais em pacientes com CCU cujos tumores vão até 2 cm para, enfim, obter evidências mais sólidas sobre o papel da cirurgia conservadora neste grupo.

Avaliação linfonodal

Classicamente, durante a HR, é realizada a linfadenectomia pélvica. Contudo, dada a morbidade induzida pela cirurgia, opções com diagnóstico por imagem e a pesquisa do linfonodo sentinela (PLS) têm aumentado nos últimos anos como um método para substituir a linfadenectomia sistemática.[27]

Em relação aos exames de imagem, o PET tem sido considerado a melhor opção para avaliação linfonodal, pois demonstrou maiores taxas de sensibilidade e especificidade quando comparado a RM e TC.[11] O incremento parece decorrer da capacidade aprimorada do PET em detectar metabolicamente metástases em linfonodos abdominais, que podem mudar o planejamento e o prognóstico da radioterapia.

Considerando a PLS, atualmente ela está sendo empregada para substituir a linfadenectomia pélvica sistemática, na intenção de reduzir a morbidade cirúrgica relacionada a cirurgia. As potenciais morbidades intraoperatórias são lesão vascular ou neurológica, enquanto a morbidade de longo prazo são linfocele e linfedema, sendo esta a principal, diagnosticada em até 12,2% das pacientes após o tratamento do câncer do colo do útero, com percentuais ainda maiores no caso de radioterapia pós-operatória.[28] A PLS pode ser ainda mais benéfica para pacientes com linfonodos comprometidos no intraoperatório, uma vez que a HR deveria ser suspensa, e o tratamento ser reprogramado com quimiorradiação primária, evitando, assim, a morbidade da cirurgia radical e radiação combinadas.

No entanto, a PLS não pode ser aplicada para todos os casos de CCU. Os critérios considerados para selecionar pacientes que poderiam ser submetidas apenas à biópsia do linfonodo sentinela são: tumores menores que 4 cm, ausência de linfonodos suspeitos na imagem, detecção bilateral e disponibilidade de anatomopatológico por *ultrastaging* (revisão patológica aprimorada).[29]

De modo geral, os resultados têm sido promissores com a PLS. Em uma metanálise publicada por Tax et al., a prevalência de metástases em linfonodo sentinela para CCU em estágios iniciais foi de 21%; a sensibilidade foi de 94%, com valor preditivo negativo entre 91 e 100%; e uma taxa de falsos-negativos de 1,5%.[30]

A PLS no CCU é realizada pela injeção de corante (azul patente ou verde de indocianina) ou radiofármaco (tecnécio 99) no colo do útero. Hoje, a melhor opção de marcador de uso isolado é o verde de indocianina, por apresentar altas taxas de detecção e raros efeitos adversos, como alergias.[31]

Após a identificação do linfonodo sentinela, a indicação da biópsia de congelação não é um consenso, pois apresenta limitações de precisão. Em 2013, Slama et al., na maior coorte de PLS por congelação, encontraram altas taxas de resultados falsos-negativos, principalmente pela incapacidade técnica de detectar metástases de baixo volume, pois o processo de congelação pode prejudicar o *ultrastaging*.[32] Contrariamente, as diretrizes europeias sugerem o uso de congelação, visto que pode ser realizada no intraoperatório, auxiliando na decisão de prosseguir ou não a HR, a fim de evitar o tratamento combinado. Além disso, o papel das metástases de baixo volume para decisão terapêutica e prognóstico ainda é incerto.[33] Em suma, caso seja realizado exame anatomopatológico de congelação do linfonodo sentinela e o resultado seja positivo para metástase na peça congelada, a HR deve ser suspensa e o tratamento quimiorradioterápico é indicado.

A PLS também permite a pesquisa de metástases de baixo volume. Essa busca é realizada por *ultrastaging*, uma análise patológica mais detalhada do linfonodo sentinela que deve incluir pelo menos cortes adicionais, coloração com hematoxilina-eosina (H&E) e imuno-histoquímica. Esta técnica aumenta a identificação de metástases linfonodais em 15% porque reconhece metástases de baixo volume.[34] Enquanto macrometástases são consideradas como depósitos tumorais maiores que 2 mm, as de baixo volume são divididas em micrometástases, depósito tumoral entre 0,2 e 2 mm e células tumorais isoladas, depósito tumoral menor que 0,2 mm.[35] Embora a relevância clínica da macrometástase na indicação de tratamento adjuvante seja bem reconhecida, o impacto de encontrar micrometástases ou células tumorais isoladas permanece incerto.

Uma série de estudos avaliou essa questão retrospectivamente, com resultados heterogêneos. O maior estudo nesse contexto foi conduzido por Cibula et al.[34], que incluiu 645 pacientes e evidenciou uma associação entre macrometástases ou micrometástases com uma redução na sobrevida global. Além disso, Marchiolé et al.[36] descobriram que a presença de micrometástases foi um fator de risco independente para recorrência. Sobre as células tumorais isoladas, não foi encontrada qualquer relevância prognóstica até agora.

Nesse sentido, Guani et al.[37] realizaram uma avaliação prospectiva de recorrência e sobrevida entre 139 pacientes com CCU em estágio inicial com micrometástases ou células tumorais isoladas. Não foi evidenciado nenhum impacto da presença destas metástases na sobrevida livre de progressão. No entanto, os autores destacaram que, embora a natureza prospectiva do estudo fosse uma vantagem, o número de pacientes incluídas não tinha poder para responder à pergunta, de modo que o resultado não pode ser visto como definitivo.

Uma pesquisa conduzida pela European Society of Gynaecological Oncology (ESGO) em 2018[38] evidenciou que 93% dos médicos levam em consideração micrometástases para terapia adjuvante, mas não células tumorais isoladas. No entanto, mais estudos são necessários para estabelecer a real influência das metástases de baixo volume no prognóstico da doença. É prudente aguardar os resultados de estudos clínicos como SENTICOL III, SENTIX e PHENIX, para se obter respostas sobre a possibilidade de substituir com segurança a linfadenectomia pélvica sistemática pela PLS.

Abordagem cirúrgica

Uma vez que a cirurgia foi estabelecida como tratamento primário no CCU em estágio inicial, o tipo de abordagem cirúrgica – cirurgia aberta ou laparotômica, ou minimamente invasiva (laparoscópica ou robótica) – tornou-se um assunto de interesse. A primeira HR laparoscópica com linfadenectomia pélvica e para-aórtica foi publicada no início da década de 1990[20] e, desde então, observou-se um aumento do emprego das modalidades minimamente invasivas, laparoscópicas ou robóticas, para realização da HR.

Vários estudos observacionais têm demonstrado que o prognóstico é semelhante entre as abordagens laparotômica (aberta) e minimamente invasiva. Quando comparados, os resultados evidenciaram que a abordagem laparoscópica foi associada a menor perda sanguínea durante a cirurgia e menores taxas de complicações pós-operatórias, sendo amplamente adotada. No entanto, esses estudos foram retrospectivos e não avaliaram de forma eficiente os desfechos oncológicos como objetivos principais.

Em 2018, um ensaio clínico randomizado foi publicado comparando a sobrevida livre de doença entre a HR laparotômica e a minimamente invasiva.[39] O estudo LACC, ensaio clínico multicêntrico, randomizado e controlado, foi o primeiro estudo que comparou prospectivamente a HR laparotômica com a HR minimamente invasiva (laparoscópica ou robótica). Além disso, avaliou a sobrevida livre de doença e a sobrevida global entre os grupos. Os resultados foram inesperados, evidenciado uma menor sobrevida livre de doença e sobrevida geral no braço de cirurgia minimamente invasiva.[39] O impacto deste estudo foi além da abordagem cirúrgica, uma vez que foram coletados dados para abordar outras questões, como eventos adversos e qualidade de vida.

Embora a cirurgia minimamente invasiva tenha sido historicamente associada a melhor qualidade de vida a curto prazo, satisfação estética, menor perda sanguínea e menor risco de eventos cirúrgicos adversos, usando os dados do estudo LACC, Frumovitz et al. não demonstraram diferença nos escores de qualidade de vida entre os grupos.[40] Obermair et al. também não relataram diferença na incidência geral de eventos adversos intra ou pós-operatórios entre os grupos de cirurgia laparotômica ou minimamente invasiva.[41]

Vários centros em todo o mundo acessaram seus dados retrospectivamente para investigar se poderiam confirmar ou não os resultados do LACC.[42-44] Na maioria deles, os dados corroboraram os achados do ensaio LACC. Melamed et al. comparou pacientes com CCU IA2 ou IB1 (FIGO 2014) submetidos a HR aberta *versus* minimamente invasiva em uma coorte baseada no banco de dados SEER (*Surveillance, Epidemiology and End Results*). Neste estudo, a cirurgia minimamente invasiva foi associada a um aumento de risco de morte em 4 anos em comparação à cirurgia aberta (9,1 *vs.* 5,3%). Além disso, eles observaram que a adoção da cirurgia minimamente invasiva nos EUA em 2006 foi concomitante com o início do declínio das taxas de sobrevida global em 4 anos.[44]

Em decorrência do estudo LACC e de outros estudos recentes, as diretrizes do National Comprehensive Cancer Network (NCCN) e da ESGO foram revisadas para recomendar formalmente a cirurgia aberta como o método padrão-ouro para realizar uma HR.

Outro ponto que falta no estudo LACC é a razão pela qual a execução da cirurgia minimamente invasiva apresentou desfechos desfavoráveis. As possíveis explicações levantadas foram o uso do manipulador uterino e do gás de insuflação (CO_2)[39] Nesse sentido, está sendo investigado o uso de medidas de proteção que possam evitar esses efeitos deletérios da cirurgia minimamente invasiva, como manobra de proteção vaginal e conização antes da cirurgia, visto que tem benefícios relatados em termos de complicações e qualidade de vida. Dois estudos retrospectivos[45,46] não evidenciaram nenhuma diferença entre os desfechos oncológicos dos grupos cirurgia minimamente invasiva e laparotômica quando a manobra de proteção vaginal foi realizada na cirurgia minimamente invasiva. Outros dois estudos retrospectivos[47,48] observaram um efeito protetor da conização antes da cirurgia. No entanto, ambos os estudos tiveram limitações em função da sua natureza observacional e do número de pacientes incluídas.

Também se questiona a segurança da cirurgia minimamente invasiva para pacientes com um perfil de baixo risco, porque o estudo LACC não apresentou poder estatístico para avaliar desfechos nesse grupo de pacientes.[39] Uma paciente com perfil de baixo risco é caracterizada por tamanho do tumor ≤ 2 cm, ausência de ILV, profundidade de infiltração < 10 mm e nenhum comprometimento linfonodal.[23] Nesse sentido, o tamanho do tumor maior que 2 cm foi relatado como o único fator que impacta de forma independente no prognóstico dependendo da abordagem cirúrgica.[49]

O impacto do estudo LACC sobre o papel da cirurgia minimamente invasiva para o tratamento da CCU é inegável, uma vez que foi relatada uma redução nos procedimentos por essa via após sua publicação. Apesar dos esforços, a questão permanece em aberto, enquanto parte dos estudos não evidenciou nenhuma diferença e parte demonstrou uma associação da cirurgia minimamente invasiva com resultados oncológicos insatisfatórios.

Cirurgia preservadora de fertilidade

Dados do SEER-NCI (*Surveillance, Epidemiology and End Results* – National Cancer Institute) nos EUA evidenciaram que cerca de 42% das mulheres diagnosticadas com CCU têm menos de 45 anos.[50] Dada essa alta incidência entre pacientes jovens, que muitas vezes desejam preservar a fertilidade, as técnicas cirúrgicas preservadoras de fertilidade surgiram como esperança de gestação futura.

A traquelectomia radical consiste na remoção de todo o colo uterino, tecido parametrial e manguito vaginal, preservando o corpo do útero (istmo e fundo), ovários e tubas, com PLS seguido ou não de linfadenectomia pélvica sistemática. A traquelectomia radical foi inicialmente descrita apenas por via vaginal. A abordagem de acesso abdominal começou a ser empregada na última década e hoje em dia ambas as abordagens são aceitáveis, uma vez que os resultados em termos de complicações são comparáveis.

As indicações para traquelectomia radical são: paciente fértil, idade até 40 anos, desejo de engravidar, estágio IA1 com ILV ou IA2 e estágio IB1 (tamanho do tumor menor que 2 cm) com RM evidenciando ausência de invasão paramétrial ou metástase em linfonodos e outros locais.

Em relação à segurança oncológica, a taxa de cura comparando a traquelectomia radical e a HR não apresentou diferença. Em um estudo caso-controle observacional que comparou traquelectomia radical (vaginal ou abdominal) e

HR para tumores menores que 4 cm, a sobrevida livre de doença e a sobrevida doença-específica foram semelhantes, demonstrando que os resultados oncológicos entre os procedimentos podem ser considerados equivalentes.[51]

Uma questão que permanece é a segurança oncológica da traquelectomia radical, seja ela realizada por via aberta ou minimamente invasiva. Salvo et al.[52], no estudo IRTA, avaliaram retrospectivamente esse tópico ao incluir 646 pacientes com CCU em estágio inicial, tumor de até 2 cm, avaliando sobrevida livre de doença de 4,5 anos, sobrevida global e taxa de recorrência. Nenhuma diferença foi observada quando os dois grupos foram comparados para esses três desfechos oncológicos. No entanto, os autores destacaram as limitações do estudo, como a natureza retrospectiva e as baixas taxas de recorrência, salientando que novas investigações são necessárias.

Em relação à função reprodutiva após traquelectomia radical, as pacientes que tentam engravidar têm 50% de chance de sucesso e para as que conseguem, o aborto espontâneo no 1º trimestre é igual ao risco da população, em torno de 20%, embora no 2º trimestre este risco aumente.[53] Além disso, em uma revisão incluindo 200 gestações após traquelectomia radical, 75% delas terminaram em nascidos vivos.[54]

Mais recentemente, outra opção para o manejo de preservação da fertilidade surgiu em um conjunto de pacientes sem critérios de seleção de traquelectomia radical. Vincenzo et al.[55] avaliaram prospectivamente quimioterapia neoadjuvante seguida de conização em 13 pacientes jovens com desejo de preservar fertilidade, em estágios IB-2-IIA1 e com aspectos patológicos desfavoráveis para indicação de traquelectomia radical, como tumor de tamanho entre 2 e 4 cm e com ILV. Em relação aos desfechos oncológicos, os autores verificaram que não foi detectada diferença entre a taxa de sobrevida global da traquelectomia radical por protocolo (90,9%) e as relatadas na literatura para HR (91%). Além disso, em relação aos resultados obstétricos, a taxa de gravidez foi de 66,7%, comparável com a literatura para traquelectomia radical. Por fim, os autores destacaram que o pequeno número de pacientes foi uma limitação, apesar do caráter prospectivo e da adequada seleção de pacientes. Assim, este assunto surge como um novo campo para investigação adicional em ensaios clínicos maiores.

Tratamento adjuvante

A decisão de realizar tratamento adjuvante para pacientes com CCU em estágio inicial é baseada no risco de recorrência da doença, pois é recomendado para pacientes com fatores de risco intermediário e alto. Para classificar as pacientes como de risco intermediário ou alto, são utilizados os critérios de Sedlis e Peters[21,22], mencionados anteriormente.

Para pacientes de risco intermediário, o risco de recorrência e morte após a cirurgia isolada é em torno de 30%.[22,56] Para pacientes de alto risco, o risco de recorrência e óbito após a cirurgia isolada eleva-se para 40 a 50%[56], portanto, em ambas as situações, a terapia adjuvante está indicada. O tratamento por quimiorradiação parece ser a melhor opção para pacientes com fatores de alto risco (critérios de Peters), pois em uma análise retrospectiva[57], a taxa de recorrência foi menor e, assim, a sobrevida livre de progressão em 5 anos foi maior no grupo de quimiorradiação em comparação com o grupo que recebeu apenas radioterapia. No entanto, para pacientes com fatores de risco intermediários (critérios de Sedlis), a radioterapia isolada é superior a não realizar adjuvância após a HR neste contexto. Em uma metanálise, foi observada uma redução no risco de recorrência para o grupo que recebeu radiação em comparação com aquele sem terapia adicional.[58]

Nesse sentido, porém, uma questão que permanece é a dificuldade em identificar, antes da cirurgia, as pacientes que necessitarão de terapia adjuvante. Como os critérios de risco intermediário e alto até então utilizados dependem de aspectos patológicos finais da HR, a única opção atualmente é a avaliação pós-cirúrgica, independentemente da abordagem cirúrgica escolhida.

Nesse campo, a margem livre de tumor surge como uma opção relevante, pois pode ser avaliada por RM antes da cirurgia. Bizzarri et al.[59] validaram a margem livre como um marcador prognóstico que poderia ajudar a orientar a decisão pela terapia adjuvante. O ponto de corte usado pelos autores para margem livre foi de 3 mm e, portanto, eles evidenciaram que margem livre ≤ 3 mm foi um forte preditor de envolvimento de linfonodos e estava associado a uma pior sobrevida livre de doença em 5 anos e sobrevida global. Além disso, foi demonstrada concordância entre a medida da distância livre de tumor na RM e a seguir na histologia após a cirurgia.

ACOMPANHAMENTO

Na atualização FIGO Cancer Report 2018[9], sugerem-se um acompanhamento mais próximo nos primeiros anos após o tratamento. Anamnese e exame físico de rotina são recomendados a cada 3 a 4 meses durante os primeiros 2 anos, podendo se estender para o 3º ano. Na sequência, a cada 6 meses até o 5º ano e depois anualmente para a vida toda. Citologia frequente da cúpula vaginal não melhora significativamente a detecção de recorrência precoce da doença, mas pode ser realizada em casos sem radioterapia adjuvante. Imagens de rotina não são indicadas, salvo em circunstâncias especiais, como linfonodos pélvicos previamente comprometidos.

Dados de uma revisão sistemática de 17 estudos retrospectivos que acompanharam pacientes tratadas para CCU, com tempo médio de recorrência entre 7 e 36 meses após o tratamento primário, evidenciaram que a doença recorrente assintomática foi detectada por meio de exame físico (29 a 71%), radiografia de tórax (20 a 47%), TC (0 a 34%) e citologia de cúpula vaginal (0 a 17%)[60], confirmando a confiabilidade do exame físico para seguimento oncológico.

CONSIDERAÇÕES FINAIS

O tratamento do CCU em estágios iniciais, até 4 cm, vem evoluindo nos últimos anos. O cenário atual aponta a cirurgia como tratamento padrão, principalmente por via laparotômica. Além disso, estudos estão sendo conduzidos para avaliar a necessidade de parametrectomia em pacientes com tumores ≤ 2 cm e o papel PLS em pacientes com CCU em estágio inicial. Esses avanços mostram caminhos para um tratamento mais personalizado, evitando a morbidade enquanto o controle do tumor é garantido.

Hoje em dia, em países de alta renda, os pacientes com diagnóstico de CCU recebem os tratamentos de primeira linha recomendados aqui expostos, com acesso a estadiamento radiológico, radioterapia, quimioterapia e possibilidades de cirurgias mais conservadoras. Esforços devem ser realizados para disponibilizar todos esses avanços nos países de baixa renda, pois eles representam 85% de todos os casos de CCU no mundo.[4]

No entanto, a prevenção continua a ser a melhor opção para atingir um declínio substancial nas taxas de mortalidade e morbidade por CCU. Portanto, além de melhorar o tratamento, financiar e estimular medidas de prevenção eficazes, como a vacinação e o rastreamento do HPV, deve ser imperativo e urgentes.

REFERÊNCIAS BIBLIOGRÁFICAS

1. von Karsa L, Arbyn M, De Vuyst H, Dillner J, Dillner L, Franceschi S, et al. European guidelines for quality assurance in cervical cancer screening. Summary of the supplements on HPV screening and vaccination. Papillomavirus Research. 2015;1:22-31.
2. Fontham ETH, Wolf AMD, Church TR, Etzioni R, Flowers CR, Herzig A, et al. Cervical cancer screening for individuals at average risk: 2020 guideline update from the American Cancer Society. CA Cancer J Clin. 2020;70(5):321-46.
3. Instituto Nacional de Câncer (INCA). Diretrizes brasileiras para o rastreamento do câncer do colo do útero. 2.ed. Rio de Janeiro: Ministério da Saúde; 2016.
4. Sung H, Ferlay J, Siegel RL, Laversanne M, Soerjomataram I, Jemal A, et al. Global Cancer Statistics 2020: GLOBOCAN Estimates of Incidence and Mortality Worldwide for 36 Cancers in 185 Countries. CA Cancer J Clin. 2021;71(3):209-49.

5. WHO/ICO. Human Papillomavirus and related cancers in world. Information Centre on HPV and Cervical Cancer, 2010.
6. Paulino E, de Melo AC, Silva-Filho AL, Maciel LF, Thuler LCS, Goss P, et al. Panorama of gynecologic cancer in Brazil. JCO Global Oncology. 2020;6:1617-30.
7. Suzuki Y, Cho T, Mogami T, Yokota NR, Matsunaga T, Asai-Sato M, et al. Evaluation of endocervical curettage with conization in diagnosis of endocervical lesions. J Obstet Gynaecol Res. 2017;43(4):723-8.
8. Corrigendum to "Revised FIGO staging for carcinoma of the cervix uteri" [Int J Gynecol Obstet 145(2019) 129-135]. International Journal of Gynaecology and Obstetrics: the Official Organ of the International Federation of Gynaecology and Obstetrics. 2019;147(2):279-80.
9. Bhatla N, Aoki D, Sharma DN, Sankaranarayanan R. Cancer of the cervix uteri. International Journal of Gynaecology and Obstetrics: the Official Organ of the International Federation of Gynaecology and Obstetrics. 2018;143 Suppl 2:22-36.
10. Hricak H, Gatsonis C, Chi DS, Amendola MA, Brandt K, Schwartz LH, et al. Role of imaging in pretreatment evaluation of early invasive cervical cancer: results of the intergroup study American College of Radiology Imaging Network 6651-Gynecologic Oncology Group 183. J Clin Oncol. 2005;23(36):9329-37.
11. Selman TJ, Mann C, Zamora J, Appleyard TL, Khan K. Diagnostic accuracy of tests for lymph node status in primary cervical cancer: a systematic review and meta-analysis. CMAJ. 2008;178(7):855-62.
12. Waggoner SE. Cervical cancer. Lancet. 2003; 361(9376):2217-25.
13. Wagner AE, Pappas L, Ghia AJ, Gaffney DK. Impact of tumor size on survival in cancer of the cervix and validation of stage IIA1 and IIA2 subdivisions. Gynecol Oncol. 2013;129(3):517-21.
14. Wright JD, Matsuo K, Huang Y, Tergas AI, Hou JY, Khoury-Collado F, et al. Prognostic Performance of the 2018 International Federation of Gynecology and Obstetrics Cervical Cancer Staging Guidelines. Obstet Gynecol. 2019;134(1):49-57.
15. Creasman WT, Kohler MF. Is lymph vascular space involvement an independent prognostic factor in early cervical cancer? Gynecol Oncol. 2004;92(2):525-9.
16. Rutledge TL, Kamelle SA, Tillmanns TD, Gould NS, Wright JD, Cohn DE, et al. A comparison of stages IB1 and IB2 cervical cancers treated with radical hysterectomy. Is size the real difference? Gynecol Oncol. 2004;95(1):70-6.
17. Landoni F, Maneo A, Colombo A, Placa F, Milani R, Perego P, et al. Randomised study of radical surgery versus radiotherapy for stage Ib-IIa cervical cancer. Lancet. 1997;350(9077):535-40.
18. Kaneyasu Y, Fujiwara H, Nishimura T, Sakurai H, Kazumoto T, Ikushima H, et al. A multi-institutional survey of the quality of life after treatment for uterine cervical cancer: a comparison between radical radiotherapy and surgery in Japan. J Radiat Res. 2021;62(2):269-84.
19. Landoni F, Maneo A, Cormio G, Perego P, Milani R, Caruso O, et al. Class II versus class III radical hysterectomy in stage IB-IIA cervical cancer: a prospective randomized study. Gynecol Oncol. 2001;80(1):3-12.
20. Dursun P, Gultekin M, Ayhan A. The history of radical hysterectomy. J Low Genit Tract Dis. 2011;15(3):235-45.
21. Peters WA, Liu PY, Barrett RJ, Stock RJ, Monk BJ, Berek JS, et al. Concurrent chemotherapy and pelvic radiation therapy compared with pelvic radiation therapy alone as adjuvant therapy after radical surgery in high-risk early-stage cancer of the cervix. J Clin Oncol. 2000;18(8):1606-13.
22. Sedlis A, Bundy BN, Rotman MZ, Lentz SS, Mudersbach LI, Zaino RJ. A randomized trial of pelvic radiation therapy versus no further therapy in selected patients with stage IB carcinoma of the cervix after radical hysterectomy and pelvic lymphadenectomy: a Gynecologic Oncology Group Study. Gynecol Oncol. 1999;73(2):177-83.
23. Schmeler KM, Pareja R, Lopez Blanco A, Humberto Fregnani J, Lopes A, Perrotta M, et al. ConCerv: a prospective trial of conservative surgery for low-risk early-stage cervical cancer. Int J Gynecol Cancer. 2021;31(10):1317-25.
24. Quinn MA, Benedet JL, Odicino F, Maisonneuve P, Beller U, Creasman WT, et al. Carcinoma of the cervix uteri. FIGO 26th Annual Report on the Results of Treatment in Gynecological Cancer. International Journal of Gynaecology and Obstetrics: the Official Organ of the International Federation of Gynaecology and Obstetrics. 2006;95 Suppl 1:S43-103.
25. Magrina JF, Goodrich MA, Weaver AL, Podratz KC. Modified radical hysterectomy: morbidity and mortality. Gynecol Oncol. 1995;59(2):277-82.
26. Frumovitz M, Sun CC, Schmeler KM, Deavers MT, Dos Reis R, Levenback CF, et al. Parametrial involvement in radical hysterectomy specimens for women with early-stage cervical cancer. Obstet Gynecol. 2009;114(1):93-9.

27. Rob L, Robova H, Halaska MJ, Hruda M, Skapa P. Current status of sentinel lymph node mapping in the management of cervical cancer. Expert Review of Anticancer Therapy. 2013;13(7):861-70.
28. Beesley V, Janda M, Eakin E, Obermair A, Battistutta D. Lymphedema after gynecological cancer treatment: prevalence, correlates, and supportive care needs. Cancer. 2007;109(12):2607-14.
29. Balaya V, Guani B, Pache B, Durand YG, Bonsang--Kitzis H, Ngô C, et al. Sentinel lymph node in cervical cancer: time to move forward. Chinese Clinical Oncology. 2021;10(2):18.
30. Tax C, Rovers MM, de Graaf C, Zusterzeel PL, Bekkers RL. The sentinel node procedure in early stage cervical cancer, taking the next step; a diagnostic review. Gynecol Oncol. 2015;139(3):559-67.
31. Levenback C, Coleman RL, Burke TW, Lin WM, Erdman W, Deavers M, et al. Lymphatic mapping and sentinel node identification in patients with cervix cancer undergoing radical hysterectomy and pelvic lymphadenectomy. J Clin Oncol. 2002;20(3):688-93.
32. Slama J, Dundr P, Dusek L, Cibula D. High false negative rate of frozen section examination of sentinel lymph nodes in patients with cervical cancer. Gynecol Oncol. 2013;129(2):384-8.
33. Cibula D, Pötter R, Planchamp F, Avall-Lundqvist E, Fischerova D, Haie Meder C, et al. The European Society of Gynaecological Oncology/European Society for Radiotherapy and Oncology/European Society of Pathology Guidelines for the Management of Patients With Cervical Cancer. Int J Gynecol Cancer. 2018;28(4):641-55.
34. Cibula D, Abu-Rustum NR, Dusek L, Zikán M, Zaal A, Sevcik L, et al. Prognostic significance of low volume sentinel lymph node disease in early-stage cervical cancer. Gynecol Oncol. 2012;124(3):496-501.
35. Cibula D, Zikan M, Slama J, Fischerova D, Kocian R, Germanova A, et al. Risk of micrometastases in non-sentinel pelvic lymph nodes in cervical cancer. Gynecol Oncol. 2016;143(1):83-6.
36. Marchiolé P, Buénerd A, Benchaib M, Nezhat K, Dargent D, Mathevet P. Clinical significance of lympho vascular space involvement and lymph node micrometastases in early-stage cervical cancer: a retrospective case-control surgico-pathological study. Gynecol Oncol. 2005;97(3):727-32.
37. Guani B, Dorez M, Magaud L, Buenerd A, Lecuru F, Mathevet P. Impact of micrometastasis or isolated tumor cells on recurrence and survival in patients with early cervical cancer: SENTICOL Trial. Int J Gynecol Cancer. 2019;29(3):447-52.
38. Dostalek L, Åvall-Lundqvist E, Creutzberg CL, Kurdiani D, Ponce J, Dostalkova I, et al. ESGO Survey on Current Practice in the Management of Cervical Cancer. Int J Gynecol Cancer. 2018;28(6):1226-31.
39. Ramirez PT, Frumovitz M, Pareja R, Lopez A, Vieira M, Ribeiro R, et al. Minimally Invasive versus abdominal radical hysterectomy for cervical cancer. N Engl J Med. 2018;379(20):1895-904.
40. Frumovitz M, Obermair A, Coleman RL, Pareja R, Lopez A, Ribero R, et al. Quality of life in patients with cervical cancer after open versus minimally invasive radical hysterectomy (LACC): a secondary outcome of a multicentre, randomised, open-label, phase 3, non-inferiority trial. Lancet Oncol. 2020;21(6):851-60.
41. Obermair A, Asher R, Pareja R, Frumovitz M, Lopez A, Moretti-Marques R, et al. Incidence of adverse events in minimally invasive vs open radical hysterectomy in early cervical cancer: results of a randomized controlled trial. Am J Obstet Gynecol. 2020;222(3):249.e1-.e10.
42. Kim SI, Cho JH, Seol A, Kim YI, Lee M, Kim HS, et al. Comparison of survival outcomes between minimally invasive surgery and conventional open surgery for radical hysterectomy as primary treatment in patients with stage IB1-IIA2 cervical cancer. Gynecol Oncol. 2019;153(1):3-12.
43. Cusimano MC, Baxter NN, Gien LT, Moineddin R, Liu N, Dossa F, et al. Impact of surgical approach on oncologic outcomes in women undergoing radical hysterectomy for cervical cancer. Am J Obstet Gynecol. 2019;221(6):619.e1-.e24.
44. Melamed A, Margul DJ, Chen L, Keating NL, Del Carmen MG, Yang J, et al. Survival after minimally invasive radical hysterectomy for early-stage cervical cancer. N Engl J Med. 2018;379(20):1905-14.
45. Kohler C, Hertel H, Herrmann J, Marnitz S, Mallmann P, Favero G, et al. Laparoscopic radical hysterectomy with transvaginal closure of vaginal cuff – A multicenter analysis. Int J Gynecol Cancer. 2019;29(5):845-50.
46. Chiva L, Zanagnolo V, Querleu D, Martin-Calvo N, Arévalo-Serrano J, Căpîlna ME, et al. SUCCOR study: an international European cohort observational study comparing minimally invasive surgery versus open abdominal radical hysterectomy in patients with stage IB1 cervical cancer. Int J Gynecol Cancer. 2020;30(9):1269-77.
47. Casarin J, Bogani G, Papadia A, Ditto A, Pinelli C, Garzon S, et al. Preoperative conization and risk of recurrence in patients undergoing laparoscopic

radical hysterectomy for early stage cervical cancer: a multicenter study. J Minim Invasive Gynecol. 2021;28(1):117-23.

48. Bizzarri N, Pedone Anchora L, Kucukmetin A, Ratnavelu N, Korompelis P, Carbone V, et al. Protective role of conization before radical hysterectomy in early-stage cervical cancer: a propensity-score matching study. Ann Surg Oncol. 2021;28(7):3585-94.
49. Pedone Anchora L, Turco LC, Bizzarri N, Capozzi VA, Lombisani A, Chiantera V, et al. How to select early-stage cervical cancer patients still suitable for laparoscopic radical hysterectomy: a propensity-matched study. Ann Surg Oncol. 2020;27(6):1947-55.
50. Cancer Stat Facts: Cervical Cancer United States: Nacional Cancer Institute; 2021 [SEER data: surveillance, epidemiology and end results:[surveillance, epidemiology and end results]. Available from: https://seer.cancer.gov/statfacts/html/cervix.html.
51. Diaz JP, Sonoda Y, Leitao MM, Zivanovic O, Brown CL, Chi DS, et al. Oncologic outcome of fertility-sparing radical trachelectomy versus radical hysterectomy for stage IB1 cervical carcinoma. Gynecol Oncol. 2008;111(2):255-60.
52. Salvo G, Ramirez PT, Leitao MM, Cibula D, Wu X, Falconer H, et al. Open vs minimally invasive radical trachelectomy in early-stage cervical cancer: International Radical Trachelectomy Assessment Study. Am J Obstet Gynecol. 2022;226(1):97.e1-97.e16..
53. Plante M, Gregoire J, Renaud MC, Roy M. The vaginal radical trachelectomy: an update of a series of 125 cases and 106 pregnancies. Gynecol Oncol. 2011;121(2):290-7.
54. Jolley JA, Battista L, Wing DA. Management of pregnancy after radical trachelectomy: case reports and systematic review of the literature. Am J Perinatol. 2007;24(9):531-9.
55. de Vincenzo R, Ricci C, Fanfani F, Gui B, Gallotta V, Fagotti A, et al. Neoadjuvant chemotherapy followed by conization in stage IB2-IIA1 cervical cancer larger than 2 cm: a pilot study. Fertility and Sterility. 2021;115(1):148-56.
56. Rotman M, Sedlis A, Piedmonte MR, Bundy B, Lentz SS, Muderspach LI, et al. A phase III randomized trial of postoperative pelvic irradiation in stage IB cervical carcinoma with poor prognostic features: follow-up of a gynecologic oncology group study. International Journal of Radiation Oncology, Biology, Physics. 2006;65(1):169-76.
57. Okazawa M, Mabuchi S, Isohashi F, Suzuki O, Yoshioka Y, Sasano T, et al. Impact of the addition of concurrent chemotherapy to pelvic radiotherapy in surgically treated stage IB1-IIB cervical cancer patients with intermediate-risk or high-risk factors: a 13-year experience. Int J Gynecol Cancer. 2013;23(3):567-75.
58. Rogers L, Siu SS, Luesley D, Bryant A, Dickinson HO. Radiotherapy and chemoradiation after surgery for early cervical cancer. The Cochrane Database of Systematic Reviews. 2012;5(5):Cd007583.
59. Bizzarri N, Pedone Anchora L, Zannoni GF, Carbone V, Bruno M, Fedele C, et al. Validation of tumour-free distance as novel prognostic marker in early-stage cervical cancer: a retrospective, single-centre, cohort study. British Journal of Cancer. 2021;125(4):561-8.
60. Elit L, Fyles AW, Devries MC, Oliver TK, Fung-Kee--Fung M. Follow-up for women after treatment for cervical cancer: a systematic review. Gynecol Oncol. 2009;114(3):528-35.

CAPÍTULO 5

Câncer do colo do útero avançado e recidiva

Renato Moretti Marques
Camila Couto Gomes Ywata de Carvalho

INTRODUÇÃO

O câncer do colo do útero é um importante problema de saúde pública, representando a principal causa de morte por tumores ginecológicos em todo o mundo. Com cerca de 604 mil casos novos da doença no ano de 2020, é a 5ª neoplasia mais comum entre as mulheres no mundo e responsável por aproximadamente 341 mil óbitos nesse mesmo ano. Mais de 80% dos casos ocorrem em países menos desenvolvidos, os quais atingem risco acumulado de 23,8 casos a cada 100 mil habitantes.[1,2] Atualmente, discute-se, ambiciosamente, estratégias para erradicação desta doença. A despeito das efetivas medidas de prevenção primária e secundária implementadas, no Brasil, estima-se 16.370 casos novos ao ano. Mais da metade dos casos possuem prognóstico reservado, sendo diagnosticados em fases avançadas, com manifestações clínicas como dor pélvica, emagrecimento, linfedema, fenômenos tromboembólicos, obstruções intestinais e/ou urinárias e sangramento genital.[3-5]

A disseminação locorregional do câncer de colo do útero ocorre por continuidade e contiguidade para paramétrios, vagina, útero e órgãos adjacentes. Os paramétrios proporcionam a primeira via de disseminação linfática da doença, seguindo de forma escalonada para linfonodos parametriais, obturadores e ilíacos internos, externos, comuns, pré-sacrais e, após, para-aórticos inframesentéricos e supramesentéricos. O comprometimento das cadeias linfonodais periaórticas, pouco frequente nos estágios iniciais, varia de 10 a 30% nos estádios clínicos localmente avançados.[6] A presença de metástases linfonodais saltatórias (*skip metastasis*) não é comum no câncer de colo do útero e as metástases hematogênicas a distância são eventos tardios. Quando ocorrem, elas se dão para linfonodos mediastinais, da fossa supraclavicular, pulmões e ossos.

O prognóstico de pacientes portadoras de câncer de colo do útero é relacionado com o estádio da doença e a resposta ao tratamento instituído. *Status* linfonodal, tamanho do tumor primário, extensão extracervical, profundidade de invasão estromal cervical, invasão linfovascular e tipo histológico são importantes fatores prognósticos, sendo o comprometimento linfonodal o mais importante.[7] Narayan et al., em 2003, descrevem maiores taxas de acometimento linfonodal de acordo com a progressão da extensão locorregional. Outro fator correlacionado com as metástases linfonodais e a distância é o tipo histopatológico. Tumores com grau histológico alto ou com componente neuroendócrino possuem pior prognóstico.

O sistema de estadiamento da Federação Internacional de Ginecologia e Obstetrícia (FIGO), em sua última revisão em 2018, categoriza a doença em 4 estádios:

- Estádio I – Restrita ao colo do útero.
- Estádio II – Com invasão além da cérvice uterina, porém sem acometimento de terço inferior de vagina ou da parede pélvica.
- Estádio III – Com extensão para terço inferior da vagina e/ou parede pélvica e/ou linfonodos pélvicos e/ou linfonodos retroperitoneais e/ou presença de hidronefrose.
- Estádio IV – Se acometimento de mucosa de reto ou bexiga histologicamente comprovado ou de órgãos a distância (Tabela 1).[8]

A despeito da detalhada definição de cada estádio clínico, orienta-se o agrupamento das pacientes com câncer de colo do útero como doença inicial (restrita ao útero e menor que 4 cm), localmente avançada (estádios IB3 a IVA) e metastática (estádio IVB) para mais objetiva tomada de decisão terapêutica.

TABELA 1 Sistema de estadiamento da Federação Internacional de Ginecologia e Obstetrícia (FIGO)[8]

I	Carcinoma invasivo estritamente confinado ao colo uterino (não considerar extensão para corpo uterino)
IA	Carcinoma invasivo diagnosticado apenas por microscopia, com profundidade máxima de invasão ≤ 5 mm
IA1	Profundidade máxima de invasão estromal ≤ 3 mm
IA2	Profundidade de invasão estromal > 3 mm e ≤ 5 mm
IB	Carcinoma invasivo com profundidade de invasão estromal > 5 mm em lesão restrita ao colo uterino
IB1	Carcinoma invasivo com profundidade de invasão estromal > 5 mm e tamanho tumoral ≤ 2 cm em sua maior dimensão
IB2	Carcinoma invasivo com tamanho tumoral > 2 cm e ≤ 4 cm em sua maior dimensão

(continua)

TABELA 1 Sistema de estadiamento da Federação Internacional de Ginecologia e Obstetrícia (FIGO)[8] *(continuação)*

IB3	Carcinoma invasivo com tamanho tumoral > 4 cm em sua maior dimensão
II	Carcinoma invasivo com extensão além do útero, mas sem extensão ao terço inferior da vagina ou à parede pélvica
IIA	Acometimento limitado aos dois terços superiores da vagina, sem invasão de paramétrios
IIA1	Carcinoma invasivo com tamanho tumoral ≤ 4 cm em sua maior dimensão
IIA2	Carcinoma invasivo com tamanho tumoral > 4 cm em sua maior dimensão
IIB	Envolvimento parametrial, mas não até a parede pélvica
III	O carcinoma envolve o terço inferior da vagina e/ou se estende para a parede pélvica e/ou causa hidronefrose ou não funcionamento do rim e/ou envolve linfonodos pélvicos e/ou para-aórticos
IIIA	O carcinoma envolve o terço inferior da vagina, sem extensão para a parede pélvica
IIIB	Extensão à parede pélvica e/ou hidronefrose ou rim não funcionante (a menos que seja conhecido por outra causa)
IIIC	Envolvimento linfonodal da pelve e/ou para-aórtico; gânglios linfáticos, independentemente do tamanho e extensão do tumor (com as anotações r e p)
IIIC1	Envolvimento linfonodal da pelve
IIIC2	Envolvimento linfonodal aórtico
IV	Carcinoma estende-se além da pelve verdadeira ou envolve (comprovada por biópsia) a mucosa da bexiga ou do reto (edema bolhoso não permite que um caso seja atribuído ao estágio IV)
IVA	Invasão de órgãos pélvicos adjacentes, mucosa da bexiga e/ou reto
IVB	Metástases a distância

DOENÇA LOCALMENTE AVANÇADA

Antigamente conhecida como estádio inicial de alto risco, a doença localmente avançada compreende os estádios IB3 a IVA da FIGO 2018 e possui taxas de recorrência da ordem de 35%.

Diagnóstico da doença localmente avançada

Após a publicação de Bathla em 2018, métodos de imagem e achados anatomopatológicos, quando disponíveis, foram incorporados na definição da extensão da doença e, por conseguinte, na separação da paciente com doença inicial da portadora de doença avançada.[8]

Desde então, diversos métodos radiológicos passaram a ser empregados na avaliação da extensão locorregional da doença e do *status* linfonodal de pacientes portadoras de tumor de colo do útero. A linfangiografia foi historicamente o método de escolha, inferindo metástase linfonodal por meio da presença de distorção da arquitetura linfonodal e defeitos de enchimento nodal. Entretanto, os exames radiológicos mais utilizados são a tomografia computadorizada (TC) e a ressonância magnética (RM).[9,10]

A RM da pelve é considerada o método de imagem padrão para a definição da extensão locorregional. Por ser capaz de distinguir os diferentes sinais entre os tecidos moles, desempenha papel relevante para a delimitação da extensão locorregional da neoplasia para os tecidos moles adjacentes, como vagina, paramétrios, parede vesical, retal e ligamentos. Considera-se método preferencial para a avaliação do comprometimento parametrial. O sinal definido como "sinal do halo hipodenso", quando a borda do estroma cervical se mostra preservada, possui excelente valor preditivo negativo em relação à invasão parametrial, variando de 90 a 100%.[11,12]

A TC identifica com boa resolução linfonodos maiores que 5 mm, com sensibilidade e especificidade de 37,5% e 88,8%, respectivamente, nos tumores iniciais.[13] Possui ainda significativa limitação para a avaliação do tumor primário e sua extensão locorregional, incluindo acometimento parametrial.[14]

A tomografia por emissão de pósitrons com 18F-fluorodesoxiglicose (PET-CT) emergiu como importante ferramenta para o estadiamento do câncer de colo do útero localmente avançado nos últimos anos. Corresponde a uma modalidade não invasiva, que combina achados metabólicos funcionais com imagens anatômicas. Baseia-se na captação aumentada do radiofármaco pelo tecido tumoral, o que reflete a alta taxa de metabolismo de glicose deste. A avaliação quantitativa é feita por meio da medida de *maximum standardized uptake value* (SUV máximo). Embora o valor de corte absoluto de SUV máximo para diagnóstico de tumor de colo do útero ainda não tenha sido validado, alguns grupos utilizam valores absolutos de 2 a 2,5 para diferenciar malignidade de captações fisiológicas ou inflamatórias do traçador.[15] Os índices de captação (SUV) são também estudados na avaliação do prognóstico, resposta terapêutica, risco de recorrência pélvica e sobrevida global.[16] Mostra-se útil diante da doença avançada e recorrente e superior na sua capacidade diagnóstica quando comparada à tomografia de forma isolada[17-20], além de servir como marcador de prognóstico, preditor de resposta terapêutica, risco de recorrência na pelve e sobrevida global associada ao câncer de colo uterino.[16]

Metástase linfonodal

Evidencia-se associação significativamente relevante entre o estádio FIGO e a presença de acometimento nodal. Em ensaio prospectivo randomizado publicado por Tsunoda em 2017, pacientes estadiadas cirurgicamente apresentaram taxa de acometimento linfonodal pélvico de 45, 33, 71 e 63% para estádios FIGO IIB, IIIA, IIIB e IVA. Já para a região para-aórtica, metástase linfonodal foi confirmada histologicamente em 20, 0, 31 e 33% para estágios FIGO IIB, IIIA, IIIB e IVA.[6]

O diagnóstico histológico de envolvimento linfonodal no câncer do colo do útero tornou-se mais preciso nos últimos anos com o advento da pesquisa e biópsia do linfonodo sentinela e incorporação da técnica de *ultrastaging* na prática clínica. A partir do emprego destas, observou-se aumento nas taxas de detecção de doença linfonodal, especificamente de metástases linfonodais de baixo volume (células tumorais isoladas e micrometástases).[21]

A acurácia diagnóstica de tais métodos de imagem na detecção de metástases linfonodais no câncer do colo do útero é variável. As maiores sensibilidade e especificidade foram atribuídas ao PET ou PET-CT, de 82% e 95%, respectivamente. Já a RM apresentou sensibilidade de 56% e especificidade de 91%, enquanto a TC de 50% e 92%, respectivamente.[14] Apesar de ser considerado o melhor exame para detecção de doença linfonodal em atividade, o PET-CT não é utilizado rotineiramente para estadiamento no Brasil por causa de seu alto custo. A grande limitação da PET-CT está na identificação de micrometástases linfonodais, principalmente no território para-aórtico. Estima-se que, para pacientes com linfonodos pélvicos suspeitos para malignidade e para-aórticos não captantes ao PET-CT, a taxa de falso-negativo para o espaço para-aórtico seja de 12 a 22%.[19]

Linfadenectomia retroperitoneal de estadiamento

A linfadenectomia aórtica de estadiamento é estratégia proposta por alguns grupos em pacientes com câncer de colo do útero avançado com acometimento linfonodal pélvico e sem evidência radiológica de acometimento linfonodal retroperitoneal, visto sua capacidade de modificar o estadiamento da doença.[6] Publicações iniciais sobre o tema identificaram que 2,5 a 6,8% das pacientes submetidas a linfadenectomia estadiadora teriam benefício de sobrevida como consequência da modificação do campo de radioterapia baseada nos achados cirúrgicos.[22,23]

Em 2007, Le Blanc publicou série de casos institucional de 184 pacientes com câncer de colo do útero estádios IB2 a IVA, submetidas a estadiamento linfonodal laparoscópico prévio ao tratamento definitivo, com extensão do campo de radioterapia para região para-aórtica se comprometimento linfonodal local histologicamente comprovado. Os achados histológicos afetaram a abordagem terapêutica em 52,1% das pacientes, sendo o campo de radioterapia estendido para região retroperitoneal em 20,8% dos casos. Para pacientes com doença linfonodal para-aórtica macroscópica (> 5 mm), o prognóstico foi ruim, com sobrevida em 4 anos de cerca de 35%. No entanto, pacientes com metástase linfonodal microscópica (< 5 mm) na região para-aórtica, submetidas a radioterapia de campo estendido, apresentaram curva de sobrevida similar àquelas pacientes sem doença linfonodal retroperitoneal. Tais resultados sugerem benefício terapêutico da estratégia.[24]

Testou-se benefício em sobrevida do estadiamento nodal para-aórtico em ensaio clínico randomizado envolvendo 65 pacientes portadoras de câncer de colo do útero localmente avançado, randomizadas para estadiamentos cirúrgico ou radiológico (TC ou RM). Interrompeu-se prematuramente o estudo após análise interina em virtude da significativa redução de mortalidade naquelas pacientes estadiadas cirurgicamente. No entanto, questionam-se possíveis vieses relacionados a fatores prognósticos e morbidade elevada no grupo cirúrgico.[25]

Recentemente, foram publicados dados de estudo prospectivo randomizado internacional e multicêntrico denominado UTERUS 11, incluindo 240 pacientes portadoras de câncer do colo do útero localmente avançado (FIGO 2009 IIB-IVA), randomizadas para estadiamento cirúrgico com linfadenectomia pélvica e para-aórtica ou estadiamento clínico com TC de abdome e biópsia radioguiada de linfonodos para-aórticos suspeitos, seguido de quimiorradioterapia, com extensão do campo para região para-aórtica se comprovado comprometimento nodal nessa topografia. Em 96,6% das pacientes, a abordagem cirúrgica foi laparoscópica transperitoneal, e essa estratégia implicou aumento do estadiamento em 33% dos casos. Após seguimento médio de 90 meses, a sobrevida livre de doença foi semelhante entre os grupos. No entanto, para pacientes FIGO IIB, o estadiamento cirúrgico implicou aumento da sobrevida livre de doença; e na análise pós-ROC, o estadiamento cirúrgico associou-se à melhor sobrevida câncer-específica, ambos com significância estatística.[26]

A extensão da dissecção linfonodal é assunto de discussão, uma vez que pode afetar a terapêutica e implicar morbidade significativa. Investiga-se de rotina a região ilíaca comum, visto que acometimento linfonodal nessa região pode necessitar de extensão profilática do campo de radioterapia. O limite cranial da ressecção também é relevante, uma vez que metástases foram reportadas no território supramesentérico. No entanto, alguns autores advogam restrição da dissecção à região inframesentérica com base na tese de progressão escalonada da metastização linfonodal no câncer de colo do útero, com raros casos de *skip metastasis*.[19]

Debulking linfonodal

Dentre os desafios do tratamento do câncer de colo do útero localmente avançado, destaca-se o manejo das metástases linfonodais *bulky*. Embora a definição de *bulky* linfonodal não esteja clara na literatura, a maioria dos autores utiliza o termo para definir aumento do diâmetro linfonodal maior ou igual a 2 cm no menor diâmetro.[27] A estratégia padrão de tratamento neste cenário é quimiorradioterapia, cujos resultados são desanimadores, com nenhuma paciente viva em 5 anos em alguns estudos.[28,29]

Estudos evidenciam que a probabilidade de controle tumoral pela radioterapia depende da capacidade desta de eliminar todos os clones celulares, sendo a taxa de sucesso proporcional à dose. No entanto, tal relação não é linear, visto que a destruição celular é processo randômico, influenciado por fatores relacionados à modalidade de tratamento e ao tumor, como volume, oxigenação, regeneração e reparo de danos. De acordo com curvas de probabilidade de controle tumoral, dose aproximada de 75 Gy é necessária para controle de 100% dos clones tumorais de lesões macroscópicas de 2 cm, sendo necessárias doses maiores quanto maior for o volume tumoral.[30] Já para tecidos sadios, as curvas de efeito adverso são mais inclinadas, haja vista maior homogeneidade tecidual e relação direta entre dose e efeito colateral.

Em geral, a dose de radioterapia prescrita leva em conta o volume tumoral e a tolerância dos tecidos adjacentes à área de radiação. Desta forma, a dose habitual de radiação empregada na cadeia de drenagem linfonodal varia entre 50 e 60 Gy, esterilizando doença linfonodal subclínica na maioria dos pacientes, sendo a radiossensibilidade inversamente proporcional ao tamanho do depósito tumoral. Pacientes com doença linfonodal *bulky* estão sob risco substancial de falência do tratamento pélvico além do potencial envolvimento linfonodal microscópico para-aórtico.[31] Por vezes, o emprego de doses maiores de radioterapia torna-se inviável, em razão da proximidade de estruturas nobres e risco de toxicidade elevada, potencialmente fatal.

Diante disso, tanto na prática clínica quanto entre muitos autores, sugere-se o *debulking* linfonodal prévio ao tratamento quimiorradioterápico objetivando redução da doença macroscópica para "resíduo microscópico", melhorando a resposta ao tratamento local. Downey et al. observaram, em análise retrospectiva, aumento da sobrevida em 5 anos para 51% nas pacientes submetidas a esta estratégia, aproximando-as da sobrevida de 57% entre pacientes com metástases linfonodais microscópicas.[32] Outros estudos retrospectivos corroboram tais achados, com sobrevida em 5 anos nas pacientes submetidas a *debulking* linfonodal variando entre 30 e 90%.[28,31-37]

Tratamento da doença localmente avançada

Para pacientes diagnosticadas com câncer de colo do útero localmente avançado, o tratamento de escolha é a radioterapia externa (teleterapia) concomitante à quimioterapia sistêmica, seguidas por braquiterapia intracavitária de alta taxa de dose. Nas pacientes com diagnóstico histológico de metástase linfonodal para-aórtica, o campo da radioterapia deve ser estendido.

Durante a radioterapia externa, feixes de radiação são emitidos a partir de uma máquina (acelerador linear) e chegam à paciente, no alvo estabelecido, atravessando estruturas sadias chamadas de órgãos de risco. Com os avanços da técnica, os planejamentos migraram do conformado tridimensional (3D CRT), no qual se utiliza tomografia computadorizada para localização tumoral e formatação dos feixes de radiação, para a *intensity modulated radiation therapy* (IMRT) e a *volumetric modulated arc therapy* (VMAT), técnicas que permitem a entrega de doses ainda mais altas e efetivas no tumor, minimizando a exposição de altas doses de radiação nos órgãos sadios adjacentes.[38] No fracionamento convencional empregado com intenção curativa nos tumores localmente avançados do colo uterino, são entregues doses diárias de 1,8 a 2 Gy no alvo estabelecido, 5 vezes/semana, por 5 semanas.

Na braquiterapia, a radiação é entregue por meio de fonte radioativa colocada em contato com o tumor, podendo ser administrada de duas formas: alta taxa de dose (*high dose rate - HDR*) em que são entregues 1,2 Gy/hora ou baixa taxa de dose (*low dose rate - LDR)* com 0,4 a 0,6 Gy/hora.[39] É classificada como intracavitária (aplicadores alocados dentro da cavidade uterina e vaginal) ou intersticial (agulhas alocam cateteres que atravessam estruturas selecionadas para passagem de fonte radioativa).

O quimioterápico habitualmente empregado para radiossensibilização é a cisplatina, na dose de 40 mg/m^2 por via endovenosa (EV), semanalmente por 5 a 6 semanas, durante a radioterapia externa.[40]

Dentre os efeitos adversos relacionados ao tratamento, destacam-se: gastrintestinais (diarreia, estenose e sangramentos intestinais), geniturinários (incontinência, aumento da frequência urinária e estenose ureteral) e vaginais (estenose vaginal e mucosite), além da ocorrência de fístulas.

Quimioterapia adjuvante após quimiorradioterapia

A intensificação do tratamento com quimioterapia adjuvante pós-quimiorradioterapia foi testada no Outback Trial. Nesse estudo de fase III, pacientes com tumor de colo do útero localmente avançado foram randomizadas para grupos controle (quimiorradioterapia padrão baseada em platina) ou intervenção (quimiorradioterapia padrão baseada em platina seguida de quimioterapia adjuvante com 4 ciclos de carboplatina e paclitaxel). Sobrevida global e sobrevida livre de progressão em 5 anos, assim como o padrão de recorrência da doença, foram similares entre os grupos. No entanto, toxicidades graus 3 a 5 foram significativamente maiores no grupo intervenção.[41]

Histerectomia adjuvante pós-quimiorradioterapia

Classicamente, tendia-se à realização da histerectomia adjuvante pós-quimiorradioterapia nas pacientes com câncer do colo do útero localmente avançado sem doença parametrial de grande volume (> 4 cm) ou com adenocarcinoma. O objetivo da estratégia seria a redução do risco de recorrência local e ganho de sobrevida global e livre de doença por meio da realização de histerectomia entre 6 e 8 semanas após o término da radioterapia, sem intervenção linfonodal ou extensão parametrial, salvo doença residual macroscópica.

Em recente metanálise publicada, avaliaram-se 2 estudos randomizados e 6 estudos observacionais não mostrando diferença significativa na mortalidade entre pacientes que foram tratadas com histerectomia adjuvante pós-quimiorradioterapia e aquelas tratadas com quimiorradioterapia isolada. Embora parecesse reduzir o risco de recorrência, observou-se considerável morbidade relacionada ao tratamento no grupo de submetidas a histerectomia radical.[42] Portanto, atualmente, somente indica-se esta modalidade diante da evidência clínica de doença persistente.

Neoadjuvância no câncer de colo do útero

As taxas de falha no tratamento do câncer de colo do útero são elevadas e relacionam-se ao avançado estádio da doença ao diagnóstico, baixo desempenho clínico das pacientes e impossibilidade de aumento de dose de radioterapia por causa de sua toxicidade. Desta forma, propôs-se quimioterapia neoadjuvante ao tratamento padrão quimiorradioterápico objetivando melhora dos desfechos de sobrevida.

Estudo brasileiro de fase II randomizou pacientes portadoras de câncer do colo do útero localmente avançado (FIGO 2009 IIB a IVA ou com linfonodos positivos) em dois grupos de tratamento: um com 3 ciclos de quimioterapia neoadjuvante com cisplatina e gencitabina seguido de quimiorradioterapia padrão e outro com quimiorradioterapia padrão isolada. Após seguimento médio de 31,7 meses, quimioterapia neoadjuvante associou-se a menor sobrevida global e sobrevida livre de progressão em 3 anos, e menor taxa de resposta completa do que o tratamento padrão. Toxicidade foi similar entre os grupos, exceto por hipomagnesemia e neuropatia, superiores no grupo da neoadjuvância. Dessa forma, tal estratégia demonstrou-se não superior e possivelmente inferior ao tratamento quimiorradioterápico isolado.[43]

Estudo de fase III denominado INTERLACE (NCT01566240) está comparando 6 a 8 semanas de carboplatina e paclitaxel semanal seguido de quimiorradioterapia baseada em platina *versus* a quimiorradioterapia padrão. Até a publicação de seus resultados, a quimioterapia neoadjuvante não deve ser realizada de forma sistemática no tratamento do câncer de colo do útero localmente avançado.

Avaliação de resposta e acompanhamento após tratamento

Entre 8 e 12 semanas após o término do tratamento quimiorradioterápico, a paciente deve ser avaliada quanto a resposta ao tratamento, por meio de exame físico e RM da pelve. Esta poderá ser classificada em: completa, se ausência de lesão; parcial, se lesão identificável, com redução de suas dimensões; ausência de resposta, se lesão identificável semelhante à inicial; ou progressão de doença, se doença mais extensa que a inicial.

O seguimento oncológico recomendado pela Sociedade de Ginecologia Oncológica consiste em exame físico a cada 3 meses nos primeiros 2 anos e a cada 6 meses do 3º ao 5º ano. Exame de colpocitologia oncótica pós-radioterapia pélvica deve ser analisado com cautela diante das alterações anatômicas e celulares pós-radioterapia, baixas taxas de acurácia e, portanto, podendo ser omitido. Apesar da falta de evidência de que a detecção e o tratamento de doença metastática assintomática aumentem a sobrevida, é favorável realizar exames de imagem no seguimento, quando disponíveis, a cada 6 meses.

DOENÇA METASTÁTICA A DISTÂNCIA (FIGO IVB)

A minoria das pacientes portadoras de câncer de colo do útero possui metástase a distância ao diagnóstico, o que confere tempo médio de sobrevida de cerca de 7 meses. Pacientes com bom desempenho clínico podem ser consideradas para quimioterapia sistêmica paliativa.[40]

O estudo GOG 240 demostrou benefício em sobrevida global com a incorporação da terapia antiangiogênica com bevacizumabe em pacientes portadoras de câncer de colo do útero recidivado ou metastático.[44]

Pacientes portadoras de doença metastática em linfonodos retroperitoneais e cervicais possuem melhores desfechos quando tratadas com quimiorradioterapia concomitante em relação à quimioterapia isolada.[45]

PERSISTÊNCIA OU RECORRÊNCIA DE DOENÇA APÓS TRATAMENTO INICIAL

Cerca de 40% das pacientes portadoras de câncer do colo do útero localmente avançado apresentarão falha do tratamento em 5 anos. Define-se doença recorrente quando, após 6 meses do tratamento cirúrgico ou quimiorradioterápico, exista evidência clínica ou radiológica de doença e, preferencialmente, com evidência histológica de atividade da neoplasia. Quando ocorre com menos de 6 meses, é considerada persistência tumoral. A maior parte dos casos ocorre em 3 anos, conferindo prognóstico reservado, sendo a uremia a principal causa de óbito.[40]

Para a tomada de decisão terapêutica, parâmetros prognósticos, como intervalo livre de doença desde o tratamento prévio até o diagnóstico de recorrência, modalidade de tratamento, tipo de recorrência e localização, presença de sintomas na recorrência, condição clínica, albumina sérica, maior tamanho do tumor, invasão parametrial e *status* linfonodal, devem ser considerados.

Persistência de doença e recorrência locorregional

O principal sítio de falha de tratamento no câncer de colo do útero é a região pélvica central. Pacientes com doença local isolada, sem acometimento de parede pélvica, menor do que 3 cm, e com tempo de sobrevida livre de progressão longa possuem melhor prognóstico.[46]

Para pacientes inicialmente tratadas com cirurgia, quimiorradioterapia ou exenteracão pélvica podem ser consideradas como terapêutica de resgate. Nesses casos, o tratamento radioterápico radical confere sobrevida livre de progressão em 5 anos entre 45 e 74%; e quimioterapia concomitante com cisplatina ou 5-fluorouracil parece melhorar o desfecho.[47]

Exenteração pélvica é opção terapêutica para pacientes já submetidas a irradiação pélvica. Apesar da alta morbidade associada ao procedimento, pacientes bem selecionadas podem apresentar sobrevida em 5 anos de 30 a 60% com tal estratégia.[48]

Recorrência retroperitoneal

A região retroperitoneal corresponde ao segundo sítio mais frequente de recidiva de câncer do colo do útero. Quando isolada, a radioterapia ou quimiorradioterapia para-aórtica com intenção curativa pode prolongar a sobrevida em aproximadamente 30% dos casos.[49]

Recorrência a distância

Pacientes com doença recorrente locorregional extensa ou a distância devem ser prontamente direcionadas para tratamento paliativo, objetivando controle de sintomas e manutenção da qualidade de vida.

REFERÊNCIAS BIBLIOGRÁFICAS

1. Sung H, Ferlay J, Siegel RL, Laversanne M, Soerjomataram I, Jemal A, et al. Global Cancer Statistics 2020: GLOBOCAN Estimates of Incidence and Mortality Worldwide for 36 Cancers in 185 Countries. CA Cancer J Clin. 2021;71(3):209-49.
2. World Health Organization (WHO). Cancer today [Internet]. [cited 2022 Mar 3]. Disponível em: http://gco.iarc.fr/today/home.
3. Santos MDO, De Oliveira Santos M. Estimativa/2020 – Incidência de Câncer no Brasil [Internet]. Revista Brasileira de Cancerologia. 2020;66.
4. Ramaswami R, Paulino E, Barrichello A, Nogueira-Rodrigues A, Bukowski A, St Louis J, et al. Disparities in breast, lung, and cervical cancer trials worldwide. J Glob Oncol. 2018;4:1-11.
5. Nogueira-Rodrigues A, de Melo AC, Garces AHI, Paulino E, Alves FVG, Vilaça M do N, et al. Patterns of care and outcome of elderly women diagnosed with cervical cancer in the developing world. Int J Gynecol Cancer. 2016;26(7):1246-51.
6. Tsunoda AT, Marnitz S, Soares Nunes J, Mattos de Cunha Andrade CE, Scapulatempo Neto C, Blohmer J-U, et al. Incidence of histologically proven pelvic and para-aortic lymph node metastases and rate of upstaging in patients with locally advanced cervical cancer: results of a prospective randomized trial. Oncology. 2017;92(4):213-20.
7. Kodama J, Seki N, Ojima Y, Nakamura K, Hongo A, Hiramatsu Y. Prognostic factors in node-positive patients with stage IB-IIB cervical cancer treated by radical hysterectomy and pelvic lymphadenectomy. Int J Gynaecol Obstet. 2006;93(2):130-5.
8. Bhatla N, Aoki D, Sharma DN, Sankaranarayanan R. Cancer of the cervix uteri: 2021 update. Int J Gynaecol Obstet. 2021 Oct;155 Suppl 1:28-44.
9. Grigsby PW, Siegel BA, Dehdashti F. Lymph node staging by positron emission tomography in patients with carcinoma of the cervix. J Clin Oncol. 2001;19(17):3745-9.

10. Scheidler J, Hricak H, Yu KK, Subak L, Segal MR. Radiological evaluation of lymph node metastases in patients with cervical cancer. A meta-analysis. JAMA. 1997;278(13):1096-101.
11. Gemer O, Eitan R, Gdalevich M, Mamanov A, Piura B, Rabinovich A, et al. Can parametrectomy be avoided in early cervical cancer? An algorithm for the identification of patients at low risk for parametrial involvement. Eur J Surg Oncol. 2013;39(1):76-80.
12. Park JJ, Kim CK, Park SY, Park BK, Kim B. Value of diffusion-weighted imaging in predicting parametrial invasion in stage IA2-IIA cervical cancer. Eur Radiol. 2014;24(5):1081-8.
13. Jung W, Park KR, Lee K-J, Kim K, Lee J, Jeong S, et al. Value of imaging study in predicting pelvic lymph node metastases of uterine cervical cancer. Radiat Oncol J. 2017;35(4):340-8.
14. Choi HJ, Roh JW, Seo S-S, Lee S, Kim J-Y, Kim S-K, et al. Comparison of the accuracy of magnetic resonance imaging and positron emission tomography/computed tomography in the presurgical detection of lymph node metastases in patients with uterine cervical carcinoma: a prospective study. Cancer. 2006;106(4):914-22.
15. Lin LL, Yang Z, Mutic S, Miller TR, Grigsby PW. FDG-PET imaging for the assessment of physiologic volume response during radiotherapy in cervix cancer [Internet]. International Journal of Radiation Oncology*Biology*Physics. 2006;65:177-81.
16. Kidd EA, Siegel BA, Dehdashti F, Grigsby PW. Pelvic lymph node F-18 fluorodeoxyglucose uptake as a prognostic biomarker in newly diagnosed patients with locally advanced cervical cancer. Cancer. 2010;116(6):1469-75.
17. Atri M, Zhang Z, Dehdashti F, Lee SI, Ali S, Marques H, et al. Utility of PET-CT to evaluate retroperitoneal lymph node metastasis in advanced cervical cancer: results of ACRIN6671/GOG0233 trial. Gynecol Oncol. 2016;142(3):413-9.
18. Atri M, Zhang Z, Dehdashti F, Lee SI, Marques H, Ali S, et al. Utility of PET/CT to evaluate retroperitoneal lymph node metastasis in high-risk endometrial cancer: results of ACRIN 6671/GOG 0233 Trial. Radiology. 2017;283(2):450-9.
19. Gouy S, Morice P, Narducci F, Uzan C, Gilmore J, Kolesnikov-Gauthier H, et al. Nodal-staging surgery for locally advanced cervical cancer in the era of PET. Lancet Oncol. 2012;13(5):e212-20.
20. Scher N, Castelli J, Depeursinge A, Bourhis J, Prior JO, Herrera FG, et al. (F)-FDG PET/CT parameters to predict survival and recurrence in patients with locally advanced cervical cancer treated with chemoradiotherapy. Cancer Radiother. 2018;22(3):229-35.
21. Cibula D, Abu-Rustum NR, Dusek L, Zikán M, Zaal A, Sevcik L, et al. Prognostic significance of low volume sentinel lymph node disease in early-stage cervical cancer. Gynecol Oncol. 2012;124(3):496-501.
22. Lapolla JP, Schlaerth JB, Gaddis O, Morrow CP. The influence of surgical staging on the evaluation and treatment of patients with cervical carcinoma [Internet]. Gynecologic Oncology. 1985;20:265-6.
23. Tewfik HH, Buchsbaum HJ, Latourette HB, Lifshitz SG, Tewfik FA. Para-aortic lymph node irradiation in carcinoma of the cervix after exploratory laparotomy and biopsy-proven positive aortic nodes. Int J Radiat Oncol Biol Phys. 1982;8(1):13-8.
24. Leblanc E, Narducci F, Frumovitz M, Lesoin A, Castelain B, Baranzelli MC, et al. Therapeutic value of pretherapeutic extraperitoneal laparoscopic staging of locally advanced cervical carcinoma. Gynecol Oncol. 2007;105(2):304-11.
25. Lai C-H, Huang K-G, Hong J-H, Lee C-L, Chou H-H, Chang T-C, et al. Randomized trial of surgical staging (extraperitoneal or laparoscopic) versus clinical staging in locally advanced cervical cancer. Gynecol Oncol. 2003;89(1):160-7.
26. Marnitz S, Tsunoda AT, Martus P, Vieira M, Junior RJA, Nunes J, et al. Surgical versus clinical staging prior to primary chemoradiation in patients with cervical cancer FIGO stages IIB–IVA: oncologic results of a prospective randomized international multicenter (Uterus-11) intergroup study [Internet]. International Journal of Gynecologic Cancer. 2020;30:1855-61.
27. Tohyama A, Murakami M, Yoshino K. Strategies for the treatment of cervical cancer with bulky pelvic lymph nodes: an overview of the current evidence. J UOEH. 2020;42(4):317-25.
28. Potish RA, Downey GO, Adcock LL, Prem KA, Twiggs LB. The role of surgical debulking in cancer of the uterine cervix [Internet]. International Journal of Radiation Oncology*Biology*Physics. 1989;17:979-84.
29. Thomas GM. Pretreatment surgical staging of patients with cervical carcinoma: the case for lymph node debulking. Cancer. 1999;85(1):254-5.
30. Tozzi R, Lavra F, Cassese T, Campanile RG, Pedicini V, Bignardi M, et al. Laparoscopic debulking of bulky lymph nodes in women with cervical cancer: indication and surgical outcomes. BJOG. 2009;116(5):688-92.

31. Cheung T-H, Lo KW-K, Yim S-F, Yau S-H, Yu MM-Y, Yeung W-K. Debulking metastatic pelvic nodes before radiotherapy in cervical cancer patients: a long-term follow-up result. Int J Clin Oncol. 2011;16(5):546-52.
32. Downey G, Potish R, Adcock L, Prem K, Twiggs L. Pretreatment surgical staging in cervical carcinoma: Therapeutic efficacy of pelvic lymph node resection [Internet]. Gynecologic Oncology. 1989;32:106.
33. Hacker NF, Wain GV, Nicklin JL. Resection of bulky positive lymph nodes in patients with cervical carcinoma. Int J Gynecol Cancer. 1995;5(4):250-6.
34. Cosin JA, Fowler JM, Chen MD, Paley PJ, Carson LF, Twiggs LB. Pretreatment surgical staging of patients with cervical carcinoma: the case for lymph node debulking. Cancer. 1998;82(11):2241-8.
35. Morice P, Castaigne D, Pautier P, Rey A, Haie-Meder C, Leblanc M, et al. Interest of pelvic and paraaortic lymphadenecto-10.
36. Suprasert P, Srisomboon J, Charoenkwan K, Siriaungul S, Khunamornpong S, Siriaree S, et al. Outcomes of abandoned radical hysterectomy in patients with stages IB-IIA cervical cancer found to have positive nodes during the operation. Int J Gynecol Cancer. 2005;15(3):498-502.
37. Richard SD, Krivak TC, Castleberry A, Beriwal S, Kelley JL 3rd, Edwards RP, et al. Survival for stage IB cervical cancer with positive lymph node involvement: a comparison of completed vs. abandoned radical hysterectomy. Gynecol Oncol. 2008;109(1):43-8.
38. Roeske JC, Bonta D, Mell LK, Lujan AE, Mundt AJ. A dosimetric analysis of acute gastrointestinal toxicity in women receiving intensity-modulated whole-pelvic radiation therapy. Radiother Oncol. 2003;69(2):201-7.
39. Lee LJ, Das IJ, Higgins SA, Jhingran A, Small W Jr, Thomadsen B, et al. American Brachytherapy Society consensus guidelines for locally advanced carcinoma of the cervix. Part III: low-dose-rate and pulsed-dose--rate brachytherapy. Brachytherapy. 2012;11(1):53-7.
40. Bhatla N, Aoki D, Sharma DN, Sankaranarayanan R. Cancer of the cervix uteri: 2021 update. Int J Gynaecol Obstet. 2021;155 Suppl 1:28-44.
41. Mileshkin LR, Moore KN, Barnes E, Gebski V, Narayan K, Bradshaw N, et al. Adjuvant chemotherapy following chemoradiation as primary treatment for locally advanced cervical cancer compared to chemoradiation alone: The randomized phase III OUTBACK Trial (ANZGOG 0902, RTOG 1174, NRG 0274) [Internet]. Journal of Clinical Oncology. 2021;39:LBA3–LBA3.
42. Shim S-H. Impact of adjuvant hysterectomy on prognosis in patients with locally advanced cervical cancer treated with definitive concurrent chemoradiotherapy: a meta-analysis. J Gynecol Oncol. 2018;29(2):e25.
43. da Costa SCS, Bonadio RC, Gabrielli FCG, Aranha AS, Dias Genta MLN, Miranda VC, et al. Neoadjuvant chemotherapy with cisplatin and gemcitabine followed by chemoradiation versus chemoradiation for locally advanced cervical cancer: a randomized phase II trial. J Clin Oncol. 2019;37(33):3124-31.
44. Tewari KS, Sill MW, Penson RT, Huang H, Ramondetta LM, Landrum LM, et al. Bevacizumab for advanced cervical cancer: final overall survival and adverse event analysis of a randomised, controlled, open-label, phase 3 trial (Gynecologic Oncology Group 240). Lancet. 2017;390(10103):1654-63.
45. Kim J-Y, Kim J-Y, Kim JH, Yoon MS, Kim J, Kim YS. Curative chemoradiotherapy in patients with stage IVB cervical cancer presenting with paraortic and left supraclavicular lymph node metastases [Internet]. International Journal of Radiation Oncology*Biology*Physics. 2012;84:741-7.
46. Eralp Y, Saip P, Sakar B, Kucucuk S, Aydiner A, Dincer M, et al. Prognostic factors and survival in patients with metastatic or recurrent carcinoma of the uterine cervix [Internet]. International Journal of Gynecological Cancer. 2003;13: 497-504.
47. Cibula D, Pötter R, Planchamp F, Avall-Lundqvist E, Fischerova D, Haie Meder C, et al. The European Society of Gynaecological Oncology/European Society for Radiotherapy and Oncology/European Society of Pathology Guidelines for the Management of patients with cervical cancer. Int J Gynecol Cancer. 2018;28(4):641-55.
48. Morley GW, Hopkins MP, Lindenauer SM, Roberts JA. Pelvic exenteration, University of Michigan: 100 patients at 5 years. Obstet Gynecol. 1989;74(6):934-43.
49. Niibe Y, Kenjo M, Kazumoto T, Michimoto K, Takayama M, Yamauchi C, et al. Multi-institutional study of radiation therapy for isolated para-aortic lymph node recurrence in uterine cervical carcinoma: 84 subjects of a population of more than 5,000 [Internet]. International Journal of Radiation Oncology*Biology*Physics. 2006;66:1366-9.

CAPÍTULO 6

Hiperplasia de endométrio

Márcia Luiza M. Appel

INTRODUÇÃO

A hiperplasia do endométrio (HE) é uma condição clinicopatológica caracterizada por aumento de volume do tecido endometrial e alteração da arquitetura glandular (em tamanho e forma) resultando em aumento da relação glândula/estroma, associados ou não à presença de atipias nucleares.[1,2] Do ponto de vista clínico, a HE determina sangramento uterino anormal (SUA).[3]

O conhecimento dessa patologia é importante porque, além de produzir sintomas, na presença de atipias celulares, existe o risco de carcinoma de endométrio (CE) sincrônico/concomitante ou progressão para câncer.

QUADRO CLÍNICO

O sangramento uterino anormal (SUA) é o sinal mais frequentemente encontrado. A história típica revela ciclos anovulatórios, com períodos longos de amenorreia, seguidos de fluxo menstrual abundante, especialmente na síndrome dos ovários policísticos (SOP). Sangramento intermenstrual, aumento de tempo e de volume de fluxo menstrual também são relatados. Em pacientes pós-menopáusicas, o sangramento uterino é o sintoma pontual.[3,4]

EPIDEMIOLOGIA E FATORES DE RISCO

Estima-se que a incidência de HE seja de aproximadamente 3 vezes a do câncer endometrial.[3] Aproximadamente 10% das mulheres pré-menopáusicas com sangramento anormal apresentarão HE.[2] Atualmente, reportam-se cerca de 200 mil novos casos/ano em países ocidentais.[5] Não existem dados brasileiros sobre o assunto.

O principal fator de risco para a HE, assim como para o CE, é a exposição contínua e prolongada do endométrio aos estrogênios sem a oposição da progesterona. Essa situação pode ser encontrada em mulheres anovulatórias perimenopáusicas ou em mulheres com SOP. Na mulher pós-menopáusica, os estrogênios exógenos utilizados de maneira contínua, sob forma de terapia hormonal, sem oposição da progesterona, ou os endógenos, obtidos a partir da conversão periférica (no tecido adiposo) de androstenediona em estrona (estrogênio), podem expor o endométrio ao estímulo prolongado. O sobrepeso ou a obesidade (índice de massa corporal [IMC] $\geq$ 25 kg/m^2), que atingem níveis epidêmicos no mundo, contribuem marcadamente para essa condição. Outros fatores, como diabetes melito (DM), idade, nuliparidade, infertilidade, idade precoce da menarca, idade tardia da menopausa, história familiar/predisposição genética (síndrome de Lynch) e uso de tamoxifeno no tratamento do câncer de mama também devem ser considerados.[3,4] Além disso, existe um papel definido de fatores pró e anti-inflamatórios relacionados às citocinas, sendo a HE com atipias o resultado de um desequilíbrio nesse sistema. Ocorre redução da produção do fator alfa de necrose tumoral (TNF-alfa), aumento da proliferação do antígeno nuclear e expressão de receptor da IGF-1 na HE e CE, entre outros.[1]

Fatores de proteção envolvem bom controle glicêmico, redução de peso e esquemas hormonais com progesterona sequencial ou contínua. O uso contínuo de progestagênios mostrou redução cumulativa da HE quando comparado ao uso cíclico ou sequencial em um seguimento de 3 anos.[6]

Não há evidência na literatura que justifique o rastreamento de mulheres assintomáticas, mesmo em situações de risco, como obesas, diabéticas, com SOP, inférteis, entre outras.[7]

DIAGNÓSTICO

O diagnóstico em pacientes sintomáticas (SUA) é feito pela obtenção de fragmento histológico por meio de biópsia endometrial (BE) às cegas, realizada em consultório (preferível); dilatação e curetagem uterina; histeroscopia (HSC) diagnóstica, especialmente em alterações focais do endométrio, associada à BE dirigida. A ultrassonografia transvaginal pode oferecer informações sobre aumento da espessura endometrial e focalidade, especialmente nas mulheres pós-menopáusicas (*cut off* 4 mm).[4,7]

CLASSIFICAÇÃO

São inúmeros os sistemas de classificação da HE. Dados como espessura do endométrio, relação glândula/estroma, anomalias estruturais das glândulas e aspectos citológicos do epitélio são os parâmetros utilizados. Atualmente, existe uma recomendação para uso do sistema de classificação da Organização Mundial da Saúde (OMS)[8], modificado em 2014, que divide a HE em somente duas entidades: HE sem atipias ou hiperplasia benigna[9] e HE com atipias ou, preferencialmente, neoplasia intraepitelial endometrial (NIE). Essa classificação não leva em consideração as alterações arquiteturais das glândulas, apenas a presença e a gravidade das atipias.[2,7,10]

O diagnóstico diferencial entre NIE e CE bem diferenciado pode ser difícil, uma vez que a identificação da presença de invasão estromal, assinatura da doença invasora, nem sempre é possível no fragmento diagnóstico. Kurman et al. verificaram que os graus acentuados de atipia nuclear, a atividade mitótica, a estratificação celular e a necrose epitelial estavam relacionados à neoplasia invasora de endométrio.[11] Critérios adicionais que envolvem marcadores imuno-histoquímicos e alterações moleculares podem ser utilizados em casos mais difíceis. As alterações genéticas mais comumente verificadas nas NIE e no carcinoma são instabilidade microssatélite, mutações no PTEN, K-ras, betacatenina e PIK3CA.[1]

RISCO DE PROGRESSÃO PARA CÂNCER E CÂNCER ENDOMETRIAL SINCRÔNICO/CONCOMITANTE

O fator mais importante no risco de progressão é a presença de atipias. Na HB, o risco cumulativo é baixo, inferior a 5% em 20 anos; já na NIE, os percentuais podem variar de 8% em 4 anos a 27,5% em 20 anos.[12] A taxa de CE sincrônico ao diagnóstico de uma NIE pode alcançar 30 a 50% dos casos.[13,14] Por isso, o CE que ocorre nos primeiros 3 meses de seguimento pode representar uma falha do processo diagnóstico secundário à leitura histológica equivocada ou amostra endometrial com baixa representatividade.[7] A hiperplasia que ocorre dentro de um pólipo parece ter menor chance (5,6%) de CE. No entanto, uma amostra endometrial, além do pólipo, deve ser incluída para definição de conduta.[13]

TRATAMENTO

Hiperplasia benigna[9]

O objetivo do tratamento é o controle do sangramento anormal. As mulheres com tal condição devem ser informadas sobre o risco de progressão, embora este seja baixo, e estimuladas a mudanças no estilo de vida que possam impactar na evolução da doença, como redução de peso e controle glicêmico.[7]

A medicação sugerida para o tratamento são os progestagênios, tanto por via oral (VO) como sob a forma de sistema intrauterino (SIU) com liberação de levonorgestrel (52 mg/dispositivo). Com essa medicação, mulheres perimenopáusicas têm taxas de regressão que variam de 88 a 100% e menores efeitos colaterais. A reversão da hiperplasia se dá por diminuição do número de receptores estrogênicos, aumento da conversão do 17-betaestradiol para estrona e diminuição da síntese de RNA, induzida pelos estrogênios determinando acentuada reação pseudodecidual do estroma e atrofia funcional das glândulas.[1] O tempo mínimo de tratamento é de 6 meses. A histerectomia fica reservada para os casos de progressão para NIE em mulheres com prole completa, ausência de regressão histológica após 12 meses de tratamento, recidiva de HB, persistência de sangramento ou baixa adesão.[3,7]

Há opções terapêuticas para o tratamento da HB em esquemas de baixa dosagem por, no mínimo, 12 a 14 dias/mês, mas preferencialmente em esquema contínuo por 6 meses:[1,7]

- SIU com levonorgestrel.
- Acetato de medroxiprogesterona 10 mg/dia.
- Progesterona natural micronizada 200 a 300 mg/dia.
- Acetato de megestrol 80 mg/dia.
- Acetato de noretisterona 10 a 15 mg/dia.

Neoplasia intraepitelial endometrial (NIE)

Sempre que a hiperplasia com atipia for sugerida em uma BE inicial, a HSC com amostra endometrial ou a curetagem uterina deve ser realizada para a exclusão de um carcinoma, assim como métodos de imagem, como ressonância magnética de pelve.[7]

O tratamento de escolha é a histerectomia total, justificada pelo risco de CE concomitante ou risco de progressão. Mulheres pós-menopáusicas devem realizar também a salpingo-ooforectomia bilateral. Na pré-menopausa, a decisão sobre a retirada dos ovários deve ser individualizada, considerando risco familiar e individual de câncer, mas a salpingectomia deve ser sempre realizada. A laparoscopia é a via preferível com menor dor, morbidade cirúrgica e tempo de recuperação. Parece não haver benefício na avaliação histológica transoperatória do endométrio. Outras opções cirúrgicas, como a ablação endometrial, não são recomendadas, já que esta não promove a destruição total ou persistente do endométrio e determina a formação de aderências intrauterinas que dificultam o processo de vigilância endometrial pós-procedimento.[7]

Nas pacientes jovens que desejam preservar a fertilidade ou em pacientes sem condições cirúrgicas, o tratamento medicamentoso deve incluir o uso de progestagênios. A primeira opção é o SIU com levonorgestrel na dose de 52 mg/dispositivo. A segunda opção é o uso de progestagênios VO, em esquemas contínuos. O SIU produz taxas de resposta ao redor de 90%, em comparação a 66% com uso de medicação VO.

A seguir, lista-se as opções terapêuticas para o tratamento da NIE em esquemas contínuos de alta dosagem por, no mínimo, 6 meses. As medicações devem ser administradas com restrição em pacientes com história de doença cardíaca isquêmica, tromboembolismo e hipercolesterolemia:[1,7]

- SIU com levonorgestrel com ou sem metformina (em pacientes com resistência insulínica).
- Acetato de medroxiprogesterona 100 mg/dia VO ou 1.000 mg/semana intramuscular (IM).

- Progesterona natural micronizada 300 mg/dia.
- Acetato de megestrol 160 mg/dia.

ACOMPANHAMENTO

As mulheres com hiperplasia de endométrio devem ser submetidas a biópsia endometrial a cada 3 meses, mesmo com dispositivo intrauterino (DIU) *in situ*, até 2 exames consecutivos negativos, quando o tratamento VO pode ser descontinuado. Pacientes em uso de DIU e que não desejam conceber são estimuladas a utilizá-lo por 5 ou mais anos. Nas hiperplasias atípicas, após tratamento, um seguimento de longo prazo, com biópsias a cada 6 a 12 meses, deve ser realizado até a histerectomia definitiva.

Se há intenção de gestar, o tratamento deve ser realizado por pelo menos 6 meses. Se, no entanto, não houver regressão da hiperplasia em até 12 meses de tratamento, a chance de progressão ou CE é alta, e a paciente deve ser

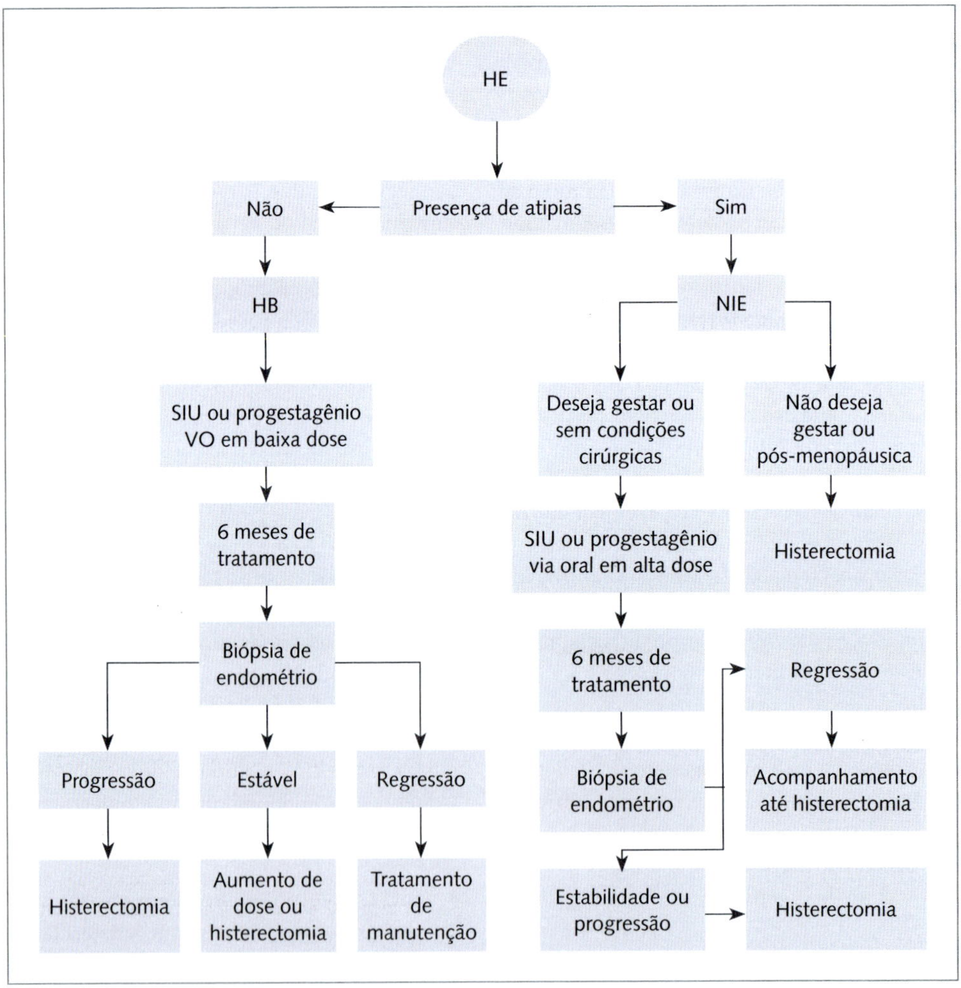

FIGURA 1 Fluxograma de tratamento.
HB: hiperplasia benigna; HE: hiperplasia do endométrio; NIE: neoplasia intraepitelial endometrial; SIU: sistema intrauterino liberador de levonorgestrel; VO: via oral. Histerectomia com ou sem anexectomia.

orientada a realizar histerectomia. As taxas de gestação após tratamento de NIE são de 26%.[7]

TRATAMENTO DE MANUTENÇÃO

Após o tratamento da hiperplasia, a terapia medicamentosa pode ser indicada para pacientes que mantêm ciclos anovulatórios e fatores de risco. Essa medida auxilia na prevenção da recorrência da doença. A prescrição deve ser adaptada à vontade e à tolerância da paciente, levando em consideração seu desejo contraceptivo:

- Anticoncepcional oral combinado (ACO).
- Anticoncepcional contínuo com progestagênio.
- Acetato de medroxiprogesterona 5 a 10 mg/dia por 12 a 14 dias/mês.
- Progesterona natural micronizada 200 mg/dia em cápsula vaginal por 12 a 14 dias/mês.
- Medroxiprogesterona 150 mg IM a cada 3 meses.
- SIU com levonorgestrel.

CONSIDERAÇÕES FINAIS

A HE é uma condição comum que afeta preferencialmente mulheres peri e pós-menopáusicas que têm exposição contínua do endométrio ao estrogênio, seja por fonte exógena (terapia hormonal, uso de tamoxifeno) ou endógena (ciclos anovulatórios, conversão periférica de androstenediona em estrona, aumento da resistência insulínica, diabetes, obesidade). Na maioria das vezes, há a necessidade de intervenção medicamentosa ou cirúrgica para alívio dos sintomas e/ou prevenção da progressão para o câncer endometrial.

REFERÊNCIAS BIBLIOGRÁFICAS

1. Chandra V, Kim JJ, Benbrook DM, Dwivedi A, Rai R. Therapeutic options for management of endometrial hyperplasia. Journal of Gynecologic Oncology. 2016;27(1):e8.
2. Emons G, Beckmann MW, Schmidt D, Mallmann P, Uterus commission of the Gynecological Oncology Working G. New WHO Classification of Endometrial Hyperplasias. Geburtshilfe und Frauenheilkunde. 2015;75(2):135-6.
3. Yoshida A, Sarian LOZ, Angelo Andrade, LA. Hiperplasia endometrial e câncer do endométrio. FEMINA. 2019;47(2):105-9.
4. Passos ELR, Martins-Costa SH, Magalhães JA, Menke CH, Freitas F. Neoplasia de corpo uterino. Rotinas em Ginecologia. 7. ed. Porto Alegre: Artmed; 2017.
5. Ozdegirmenci O, Kayikcioglu F, Bozkurt U, Akgul MA, Haberal A. Comparison of the efficacy of three progestins in the treatment of simple endometrial hyperplasia without atypia. Gynecologic and Obstetric Investigation. 2011;72(1):10-4.
6. Wells M, Sturdee DW, Barlow DH, Ulrich LG, O'Brien K, Campbell MJ, et al. Effect on endometrium of long term treatment with continuous combined oestrogen-progestogen replacement therapy: follow up study. BMJ. 2002;325(7358):239.
7. Royal College of Obstetricians and Gynaecologists. Management of endometrial hyperplasia (Green-top Guideline n. 67); 2016 [updated 2017; cited 2021].
8. Ng M, Fleming T, Robinson M, Thomson B, Graetz N, Margono C, et al. Global, regional, and national prevalence of overweight and obesity in children and adults during 1980-2013: a systematic analysis for the Global Burden of Disease Study 2013. Lancet. 2014;384(9945):766-81.
9. Marchbanks PA, McDonald JA, Wilson HG, Folger SG, Mandel MG, Daling JR, et al. Oral contraceptives and the risk of breast cancer. The New England Journal of Medicine. 2002;346(26):2025-32.
10. Sobczuk K, Sobczuk A. New classification system of endometrial hyperplasia WHO 2014 and its clinical implications. Przeglad menopauzalny = Menopause review. 2017;16(3):107-11.
11. Kurman RJ, Kominsky PNH. The behavior of endometrial hyperplasia. A long-term study of "untreated" hyperplasia in 170 patients. Cancer. 1985;56(2):403-12.
12. Lacey JV Jr., Sherman ME, Rush BB, Ronnett BM, Ioffe OB, Duggan MA, et al. Absolute risk of endometrial carcinoma during 20-year follow-up among women with endometrial hyperplasia. J Clin Oncol. 2010;28(5):788-92.
13. Doherty MT, Sanni OB, Coleman HG, Cardwell CR, McCluggage WG, Quinn D, et al. Concurrent and future risk of endometrial cancer in women with

endometrial hyperplasia: a systematic review and meta-analysis. PloS One. 2020;15(4):e0232231.
14. Trimble CL, Kauderer J, Zaino R, Silverberg S, Lim PC, Burke JJ 2nd, et al. Concurrent endometrial carcinoma in women with a biopsy diagnosis of atypical endometrial hyperplasia: a Gynecologic Oncology Group study. Cancer. 2006;106(4):812-9.

CAPÍTULO 7

Câncer do endométrio

Delzio Salgado Bicalho

INTRODUÇÃO

O câncer endometrial, ou câncer do corpo uterino, é o câncer ginecológico mais incidente em países com médio e alto desenvolvimento socioeconômico. É a 6ª doença maligna mais comum em mulheres e a 15ª mais comum em toda a população mundial. No Brasil, ocupa atualmente a 9ª posição dentre todas as neoplasias malignas diagnosticadas na mulher, superado pelos tumores de pele, mama, cólon, colo do útero, pulmão, tireoide, estômago e ovário. Segundo as estatísticas do Instituto Nacional de Câncer (Inca), as estimativas são de 6.540 novos casos anuais com 1.936 mortes pela doença.[1] Esta posição pode ser atribuída às altas taxas de obesidade e sedentarismo, principais fatores de risco prevalentes em países com alta renda, com aumento da expectativa de vida e, consequentemente, envelhecimento da população. Ao longo do tempo, a compreensão da doença foi se aprofundando e passou por diversas classificações e abordagens, como estadiamento clínico, classificação morfológica em tipos 1 e 2, inexistência de drogas citotóxicas ou outras terapias adjuvantes eficazes. Houve muitos avanços e, atualmente, o diagnóstico é mais simples e feito por meio de biópsias ambulatoriais de baixo custo, o estadiamento é cirúrgico e a classificação utiliza critérios histopatológicos, imuno-histoquímicos e biologia molecular. Os tumores podem ser estratificados em graus de risco baixo, intermediário e alto, o que orienta a conduta com mais precisão e evita o subtratamento e as abordagens excessivas e desnecessárias. O prognóstico geral é relativamente bom, mas os cânceres de alto grau têm prognóstico reservado.

Como o quadro mais frequente é o sangramento pós-menopausa, as pacientes procuram assistência médica logo no início da sintomatologia, o que propicia surpreender a doença em estádios iniciais, resultando em uma melhora do prognóstico.

O tratamento baseado na biologia do tumor é a abordagem mais precisa atualmente, depois dos recentes avanços em estudos moleculares do *The Cancer Genome Atlas (TCGA)*, que definiu 4 principais subgrupos de câncer endometrial, cada qual com suas características que são usadas para orientar o tratamento e tentar definir o prognóstico. A pesquisa do câncer endometrial ganhou grande impulso nos últimos anos, e os achados obtidos a partir desses estudos impactaram fortemente na condução dos casos.[2]

EPIDEMIOLOGIA E FATORES DE RISCO

Um fator de risco comprovado é a exposição a estrogênios endógenos ou exógenos, como na terapia hormonal da menopausa com estrogênio isolado; outros fatores estão associados a obesidade, diabetes, menarca em idade precoce, nuliparidade, anovulação crônica, menopausa tardia e uso de tamoxifeno.[3]

Segundo a International Agency for Research on Cancer, a taxa de incidência de câncer endometrial está em ascensão e estima-se que possa aumentar em mais de 50% nos próximos 20 anos no mundo. Esta tendência é observada desde os anos 2000 na Europa e na América do Norte.[4] Os dois principais fatores que contribuem para um aumento na incidência de câncer de endométrio em países de alta renda são o aumento da prevalência de obesidade e o aumento da expectativa de vida. Já a atividade física regular e o uso prolongado da associação estrogênio/progestagênios estão associados a um risco reduzido de câncer do endométrio. A hiperestrogenemia, ou os níveis elevados de estrogênio não contrabalançados pelos progestagênios, é conhecida por ser a causa mais provável do aumento do risco de câncer endometrial em mulheres obesas na pós-menopausa. O estrogênio aumenta a atividade mitótica do tecido endometrial com potencial de promover a carcinogênese. Os níveis elevados de insulina associados ao excesso de gordura corporal promovem o crescimento do tumor endometrial, seja diretamente pela ligação à insulina ou aos receptores do fator de crescimento semelhante à insulina-1 (IGF-I), ou indiretamente, pela inibição da síntese de globulina de ligação a hormônios sexuais (SHBG), aumentando a biodisponibilidade do estrogênio. O processo inflamatório promovido pelo excesso de gordura corporal é outro fator importante na origem destas neoplasias.

A diminuição do uso de terapia hormonal com estrogênio-progestagênios para tratar sintomas da menopausa, após algumas publicações alardearem suposto risco de câncer de mama, pode ter causado um aumento das taxas de incidência de câncer de endométrio na América do Norte. Já nos países da Europa, a maior facilidade de acesso aos cuidados de saúde das mulheres idosas e a melhoria dos tratamentos oncológicos podem ter contribuído para a diminuição da mortalidade. Por outro lado, a mortalidade causada por câncer de endométrio foi considerada mais alta entre as mulheres de baixo nível socioeconômico, possivelmente em razão do menor acesso a cuidados de saúde.[5]

FISIOPATOLOGIA

A pesquisa do câncer endometrial evoluiu muito nos últimos anos e os achados a partir desses estudos têm impacto na condução dos casos. O adenocarcinoma endometrioide desenvolve-se a partir de uma neoplasia intraepitelial na maioria dos casos, como hiperplasia endometrial com atipia. A origem do processo neoplásico está na sequência de mutações somáticas de DNA (ácido desoxirribonucleico), como no gene *PTEN* (fosfatase homóloga à tensina), nos casos com deficiência de reparo de incompatibilidade (MMRd, do inglês *mismatch repair deficient*) e mutações do gene *p53* (proteína de tumor TP53). As mutações no gene supressor de tumor *p53* desempenham um papel fundamental no câncer do endométrio do grupo histológico seroso. A amplificação de receptor do fator de crescimento epidérmico humano 2 (HER2, do inglês *human epidermal growth factor receptor*) e de deficiência de reparo homólogo (HDR) também são encontrados com frequência neste grupo. A causa mais frequente de perda de expressão de um ou mais genes de reparo, dentro do subgrupo de cânceres com deficiência de reparo de incompatibilidade, é a hipermetilação do promotor MLH1 (do inglês *gene mutl homolog 1*). Outros cânceres MMRd são causados por acertos somáticos duplos. Na síndrome de Lynch, uma mutação da linha germinativa de um dos genes de reparo de incompatibilidade é encontrada em 3% de todos os cânceres endometriais e em 10% dos MMRd.[6]

HISTOPATOLOGIA

Os tipos histopatológicos de carcinomas endometriais são:

- Carcinoma endometrioide – Adenocarcinoma; adenocarcinoma e variantes (diferenciação escamosa, mucinosa, viloglandular, secretora, células ciliadas).

- Adenocarcinoma mucinoso.
- Adenocarcinoma seroso.
- Adenocarcinoma de células claras.
- Carcinoma indiferenciado.
- Tumores neuroendócrinos.
- Carcinoma misto (carcinoma composto por mais de um tipo, com pelo menos 10% de cada componente).

Além dessa classificação, o carcinoma endometrial compreende tumores epiteliais e mesenquimais mistos, incluindo:

- Adenomioma polipoide atípico.
- Adenossarcoma.
- Carcinossarcoma.

Os componentes epiteliais e mesenquimais são tumores malignos e agressivos, considerados carcinomas metaplásicos e tratados como carcinomas agressivos.

Os graus histopatológicos (G) são:

- GX – Não pode ser avaliada.
- G1 – Bem diferenciado/menos de 5% do padrão de crescimento sólido.
- G2 – Moderadamente diferenciado/6 a 50% de um padrão de crescimento sólido.
- G3 – Indiferenciado/mais que 50% de um padrão de crescimento sólido.

A tipagem histopatológica deve ser realizada usando a mais recente classificação de tumores da Organização Mundial da Saúde.[7] Mais de 90% dos tumores endometriais são adenocarcinomas.

ESTADIAMENTO (TABELA 1)

Regras relacionadas ao estadiamento FIGO 2009

Durante o estadiamento, a distância do tumor à serosa deve ser medida. Outras características também devem ser relatadas no relatório patológico da amostra de histerectomia. Além da classificação molecular, outras características patológicas tradicionais fortes, como tipo histopatológico, grau, invasão miometrial e invasão do espaço linfovascular (IELV), são importantes na avaliação do prognóstico. A presença de IELV também deve ser indicada especialmente, pois os pacientes com tumores IELV-positivos têm um prognóstico significativamente pior, especialmente se for encontrado IELV extenso.[8]

IELV extenso ou substancial é definido pelo arranjo multifocal ou difuso de IELV ou pela pre-

TABELA 1 Estadiamento do câncer do endométrio

Estádio I – Tumor restrito ao útero	
IA	Restrito ao endométrio ou invadindo menos da metade da espessura miometrial
IB	Invasão de metade ou mais da espessura miometrial
Estádio II – Tumor invade estroma cervical, mas sem extensão além do útero	
Estádio III – Tumor de extensão local ou regional	
IIIA	Invasão até a serosa do corpo uterino ou dos anexos
IIIB	Invasão parametrial ou vaginal
IIIC	Metástase aos linfonodos pélvicos ou para-aórticos
	IIIC1 – Linfonodos pélvicos positivos
	IIIC2 – Linfonodos para-aórticos positivos com ou sem linfonodos pélvicos comprometidos
Estádio IV – Tumor invade a bexiga e/ou a mucosa intestinal e/ou metástases a distância	
IVA	Tumor invade a bexiga e/ou a mucosa intestinal
IVB	Metástases a distância incluindo metástases intra-abdominais e linfonodos regionais
Observações sobre o câncer de endométrio	
Comprometimento da endocérvice é considerado estádio I, e não mais estádio IIA	
A citologia do líquido peritoneal será reportada separadamente, sem alteração no estadiamento	

sença de células tumorais em 5 ou mais espaços linfovasculares, em contraste com IELV focal (presença de um único foco ao redor do tumor).[9] A distinção feita usando o *status* IELV poderia ser mais relevante do que a distinção entre os estágios IA e IB para prever a sobrevivência no estágio I câncer endometrial.

No mínimo, todos os linfonodos aumentados ou suspeitos devem ser removidos em todas as pacientes. Para pacientes de alto risco (grau 3, invasão miometrial profunda, extensão cervical, histologia serosa ou de células claras), a linfadenectomia pélvica completa e a ressecção de quaisquer nódulos para-aórticos aumentados são recomendadas.

O estadiamento clínico, conforme designado pela FIGO em 1971, aplica-se a uma pequena porcentagem de cânceres do endométrio que são tratados principalmente com radioterapia ou hormônios em função de fatores da paciente.

RASTREAMENTO E DIAGNÓSTICO

Os sinais e sintomas precoces, como sangramentos anormais, menorragias e metrorragias, principalmente na menopausa, levam a mulher a procurar os serviços médicos, proporcionando o diagnóstico precoce do câncer de endométrio. Cerca de 80% dos casos são diagnosticados nos estadiamentos iniciais I e II, em que a sobrevida global de 5 anos é superior a 95%. Toda mulher na menopausa com sangramento genital deve ser submetida à propedêutica do endométrio. Pacientes mais jovens com sangramento abundante, irregular ou acíclico também devem ser investigadas.

Não há evidência científica de que o rastreamento do câncer do corpo do útero traga mais benefícios do que riscos e, portanto, até o momento, não é recomendado.[10] A estratégia de diagnóstico precoce contribui para a redução do estadiamento da apresentação do câncer.[11] Nessa estratégia, destaca-se a importância de ter a população e os profissionais aptos para o reconhecimento dos sinais e sintomas suspeitos de câncer, bem como o acesso rápido e facilitado aos serviços de saúde. O diagnóstico precoce do câncer do corpo do útero deve ser buscado com a investigação de sangramento vaginal em mulheres que já entraram na menopausa, dor pélvica, fadiga, anorexia e perda de peso.

Cerca de 3% dos cânceres endometriais ocorrem em mulheres com predisposição hereditária autossômica dominante ao câncer conhecida como síndrome de Lynch (câncer colorretal hereditário sem polipose ou HNPCC, do inglês *hereditary non polyposis colorectal cancer*), geralmente resultado de mutações germinativas das proteínas de reparo de incompatibilidade (MMR), entre elas a MLH1, MSH2, MSH6 ou PMS1 e PMS2 ou molécula de adesão de células epiteliais (EPCAM, do inglês *epithelial cellular adhesion molecule*), regulador de MSH2. Uma aberração no gene *MMR* impede o reparo de incompatibilidades de bases durante a replicação do DNA. Esse fenômeno pode levar a um aumento da frequência de erros em genes envolvidos na carcinogênese. Pacientes com síndrome de Lynch têm um risco aumentado de cânceres múltiplos ao longo da vida, incluindo colorretal, endometrial, ovariano e gástrico. Menos comumente, eles também podem ter câncer de intestino delgado, câncer de células transicionais do trato geniturinário, carcinoma pancreático, adenomas sebáceos e glioblastoma multiforme. Os cânceres de cólon e endométrio são as malignidades mais comuns na síndrome de Lynch.[12]

A utilidade do rastreamento do câncer endometrial deve ser considerada apenas em populações de alto risco. A ultrassonografia transvaginal é um teste de rastreamento razoavelmente sensível e específico a ser considerado para este grupo, como aqueles com síndrome de Lynch tipo 2 com desejo de preservação da fertilidade, antes que a decisão pela histerectomia profilática seja feita em uma idade posterior. Nesses casos, a vigilância endometrial é realizada por biópsia aspirativa e ultrassonografia transvaginal a partir dos 35 anos, anualmente até a histerectomia. A cirurgia profilática, histerectomia e salpingo-ooforectomia bilateral, preferencialmente com abordagem minimamente invasiva, deve ser discutida aos 40 anos de idade como uma opção para portadores da mutação da síndrome de Lynch tipo 2 para prevenir câncer de endométrio e de ovário.[9]

Após anamnese e exame físico, recorre-se à ultrassonografia transvaginal, exame com um alto valor preditivo negativo quando a espessura do endométrio é inferior a 5 mm.

A combinação de ultrassonografia transvaginal com biópsias endometriais demonstrou ter um valor preditivo negativo de 96%. Com a ultrassonografia, pode-se avaliar também os anexos em busca de acometimento extrauterino ou tumores ovarianos concomitantes.

A biópsia endometrial pode ser obtida com um procedimento ambulatorial, usando instrumentos descartáveis específicos, cureta de Novak ou, com menor custo e de mais fácil execução, uma sonda uretral de alívio fina, número 6 ou 8, e uma seringa de 20 mL (Figura 1). É um procedimento simples que deve ser incentivado, pois evita uma internação hospitalar com seus riscos e custos. Após introdução de um espéculo vaginal, localiza-se o colo com seu orifício externo por onde é inserida a ponta da sonda com auxílio de uma pinça de Cheron. São realizados movimentos longitudinais e rotacionais tentando obter amostras de toda a cavidade uterina. Raramente é necessário o uso de uma pinça de Pozzi para retificar o útero e dilatar o canal cervical após histerometria.

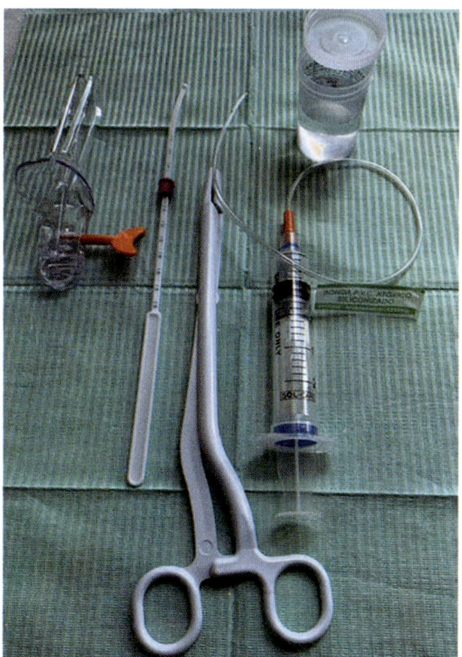

FIGURA 1 Técnica simplificada de obtenção de amostra tecidual do endométrio com sonda uretral.
Fonte: Clínica Delzio Bicalho/ONCAD.

Em situações específicas, como estenose cervical ou intolerância da paciente à dor, a histeroscopia sob sedação ou bloqueio do neuroeixo pode ser realizada. A dispersão de células neoplásicas através das tubas uterinas e o impacto no prognóstico permanece incerto.

Após um diagnóstico histopatológico de confirmação, outros fatores precisam ser avaliados para se estabelecer a terapêutica correta para o caso, já que a maioria das pacientes apresenta comorbidades ligadas a sobrepeso e obesidade. Geralmente, as pacientes apresentam outros componentes da síndrome metabólica, como hipertensão arterial, diabetes e risco aumentado de tromboembolismo. O aumento da circunferência abdominal e do tecido adiposo dificulta a abordagem cirúrgica, tornando-se um desafio extra para a equipe cirúrgica.

Com o tecido obtido na biópsia do endométrio, o laudo da histopatologia já pode indicar o tipo histológico e o grau da lesão. Pode haver discordância entre o grau, que é baseado na proporção de crescimento sólido do tumor, entre a biópsia e a peça operatória. A concordância da biópsia não altera se realizada por histeroscopia, curetagem ou biópsia ambulatorial com sonda uretral ou qualquer dispositivo. Com esta amostra tecidual, também é possível estabelecer em qual dos 4 grupos moleculares o caso se enquadra, se o serviço tiver acesso às técnicas de biologia molecular.

Como o estadiamento e o tratamento primário são cirúrgicos, uma vez estabelecido o diagnóstico, inicia-se a avaliação clínica e laboratorial das condições de operabilidade, ou a avaliação do risco cirúrgico. Esta avaliação pré-operatória deve incluir os exames de imagem como ultrassonografia do andar superior do abdome, ou tomografia computadorizada (TC) de abdome e pelve, ou ainda, se acessível, ressonância magnética (RM) em busca de lesões metastáticas hepáticas, em outras vísceras ou linfonodais. A tomografia por emissão de pósitrons (PET-TC), quando disponível, pode aumentar a acurácia na detecção de doença extrauterina e de metástase linfonodal abdominal e pélvica. A radiografia de tórax é frequentemente realizada, por ser um exame universalmente disponível e de baixo custo e as consequências da detecção de metástases pulmonares, embora raras na doença em estágio inicial, são significativas. A cistoscopia e a retossigmoidoscopia são individualizadas, personificando a propedêutica de acordo com o caso, levando em consideração a suspeita de doença localmente avançada ou metastática.

Existem evidências de que o marcador tumoral CA-125 (antígeno de câncer-125) e, mais recentemente, a HE-4 (proteína epididimal humana-4), têm correlação com grau histológico, estádio, acometimento linfonodal, invasão miometrial e envolvimento cervical, porém não foi estabelecido valor de corte dos marcadores nem evidências para seu uso clínico rotineiro. O CA-125 também se mostrou importante como marcador prognóstico no pré e pós-operatório, particularmente em casos de doença avançada, histologia não endometrioide e na avaliação de recorrência.[13]

CARACTERIZAÇÃO DO TUMOR EM GRAUS DE RISCO E BIOLOGIA MOLECULAR

Existem diversos sistemas para a caracterização em grupos de risco, baseados fundamentalmente no exame anatomopatológico das peças cirúrgicas, como tipo e grau histopatológico, IELV e estadiamento. Quatro critérios histopatológicos principais são recomendados para determinar a doença de alto risco:

- Tumor grau 3, pouco diferenciado.
- Invasão do espaço linfovascular, especialmente invasão extensa.
- Histologia não endometrioide, como seroso, células claras, indiferenciados, pequenas células e carcinossarcoma.
- Envolvimento do estroma cervical.

O laudo histopatológico tradicional apresenta atualmente limitação na reprodutibilidade da classificação histológica entre patologistas. Um refinamento no diagnóstico surgiu com estudos de biologia molecular, aprofundando o conhecimento desta doença. O *The Cancer Genomic Atlas* (TCGA), concluiu em 2013, um projeto multi-institucional patrocinado pelo National Cancer Institute e pelo National Human Genome Research Institute. É um estudo de grande impacto para a compreensão dos aspectos moleculares envolvidos no carcinoma de endométrio, que foi estratificado em quatro subgrupos moleculares:

1. Mutação da enzima ADN polimerase-epsilon (POLE) ou ultramutados.
2. Instabilidade de microssatélites ou hipermutados.
3. Baixo número de cópias somáticas ou estabilidade de microssatélites (*p53* selvagem).
4. Alto número de cópias somáticas ou seroso-símile (*p53* mutado).

O estudo revelou que cada um destes 4 grupos possui diferentes prognósticos. Vários estudos subsequentes surgiram corroborando e aprofundando o conhecimento do câncer endometrial. Para aumentar a acessibilidade à classificação molecular a um maior número de serviços e fornecer a possibilidade da correta estratificação de risco dos carcinomas de endométrio, foi desenvolvido o *Proactive Molecular Risk classification tool for Endometrial cancers* (ProMisE) em 2016, considerando os quatro grupos prognósticos do TCGA.[14]

Em termos percentuais, o subgrupo "baixo número de cópias" é o mais prevalente com 39%, seguido pelos subgrupos "instabilidade de microssatélites" com 28%, "alto número de cópias" com 26% e "POLE-mutado" com 7%.

Para tanto, foi utilizada a combinação de sequenciamento genético para a identificação de mutações no domínio exonuclease da POLE (selecionando os éxons de 9 a 14 do gene produtor da proteína em questão) com métodos imuno-histoquímicos para a identificação de instabilidade de microssatélites e de padrões mutacionais do *p53*.

Foram estabelecidos 4 grupos análogos aos do TCGA: instabilidade de microssatélite, POLE-mutados, *p53* anormal e *p53* não mutado ou selvagem.

O teste envolveu a avaliação sequencial de:

1. Imuno-histoquímica para proteínas MMR, MLH1, MSH2, MSH6 e PMS2.
2. Sequenciamento para mutação da enzima ADN polimerase-epsilon (POLE).
3. Imuno-histoquímica do *p53*.

A concordância da classificação molecular (ProMisE) foi então demonstrada entre as amostras de estadiamento pré e pós-cirúrgico (Figura 2). Esta técnica tornou a classificação mais acessível aos laboratórios de anatomia patológica.

Com a definição dos grupos moleculares, o grupo do *p53* mutado ou anormal deve ser considerado de pior prognóstico, enquanto os cânceres POLE tiveram um prognóstico mais favorável.[15] A importância dos grupos moleculares foi novamente confirmada na análise molecular do PORTEC-3.

Um consórcio internacional denominado TransPORTEC, relacionado ao estudo PORTEC-3, foi estabelecido para pesquisa translacional em câncer de endométrio, com o objetivo de investigar se a análise molecular pode ser usada para refinar a avaliação de risco e direcionar a terapia adjuvante. Análises moleculares foram usadas para detectar subgrupos prognósticos: imuno-histoquímica para *p53*, instabilidade de microssatélites e mutação de POLE. Além

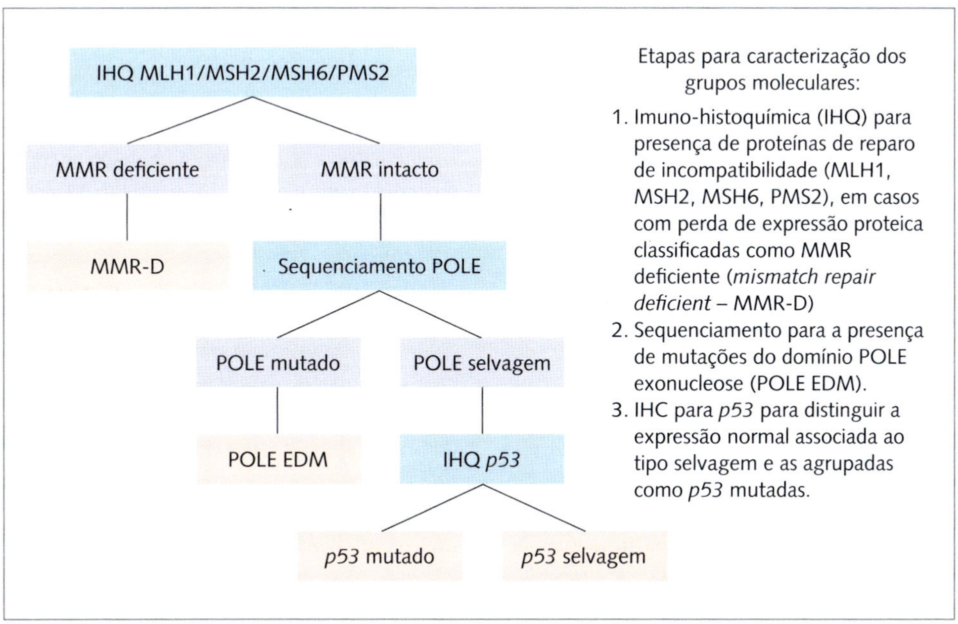

FIGURA 2 Caracterização dos grupos moleculares no câncer do endométrio.
Fonte: adaptada de Talhouk A.[14]

disso, o DNA foi analisado para mutações em 13 genes adicionais (*BRAF, CDKNA2, CTNNB1, FBXW7, FGFR2, FGFR3, FOXL2, HRAS, KRAS, NRAS, PIK3CA, PPP2R1A* e *PTEN*) e a expressão proteica de ER, PR, PTEN e ARID1*a* também foi analisada. O TransPORTEC mostrou que uma análise molecular relativamente simples pode ser usada para refinar a avaliação de risco de pacientes com câncer de endométrio que são atualmente classificadas como de alto risco com base em fatores clínico-patológicos. A identificação das alterações alvo resultam na escolha correta do tratamento, evitando o tratamento excessivo, desnecessário e principalmente o subtratamento.[16]

A viabilidade clínica da classificação molecular do carcinoma de endométrio está sendo testada atualmente em diversas frentes. Destaca-se o PORTEC-4a, o mais importante estudo em curso, que avalia a aplicação de modalidades terapêuticas para um extenso grupo de pacientes diagnosticadas com casos de grau intermediário a alto. Os resultados desse estudo são ansiosamente aguardados e devem impulsionar ainda mais a aplicabilidade da classificação molecular.[17]

Foi demonstrado que, na presença de grupos moleculares, outros fatores desfavoráveis principais, como invasão linfovascular, superexpressão de L1CAM (molécula de adesão de células L1) e ER e PR (receptores de estrogênio e progesterona) negativos, podem contribuir para a informação prognóstica, e perfis de risco integrados são promissores.

Em um estudo de grande impacto do Grupo de Câncer Ginecológico da Suécia (SweGCG , a IELVfoi confirmada como um fator prognóstico negativo evidente e foi associado com disseminação linfática e redução da sobrevida, mesmo na ausência de metástases em linfonodos.[18] Estudos que combinam a caracterização genômica e a expressão de biomarcadores fornecem resultados promissores para determinar a adjuvância.[19]

O estadiamento mantém-se baseado em critérios morfológicos tradicionais. Com base nos estudos moleculares, sabe-se que o genótipo anormal de número de cópias somáticas elevado ou *p53* mutante e no grupo com baixo número de cópias somáticas ou *p53* selvagem, é observado com mais frequência nos casos com estadiamento avançado. Mais estudos observacionais prospectivos que integrem informações de estadiamento cirúrgico com a classificação genômica são recomendados para o refinamento da abordagem cirúrgica.

A RM pré-operatória e a histopatologia por congelação intraoperatória podem ser usadas para avaliar a profundidade da invasão miometrial e o envolvimento cervical. A TC e a RM são similares na avaliação de metástases linfonodais, mas nenhuma delas substitui a linfadenectomia, que fornece confirmação histológica. PET-CT é o método de imagem com maior acurácia para avaliar linfonodos e metástases a distância, mas nem sempre está acessível a todas as pacientes.

TRATAMENTO

O estadiamento do câncer endometrial foi alterado de clínico para cirúrgico em 1988 pelo Comitê de Ginecologia Oncológica da Federação Internacional de Ginecologia e Obstetrícia (FIGO). O protocolo inclui a abertura do abdome com uma incisão mediana vertical e coleta de líquido ascítico ou lavagem peritoneal, seguida de exploração visual e palpatória do conteúdo intra-abdominal. A citologia oncótica de líquido peritoneal não integra o estadiamento FIGO, mas é considerado um fator prognóstico. Atenção para o achado de células neoplásicas na citologia oncótica de líquido peritoneal depois da realização de histeroscopia, que pode não demonstrar a agressividade da doença, mas uma contaminação da cavidade abdominal por células aspergidas pelas tubas uterinas por causa da pressão hidrostática do meio de distensão da cavidade uterina. Toda a superfície peritoneal, alças intestinais, omento, fígado, fundo de saco, goteiras parietocólicas, principalmente a serosa uterina, os ovários e as tubas devem ser examinados macroscopicamente e pelo tato em busca nódulos suspeitos. Seguir com a avaliação retroperitoneal das cadeias linfáticas pélvicas e para-aórticas, das fossas dos nervos obturatórios,

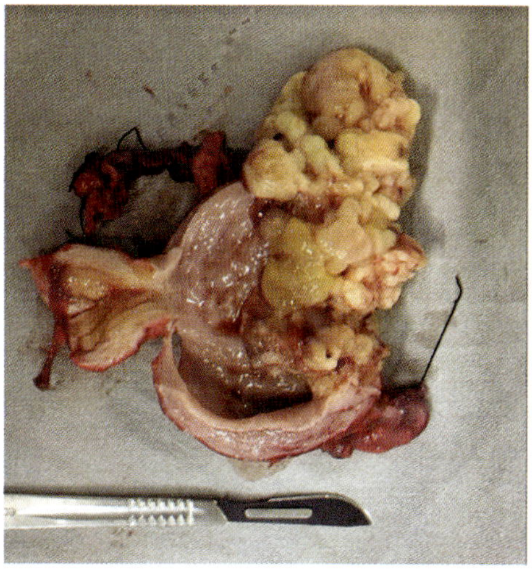

FIGURA 3 Adenocarcinoma endometrioide G2, de baixo risco. Apesar do grande volume, o tumor invade superficialmente o miométrio.
Fonte: Clínica DelzioBicalho/ONCOCLÍNICAS.

passando pelas cadeias ilíacas externas, internas e comuns, as cadeias para-aórticas laterais e intercavoaórticas até os vasos renais.

O procedimento cirúrgico padrão é uma histerectomia total com salpingo-ooforectomia bilateral. A remoção dos anexos é realizada mesmo se ovários e tubas se apresentarem macroscopicamente normais, para investigação de micrometástases.

Em mulheres na pré-menopausa com doença em estágio inicial de baixo risco, a preservação dos ovários pode ser considerada. A colpectomia da cúpula ou cranial não é recomendada, e não há nenhum benefício na realização da parametrectomia. Estes procedimentos podem causar aumento dos riscos e complicações sem acréscimo de benefícios.[20] Com o desenvolvimento de técnicas minimamente invasivas, os procedimentos laparoscópicos e robóticos têm sido progressivamente introduzidos e, em vários serviços, já são considerados como padrão, especialmente para a doença em estadiamentos iniciais. As técnicas minimamente invasivas não demostram inferioridade no risco de recorrência, tempo livre de doença e na sobrevida global.

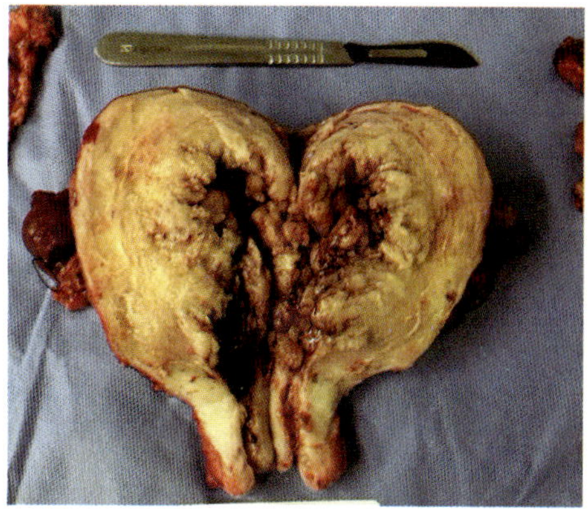

FIGURA 4 Adenocarcinoma endometrioide G3, de alto risco, linfonodos acometidos, invadindo profundamente o miométrio.
Fonte: Clínica Delzio Bicalho/ONCOCLÍNICAS.

Atualmente, está associada a resultados cirúrgicos e oncológicos favoráveis, particularmente nos grupos de maior risco cirúrgico, como mulheres idosas e obesas, com diminuição da morbidade e um período de recuperação mais curto. Ainda não foi comprovada a melhora da sobrevida.[21]

A linfadenectomia pélvica e para-aórtica sistemática é atualmente reservada para os casos com características de alto risco.

A amostragem seletiva de linfonodos pode não representar corretamente o *status* linfonodal e não deve ser adotada rotineiramente. Como grande parte das pacientes é idosa e obesa com comorbidades associadas, o que acrescenta dificuldades técnicas à cirurgia, a determinação da necessidade de linfadenectomia é determinante para trazer benefício e evitar complicações desnecessárias. O achado de linfonodo positivo identifica os casos como de alto risco e indica tratamento adjuvante. A ressecção sistemática dos linfonodos também permite a identificação de pacientes sem acometimento das cadeias linfáticas, evitando o tratamento adjuvante e seus efeitos colaterais deletérios.

Uma avaliação pré-operatória correta, com atenção especial à histopatologia e aos achados dos exames de imagem, é a estratégia mais eficaz para determinar a necessidade de linfadenectomia. A avaliação também é possível durante a cirurgia e envolve principalmente a avaliação da invasão miometrial e a análise histopatológica sob congelação dos linfonodos pélvicos, que pode ser usada para se determinar a necessidade de linfadenectomia para-aórtica. Em um estudo retrospectivo, a linfadenectomia para-aórtica resultou em um melhor desfecho em pacientes de risco intermediário e alto, quando comparada à linfadenectomia pélvica isolada.[22] Um fator limitante deste estudo foi que a terapia adjuvante não foi comparável nos dois grupos. No entanto, com base nesses achados, sugere-se que, se a decisão for pela linfadenectomia, sejam realizadas dissecções dos linfonodos pélvicos e para-aórticos infrarrenais.

Atualmente, a linfadenectomia é usada principalmente para estadiamento e deve ser considerada em mulheres com fatores de alto risco; no entanto, a biópsia do linfonodo sentinela é uma alternativa aceitável à linfadenectomia sistemática e pode ser providencial para vencer os obstáculos da cirurgia em pacientes obesas.

LINFONODO SENTINELA

O mapeamento e a biópsia do linfonodo sentinela, ou ressecção apenas dos primeiros linfonodos que recebem a drenagem linfática do tumor, é aplicada como estratégia menos invasiva e menos mórbida para avaliação dos linfonodos. O linfonodo sentinela deve representar o estado de toda a cadeia linfonodal e fornecer as informações histopatológicas necessárias para definir a necessidade de terapia adjuvante. Com esta abordagem, evitam-se os riscos de lesões intraoperatórias de estruturas nobres, como vasos e nervos, linfoceles, linfedema intratável de membros inferiores e outras complicações associadas à linfadenectomia sistemática.

Recente metanálise relatou uma taxa de detecção geral de 96%, com 73% de taxa de detecção de nódulo pélvico bilateral. O uso de indocianina verde (Figura 5) aumenta a taxa de detecção bilateral em comparação com o corante azul.[23]

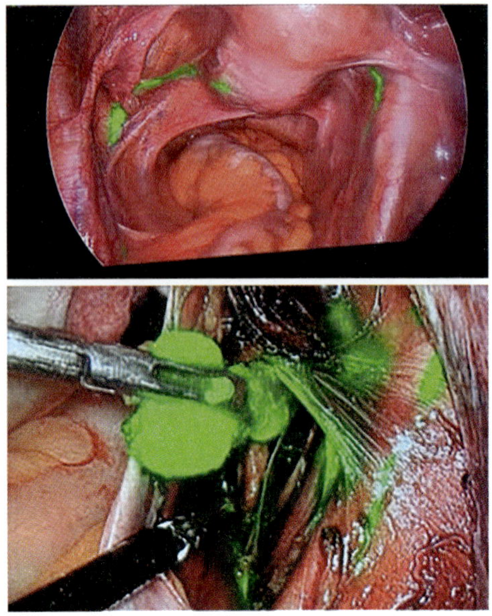

FIGURA 5 Técnica laparoscópica do linfonodo sentinela com indocianina verde.
Fonte: Clínica Delzio Bicalho/ONCOCLÍNICAS.

Vários detalhes devem ser observados, além da experiência da equipe cirúrgica:

- Injeção cervical superficial e profunda nos pontos correspondentes às 3h e 9h do relógio durante a preparação da paciente, após o posicionamento na mesa cirúrgica, momentos antes do início da cirurgia.
- Avaliação completa da cavidade peritoneal.
- Avaliação dos espaços retroperitoneais e identificação das vias de drenagem sentinela que emanam dos paramétrios, seguida pela excisão dos linfonodos corados mais proximais da via sentinela.
- Todos os linfonodos suspeitos devem ser removidos, independentemente do mapeamento do linfonodo sentinela.
- Realização da linfadenectomia sistemática na hemipelve que não apresentar linfonodo corado, para reduzir resultado falso-negativo.

A avaliação padrão do linfonodo durante o estadiamento cirúrgico envolve a secção do linfonodo uma vez ao longo do eixo longitudinal, e a coloração com hematoxilina e eosina para determinar se ele contém células tumorais metastáticas. Para linfonodos sentinela, a avaliação patológica aprimorada é realizada se a coloração inicial for negativa. A avaliação denominada *ultrastaging* envolve cortes adicionais, esgotando a peça, e coloração imuno-histoquímica, a fim de detectar doença metastática de baixo volume. A comprovação de que o mapeamento do linfonodo sentinela pode substituir com segurança a linfadenectomia sistemática mesmo em casos de alto risco, está tornando o método cada vez mais usado para estudo do *status* linfonodal no estadiamento do câncer de endométrio.[24]

O estudo ALICE (*Sentinel Node Mapping in High Risk Endometrial Cancer*) realizado no Brasil, randomizado, controlado, de não inferioridade, demonstrou que a adição de linfadenectomia sistemática ao linfonodo sentinela aumentou as taxas de complicações precoces e esteve relacionada a piores escores de qualidade de vida, inclusive para linfedema de membros inferiores.[25]

O estadiamento cirúrgico completo não é necessário para tumores de baixo risco, definidos como tumores endometrioides, bem diferenciados, com menos de 50% de invasão miometrial.

Diversas publicações recomendam que todas as pacientes com câncer ginecológico sejam operadas por um cirurgião com especialização em ginecologia oncológica, em serviços de grande volume de casos, o que proporciona uma melhor sobrevida e melhor qualidade de vida.

O tempo de espera entre o diagnóstico e a cirurgia de estadiamento pode afetar o resultado da sobrevida particularmente nos tumores de risco intermediário e alto. Sugere-se que este intervalo seja no máximo de até 6 semanas. No entanto, nos tumores de baixo risco, o tempo de espera para o estadiamento cirúrgico não é associado a resultados de sobrevida diminuídos, presumivelmente em razão do lento crescimento e bom prognóstico destes casos.[9]

TRATAMENTO ADJUVANTE

A radioterapia ou a quimioterapia como terapia adjuvante não estão indicadas nos casos de tumores de baixo risco, como no endometrioide estádio I, grau 1 ou 2, sem invasão miometrial ou invasão inicial. A radioterapia pélvica adjuvante reduz significativamente as taxas de recorrência, mas sem ganho de sobrevida global e com aumento da morbidade no longo prazo. A terapia adjuvante está indicada na presença de fatores de risco. Depende do estadiamento, do tipo histológico, e atualmente deve se basear também nos fatores moleculares.

Vários estudos comprovam a eficácia da radioterapia no câncer de endométrio. O PORTEC-1 demonstrou que a maioria das recidivas pélvicas foi na cúpula vaginal, e que a radioterapia adjuvante apresentou taxas altas de resgate nas pacientes não irradiadas previamente.[26]

O estudo PORTEC-2 comparou radioterapia externa e braquiterapia em mulheres com fatores de risco intermediário e alto, demonstrando boas taxas de controle vaginal, com eficácia semelhante e vantagem da braquiterapia quanto a efeitos adversos e qualidade de vida.[27]

No PORTEC-3, os pacientes com tumores de alto risco foram randomizados para radioterapia isolada e associada à quimioterapia. Houve uma diferença significativa de 5% na sobrevida global entre os braços (81% para quimiorradioterapia *vs.* 76% para radioterapia isolada ($p = 0,034$), e uma diferença significativa na sobrevida livre de doença de 7% (76% *vs.* 69%; $p = 0,016$).[28] Na análise de sobrevida atualizada em um acompanhamento médio de 72 meses, pacientes com estádio III tiveram o maior benefício da quimiorradioterapia, com sobrevida global em 5 anos de 78% *vs.* 68% para radioterapia isolada ($p = 0,043$). A maioria das recorrências manifestou-se em locais extrapélvicos. Tendo em vista a toxicidade da quimiorradioterapia com eventos adversos durante e após o tratamento, sendo a mais frequente a neuropatia sensorial de longo prazo, pode-se concluir que o esquema combinado deve ser recomendado nos tumores de alto risco, como casos de adenocarcinoma seroso e nos casos com estádios avançados.

O conhecimento atual sobre os grupos moleculares e outros fatores de risco significativos, como IELV e L1CAM, levou ao PORTEC- 4, um ensaio para determinar o papel do perfil molecular no tratamento adjuvante, modulando a necessidade de cada caso, evitando tratamento excessivo e ajustando para que não seja insuficiente.[29]

Outros estudos avaliaram a combinação de radioterapia e quimioterapia. Uma metanálise reunindo os resultados de dois ensaios clínicos randomizados (NSGO-EC-9501/EORTC-55991 e MaNGO ILIADE-III) investigando a quimioterapia adjuvante à base de platina com radioterapia em pacientes com tumores de alto risco, encontraram uma melhora significativa de 9% na sobrevida livre de progressão (69% *vs.* 78% em 5 anos; HR 0,63).[30]

No estudo GOG 258 envolvendo pacientes com estádios avançados, III e IV, as pacientes foram randomizadas em dois braços de estudo. Em um braço, receberam quimiorradioterapia com o mesmo esquema do PORTEC-3, 2 ciclos de cisplatina durante a radioterapia, seguido por 4 ciclos de carboplatina e paclitaxel. No outro braço, receberam apenas quimioterapia com 6 ciclos de carboplatina e paclitaxel.[31] A adição de radioterapia à quimioterapia não melhorou a sobrevida global ou livre de progressão, mas reduziu a recidiva pélvica e para-aórtica no braço de quimiorradioterapia.

No ensaio ENGOT-EN2-DGCG, ainda não publicado, pacientes com linfonodos negativos com fatores prognósticos de alto risco foram randomizados para quimioterapia adjuvante ou observação, com ou sem braquiterapia em ambos os braços. Este ensaio vai ajudar na determinação da conduta a ser adotada em pacientes com tumores de alto risco sem acometimento linfonodal.

No ensaio PORTEC-3, mais da metade das participantes foram submetidas a análise molecular e foi demonstrado que os carcinomas com mutação POLE apresentaram bom prognóstico com poucas recorrências. No outro extremo, os carcinomas *p53* mutados de todos os estádios e de todos os subtipos histológicos se beneficiaram com a quimiorradioterapia adjuvante, levando a um aumento de sobrevida estatisticamente significativa e clinicamente relevante. Houve também benefício da quimioterapia para MMRd com sobreposição das curvas de sobrevida global e livre de recorrência para ambos os braços, enquanto os carcinomas de nenhum perfil molecular específico (NPME) tiveram algum benefício da quimiorradioterapia, especialmente nos casos com estádio III. Avaliação prospectiva das características moleculares e uso de suas propriedades específicas em ensaios clínicos são, portanto, altamente promissoras. Especificamente, os cânceres MMRd demonstraram ter um forte infiltrado imune de linfócitos T (CD8 +) e, nos primeiros estudos, a eficácia da inibição do *checkpoint* em cânceres MMRd metastáticos foi demonstrada com boas taxas de resposta.[9]

Um subconjunto de pacientes do grupo *p53* mutado apresenta câncer endometrial HER2/NEU (receptor 2 do fator de crescimento epidérmico humano) positivo. Um estudo randomizado recente de fase II apontou para um aumento da sobrevida livre de progressão e sobrevida global em mulheres que receberam trastuzumabe em combinação com paclitaxel-carboplatina, com o maior benefício nos casos de doença avançada.[32] Outro achado recente dentro do grupo de cânceres não endometrioides ou *p53* mutado mostrou que cerca da metade dos casos apresentam deficiência de recombinação homóloga, o que poderia indicar o uso de inibidores da enzima poliadenosina difosfato ribose| polimerase (PARP). Novos estudos com estas promissoras drogas estão em andamento.

Pelos estudos disponíveis até o presente, há segurança para indicar e conduzir o tratamento adjuvante que acrescente benefícios de sobrevida ou qualidade de vida. Em pacientes de baixo risco, a radioterapia não é recomendada.

Para pacientes com fatores de risco alto e intermediário com pelo menos 2 fatores como idade > 60 anos, invasão miometrial profunda, grau 3 e histologia desfavorável, como tumores de células serosas ou claras e IELV, a braquiterapia vaginal isolada é preferível à radioterapia externa, que proporciona bom controle locorregional e minimização dos impactos na qualidade de vida.

Em pacientes com doença estádios I e II de alto risco com grau 3 e invasão profunda e/ou IELV, histologias desfavoráveis e fatores moleculares desfavoráveis, a radioterapia pélvica externa é o padrão de tratamento.

Para *p53* mutado ou câncer seroso de todos os estadiamentos, o uso de quimioterapia adjuvante pode proporcionar melhoria da sobrevida. O *status* linfonodal, obtido pelo correto estadiamento cirúrgico, é determinante para a indicação da terapia adjuvante.[9] A necessidade de radioterapia diminui quando o estadiamento cirúrgico não identifica comprometimento linfonodal. Por outro lado, a identificação de metástases linfáticas, caracterizando estádio III C, permite que estas pacientes se beneficiem da combinação de quimioterapia adjuvante e radioterapia para maximizar a sobrevida livre de recorrência e global. Estudos em andamento com avaliação das características moleculares, atuais e com novos alvos emergentes, poderão direcionar o tratamento adjuvante, beneficiando as pacientes e personalizando a terapia adjuvante.

Muito usada no passado, a terapia adjuvante com progestagênios, não acrescenta nenhum benefício de sobrevida no câncer de endométrio.[33] No entanto, a terapia hormonal pode fornecer remissão prolongada da doença metastática em mulheres com receptor positivo para estrogênio e progesterona (ER e PR) e em casos especiais de preservação de fertilidade em mulheres jovens com tumores iniciais, antes da histerectomia profilática após prole completa.

Nos casos de estádio II, se oculto, seguir o mesmo protocolo do estádio I. Se clinicamente demonstrável, com doença macroscópica de estágio II volumosa, a histerectomia radical com parametrectomia, que era usada como tratamento primário, não mais encontra respaldo na literatura, pois não demonstra nenhum benefício de sobrevida em comparação com histerectomia radical simples ou modificada.[9] O tratamento cirúrgico em pacientes com envolvimento cervical macroscópico deve ser mais radical apenas para retirar as peças cirúrgicas com margens livres. Exames de imagem devem ser realizados para orientar a estratégia cirúrgica, avaliar reto e bexiga e as condições de operabilidade do tumor e a ressecção com margens livres.

No caso de pacientes clinicamente inoperáveis e de doença volumosa, a quimioterapia neoadjuvante seguida de histerectomia menos radical pode representar uma alternativa. Se a cirurgia for inviável, radioterapia pélvica externa e braquiterapia, que apresenta bom controle da doença.

Nas pacientes com estádio III inicialmente submetidas a estadiamento cirúrgico completo, preferencialmente por laparoscopia ou cirurgia robótica, com histerectomia total, salpingectomia e ooforectomia, linfadenectomia pélvica e para-aórtica (ou linfonodo sentinela) e ressecção de todo nódulo ou lesão macroscópica abdominal, há indicação de terapia adjuvante com quimioterapia e radioterapia. O achado em exames de imagem de massas anexiais simulando estádio III em alguns casos pode indicar tumores sincrônicos de endométrio e ovário. Em geral, são carcinomas endometrioides de endométrio e de ovário de baixo grau com estreita afinidade genética, com evolução lenta e bom prognóstico. Nas pacientes em que a ressecção cirúrgica não é possível, o tratamento preconizado envolve irradiação pélvica e quimioterapia, ou alternativamente quimioterapia neoadjuvante seguida de abordagem cirúrgica, em caso de resposta satisfatória.

Já nos casos avançados, estádio IV, o manejo é sempre um desafio (Figura 6). Pode incluir apenas cirurgia citorredutora, apenas quimiorradioterapia ou pode ser inicialmente submetida quimioterapia neoadjuvante com cirurgia de intervalo similar a abordagem no câncer de ovário avançado.

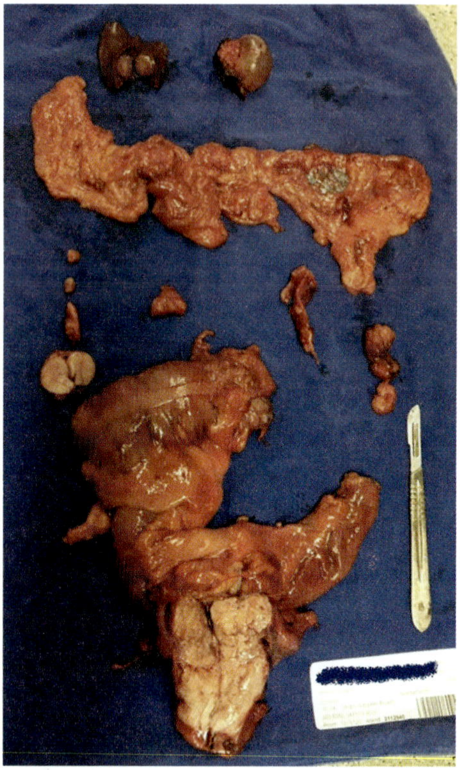

FIGURA 6 Adenocarcinoma seroso, de alto risco, estádio IV. Cirurgia radical extensa multiorgânica.
Fonte: Clínica Delzio Bicalho/ONCOCLÍNICAS.

Um estudo observacional recente mostrou que a cirurgia de citorredução de intervalo pode ser considerada, independentemente do subtipo histológico. Nesta população, a sobrevida livre de progressão e a sobrevida global depende da quantidade de doença residual. Após a cirurgia, a quimioterapia à base de platina deve ser considerada. Pacientes com doença metastática extra-abdominal recebem quimioterapia à base de platina e hormonioterapia se receptor ER e PR positivo. Vários estudos investigaram as combinações ideais de agentes quimioterápicos que representam a terapia neoadjuvante mais eficaz para pacientes com câncer avançado. As combinações doxorrubicina/cisplatina/paclitaxel (TAP) e carboplatina/paclitaxel foram amplamente estudadas.[34] O melhor perfil de tolerabilidade levou à recomendação do uso de carboplatina e paclitaxel como o padrão para o tratamento adjuvante na doença nos estádios III e IV. A radioterapia pélvica é algumas vezes recomendada para controle local do tumor, hemostasia no caso de sangramento vaginal, descompressão causada por massas volumosas e controle álgico. Algumas metástases cerebrais ou ósseas podem ser abordadas paliativamente com radiocirurgia, e as metástases hepáticas com radiofrequência.

Algumas pacientes apresentam-se sem condições clínicas para procedimentos cirúrgicos. As comorbidades mais frequentes são a obesidade mórbida e a doença cardiopulmonar grave. Para casos iniciais, a braquiterapia é recomendada e demonstrou atingir razoáveis taxas de controle local da doença. Na presença de fatores prognósticos sugerindo tumor de alto risco, está indicada a associação com radioterapia externa. A radioterapia primária para pacientes clinicamente inoperáveis com adenocarcinoma endometrial inicial proporciona bom controle da doença, com baixas taxas de recorrência. Progestagênios em altas doses podem ser usados para casos de tumores bem diferenciados, com fatores prognósticos favoráveis em pacientes com comorbidades proibitivas para cirurgia e que recusem ou não sejam adequadas a radioterapia. Testes com dispositivos de liberação gradual de levonorgestrel intrauterino em substituição aos progestagênios orais estão em andamento.

Situações indesejáveis acontecem, mais frequentemente, em serviços não especializados, como o diagnóstico pós-operatório do câncer do endométrio. É quando existe a possibilidade de doença endometrial e a paciente é operada sem a facilmente exequível propedêutica da cavidade uterina e a surpresa acontece no resultado do laudo anatomopatológico. Histerectomia sem estudo prévio do endométrio suspeito de neoplasia pode levar a embaraços para o ginecologista. Sempre que houver exame de imagem com espessamento endometrial ou suspeita clínica de neoplasia, como na metrorragia pós-menopausa, a paciente deve ser submetida a biópsia do endométrio, preferencialmente ambulatorial com dispositivos de baixo custo. É condição imprescindível para levar uma paciente para histerectomia.

As recomendações para terapia pós-operatória adicional são baseadas em exames de imagem e em fatores de risco conhecidos para doença extrauterina relacionados ao grau histológico e profundidade da invasão miometrial. Pacientes com tumor de grau 1 ou 2 com invasão miometrial mínima e sem IELV não requerem terapia adicional. Tumores de grau 3, invasão miometrial profunda ou IELV têm indicação de cirurgia complementar para remover os anexos e as cadeias linfáticas, ou radioterapia adjuvante.

Raramente o câncer de endométrio acomete mulheres jovens, nuligestas ou sem prole completa. A segurança da preservação da fertilidade está bem documentada no adenocarcinoma endometrioide grau 1, que não invade o miométrio.[35] Já para tumores de maior risco, não se pode afirmar o mesmo. Uma grande análise retrospectiva relatou um aumento do risco associado à preservação uterina em pacientes com adenocarcinoma endometrial de grau 2 e 3 e sugeriu que estes casos devem ter uma solução com tempo restrito. O carcinoma endometrial é incomum em mulheres com menos de 40 anos; o diagnóstico durante a vida reprodutiva deve ser feito com cautela, pois pode ser confundido com hiperplasia endometrial com atipias, e lesões ambíguas devem ser examinadas por um patologista experiente em ginecologia oncológica. Apesar dos relatos de resultados bem-sucedidos na literatura, recorrências fatais de câncer endometrial após uma abordagem conservadora não são incomuns. A paciente e seus familiares devem ser informados sobre os riscos. A histerectomia deve ser feita após o término da gestação. Pacientes com tumores iniciais, de baixo risco, estádio I, podem ter os seus ovários preservados, o que pode representar uma opção terapêutica benéfica, visto que esta conduta não foi associada a um aumento na mortalidade relacionada ao câncer na maior amostra disponível na literatura.[36]

SEGUIMENTO

A importância do seguimento das pacientes com câncer do endométrio está na avaliação e no gerenciamento dos efeitos adversos do tratamento, no diagnóstico da recorrência e na coleta de dados. São oportunidades para fornecer informações para a paciente e familiares e dar suporte psicológico. A eficácia clínica e o custo-benefício do seguimento das pacientes foram abordados internacionalmente em um estudo prospectivo e em vários estudos retrospectivos. Os dados revelaram que cerca de 75% das recorrências são sintomáticas e 25% assintomáticas, e que a maioria (65 a 85%) das recorrências foi diagnosticada dentro de 3 anos do tratamento primário, e 40% das recorrências foram locais. Outro achado importante desses estudos foi que o uso de exames de colpocitologia oncótica rotineira e radiografias de tórax não são custo-efetivos. As pacientes não submetidas à radioterapia podem ser beneficiadas com um acompanhamento periódico para detectar recorrência vaginal precoce.

Outros estudos também recomendam redução na frequência das consultas de seguimento para pacientes de baixo risco. O exame físico ginecológico é suficiente, pois a citologia apresenta-se alterada quando a recorrência já é sintomática.[36]

As pacientes com câncer de endométrio têm um risco 3 vezes maior de segundo câncer quando comparado com uma população controle. Esse aumento de risco parece estar relacionado principalmente a fatores de estilo de vida e suscetibilidade genética.[8] Essas mulheres devem ser aconselhadas sobre mudança nos hábitos, como reeducação alimentar e exercícios físicos.

Apesar de todos os esforços, estas pacientes podem apresentar recorrências, algumas vezes tardias. A abordagem destas recorrências pode incluir cirurgia, radioterapia, quimioterapia, imunoterapia ou hormonioterapia. A determinação da conduta depende do que foi feito no tratamento prévio e da localização das metástases. Se a tratamento primário foi cirúrgico sem adjuvância, a radioterapia deve ser empregada como uma estratégia de resgate eficaz em casos de recorrência vaginal ou pélvica central sem metástases a distância. Pode ser empregada a radioterapia externa e a braquiterapia.[38]

Recorrências extensas podem ser abordadas com cirurgia se apresentarem condições de operabilidade, seguida de radioterapia, ou alternativamente, quimioterapia para reduzir o volume e torná-la operável. Estes casos estão frequentemente sujeitos a graves complicações, como fístulas e dor crônica, sendo considerados de alta morbiletalidade. A exenteração pélvica pode ser oferecida em casos devidamente selecionados como nas recorrências centrais sem metástases a distância, e se a paciente aceita as ostomias. Os resultados satisfatórios não chegam a ser animadores, mas as taxas de sobrevida em pacientes bem selecionadas são semelhantes às das portadoras de câncer do colo do útero.

Os tumores recidivados que apresentam receptores hormonais positivos podem ser tratados com altas doses de progestagênios, como o acetato de medroxiprogesterona ou acetato de megestrol. A quimioterapia à base de platina (cisplatina e doxorrubicina ou carboplatina e paclitaxel) é recomendada para pacientes com doença recorrente. Vários ensaios em andamento estão investigando a aplicabilidade clínica da terapia alvo em pacientes com recidiva, especialmente a inibição do *checkpoint* (ou ponto de restrição) da reprodução celular administrados durante e após a quimioterapia ou como agentes únicos.[39]

Recentes conclusões de um dos estudos Keynote são que a associação lenvatinibe com pembrolizumabe mostrou uma melhora estatisticamente e clinicamente significativa na sobrevida global, sobrevida livre de progressão e taxa de resposta objetiva *versus* tratamento por escolha do médico, independentemente do *status* de MMR, em pacientes com câncer endometrial progredindo após terapia prévia à base de platina.[40]

RECOMENDAÇÕES

Histerectomia sem estudo prévio do endométrio em mulheres com suspeita de doença endometrial (ultrassonografia com espessamento endometrial, metrorragia ou do grupo de risco para câncer do corpo uterino) deve ser evitada.

O diagnóstico histopatológico deve ser definido antes do tratamento. O conhecimento das características do tumor vai diferenciar os casos de baixo, intermediário e alto risco e determinar a radicalidade da cirurgia. Os exames de imagem podem ser usados para determinar a profundidade da invasão miometrial, o acometimento do colo uterino e a detecção de linfonodos suspeitos.

A linfadenectomia no câncer endometrial nos estádios iniciais não tem impacto na sobrevida global ou livre de recidiva e aumenta a incidência de complicações graves. O estadiamento de doença aparentemente confinada ao útero pode ser feito com a técnica do linfonodo sentinela. O mapeamento do linfonodo sentinela pode substituir com segurança a linfadenectomia sistemática mesmo em casos de alto risco. A linfadenectomia sistemática pélvica e para-aórtica deve ser realizada para estadiamento apenas em casos de alto risco e citorredução de doença macroscópica. Não se considera o benefício terapêutico da linfadenectomia, mas o achado de metástases linfonodais direciona para a terapia adjuvante e a paciente com linfonodos negativos evita a radioterapia adjuvante desnecessária.

Nas pacientes com câncer de endométrio estádio I com tumor de risco intermediário e alto, a radioterapia adjuvante não tem impacto na sobrevida, mas reduz significativamente a taxa de recorrência pélvica e para-aórtica. Em pacientes de alto risco, a braquiterapia vaginal reduz efetivamente o risco de recidiva vaginal. A adição de quimioterapia adjuvante à radioterapia em pacientes com doença de alto risco melhora a sobrevida livre de progressão e a sobrevida global. A quimiorradioterapia adjuvante para pacientes em estágio inicial de doença de alto risco deve ser considerada para aqueles com câncer seroso e com mutação do *p53*. A quimiorradioterapia adjuvante ou a quimioterapia adjuvante isolada devem ser consideradas em pacientes com doença avançada (estádio III e IV) e após tratamento cirúrgico com doença residual.

CONSIDERAÇÕES FINAIS

Pacientes com câncer de endométrio devem ser tratadas por ginecologista atuante em ginecologia oncológica, trabalhando em uma equipe multidisciplinar em serviços com alto volume de casos. A incidência desta neoplasia vem aumentando nos últimos anos e deve predominar no futuro. É preciso atualização e preparação constantes para oferecer as melhores opções terapêuticas para este universo de pacientes.

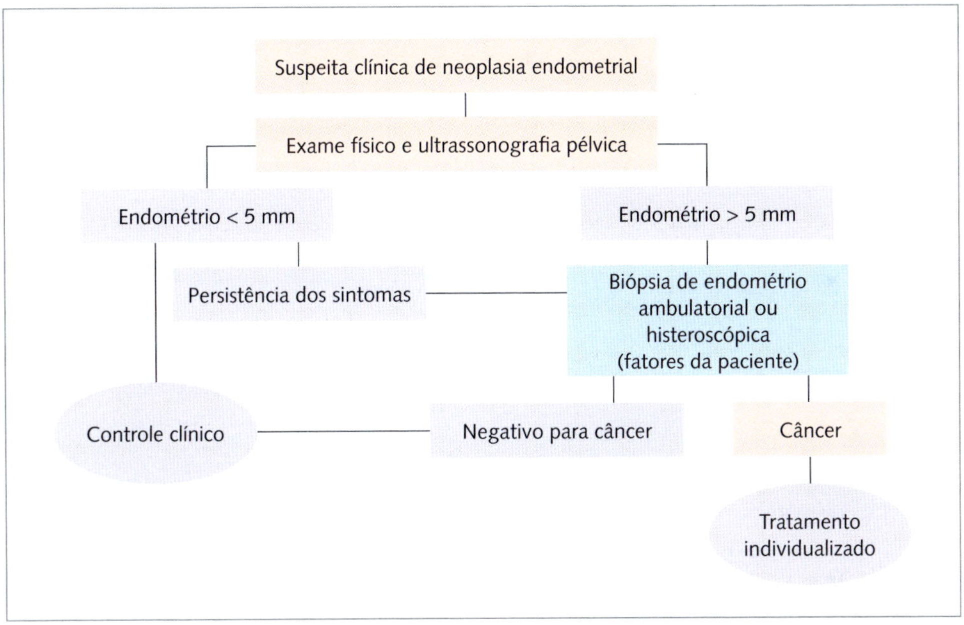

FIGURA 7 Algoritmo de condutas.

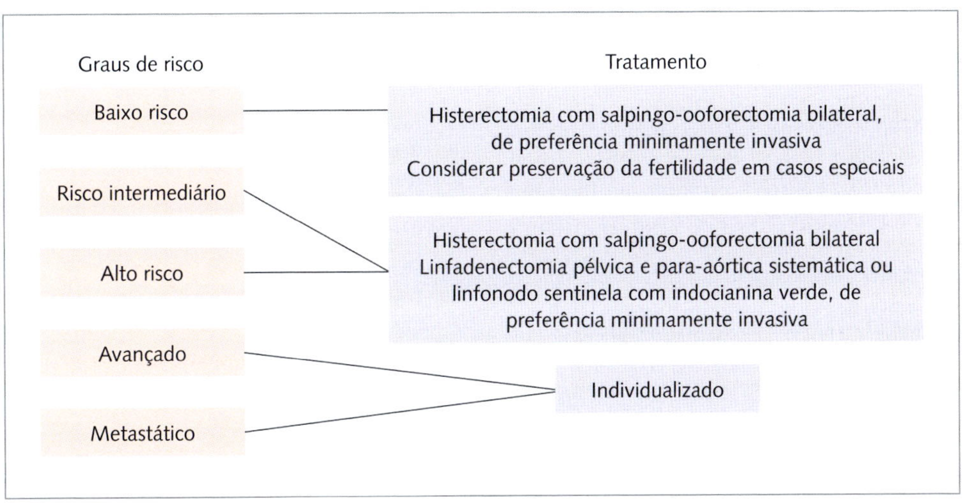

FIGURA 8 Algoritmo de condutas.

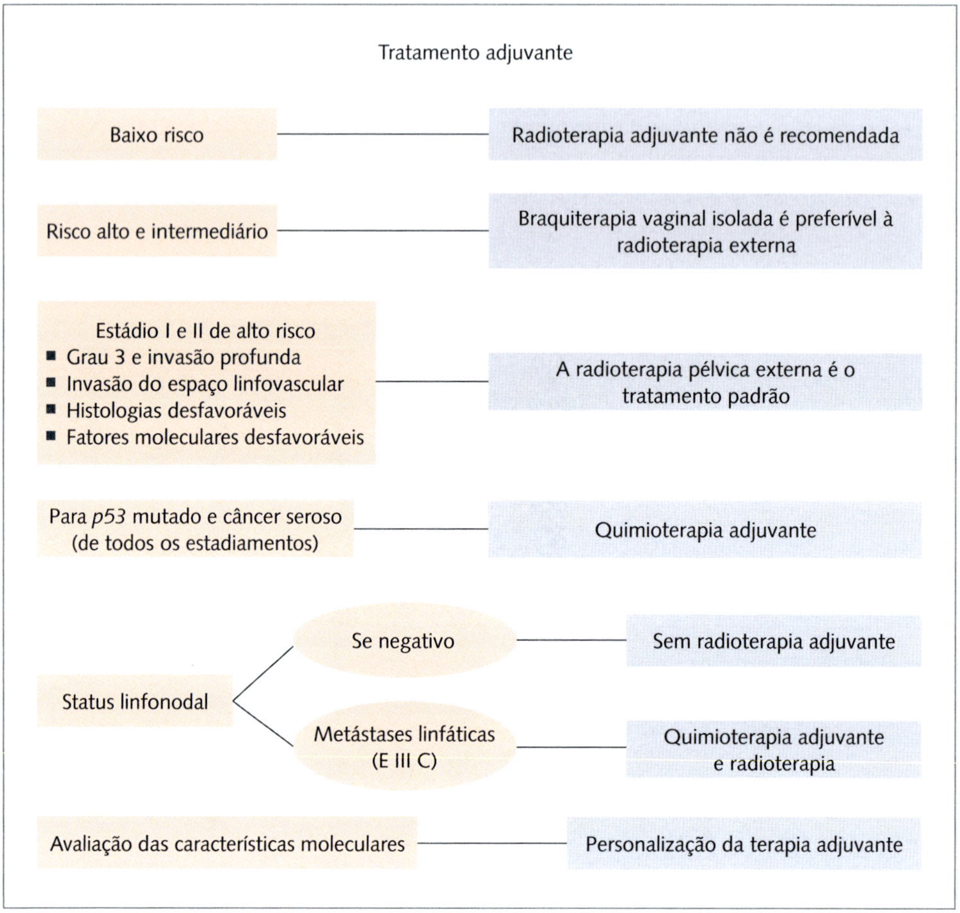

FIGURA 9 Algoritmo de condutas.

REFERÊNCIAS BIBLIOGRÁFICAS

1. Instituto Nacional do Câncer/Ministério da Saúde. Síntese de resultados e comentários. Triênio 2020-2022 Câncer do corpo uterino. Disponível em: https://www.inca.gov.br/estimativa/sintese-de-resultados-e-comentarios. Acessado em: 9/3/2022.
2. Cancer Genome Atlas Research Network, Kandoth C, Schultz N, Cherniack AD, Akban R, Liu Y, et al. Integrated genomic characterization of endometrial carcinoma. Nature. 2013;497(7447):67-73.
3. Arnold M, Karim-Kos HE, Coebergh JW, Byrnes G, Antilla A, Ferlay J, et al. Recent trends in incidence of five common cancers in 26 European countries since 1988: analysis of the European Cancer Observatory. Eur J Cancer. 2015;51(9):1164-87.
4. Agency for Research on Cancer. Cancer tomorrow (website). Disponível em: https://gco.iarc.fr/tomorrow/graphic. Acessado em: 25/4/2021.
5. Benoit L, Pauly L, Phelippeau J, Koskas M. Impact of sociodemo-graphic characteristics on the quality of care in the surgical management of endometrial cancer: an analysis of a National Database in the United States. GOI. 2020;85(3):222-8.
6. Post CCB, Stelloo E, Smit VTHBM, Ruano D, Tops CM, Vermij L, et al. Prevalence and prognosis of lynch syndrome and sporadic mismatch repair deficiency in endometrial cancer. J Natl Cancer Inst. 2021;113(9):1212-20.
7. WHO Classification of Tumors Editorial Board. Female Genital Tumours. WHO Classification of Tumors. 5. ed. IARC; 2020.

8. Salani R, Nagel CI, Drennen E, Bristow RE. Recurrence patterns and surveillance for patients with early stage endometrial cancer. Gynecol Oncol. 2011;123(2):205-7.
9. Concin N, Matias-Guiu X, Vergote I, Cibula D, Mirza MR, Marnitz S, et al. ESGO/ESTRO/ESP guidelines for the management of patients with endometrial carcinoma. Int J Gynecol Cancer. 2021;31(1):12-39.
10. National Health Service. Uterine Cancer—Health Professional Version. Disponível em: https://www.cancer.gov/types/uterine/hp. Acessado em: 17/8/2021.
11. World Health Organization (WHO). Guide to cancer early diagnosis. World Health Organization, 2017. Disponível em: https://apps.who.int/iris/handle/10665/254500.
12. Post CCB, Stelloo E, Smit VTHBM, Ruano D, Tops CM, Vermij L, et al. Prevalence and prognosis of lynch syndrome and sporadic mismatch repair deficiency in endometrial cancer. J Natl Cancer Inst. 2021;113(9):1212-20.
13. Jiang T, Huang L, Zhang S. Preoperative serum CA125: a useful marker for surgical management of endometrial cancer. BMC Cancer. 2015;15:396.
14. Talhouk A, McConechy MK, Leung S, Li-Chang HH, Kwon JS, N Melnyk N, et al. A clinically applicable molecular-based classification for endometrial cancers. Br J Cancer. 2015;113(2): 299-310.
15. Bosse T, Nout RA, McAlpine JN, McConechy MK, Britton H, Hussein YR, et al. Molecular classification of grade 3 endometrioid endometrial cancers identifies distinct prognostic subgroups. Am J Surg Pathol. 2018;42(5):561-8.
16. Stelloo E, Bosse T, Nout R, MacKay HJ, Church DN, Nijman HW, et al. Refining prognosis and identifying targetable pathways for high-risk endometrial cancer; a TransPORTEC initiative. Mod Pathol. 2015;28(6):836-44.
17. Wortman BG, Bosse T, Nout RA, Lutgens LCHW, van der Steen-Banasik EM, Westerveld H, et al. Molecular-integrated risk profile to determine adjuvant radiotherapy in endometrial cancer: evaluation of the pilot phase of the PORTEC-4a trial. Gynecol Oncol, 2018;151(1):69-75.
18. Stålberg K, Bjurberg M, Borgfeldt C, Carlson J, Dahm-Kähler P, Flöter-Rådestad A, et al. Lymphovascular space invasion as a predictive factor for lymph node metastases and survival in endometrioid endometrial cancer - a Swedish Gynecologic Cancer Group (SweGCG) study. Acta Oncol. 2019;58(11):1628-33.
19. Vrede SW, van Weelden WJ, Visser NCM, Bulten J, van der Putten LJM, van de Vijver K, et al. Immunohistochemical biomarkers are prognostic relevant in addition to the ESMO-ESGO-ESTRO risk classification in endometrial cancer. Gynecol Oncol. 2021;161(3):787-94.
20. Phelippeau J, Koskas M. Impact of radical hysterectomy on survival in patients with stage 2 type1 endometrial carcinoma: a matched cohort study. Ann Surg Oncol. 2016;23(13):4361-7.
21. Jørgensen SL, Mogensen O, Wu CS, Korsholm M, Lund K, Jensen PT. Survival after a nationwide introduction of robotic surgery in women with early-stage endometrial cancer: a population-based prospective cohort study. Eur J Cancer. 2019;109:1-11.
22. Panici PB, Basile S, Maneschi F, Lissoni AA, Signorelli M, Scambia G, et al. Systematic pelvic lymph- adenectomy vs. no lymphadenectomy in early-stage endometrial carcinoma: randomized clinical trial. J Natl Cancer Inst. 2008;100(23):1707-16.
23. Leitao Jr MM, Zhou QC, Gomez-Hidalgo NR, Iasonos A, Baser R, Mezzancello M, et al. Patient-reported outcomes after surgery for endometrial carcinoma: prevalence of lower-extremity lymphedema after sentinel lymph node mapping versus lymphadenectomy. Gynecol Oncol. 2020;156(1):147-53.
24. Bodurtha Smith AJ, Fader AN, Tanner EJ. Sentinel lymph node assessment in endometrial cancer: a systematic review and meta-analysis. Am J Obstet Gynecol. 2017;216(5):459-76.e10.
25. Makker V, Colombo N, Herráez AC, Santin A, Colomba E, Miller D, et al Morbidity and quality of life of sentinel lymph node mapping in endometrial cancer. Interim analysis of prospective randomized trial (ALICE Trial). Oral Abstracts Opening Cerimony and Plenary 1: Oral Abstracts Presentation 0002/#43. de V Makker - 2021 - of Obstetrics and Gynecology and Gynecologic Oncology, Leuven, Belgium. Int J Gynecol Cancer. 2021;31(Suppl 4):A1-A153
26. Creutzberg CL, van Putten WLJ, Koper PCM, Lybeert ML, Jobsen JJ, Wárlám-Rodenhuis CC, et al. Surgery and postoperative radiotherapy versus surgery alone for patients with stage-1 endometrial carcinoma: multicentre randomised trial. PORTEC Study Group. Post Operative Radiation Therapy in Endometrial Carcinoma. Lancet. 2000;355(9213):1404-11.
27. Nout RA, Smit V, Putter H, Jürgenliemk-Schulz IM, Jobsen JJ, Lutgens LCHW, et al. Vaginal brachytherapy versus pelvic external beam radiotherapy for patients with endometrial cancer of high-intermediate risk (PORTEC-2): an open-label, non- inferiority, randomised trial. Lancet. 2010;375(9717):816-23.

28. de Boer SM, Powell ME, Mileshkin L, Katsaros D, Bessette P, Haie-Meder C, et al. Adjuvant chemoradiotherapy versus radiotherapy alone in women with high-risk endometrial cancer (PORTEC-3): patterns of recurrence and post- hoc survival analysis of a randomised phase 3 trial. Lancet Oncol. 2019;20(9):1273-85.
29. van den Heerik ASVM, Horeweg N, Nout RA, Lutgens LCHW, van der Steen-Banasik EM, Westerveld GH, et al. PORTEC-4a: international randomized trial of molecular profile-based adjuvant treatment for women with high-intermediate risk endometrial cancer. Int J Gynecol Cancer. 2020;30(12):2002-7.
30. Susumu N, Sagae S, Udagawa Y, Niwa K, Kuramoto H, Satoh S, et al. Randomized phase III trial of pelvic radiotherapy versus cisplatin-based combined chemotherapy in patients with intermediate- and high-risk endometrial cancer: a Japanese Gynecologic Oncology Group study. Gynecol Oncol. 2008;108(1):226-33.
31. Matei D, Filiaci V, Randall ME, Mutch D, Steinhoff MM, Di Silvestro PA, et al. Adjuvant chemotherapy plus radiation for locally advanced endometrial cancer. N Engl J Med. 2019;380:2317-26.
32. Fader AN, Roque DM, Siegel E, Buza B, Hui P, Abdelghany O, et al. Randomized phase II trial of carboplatin-paclitaxel compared with carboplatin--paclitaxel-trastuzumab in advanced (Stage III-IV) or recurrent uterine serous carcinomas that overexpress Her2/Neu (NCT01367002): updated overall survival analysis. Clin Cancer Res. 2020;26(15):3928-35.
33. Martin-Hirsch PL, Lilford RJ, Jarvis GJ. Adjuvant progestagen therapy for the treatment of endometrial cancer: review and meta-analyses of published randomised controlled trials. Eur J Obstet Gynecol Reprod Biol. 1996;65(2):201-7.
34. de Lange NM, Ezendam NPM, Kwon JS, Vandenput I, Mirchandani D, Amantet F, et al. Neoadjuvant chemotherapy followed by surgery for advanced-stage endometrial cancer. Curr Oncol. 2019;26(2):e226-e232.
35. Guillon S, Popescu N, Phelippeau J, Koskas M. A systematic review and meta-analysis of prognostic factors for remission in fertility-sparing management of endometrial atypical hyperplasia and adenocarcinoma. Int J Gynecol Obstet. 2019;146(3):277-88.
36. Koskas M, Bendifallah S, Luton D, Daraï E, Rouzier R. Safety of uterine and/or ovarian preservation in young women with grade 1 intramucous endometrial adenocarcinoma: a comparison of survival according to the extent of surgery. Fertil Steril. 2012;98(5):1229-35.
37. Allsop JR, Preston J, Crocker S. Is there any value in the long-term follow up of women treated for endometrial cancer? Br J Obstet Gynaecol. 1997;104(1):122.
38. Wiltink LM, Nout RA, Fiocco M, Kranenbarg EM-K, Jürgenliemk-Schulz IM, Jobsen JJ, et al. No increased risk of second cancer after radiotherapy in patients treated for rectal or endometrial cancer in the randomized TME, PORTEC-1, and PORTEC-2 Trials. J Clin Oncol. 2015;33(15):1640-6.
39. Koskas M, Amant F, Mirza MR, Creutzberg CL. Cancer of the corpus uteri: 2021 update. Int J Gynecol Obstet. 2021;155(Suppl. 1):45–60.
40. Makker V, Colombo N, Casado Herráez A, Santin A, Colomba E, Miller D, et al. A multicenter, open-label, randomized phase 3 study to compare the efficacy and safety of lenvatinib in combination with pembrolizumab vs treatment of physician's choice in patients with advanced endometrial cancer: Study 309/KEYNOTE-775. Society of Gynecologic Oncology 2021 Virtual Annual Meeting on Women's Cancer. Oral Abstracts. Awards Ceremony & Plenary 4: Seminal Abstract Presentations O008/#785. Abstract 37/ID 11512. Presented March 19, 2021.

CAPÍTULO 8

Sarcomas uterinos

Caetano da Silva Cardial

INTRODUÇÃO

Os sarcomas uterinos são tumores raros que correspondem a 3 a 9% dos tumores invasivos do corpo uterino e aproximadamente 1% de todos os tumores do trato genital feminino. A raridade deste tipo de tumor e sua variedade histológica não permitem um consenso sobre fatores de risco para os maus resultados ou mesmo sobre qual o tratamento ótimo para as pacientes acometidas por esta doença. Compreende vários tipos histológicos: carcinossarcoma, inicialmente classificado como tumor mesodérmico misto maligno, correspondendo a aproximadamente 50% dos casos; leiomiossarcomas (30%); sarcomas do estroma endometrial (15%); e sarcomas indiferenciados (5%). A idade de aparecimento destes tumores varia de acordo com o subtipo histológico. O carcinossarcoma, por exemplo, é mais comum em mulheres após a menopausa, enquanto os leiomiossarcomas ocorrem em idade perimenopausa. As mulheres brancas geralmente apresentam uma idade mais avançada ao diagnóstico que as mulheres não brancas; a incidência de leiomiossarcomas e carcinossarcomas é praticamente o dobro em mulheres não brancas conforme a análise de 2.677 mulheres acima de 35 anos no período de 1989 a 1999.[1-3]

Posteriormente, o carcinossarcoma foi reclassificado, dado o seu padrão de disseminação, como uma forma dediferenciada ou metaplásica de carcinoma endometrial. Entretanto, por seu comportamento mais agressivo do que o tipo usual de carcinoma endometrial, o carcinossarcoma ainda está incluído na maioria dos estudos retrospectivos de sarcomas uterinos, bem como na seção de "tumores epiteliais mistos e mesenquimais" da classificação da OMS de 2014.[4]

Conforme consta na publicação de Van Buren Knott de 1901, o primeiro caso de sarcoma uterino foi publicado por C. Mayer em 1860, sendo o Dr. Virchow responsável pela descrição anatomopatológica. Posteriormente, em 1871, Keegar referiu um artigo com publicação de 9 casos descritos até então. Nos anos seguintes, mais casos foram descritos por cirurgiões alemães e em poucos outros países e, em 1894, tinham sido publicados um total de 144 casos. Assim, nota-se que os sarcomas uterinos, apesar de sua raridade, têm chamado a atenção dos cirurgiões desde o final do século XIX, talvez em razão da agressividade dos casos e dos resultados pobres do tratamento.[5]

O estadiamento dos sarcomas uterinos até 2008 era o mesmo do carcinoma endometrial. Em 2009, a Federação Internacional de Ginecologia e Obstetrícia (FIGO) atualizou o estadiamento e separou os sarcomas dos tumores epiteliais (Tabela 1).

TABELA 1 Sistema de estadiamento dos sarcomas uterinos FIGO 2009

Leiomiossarcoma e sarcoma do estroma endometrial
Estádio I – Tumor limitado ao útero
Ia – Menor que 5 cm
Ib – Maior de 5 cm
II – Tumor estende-se até a pelve
II – Envolvimento anexial
IIb – Tumor estende-se ao tecido pélvico extrauterino
III – Tumor invade tecido abdominal
IIIa – Um sítio
IIIb – Mais de um sítio
IIIc – Metástase para linfonodos pélvico, para-aórticos ou ambos
IV
IVa – Tumor invade bexiga e/ou reto
IVb – Metástase a distância
Adenossarcomas
Estádio I – Tumor limitado ao útero
Ib – ≤ 50% de invasão miometrial
Ic – > 50% de invasão miometrial
II – Tumor estende-se até a pelve
IIa – Envolvimento anexial
IIb – Tumor estende-se ao tecido pélvico extrauterino
III – Tumor invade tecido abdominal
IIIa – Um sítio
IIIb – Mais de um sítio
IIIc – Metástase para linfonodos pélvico, para-aórticos ou ambos
IV
IVa – Tumor invade bexiga e/ou reto
IVb – Metástase a distância
Carcinossarcoma deve ser estadiado como carcinoma de endométrio.

DIAGNÓSTICO

O diagnóstico dos sarcomas uterinos nem sempre é fácil de ser realizado no pré-operatório. Há dificuldade sobretudo na diferenciação dos leiomiomas com os leiomiossarcomas, entretanto, recentemente o diagnóstico por imagem tem angariado novos meios diagnósticos que serão vistos mais adiante. Nos casos em que o tumor está localizado no colo uterino ou no endométrio, a biópsia por visão direta, nos casos de tumores de colo, e a histeroscopia diagnóstica são ferramentas úteis para confirmar o diagnóstico. O envio do material para um patologista especializado em tumores ginecológicos também contribui para uma maior precisão diagnóstica e orientação da conduta a ser tomada.

Durante muito tempo, a suspeição diagnóstica de sarcoma era feita com base apenas na velocidade de crescimento da massa uterina. Entretanto, nos dias atuais, há dúvida sobre se é possível fazer a diferenciação antes ou se somente no intraoperatório.

Diagnóstico por imagem

O diagnóstico de certeza só se faz com o resultado do exame anatomopatológico em mãos, mas a suspeita diagnóstica pode e deve ser realizada por meio dos exames de imagem. Isso se deve ao parecer do Food and Drug Administration (FDA), órgão regulador nos EUA, que alertou sobre o uso de morceladores em sarcomas uterinos não diagnosticados no pré-operatório.

Para fazer o diagnóstico no pré-operatório, é preciso, antes de tudo, tomar como base a velocidade de crescimento da massa uterina, embora isso não seja uma verdade absoluta, pois muitos nódulos miomatosos apresentam crescimento rápido, enquanto outros nódulos tumorais têm crescimento mais lento.[6] A biópsia do nódulo guiada por ultrassonografia (US) no pré-operatório pode fornecer o diagnóstico. O procedimento pode ser transcervical, transvaginal ou transabdominal. Em um estudo de 2014, foi obtida uma sensibilidade de 91,7% e uma especificidade de 100% em biópsias guiadas por US, mas alguns problemas foram relatados, como dificuldade de acesso, nódulos múltiplos e heterogeneidade da amostra.[7]

Portanto, a diferenciação deve ser feita apenas por métodos de imagem, como US e ressonância magnética (RM). A tomografia computadorizada com emissão de pósitrons (PET-CT) não se mostra relevante para a diferenciação, uma vez que muitos miomas apresentam captação importante do FDG e dificultam a diferenciação com sarcomas.[8] A US não é muito boa na diferenciação e apresenta um número de falso-positivos muito grande, mas alguns sinais indiretos podem ser utilizados, como a vascularização, que, nos miomas, geralmente é mais periférica e menos central, com um índice de resistência vascular maior, enquanto os sarcomas apresentam uma maior vascularização central e periférica com um índice de resistência menor e um índice de falso-positivo em torno de 12%.[9,10]

Aparentemente, o melhor método por imagem para a diferenciação entre miomas e sarcomas/tumores estromais de potencial maligno incerto (*smooth uterine muscle of uncertain malignant potential* – STUMP) é a RM, com uma acurácia de até 92,4% nessa diferenciação, avaliando a sequência de difusão, que basicamente visualiza a movimentação das moléculas de água no tecido: quanto maior a coesão do tecido, mais rígido ele se torna e a movimentação/difusão das moléculas de água é menor. Isso se traduz em tons de cinza na RM, ou seja, quanto mais escuro o nódulo na sequência ponderada em T2, mais provável o diagnóstico de mioma. Uma publicação de 2020, em um estudo retrospectivo com uma das maiores casuísticas avaliadas por este método, entre 2000 e 2017, mostrou sensibilidade de 98% e especificidade de 94%. Nódulos heterogêneos com áreas embranquecidas devem fazer as sequências de difusão para descartar a possibilidade de sarcoma, os quais irão apresentar restrição moderada ou intensa à difusão das moléculas de água.[11,12]

Outra ferramenta útil da RM é a espectroscopia, destacando-se três pontos principais. O alto pico lipídico na espectroscopia é sugestivo de sarcoma uterino e é observado em áreas viáveis e necróticas em sarcomas. A espectroscopia pode ser útil para distinguir sarcomas uterinos de leiomiomas benignos.[13]

Diagnóstico histológico

Leiomiossarcoma uterino constitui 1% de todos os tumores uterinos, mas representa aproximadamente 40% dos sarcomas uterinos. A maioria desses tumores é primária, com apenas casos raros originários de um leiomioma.

Geralmente são tumores intramiometriais, com margens bem definidas ou infiltrativas. Têm uma superfície de cinza a rósea com áreas de hemorragia e necrose, principalmente nos tumores de alto grau de malignidade. Os tumores mixoides podem ter uma aparência gelatinosa.

As características histológicas para estabelecer um diagnóstico de leiomiossarcoma incluem: atipia citológica moderada a grave; atividade mitótica; necrose celular tumoral definida como uma transição abrupta de tumor viável a inviável. Embora subjetiva, a classificação do leiomiossarcoma é baseada no grau de atipia celular, nas mitoses e na quantidade de necrose de células tumorais. Tumores são tipicamente classificados como baixo (grau I) ou alto grau (grau 2 e 3), mas a maioria é de alto grau. Do ponto de vista morfológico, leiomiossarcomas são classificados em três categorias principais (fusiforme, epitelioide e mixoide), mas não raramente o tumor tem mais do que um componente.[14,15]

Sarcoma do estroma endometrial

É o tumor do estroma endometrial mais comum, contabilizando aproximadamente 80% de todas as neoplasias estromais.

Sarcoma endometrial de baixo grau é frequentemente descrito como nódulos de coloração amarelada ou marrom claro e coalescentes envolvendo endométrio e miométrio, de crescimento permeativo. As células são tipicamente pequenas, uniformes com citoplasma escasso e núcleos redondos para ovais. Placas de colágeno, histiócitos e fissuras de colesterol podem ser vistas.

Mesmo que a atividade mitótica tenha sido usada no passado para separar sarcomas do estroma endometrial em baixo e alto grau, é atualmente defendido que se o tumor do estroma endometrial é uma reminiscência do endométrio de fase proliferativa, deve ser classificado como um sarcoma endometrial de baixo grau estromal, independentemente de sua atividade mitótica. Um diagnóstico de sarcoma estroma endometrial de alto grau pode ser aplicado quando um tumor exibe áreas de baixo grau justapostas a áreas com alto grau de atipia citológica ou uma aparência indiferenciada. As células tumorais coram para vimentina, queratina, receptor de estrogênio, receptor de progesterona e CD10.

Os sarcomas do estroma endometrial de alto grau não têm o crescimento permeativo característico dos tumores de baixo grau e tipicamente mostram invasão destrutiva do miométrio e atipia celular marcada associada com taxa mitótica alta. Assim, o tumor não tem qualquer semelhança com o endométrio de fase proliferativa. No entanto, ainda é possível que alguns desses tumores possam ter se originado de sarcomas endometriais de baixo grau.

Eles são formados por pequenas células redondas, crescendo em padrões difusos ou vagamente aninhados. Neste último, os ninhos são separados por uma delicada rede capilar. As células têm uma aparência epitelioide em pequeno aumento, em razão da morfologia redonda dos núcleos, mas o citoplasma é escasso para moderado no máximo e levemente eosinofílico, o que resulta em uma relação núcleo-citoplasma alta. Há tipicamente alta atividade mitótica (> 10/10 campos), e a necrose celular tumoral e a invasão vascular estão frequentemente presentes. Esses tumores, em contraste com sarcomas endometriais de baixo grau, são negativos para CD10, receptor de estrogênio e receptor de progesterona, mas mostram forte e difusa positividade para ciclina D1.[15,16]

Adenossarcomas

A grande maioria dos adenossarcomas surge como grandes massas polipoides muitas vezes enchendo a cavidade endometrial e, por vezes, saliente através do orifício externo do colo. A superfície cortada é predominantemente sólida, mas não é infrequente o achado de cistos de diferentes tamanhos.

Áreas de hemorragia ou necrose são pouco frequentes e sua presença deve levantar a possibilidade de crescimento sarcomatoso excessivo dentro do tumor. Em contraste com leiomiossarcoma e sarcoma estromal endometrial, não é encontrada invasão grosseira do miométrio na maioria das vezes.

No exame de pequeno aumento, alta condensação do componente estromal maligno em torno das glândulas (cisticamente dilatada ou com uma morfologia do tipo *phyllodes*) é a chave para o diagnóstico. Em maior aumento, o componente mesenquimal maligno é reminiscente de um sarcoma endometrial de baixo grau ou um fibrossarcoma, e é tipicamente de baixo grau. O maior grau de atipia citológica (embora não marcado) e a atividade mitótica são vistos nas áreas periglandular, de condensação estromal. As glândulas são tipicamente benignas e endometrioides na morfologia, mas raramente atípicas. Invasão miometrial é incomum nestes tumores. Na imuno-histoquímica, coram para WT1, CD10, estrogênio e progestagênio, com expressão variável de citoqueratina e receptores androgênicos.[15,17]

Carcinossarcoma

Carcinossarcoma do útero é uma neoplasia bifásica composta de elementos epiteliais malignos e mesenquimais. Elas geralmente surgem dentro da cavidade endometrial, mas, em casos raros, neoplasias podem surgir no colo do útero ou dentro de um pólipo endometrial.

Esses tumores são atualmente considerados carcinomas monoclonais com diferenciação sarcomatosa. Vários sinônimos têm sido usados para distinguir aqueles com apenas elementos mesenquimais homólogos (carcinossarcoma) daqueles com apenas elementos mesenquimais heterólogos (tumor mesodérmico maligno ou tumor mülleriano maligno misturado [TMMM]).

Os carcinossarcomas compreendem uma mistura de componentes epiteliais e mesenquimais histologicamente malignos. Em geral, ambos os componentes são facilmente identificáveis, mas a proporção de cada componente varia muito.

Ambos os componentes são tipicamente de alto grau, com anaplasia marcada e figuras mitóticas atípicas. O componente carcinoma é geralmente endometrioide de alto grau, soro, célula clara ou carcinoma indiferenciado.

O componente sarcomatoso pode ser homólogo ou heterólogo. Elementos homólogos são tipicamente indiferentes de sarcoma de células de fuso, sarcoma pleomórfico ou fibrossarcoma. Os elementos heterólogos mais comuns incluem rabdomiossarcoma e condrossarcoma. Formas mais raras de elementos heterólogos incluem osteossarcoma e lipossarcoma. A cartilagem madura ou a formação osteoide ou óssea também podem ser vistas.[15,18]

TRATAMENTO

Tratamento cirúrgico

O tratamento cirúrgico dos sarcomas uterinos é peça fundamental no tratamento desta neoplasia e deve ser realizado sempre que possível. Algumas vezes, o diagnóstico de sarcoma só é possível após a realização da cirurgia, que pode ser miomectomia ou histerectomia por presunção de doença benigna. São pacientes geralmente em perimenopausa com sangramento uterino anormal, que podem ou não ter biópsia endometrial pré-operatória; contudo, pelo fato de o tumor poder se desenvolver no miométrio, a biópsia pode não ser útil para o diagnóstico. O uso de cirurgia minimamente invasiva sem o uso de morcelador parece não alterar o prognóstico destas pacientes, e a realização de ooforectomia bilateral também não está bem estabelecida.[19,20]

Leiomiossarcomas

Em muitos aspectos, este tipo de sarcoma pode ser o mais desafiador no seu tratamento, dado seu comportamento incerto, variando desde um tumor altamente letal que pode levar as pacientes a óbito num curto período, até um subgrupo cujo padrão de recorrência é muito lento. Este grupo geralmente apresenta expressão maciça de receptores estrogênicos e/ou progestagênicos. A ressecção cirúrgica do tumor intacto, com margens cirúrgicas negativas (*en bloc*) é o tratamento padrão-ouro para este tipo de doença e, pela tendência de metastatização por via hematogênica, a realização de linfadenectomia não é necessária. A sobrevida em 5 anos por estádio é de 76% no estágio I, 60% no estádio II, 45% no estágio III e 29% no estádio IV.[20]

Há aproximadamente 5 anos, o FDA fez um comunicado de segurança sobre o uso de morceladores para a extração de grandes miomas ou úteros volumosos por meio de cirurgia minimamente invasiva, pois tal uso em sarcomas uterinos pode comprometer o prognóstico das pacientes.[21]

Sarcoma do estroma endometrial (SEE)

A apresentação clínica mais comum do SEE é o sangramento uterino anormal, que ocorre em 90% das mulheres; em 70% delas, ocorre aumento do volume uterino. Embora a maior parte do comprometimento seja miometrial, o SEE costuma envolver o endométrio e a curetagem uterina ou mesmo a histeroscopia podem ajudar no diagnostico pré-operatório. Raramente pode se apresentar de forma extrauterina, e o local mais comum são os ovários.[22]

A sobrevida nas pacientes com SEE parece estar relacionada com a extensão da doença residual, portanto, a necessidade de cirurgia com remoção total do útero com o tumor e a retirada dos anexos parece ser o melhor tratamento cirúrgico, uma vez que são tumores com alta expressão de receptores estrogênicos e progestagênicos, além de ser contraindicada a terapia de reposição hormonal. Entretanto, em mulheres jovens, a preservação dos ovários pode ser considerada. Cerca de 10% das portadoras deste sarcoma apresentam metástases linfonodais quando realizada a linfadenectomia.

Nestas pacientes, há uma considerável redução da sobrevida (35%) quando comparadas com as pacientes sem comprometimento linfonodal (80%). Por isso, é preciso associar a histerectomia à linfadenectomia pélvica, tanto para o tratamento como para o prognóstico dessas mulheres.[23-25]

Carcinossarcoma

Os carcinossarcomas são estadiados pela FIGO com o mesmo estadiamento do carcinoma do endométrio, e são tratados muito mais como carcinomas do que como sarcomas. As diretrizes atuais orientam a cirurgia para o tratamento deste tumor, compreendendo histerectomia total abdominal, salpingo-ooforectomia bilateral, dissecção dos linfonodos pélvicos e para-aórticos até a veia renal esquerda, incluindo no estadiamento cirúrgico o lavado peritoneal, biópsias peritoneais e omentectomia. Não é recomendada a cirurgia minimamente invasiva por causa da possibilidade de fragmentação do tumor. Um estudo retrospectivo com 1.140 pacientes conduzido por Versluis em 2018 provou que a cirurgia radical associada a linfadenectomia pélvica e para-aórtica aumentou significativamente a sobrevida global das pacientes quando comparadas àquelas sem remoção dos linfonodos. Entretanto, ainda não há estudos garantindo que, mesmo nos casos iniciais, a pesquisa do linfonodo sentinela possa ser utilizada.

Nos casos mais avançados, como estádios III e IV, a citorredução completa com um tratamento cirúrgico mais intenso e extenso apresentou uma sobrevida global de 52,3 meses contra 8,6 meses naquelas pacientes com doença residual.[26]

Adenossarcomas

O tratamento dos adenossarcomas, assim como dos demais sarcomas uterinos, compreende a histerectomia total com salpingo-ooforectomia bilateral. Entretanto, desde 2017, há 4 artigos com um total de 10 pacientes que foram submetidas a tratamento com preservação da fertilidade em pacientes jovens, com um total de 4 gestações com partos normais. Em virtude da raridade do tumor, não existem dados suficientes que permitam afirmar que este tipo de tratamento é seguro, mas, nos estádios iniciais em pacientes com forte desejo de engravidar, esta conduta pode ser discutida.[27]

Quimioterapia

A quimioterapia dos tumores ginecológicos será vista em capítulo específico, entretanto, vale notar que, para alguns sarcomas uterinos mais agressivos, o uso de quimioterapia adjuvante mostrou uma melhor evolução das pacientes.

Alguns tumores que apresentam receptores hormonais positivos parecem apresentar resposta ao uso de inibidores de aromatase. Por isso, o uso de tratamento adjuvante depende do estádio da doença, do tipo histológico do tumor e de receptores hormonais.[15]

Radioterapia

Os estudos com radioterapia adjuvante não mostraram aumento de sobrevida global ou livre de doença, mas ela parece ser efetiva para melhor controle local da doença.[15]

REFERÊNCIAS BIBLIOGRÁFICAS

1. Brooks SE, Zhan M, Cote T, Baquet CR. Surveillance, epidemiology, and end results analysis of 2677 cases of uterine sarcoma 1989-1999. Ginecol Oncol. 2004;93(1):204-8.
2. Major FJ, Blessing JA, Silverberg SG, Morrow CP, Creasman WT, Currie JL, et al. Prognostic factors in early-stage uterine sarcoma: a gynecologic oncology group study. Cancer [Internet]. 1993;71(S4):1702-9.
3. Giuntoli RL, Metzinger DS, DiMarco CS, Cha SS, Sloan JA, Keeney GL, et al. Retrospective review of 208 patients with leiomyosarcoma of the uterus: prognostic indicators, surgical management, and adjuvant therapy. Gynecol Oncol. 2003;89(3):460-9.
4. Oliva E. Cellular mesenchymal tumors of the uterus: a review emphasizing recent observations. Int J Gynecol Pathol. 2014;33(4):374-84.
5. Knott VANB. Sarcoma of the uterus. Ann Surg. 1901;33(2):137-46.
6. Parker WH, Fu YS, Berek JS. Uterine sarcoma in patients operated on for presumed leiomyoma

and rapidly growing leiomyoma. Obstet Gynecol. 1994;83(3):414-8.

7. Tamura R, Kashima K, Asatani M, Nishino K, Nishikawa N, Sekine M, et al. Preoperative ultrasound-guided needle biopsy of 63 uterine tumors having high signal intensity upon t2-weighted magnetic resonance imaging. Int J Gynecol Cancer. 2014;24(6):1042-7.
8. Takagi H, Sakamoto J, Osaka Y, Shibata T, Fujita S, Sasagawa T. Utility of 18F-fluorodeoxyglucose-positron emission tomography in the differential diagnosis of benign and malignant gynaecological tumours. J Med Imaging Radiat Oncol. 2018;62(4):471-9.
9. Aviram R, Ochshorn Y, Markovitch O, Fishman A, Cohen I, Altaras MM, et al. Uterine sarcomas versus leiomyomas: gray-scale and Doppler sonographic findings. J Clin Ultrasound. 2005 [cited 2021 Oct 5];33(1):10-3.
10. Exacoustos C, Romanini ME, Amadio A, Amoroso C, Szabolcs B, Zupi E, et al. Can gray-scale and color Doppler sonography differentiate between uterine leiomyosarcoma and leiomyoma? J Clin Ultra-sound. 2007 [cited 2021 Oct 5];35(8):449-57.
11. Thomassin-Naggara I, Dechoux S, Bonneau C, Morel A, Rouzier R, Carette MF, et al. How to differentiate benign from malignant myometrial tumours using MR imaging. Eur Radiol. 2013;23(8):2306-14.
12. Wahab CA, Jannot AS, Bonaffini PA, Bourillon C, Cornou C, Lefrère-Belda MA, et al. Diagnostic algorithm to differentiate benign atypical leiomyomas from malignant uterine sarcomas with diffusion-weighted MRI. Radiology. 2020;297(2):361-71.
13. Takeuchi M, Matsuzaki K, Harada M. Preliminary observations and clinical value of lipid peak in high-grade uterine sarcomas using in vivo proton MR spectroscopy. Eur Radiol. 2013;23(9):2358-63.
14. Toledo G, Oliva E. Smooth muscle tumors of the uterus: a practical approach. Arch Pathol Lab Med. 2008;132(4):595-605.
15. Mbatani N, Olawaiye AB, Prat J. Uterine sarcomas. Int J Gynecol Obstet. 2018;143(Suppl 2):51-8.
16. Kurihara S, Oda Y, Ohishi Y, Iwasa A, Takahira T, Kaneki E, et al. Endometrial stromal sarcomas and related high-grade sarcomas: immunohistochemical and molecular genetic study of 31 cases. Am J Surg Pathol. 2008 [cited 2021 Nov 11];32(8):1228-38.
17. Gallardo A, Prat J. Mullerian adenosarcoma: a clinicopathologic and immunohistochemical study of 55 cases challenging the existence of adenofibroma. Am J Surg Pathol. 2009 [cited 2021 Nov 11];33(2):278-88.
18. Sullivan P. Uterus Carcinosarcoma Pathology: Definition, Etiology, Epidemiology [Internet]. [cited 2021 Nov 11].
19. Gronchi A, Miah AB, Dei Tos AP, Abecassis N, Bajpai J, Bauer S, et al. Soft tissue and visceral sarcomas: ESMO–EURACAN–GENTURIS Clinical Practice Guidelines for diagnosis, treatment and follow-up. Ann Oncol. 2021;32(11):1348-65.
20. Ricci S, Stone RL, Fader AN. Uterine leiomyosarcoma: epidemiology, contemporary treatment strategies and the impact of uterine morcellation Gynecol Oncol. 2017;145(1):208-16.
21. Park JY, Park SK, Kim DY, Kim JH, Kim YM, Kim YT, et al. The impact of tumor morcellation during surgery on the prognosis of patients with apparently early uterine leiomyosarcoma. Gynecol Oncol. 2011;122(2):255-9.
22. Puliyath G, Nair MK. Endometrial stromal sarcoma: a review of the literature. Indian J Med Paediatr Oncol. 2012;33(1):1-6.
23. Chan JK, Kawar NM, Shin JY, Osann K, Chen LM, Powell CB, et al. Endometrial stromal sarcoma: a population-based analysis. Br J Cancer. 2008;99(8):1210-5.
24. Li AJ, Giuntoli RL, Drake R, Byun SY, Rojas F, Barbuto D, et al. Ovarian preservation in stage I low-grade endometrial stromal sarcomas. Obstet Gynecol. 2005;106(6):1304-8.
25. Riopel J, Plante M, Renaud M-C, Roy M, Têtu B. Lymph node metastases in low-grade endometrial stromal sarcoma. Gynecol Oncol. 2005;96(2):402-6.
26. Pezzicoli G, Moscaritolo F, Silvestris E, Silvestris F, Cormio G, Porta C, et al. Uterine carcinosarcoma: an overview. Crit Rev Oncol Hematol [Internet]. 2021;163:103369.
27. Zizolfi B, Foreste V, Sardo ADS, Manzi A, Bifulco G, Carugno J. Fertility sparing management of uterine adenosarcoma: case report and literature review. Facts, Views Vis Ob Gyn. 2021;12(4):315-8.

CAPÍTULO 9

Câncer de ovário, tubas uterinas e peritônio

Jesus Paula Carvalho

INTRODUÇÃO

Em 2014, a Organização Mundial de Saúde (OMS) passou a classificar o câncer de ovário epitelial (carcinomas) como câncer de ovário, tubas uterinas e peritônio, por ser considerada doença única, cuja origem pode estar em qualquer uma dessas três estruturas anatômicas.[1]

A classificação dos tumores de ovário é extensa e pode ser consultada na Tabela 1. Os tumores ovarianos podem ser divididos em 4 grandes grupos:

1. Tumores epiteliais.
2. Tumores de célula germinativa.
3. Tumores de cordões sexuais e estroma.
4. Tumores metastáticos.

Os tumores epiteliais (benignos, *borderlines* e malignos) formam o grupo mais frequente. Dentre os tumores malignos epiteliais, o carcinoma seroso de alto grau é o mais comum, seguido pelo carcinoma endometrioide, carcinoma de células claras, carcinoma mucinoso e tumor de Brenner maligno.

EPIDEMIOLOGIA

A incidência global de câncer de ovário, ajustada por idade em 2018, era de 6,6 e de morte pela doença de 3,9 por 100 mil mulheres/ano, respectivamente. O número de casos aumentou globalmente 88,01%, e o número de mortes por cancer de ovário aumentou 84,20% no período de 1990 a 2017. O maior aumento da incidência de câncer de ovário (506,45%) ocorreu na América Latina andina. Mortes ocorrem principalmente em mulheres na faixa dos 50 a 69 anos.[3,4]

No Brasil, no período de 2000-2015, a incidência de câncer de ovário caiu de 8,62 para 6,62 por 100.000 mulheres/ano. A média de idade ao diagnóstico foi de 53,3 anos. O adenocarcinoma sem outras especificações e o carcinoma seroso de alto grau foram os tipos histológicos mais frequentes, com 26,5% e 23,6% respectivamente.[5] A doença foi diagnosticada em estádio avançado (III e IV) em 67,2% dos casos.[5]

FATORES DE RISCO

O principal fator de risco para câncer de ovário é a história familiar. Fatores genéticos como as mutações patogênicas nos genes *BRCA1, BRCA2, BARD1, BRIP1, CHEK2, MRE11, MSH6, NBN, PALB2, RAD50, RAD51* e *TP53* conferem risco aumentado para câncer de ovário.[6] Mulheres com mutação patogênicas no gene *BRCA1* têm risco estimado de 40 a 50% de desenvolver câncer de ovário até os 70 anos de idade e de

TABELA 1 Classificação dos tumores de ovário[2]

Tumores serosos
Tumores serosos benignos: cistadenoma, adenofibroma, papiloma superficial de ovário
Tumores serosos *borderlines*
Tumores serosos malignos
Carcinoma seroso de baixo grau do ovário
Carcinoma seroso de alto grau do ovário
Tumores mucinosos
Tumores mucinosos benignos: cistadenoma e adenofibroma mucinoso
Tumores mucinosos *borderlines*
Tumores mucinosos malignos: carcinoma mucinoso do ovário
Tumores endometrioides
Tumores endometrioides benignos: cistadenoma e adenofibroma endometrioide
Tumores endometrioides *borderlines*
Tumores endometrioides malignos: carcinoma endometrioide de ovário
Tumores de células claras
Tumores benignos de células claras: cistadenoma e adenofibroma de células claras
Tumores *borderlines* de células claras
Tumores malignos de células claras: carcinoma de células claras de ovário
Tumores seromucinosos
Tumores seromucinosos benignos: cistadenoma e adenofibroma seromucinoso
Tumores seromucinosos *borderlines*
Tumores seromucinosos malignos: carcinoma seromucinoso
Tumores de Brenner
Tumores de Brenner benignos
Tumores de Brenner *borderlines*
Tumores de Brenner malignos
Outros carcinomas
Adenocarcinoma mesonéfrico-símile
Carcinoma indiferenciado e diferenciado de ovário
Carcinossarcoma de ovário
Carcinoma misto de ovário
Tumores mesenquimais
Sarcoma estromal endometrioide de ovário
Tumor de músculo liso de ovário
Mixoma ovariano
Outros tumores mesenquimais ovarianos
Tumores mistos epitelial e mesenquimal: tumor misto maligno epitelial e mesenquimal
Adenossarcoma de ovário
Tumores de cordões sexuais e estroma
Tumores estromais puros
Fibroma ovariano
Tecoma
Tecoma luteinizado associado com peritonite esclerosante
Tumor estromal esclerosante
Tumor estromal microcístico
Tumor estromal em anel de sinete

(continua)

TABELA 1 Classificação dos tumores de ovário[2] (*continuação*)

	Tumor de células de Leydig
	Tumor de células esteroides
	Fibrossarcoma ovariano
Tumores de cordões sexuais puros	
	Tumor de granulosa adulto
	Tumor de granulosa juvenil
	Tumor de células de Sertoli
	Tumor de cordões sexuais com túbulos anulares
Tumores mistos de cordões sexuais e estroma	
	Tumores de células de Sertoli-Leydig
	Tumor de cordões sexuais e estroma SOE
	Ginandroblastoma
Tumores de célula germinativa	
	Teratoma imaturo de ovário
	Disgerminoma
	Tumor de saco vitelínico
	Carcinoma embrionário
	Coriocarcinoma não gestacional
	Tumor misto de célula germinativa de ovário
Teratomas monodérmicos e somático-símile originários de cisto dermoide	
	Struma ovarii
	Carcinoide ovariano
	Tumores neuroectodérmico-símile
	Teratoma monodérmico cístico
	Neoplasia somática originária em teratoma
Tumores de célula germinativa-cordões sexuais e estroma	
	Gonadoblastoma
	Tumor misto de célula germinativa-cordões sexuais e estroma, não classificado
Miscelânea	
	Retecistadenoma, adenoma e adenocarcinoma
	Tumor wolffiano de ovário
	Tumor pseudopapilar sólido
	Carcinoma de pequenas células, hipercalcêmico
	Tumor de Wilms
Tumores mesoteliais (ver Tumores do peritônio)	
Lesões similares a tumores	
	Cistos foliculares
	Cisto de corpo lúteo
	Grande cisto folicular solitário luteinizado
	Hyperreactio luteinalis
	Leteoma gravídico
	Hiperplasia e hipertecose estromal
	Fibromatose e edema maciço
	Hiperplasia de célula de Leydig
Metástases	
	Tumor metastático

10 a 20% se a mutação patogênica ocorrer no gene *BRCA2*.[7]

Muitos fatores têm sido relacionados de forma positiva ou negativa com o risco de risco de câncer de ovário, dentre eles idade da menarca e menopausa, número de gestações, amamentação, história de infertilidade e uso de drogas indutoras da ovulação, contraceptivos orais, terapias hormonais na pós-menopausa, história de histerectomia ou laqueadura tubária, endometriose, síndrome de ovários policísticos, diabetes melito, uso de anti-inflamatórios não hormonais, obesidade, álcool, tabaco, fatores dietéticos e uso cosmético de talco.[7]

Cinco anos de aumento na idade da menopausa está associado com 6% de aumento de risco para câncer de ovário, principalmente os carcinomas endometrioides e de células claras.

Cada gravidez adicional confere 10 a 20% de redução no risco. Mulheres que amamentam têm redução de 20 a 25% no risco comparadas com mulheres multíparas que não amamentaram. A associação entre o uso de drogas indutoras da ovulação com risco de câncer de ovário é controversa. Dados de dezenas de estudos em diferentes países demonstraram redução do risco em torno de 30% em usuárias de contraceptivos orais, e esta redução persiste por até 30 anos após a cessação do uso.

A reposição hormonal após a menopausa aumenta em 40% o risco de câncer de ovário, e o risco permanece elevado por pelo menos 5 anos para quem usou por 5 anos ou mais. Salpingectomia reduz em pelo menos 30% o risco, e esta proteção também acontece também em mulheres com mutação patogênica do gene *BRCA1*.[7]

História prévia de endometriose aumenta de 2 a 3 vezes o risco de carcinoma endometrioide e de células claras. A associação de câncer de ovário com a síndrome de ovários policísticos não é clara. Diabetes melito aumenta o risco em 17%, e este risco pode ser atenuado pelo uso de metformina. Obesidade aumenta o risco para carcinoma do endométrio e câncer de mama na pós-menopausa, mas a relação com câncer de ovário não é consistente.[7]

Consumo de álcool não está relacionado com câncer de ovário, e o tabagismo aumenta o risco apenas para os tumores mucinosos, em cerca de 30 a 50% para o carcinoma mucinoso invasivo e 80 a 130% para os tumores mucinosos *borderlines*.[7]

O asbesto utilizado na fabricação de caixas de água é um potente agente carcinogênico. Segundo dados da OMS em 2009, Brasil, Argentina, Colômbia e México tiveram o maior número estimado de câncer de ovário atribuído à exposição ao asbesto.[8]

RASTREAMENTO

Rastreamento é, por definição, uma intervenção realizada em uma população assintomática, com o objetivo de detectar determinada doença na forma subclínica e, com isso, diminuir a mortalidade, sem causar danos aos indivíduos que não têm a doença.

No câncer de ovário, nenhuma estratégia isolada ou combinada testada até agora logrou sucesso em atingir esse objetivo. Programas de rastreamento com exames clínicos, ultrassonografia, outros métodos de imagens, marcadores tumorais, em diferentes combinações, já foram realizados, com resultados desapontadores.[9,10]

A maioria das pacientes com câncer de ovário é diagnosticada em estádios avançados. A sobrevida em 5 anos no estádio I é de 90%, 65% no estádio II, 34% no estádio III e 15% no estádio IV. A incorporação de novos recursos de diagnóstico e tratamento resultaram em aumento modesto em sobrevida, que, na maioria dos países desenvolvidos, não ultrapassa 35% em 10 anos.[11]

Muito do insucesso do rastreamento deve-se à falta de métodos para detectar a doença na sua origem. O carcinoma seroso de alto grau do ovário origina-se do epitélio da tuba uterina, mais especificamente das células epiteliais da fímbria. A forma intraepitelial (não invasiva) da doença, denominada neoplasia serosa intraepitelial tubária (STIC, do inglês *serous tubal intraepithelial carcinoma*) é encontrada em 70% dos carcinomas serosos de ovário.[12]

Mais precoce ainda do que a STIC, existe uma lesão não proliferativa chamada de assinatura p53, detectada por exame imuno-histoquímico em espécimes de salpigectomia e que apresenta as mesmas mutações do carcinoma seroso de alto grau, constituindo, assim, a alteração mais precoce da doença. Apesar de muitos esforços e iniciativas, não existem ainda métodos de rastreamento para detectar estas alterações precoces no epitélio das fímbrias.

O carcinoma seroso de alto grau inicia-se com a lesão não proliferativa chamada de assinatura p53, que se estima preceder o carcinoma invasivo em 20 anos, depois evolui para a STIC, que precede o carcinoma invasivo em 7 anos.[13] Estudos em modelos matemáticos estimam que o carcinoma invasivo seroso de alto grau permanece indetectável ao longo de 4 anos, e pode permanecer como um carcinoma estádio III indetectável por até 1 ano antes do diagnóstico.[11]

DIAGNÓSTICO

O diagnóstico de câncer de ovário avançado baseia-se nos dados de história clínica, antecedentes familiares, sinais e sintomas, exames de imagens, marcadores tumorais e exames citológicos e anatomopatológicos.

A história clínica costuma ser recente, com sensação de plenitude abdominal, dispepsia, polaciúria, aumento do volume abdominal e fraqueza. Muitas dessas mulheres referem exames clínicos e de imagens recentes, sem qualquer anormalidade. Na história familiar, é possível identificar, em considerável número de casos, antecedentes de câncer de mama, ovário e mortes por ascite de causa indeterminada.

Os sinais mais característicos são ascite, emagrecimento e presença de massas pélvicas e abdominais no exame físico. No exame vaginal e toque retal, costumam-se identificar implantes tumorais sólidos em escavação retouterina (fundo de saco de Douglas).

Na ultrassonografia transvaginal, é possível identificar ascite, mesmo que de pequena monta, e implantes tumorais na escavação retouterina. A presença de massa anexial tumoral complexa (cística e sólida) é sinal muito característico do carcinoma ovariano. Na grande maioria dos casos, a doença acomete diferentes estruturas pélvicas e abdominais. A tomografia computadorizada (TC) com contraste é o método de escolha para avaliar a extensão da doença peritoneal.

O grande omento torna-se espessado precocemente, placas tumorais podem ser identificadas no diafragma e nódulos tumorais podem ser identificados em diferentes sítios abdominais.

Toda mulher portadora de ascite deve ser investigada para câncer de ovário. Quando houver ascite sem imagens sugestivas de tumor ovariano ou peritoneal, a citologia peritoneal pode fornecer o diagnóstico. É sempre prudente informar o laboratório para proceder à análise citológica do líquido ascítico, e não apenas análise bioquímica, equívoco muito frequente na prática diária.

Dentre os marcadores tumorais, o CA 125 é o principal indicador de carcinoma de ovário e costumar estar muito elevado no carcinoma seroso de alto grau. Eventualmente pode estar elevado, em níveis menores, em endometriose e outras afecções benignas.

Nas massas anexiais assintomáticas e nos tumores precoces, o diagnóstico diferencial com carcinoma de ovário é de fundamental importância. O protocolo recomendado pela Federação Brasileira das Associações de Ginecologia e Obstetrícia (Febrasgo)[14] para diagnóstico diferencial de massas anexiais consiste em:

A. Priorizar a ultrassonografia transvaginal como o método mais efetivo de diagnóstico.
B. Toda massa suspeita deve ter a avaliação do marcador tumoral CA 125.
C. Punção do cisto suspeito deve ser evitada tanto no período pré como intraoperatório, para evitar o derramamento de conteúdo com células tumorais para a cavidade peritoneal.
D. Exame intraoperatório de congelação em massas suspeitas pode ser útil quando disponível.

E. A via de acesso minimamente invasiva é adequada para abordagem de massas anexiais, tomando-se o cuidado para não violar princípios oncológicos em caso de malignidade, como a retirada protegida do espécime e para evitar o derramamento de conteúdo neoplásico.

Para o tratamento definitivo de tumores malignos, recomenda-se referenciamento para centros especializados com equipes multidisciplinares e alto volume de casos.

TRATAMENTO DO CÂNCER DE OVÁRIO

A base do tratamento do câncer de ovário compreende a cirurgia e a quimioterapia. Em situações especiais, podem-se agregar a hormonioterapia, a imunoterapia e terapias-alvo. A cirurgia citorredutora tem como objetivo principal a citorredução completa e consiste em pelo menos histerectomia total, salpingo-ooforectomia bilateral e omentectomia, mas pode incluir procedimentos adicionais, como ressecções multiviscerais no abdome inferior e superior, peritonectomia, ressecções parciais de órgãos afetados, assim como linfadenectomias pélvicas e para-aórtica, dependendo do volume e do padrão de disseminação da doença.

Cirurgia do câncer de ovário

A cirurgia do câncer de ovário deve ser realizada preferencialmente em centros especializados, por equipes treinadas para este fim, e preferencialmente que tenham um histórico de pelo menos 50% de citorredução completa em cirurgias primárias em câncer de ovário estádios III e IV (FIGO), e com volume de pelo menos 36 casos/ano.[15]

A cirurgia tem a finalidade de estadiamento e citorredução. O estadiamento é estabelecido depois da análise anatomopatológica dos espécimes cirúrgicos que minimamente devem conter o útero, ovários e tubas uterinas, grande omento, linfonodos pélvicos e para-aórticos e todas as estruturas suspeitas de doença que foram submetidas a ressecções ou biópsias.

Em pacientes submetidas previamente a anexectomia, com diagnóstico de câncer e sem aparente doença residual, o estadiamento se impõe mesmo assim, pois existe a possibilidade de doença microscópica.

A cirurgia é chamada de primária (ou *up-front*) quando antecede qualquer tratamento sistêmico, e secundária ou de intervalo, quando o tratamento sistêmico é instituído no início, com a finalidade de reduzir o volume tumoral ou em casos de baixa probabilidade de ressecção cirúrgica completa da doença.

Menos frequente, mas também praticada, é a cirurgia no final, quando completado o tratamento sistêmico. A cronologia e a sequência do tratamento devem considerar o volume de doença, as condições clínicas da paciente, a probabilidade de citorredução completa e a disponibilidade dos recursos.

O objetivo fundamental da cirurgia no câncer de ovário é a citorredução completa, também chamada de citorredução ótima ou citorredução R0 (doença residual zero). O maior benefício ocorre em pacientes com citorredução R0, nas quais não mais existe doença visível macroscópica.

A citorredução também pode ser classificada como subótima, ou R1, quando persiste doença residual macroscópica, porém inferior a 1 cm de diâmetro. Este grupo de pacientes também têm benefícios da cirurgia, embora de menor monta.

De longa data, sabe-se que, nas pacientes com doença residual maior do que 2 cm, a cirurgia não agrega qualquer benefício. Somente acrescenta morbidade e piora o prognóstico, além de retardar o tratamento sistêmico. Estas cirurgias devem ser evitadas.[16]

Pacientes com baixa probabilidade de citorredução ótima ou subótima são candidatas a quimioterapia neoadjuvante e cirurgia de intervalo.

Avaliação da ressecabilidade no câncer de ovário

A ressecabilidade do câncer de ovário deve ser cuidadosamente avaliada pelo cirurgião e radiologista, no período pré-operatório imediato, para evitar cirurgias com citorredução insatisfatórias, que só agregam morbidade.

A avaliação adequada por imagens é um passo fundamental para separar as pacientes candidatas a cirurgia primária daquelas que se beneficiariam mais com a quimioterapia neoadjuvante.

Se a doença for considerada ressecável, as imagens são úteis também para o planejamento da cirurgia, a estimativa do tempo operatório e a necessidade de outros especialistas para procedimentos específicos.

Os critérios de ressecabilidade que apontam para uma citorredução ótima podem variar de acordo com a agressividade da cirurgia proposta, a experiência da equipe cirúrgica e a condição clínica da paciente.[17]

Por estes motivos, a definição pré-operatória de ressecabilidade e possibilidade de ressecção ótima é uma decisão que deve ser avaliada no contexto da equipe multidisciplinar e de preferência dentro de protocolos institucionais bem definidos.[17]

A tomografia computadorizada (TC) de abdome, pelve e tórax é o método de escolha para avaliação pré-operatória do câncer de ovário. Os sítios de doença devem ser relatados de forma sistemática por quadrantes e devem compreender a avaliação de ascite, implantes subcapsulares na região entre o espaço de Morrison e a veia cava inferior.

O comprometimento da veia hepática direita deve ser cuidadosamente avaliado, pois isso representa um risco considerável de sangramento intraoperatório e pode constituir um critério de irressecabilidade. No quadrante superior esquerdo, na avaliação do baço, a presença de implantes hilares pode indicar a necessidade de esplenectomia.

A bolsa omental ou retrocavidade dos epíplons é um espaço oco formado pelos omentos maior e menor e seus órgãos adjacentes. O envolvimento dessas estruturas deve ser avaliado em imagens axiais entre os ligamentos esplenorrenal e gastroesplênico, porque o comprometimento pode impedir uma citorredução ótima.[17]

As imagens do abdome superior contemplam também a base do tórax, onde se pode constatar derrame pleural e o comprometimento de linfonodos cardiofrênicos, considerados suspeitos quando o menor diâmetro for > 5 mm. Os linfonodos cardiofrênicos podem ser ressecados, porém, em algumas instituições, são considerados como critério de irressecabilidade.[17]

Na avaliação do abdomen central, devem-se observar os depósitos de doença no omento, linfadenomegalias e doença na raiz da artéria mesentérica superior. Todo linfonodo > 10 mm no menor diâmetro deve ser ressecado.

Linfonodos aumentados acima dos vasos renais são difíceis de serem ressecados. A TC também é importante para diagnóstico pré-operatório de variações anatômicas que, se não sabidas, podem constituir risco intraoperatório de sangramento e lesões inadvertidas, como a veia renal retroaórtica, a duplicidade de veia cava ou a veia cava esquerda.[17]

A ressecção de doença em omento é factível, mas o envolvimento de grandes porções do intestino delgado pode inviabilizar a citorredução ótima. Quando o mesentério está extensamente comprometido, podem-se observar retrações e rigidez.

A avaliação da pelve deve compreender o tamanho e a morfologia da massa, a lateralidade e sinais de malignidade, como componentes cístico e sólidos. A disseminação intraperitoneal do carcinoma de ovário resulta em implantes em escavação retouterina e espaço vesicovaginal.

A ressonância magnética (RM) pode ser usada em pacientes com contraindicações para uso de contraste iodado. Outra indicação é a avaliação da doença peritoneal, em que a TC apresenta limitações. Pela RM utilizando imagens de difusão, é possível avaliar a microestrutura dos tecidos pelo movimento da água. Quanto menor o coeficiente de difusão, maior a probabilidade de malignidade.[17]

Quando a avaliação por imagens e o exame clínico não forem suficientes para definir a ressecabilidade, pode-se recorrer à avaliação videolaparoscópica antes de submeter a paciente a uma laparotomia, que, se não lograr sucesso na citorredução, traria retardo no tratamento sistêmico.

Avaliando por videolaparoscopia a presença de bolo omental, carcinomatose peritoneal, carcinomatose em diafragma, retração do mesentério, infiltração de intestinos e estômago e metástases hepáticas, Fagotti et al. construíram um escore preditivo de ressecabilidade, que pode ser utilizado em situações especiais.[18]

A definição de ressecabilidade do câncer de ovário não pode ser estabelecida de forma padronizada, pois depende de múltiplos fatores, incluindo a experiência da equipe cirúrgica. Por estes motivos, a tendência atual é tratar câncer de ovário somente em centros de referência, com grande volume de casos, equipes treinadas e multidisciplinares, com infraestrutura para avaliações por imagens e com suporte adequado no período perioperatório.[15]

Cirurgia primária no câncer de ovário

A cirurgia primária precede a quimioterapia. Esta é a opção preferencial, sempre que houver condições clínicas para a realização de cirurgia e a doença se mostrar ressecável, resultando em ausência de doença residual ou doença de, no máximo, 1 cm de diâmetro.

Citorredução completa com ausência de doença residual é o principal fator prognóstico no carcinoma de ovário avançado.[19] Pacientes com doença ressecável, boas condições clínicas, tratadas com citorredução primária e quimioterapia baseada em platina e taxanos são as que obtiveram os melhores resultados em estudos retrospectivos.[20,21]

A cirurgia para câncer de ovário é uma cirurgia de grande porte, e é recomendável que seja realizada com método e disciplina em centros de referência.[22]

De princípio, toda paciente deve ser informada dos riscos e benefícios da cirurgia radical, assim como todos os passos subsequentes do tratamento. A padronização dos procedimentos é fundamental para o bom desfecho. Uma lista detalhada de todas as etapas a serem cumpridas deve ser elaborada pela equipe cirúrgica, de modo a tornar os procedimentos mais seguros e executados de maneira mais racional, evitando erros de interpretação ou de execução intraoperatória.[22,23]

Quimioterapia neoadjuvante e cirurgia de intervalo no câncer de ovário

O tratamento com quimioterapia neoadjuvante (QTN) e cirurgia de intervalo (CI) é indicado em pacientes sem condições de cirurgia ou com baixa probabilidade de ressecção completa da doença.

A QTN é associada com menor morbidade e mortalidade pós-operatória. Normalmente, a paciente é submetida a 3 a 4 ciclos de quimioterapia neoadjuvante, cirurgia citorredutora de intervalo e mais 2 a 3 ciclos de quimioterapia até atingir 6 ciclos.

O uso de QTN por mais de 4 ciclos é controversa.[19] Em serviços de alta demanda, quando a espera pela cirurgia de intervalo for muito demorada, é justificável realizar a quimioterapia por mais de 4 ciclos, seguida da cirurgia citorredutora.[24]

TRATAMENTO SISTÊMICO DOS CARCINOMAS OVARIANOS

O principal tumor epitelial maligno do ovário (carcinoma) é o carcinoma seroso de alto grau, e o tratamento sistêmico do carcinoma avançado tem como foco este tipo histológico. Outros carcinomas menos frequentes são o carcinoma endometrioide, o carcinoma de células claras, o carcinoma mucinoso e o carcinossarcoma. Existem também tumores malignos de comportamento indolente, como o carcinoma seroso de baixo grau. Aproximadamente 70% dos casos são diagnosticados em estágios avançados, e a sobrevida tem se alterado pouco nos últimos 40 anos. A melhora do tratamento cirúrgico e novos regimes de tratamento pós-operatórios têm proporcionado retardo nas recidivas e algum aumento na sobrevida.[25]

Nos estádios precoces, que são menos frequentes, a quimioterapia baseada em platina mostrou resultados superiores à simples observação. Carboplatina associada com paclitaxel deve ser oferecida para pacientes com carcinomas precoces de ovário. A duração padrão do tratamento é de 6 ciclos. A extensão do tratamento por mais 3 ciclos, com menor dose, não demonstrou benefício no intervalo livre de recorrência.[25]

Nos estádios avançados, que são a maioria, a melhor opção de tratamento é a cirurgia citorredutora primária, com ausência de doença residual, seguida de quimioterapia. Esta estratégia é associada com melhor sobrevida global e sobrevida livre de progressão. Nas pacientes com condições clínicas ruins para a cirurgia primária ou com doença muito extensa, com pequena probabilidade de citorredução completa, a quimioterapia neoadjuvante é a opção, seguida de cirurgia de intervalo.

A associação de carboplatina e paclitaxel tem sido o tratamento padrão nas últimas duas décadas. A adição de uma terceira droga ou aumento na dose não mostrou melhora nos desfechos.

A quimioterapia intraperitoneal, proposta inicialmente como alternativa muito promissora, não demonstrou benefícios quando comparada ao tratamento padrão em estudos mais recentes. Desta forma, 6 ciclos de quimioterapia baseada em carboplatina e paclitaxel continuam sendo o tratamento padrão recomendado para carcinoma de ovário avançado, após cirurgia citorredutora. Nas pacientes candidatas a quimioterapia neoadjuvante, comumente são realizados 3 ou 4 ciclos de quimioterapia, cirurgia de intervalo e mais 2 ou 3 ciclos, até um total de 6 ciclos.[25]

TERAPIAS-ALVO

Fator de crescimento endotelial (VEGF)

O fator de crescimento endotelial (VEGF) é expresso na maioria dos carcinomas ovarianos e está associado com a progressão tumoral. Terapias podem ser direcionadas para este alvo, diminuindo a expressão do receptor de VEGF, prolongando, assim, a sobrevida.[26]Bevacizumabe é um anticorpo monoclonal anti-VEGF-A utilizado em combinação com carboplatina e paclitaxel, como terapia de manutenção em carcinoma de ovário. Esta combinação demonstrou benefícios em pacientes com cirurgias incompletas e doença residual > 1 cm, ou pacientes estádios IV inoperáveis, com um ganho de 9,5 meses na sobrevida global.[27]

Inibidores da PARP

Inibidores da PARP (poli-ADP-ribose-polimerase) fazem parte do tratamento de manutenção e, mais recentemente, como primeira linha dos carcinomas ovarianos, por seu efeito denominado letalidade sintética. Este fenômeno consiste em explorar uma deficiência no reparo de defeitos da fita dupla do DNA, no processo chamado de recombinação homóloga, que ocorre em mulheres portadoras de mutações patogênicas dos genes *BRCA1/2*.

Aproximadamente 20% dos carcinomas serosos de alto grau carregam estas mutações germinativas, e outros 8% têm mutações somáticas.[25] O risco de progressão ou morte pela doença diminuiu 70% com olaparibe (um inibidor da PARP) comparado com placebo.[28]São candidatas a tratamento com inibidores de PARP as pacientes com mutações patogênicas nos genes *BRCA*, confirmadas por testes genéticos.

IMUNOTERAPIA

Imunoterapia é um tratamento inespecífico para diferentes tipos de câncer, inclusive o carcinoma de ovário, com resultados recentes bastante animadores. As principais vias de controle imunológico (*checkpoint*) são CTLA-4 (*cytotoxic T-lymphocyte-associated protein 4*), PD-1 (*programmed death 1*) e PDL-1 (*programmed death ligand 1*).

A inibição farmacológica destes alvos reduz a habilidade das células tumorais de se evadir do reconhecimento do sistema imunológico do hospedeiro.[29]

ACOMPANHAMENTO

Pacientes com carcinoma de ovário experimentam recorrências frequentes, e a sobrevida global é inferior a 50% nos casos avançados. A maioria das recidivas pode ser detectada clinicamente pelo aparecimento de ascite, massas tumorais abdominopélvicas, emagrecimento, queda do estado geral, dor ou oclusões intestinais.

Após o tratamento, o acompanhamento deve ser realizado com intervalos trimestrais até 1 ano, semestrais até 2 anos e anuais posteriormente. Pacientes com cirurgias completas, boas condições clínicas e sem sinais de doença devem ser seguidas com avaliação semestral do marcador tumoral CA 125. O uso de TC de tórax, abdome e pelve é recomendado quando o marcador tumoral estiver elevado, no manejo de quadros sugestivos de oclusão ou para avaliar a ressecabilidade em casos de candidatas a citorredução secundária.

A terapia de reposição hormonal em mulheres jovens pode ser indicada em casos de carcinomas serosos de alto grau ou mucinosos.[30]

PREVENÇÃO

Na população geral, a incidência de câncer de ovário é reduzida com o número de gestações, amamentação, uso de contraceptivos orais, laqueadura tubária, histerectomia e salpingectomia. O risco de câncer de ovário aumenta em famílias com história da doença e de câncer de mama, demonstrando um fator genético hereditário.

A prevenção do cancer de ovário não pode ser completamente alcançada com medidas não cirúrgicas, mas o risco pode ser diminuído com o estímulo à amamentação e o uso de contraceptivos orais, especialmente em mulheres de alto risco que não aceitam medidas preventivas cirúrgicas.

A prevenção cirúrgica está indicada em mulheres com mutações patogênicas comprovadas nos genes *BRCA1/BRCA2*. Mulheres com estas mutações são chamadas de previventes, ou seja, indivíduos que têm uma predisposição individual para câncer muito maior do que a população geral, mas que ainda não desenvolveram a doença. Este grupo de pessoas demanda estratégias de prevenção diferentes da população geral.[31]

Além dos genes *BRCA1/BRCA2*, outros 11 genes estão relacionados com risco para câncer de ovário. O manejo dessas pacientes inclui as seguintes opções: salpingo-ooforectomia, salpingectomia imediata com ooforectomia retardada e histerectomia. Os prós e contras precisam ser discutidos com essas mulheres.

Mulheres com síndrome de Lynch carregam risco aumentado para câncer de endométrio, câncer colorretal e câncer de ovário. Mutação no gene *BRCA1* está relacionada com potencial risco de carcinoma seroso do endométrio, além do câncer de ovário.[32]

A indicação de cirurgias profiláticas envolve muitos conceitos e decisões de difícil compreensão pelas pacientes e mesmo para os profissionais de saúde envolvidos. São questões complexas que envolvem a perspectiva oncológica, mas com implicações reprodutivas, genéticas, legais, éticas, educacionais, culturais, psicossociais e religiosas. Por causa dessa complexidade, é recomendável que essas mulheres sejam avaliadas e orientadas dentro de protocolos, por profissionais especializados dentro das diferentes áreas, e que construam um plano de ação coerente, baseado em dados e respeitando as individualidades de cada mulher.[31,33]

Salpingo-ooforectomia profilática

Salpingo-ooforectomia bilateral profilática, também chamada de cirurgia redutora de risco, está indicada para mulheres entre 35 e 40 anos com mutações patogênicas do gene *BRCA1* e entre 40 e 45 anos em mulheres com mutações patogênicas no gene *BRCA2*.[34]

A proteção contra câncer de ovário situa-se em torno de 80% ao longo da vida. Mesmo com salpingo-ooforectomia profilática, essas mulheres ainda podem desenvolver carcinoma seroso de peritônio em um pequeno número de casos.[31]

A salpingo-ooforectomia profilática resulta em menopausa precoce, com grande impacto na qualidade de vida dessas mulheres, que podem experimentar sintomas vasomotores, disfunções sexuais, doenças cardiovasculares, osteoporose, entre outros.

Salpingectomia imediata e ooforectomia retardada

Como o carcinoma de ovário origina-se a partir de células do epitélio tubário, a salpingectomia precoce e a ooforectomia retardada têm o potencial de conferir proteção contra o câncer sem os efeitos deletérios da menopausa precoce.

Esta estratégia vem sendo sugerida nos últimos anos. Resultados de estudos não randomizados têm demonstrado melhor qualidade de vida da salpingectomia, comparada com a salpingo-ooforectomia bilateral.[35]

Salpingectomia oportunística

Denomina-se salpingectomia oportunística a retirada das tubas uterinas durante a histerectomia ou outras intervenções cirúrgica pélvicas por doença benigna. Na América do Norte, mais de 700.000 mulheres são submetidas a ligadura tubária todos os anos, e outras tantas são submetidas a cirurgias por massas pélvicas.

Em mulheres com geração completa, esta é uma excelente oportunidade para a salpingectomia oportunística, com a finalidade de prevenção do câncer de ovário.[36]

Em mulheres na pré-menopausa submetidas a histerectomia, ou histerectomia com salpingectomia, a função ovariana avaliada pelos níveis de hormônio antimülleriano, gonadotrofinas e contagem de folículos antrais não foi impactada pela salpingectomia.

Desta forma, é possível concluir que a retirada das tubas uterinas não confere prejuízo da função ovariana e pode contribuir de forma importante na prevenção do câncer de ovário.[36]

Um estudo populacional na Suécia, com mais de 5 milhões de mulheres, identificou 250.000 mulheres submetidas a salpingectomia uni ou bilateral por qualquer motivo no período de 1973 a 2009. Mulheres submetidas a salpingectomia unilateral e bilateral tiveram redução no risco de câncer de ovário de 35% e 50% respectivamente.[37] Parece, pois, bastante razoável incorporar a salpingectomia oportunística na prática cirúrgica visando a prevenir câncer de ovário.

ESTADIAMENTO DO CÂNCER DE OVÁRIO, TUBAS E PERITÔNIO

O último estadiamento do câncer de ovário, tubas e peritônio foi aprovado em 2012 pela FIGO (Tabela 2) e depois pela American Joint Commission on Cancer e pela International Union Against Cancer. Ele é baseado em critérios cirúrgicos e anatomopatológicos.[38]

CONSIDERAÇÕES FINAIS

Câncer de ovário é a mais letal das neoplasias ginecológicas. Mesmo quando tratadas em centros de referência, a sobrevida global em 5 anos não ultrapassa 50%. Mulheres tratadas em hospitais gerais e fora de protocolos têm sobrevida global próxima de 20%.[39]

As medidas de prevenção medicamentosa têm eficácia limitada e, junto com a intervenção na vida reprodutiva (número de gestações, amamentação, uso de contraceptivos orais), são difíceis de serem implementadas para todas as mulheres.

Não existem métodos ou combinações de métodos eficientes para serem utilizados como rastreamento. Nenhum programa de rastreamento em população geral se mostrou efetivo.

O ginecologista e obstetra é, via de regra, o profissional de saúde que primeiro atende a paciente com câncer de ovário ou com risco de câncer de ovário. O conhecimento da doença, seus sinais e sintomas, os métodos de diagnóstico e a correta intervenção são fundamentais para o diagnóstico e o prognóstico, assim como

TABELA 2 Estadiamento (FIGO – 2012) do câncer de ovário, tubas e peritônio

Estádio	Características	
I	**Tumor limitado aos ovários ou às tubas uterinas**	
	IA	Tumor limitado a um ovário (cápsula intacta) ou superfície da tuba uterina; nenhuma célula maligna no líquido ascítico ou nos lavados peritoneais
	IB	Tumor limitado a um ou ambos os ovários (cápsula intacta) ou tubas uterinas; nenhum tumor na superfície externa do ovário ou tuba uterina; nenhuma célula maligna no líquido ascítico ou nos lavados peritoneais
	IC	Tumor limitado a um ou ambos os ovários ou às tubas uterinas, mais qualquer um dos seguintes:
	▪ IC1	Extravasamento cirúrgico
	▪ IC2	Cápsula rota antes da cirurgia ou tumor na superfície do ovário ou tuba uterina
	▪ IC3	Células malignas no líquido ascítico ou em lavados peritoneais
II	**Tumor envolvendo um ou ambos os ovários ou tubas uterinas com extensão pélvica (abaixo da borda pélvica) ou câncer peritoneal primário**	
	IIA	Extensão e/ou implantes no útero, tubas uterinas e/ou ovários
	IIB	Extensão e/ou implantes em outros tecidos intraperitoneais pélvicos
III	**Tumor envolvendo um ou ambos os ovários ou tubas uterinas ou câncer peritoneal primário com metástases peritoneais extrapélvicas confirmadas microscopicamente e/ou metástase nos linfonodos retroperitoneais**	
	IIIA	Linfonodos retroperitoneais positivos, com ou sem metástases peritoneais microscópicas extrapélvicas
	IIIA1	Somente linfonodos retroperitoneais positivos (comprovados histologicamente)
	IIIA1 (i)	Metástases ≤ 10 mm na maior dimensão
	IIIA1 (ii)	Metástase > 10 mm na maior dimensão
	IIIA2	Envolvimento peritoneal microscópico extrapélvico, com ou sem linfonodos retroperitoneais positivos
	IIIB	Metástases peritoneais macroscópicas extrapélvicas e ≤ 2 cm de diâmetro na maior dimensão, com ou sem linfonodos retroperitoneais positivos
	IIIC	Metástases peritoneais macroscópicas extrapélvicas e > 2 cm na maior dimensão, com ou sem comprometimento dos linfonodos retroperitoneais (como extensão do tumor às cápsulas hepática e esplênica sem atingir o parênquima de nenhum dos órgãos)
IV	**Metástases a distância**	
	IVA	Derrame pleural com citologia positiva
	IVB	Metástase parenquimatosa hepática ou esplênica e/ou metástase em órgãos extra-abdominais (incluindo linfonodos inguinais e linfonodos fora da cavidade abdominal) e/ou envolvimento transmural do intestino

o cuidado em se evitar a realização de exames desnecessários ou ineficazes visando ao rastreamento.

Pelo menos um quarto dos carcinomas de ovário tem um fator genético hereditário. A história familiar investigada cuidadosamente na consulta ginecológica de rotina pode dar pistas importantes e orientar a pesquisa de mutações patogênicas nessa família.

Mulheres acometidas por câncer de ovário devem ser testadas para mutações patogênicas. O exame genético pode direcionar terapias sistêmicas específicas para as pacientes e servem também para orientar intervenções em familiares previventes.

O tratamento cirúrgico é complexo, demanda habilidades e equipe multidisciplinar, raramente presentes em hospitais gerais. Os melhores resultados são obtidos em centros especializados de referência.

O tratamento sistêmico deve ser conduzido dentro de protocolos institucionais, com empenho em propiciar acesso aos medicamentos, muitos deles de alto custo.

REFERÊNCIAS BIBLIOGRÁFICAS

1. Kurman RJCM, Herrington CS, Young RH. WHO Classification of tumours of female reproductive organs. Lyon: IARC; 2014.
2. WHO Classification of Tumours Editorial Board. Female genital tumours. 5.ed. Lyon (France): International Agency for Research on Cancer; 2020.
3. Zhou Z, Wang X, Ren X, Zhou L, Wang N, Kang H. Disease burden and attributable risk factors of ovarian cancer from 1990 to 2017: findings from the Global Burden of Disease Study 2017. Front Public Health. 2021;9:619581.
4. Zhang Y, Luo G, Li M, Guo P, Xiao Y, Ji H, et al. Global patterns and trends in ovarian cancer incidence: age, period and birth cohort analysis. BMC Cancer. 2019;19(1):984.
5. Paulino E, de Melo AC, Silva-Filho AL, Maciel LF, Thuler LCS, Goss P, et al. Panorama of gynecologic cancer in Brazil. JCO Glob Oncol. 2020;6:1617-30.
6. Walsh T, Casadei S, Lee MK, Pennil CC, Nord AS, Thornton AM, et al. Mutations in 12 genes for inherited ovarian, fallopian tube, and peritoneal carcinoma identified by massively parallel sequencing. Proc Natl Acad Sci U S A. 2011;108(44):18032-7.
7. Webb PM, Jordan SJ. Epidemiology of epithelial ovarian cancer. Best Pract Res Clin Obstet Gynaecol. 2017;41:3-14.
8. Pasetto R, Terracini B, Marsili D, Comba P. Occupational burden of asbestos-related cancer in Argentina, Brazil, Colombia, and Mexico. Ann Glob Health. 2014;80(4):263-8.
9. Buys SS, Partridge E, Black A, Johnson CC, Lamerato L, Isaacs C, et al. Effect of screening on ovarian cancer mortality: the Prostate, Lung, Colorectal and Ovarian (PLCO) cancer screening randomized controlled trial. JAMA. 2011;305(22):2295-303.
10. Menon U, Gentry-Maharaj A, Burnell M, Singh N, Ryan A, Karpinskyj C, et al. Ovarian cancer population screening and mortality after long-term follow-up in the UK Collaborative Trial of Ovarian Cancer Screening (UKCTOCS): a randomised controlled trial. Lancet. 2021;397(10290):2182-93.
11. Nash Z, Menon U. Ovarian cancer screening: current status and future directions. Best Pract Res Clin Obstet Gynaecol. 2020;65:32-45.
12. Diniz PM, Carvalho JP, Baracat EC, Carvalho FM. Fallopian tube origin of supposed ovarian high-grade serous carcinomas. Clinics (Sao Paulo). 2011;66(1):73-6.
13. Labidi-Galy SI, Papp E, Hallberg D, Niknafs N, Adleff V, Noe M, et al. High grade serous ovarian carcinomas originate in the fallopian tube. Nat Commun. 2017;8(1):1093.
14. Carvalho JP, Moretti-Marques R, Filho ALDS. Adnexal mass: diagnosis and management. Rev Bras Ginecol Obstet. 2020;42(7):438-43.
15. Reuss A, du Bois A, Harter P, Fotopoulou C, Sehouli J, Aletti G, et al. TRUST: Trial of Radical Upfront Surgical Therapy in advanced ovarian cancer (ENGOT ov33/AGO-OVAR OP7). Int J Gynecol Cancer. 2019;29(8):1327-31.
16. Bristow RE, Tomacruz RS, Armstrong DK, Trimble EL, Montz FJ. Survival effect of maximal cytoreductive surgery for advanced ovarian carcinoma during the platinum era: a meta-analysis. J Clin Oncol. 2002;20(5):1248-59.
17. Rizzo S, Del Grande M, Manganaro L, Papadia A, Del Grande F. Imaging before cytoreductive surgery in advanced ovarian cancer patients. Int J Gynecol Cancer. 2020;30(1):133-8.
18. Fagotti A, Ferrandina G, Fanfani F, Ercoli A, Lorusso D, Rossi M, et al. A laparoscopy-based score to predict surgical outcome in patients with advanced ovarian carcinoma: a pilot study. Ann Surg Oncol. 2006;13(8):1156-61.
19. Angeles MA, Cabarrou B, Gil-Moreno A, Pérez-Benavente A, Spagnolo E, Rychlik A, et al. Effect of tumor burden and radical surgery on survival difference between upfront, early interval or delayed cytoreductive surgery in ovarian cancer. J Gynecol Oncol. 2021;32(6):e78.
20. Tsonis O, Gkrozou F, Vlachos K, Paschopoulos M, Mitsis MC, Zakynthinakis-Kyriakou N, et al. Upfront debulking surgery for high-grade serous

ovarian carcinoma: current evidence. Ann Transl Med. 2020;8(24):1707.

21. Jiang R, Zhu J, Kim JW, Liu J, Kato K, Kim HS, et al. Study of upfront surgery versus neoadjuvant chemotherapy followed by interval debulking surgery for patients with stage IIIC and IV ovarian cancer, SGOG SUNNY (SOC-2) trial concept. J Gynecol Oncol. 2020;31(5):e86.
22. Fotopoulou C, Planchamp F, Aytulu T, Chiva L, Cina A, Ergönül Ö, et al. European Society of Gynaecological Oncology guidelines for the peri-operative management of advanced ovarian cancer patients undergoing debulking surgery. Int J Gynecol Cancer. 2021;31(9):1199-206.
23. Ramirez PT. Standardizing ovarian cancer surgery and peri-operative care: a European Society of Gynecological Oncology (ESGO) consensus statement. Int J Gynecol Cancer. 2021;31(9):1207-8.
24. Miranda VC, de Sousa Fede AB, Dos Anjos CH, da Silva JR, Sanchez FB, da Silva Bessa LR, et al. Neoadjuvant chemotherapy with six cycles of carboplatin and paclitaxel in advanced ovarian cancer patients not candidates for optimal primary surgery: safety and effectiveness. Journal of Clinical Oncology. 2013;31(15):5540.
25. Wood GE, Ledermann JA. Adjuvant and post-surgical treatment in high-grade epithelial ovarian cancer. Best Pract Res Clin Obstet Gynaecol. 2021;78:64-73.
26. Huang S, Robinson JB, Deguzman A, Bucana CD, Fidler IJ. Blockade of nuclear factor-kappaB signaling inhibits angiogenesis and tumorigenicity of human ovarian cancer cells by suppressing expression of vascular endothelial growth factor and interleukin 8. Cancer Res. 2000;60(19):5334-9.
27. Oza AM, Cook AD, Pfisterer J, Embleton A, Ledermann JA, Pujade-Lauraine E, et al. Standard chemotherapy with or without bevacizumab for women with newly diagnosed ovarian cancer (ICON7): overall survival results of a phase 3 randomised trial. Lancet Oncol. 2015;16(8):928-36.
28. Moore K, Colombo N, Scambia G, Kim BG, Oaknin A, Friedlander M, et al. Maintenance olaparib in patients with newly diagnosed advanced ovarian cancer. N Engl J Med. 2018;379(26):2495-505.
29. Darvin P, Toor SM, Sasidharan Nair V, Elkord E. Immune checkpoint inhibitors: recent progress and potential biomarkers. Exp Mol Med. 2018;50(12): 1-11.
30. Sénéchal C, Akladios C, Bendifallah S, Ouldamer L, Lecuru F, Rousset-Jablonski C. Follow-up of patients treated for an epithelial ovarian cancer, place of hormone replacement therapy and of contraception: Article drafted from the French Guidelines in oncology entitled "Initial management of patients with epithelial ovarian cancer" developed by FRANCOGYN, CNGOF, SFOG, GINECO-ARCAGY under the aegis of CNGOF and endorsed by INCa. Gynecol Obstet Fertil Senol. 2019;47(2):250-62.
31. Carvalho JP, Baracat EC, Carvalho FM. Ovarian cancer previvors: how to manage these patients? Clinics (Sao Paulo). 2019;74:e1343.
32. Swanson CL, Bakkum-Gamez JN. Preventing ovarian cancer in high-risk women: one surgery at a time. Clin Obstet Gynecol. 2020;63(1):64-73.
33. Dean M, Scherr CL, Clements M, Koruo R, Martinez J, Ross A. "When information is not enough": a model for understanding BRCA-positive previvors' information needs regarding hereditary breast and ovarian cancer risk. Patient Educ Couns. 2017;100(9): 1738-43.
34. Sabiani L, Barrou J, Mathis J, Eisinger F, Bannier M, Lambaudie E, et al. How to manage BRCA mutation carriers? Horm Mol Biol Clin Investig. 2020;41(3).
35. Steenbeek MP, Harmsen MG, Hoogerbrugge N, de Jong MA, Maas AHEM, Prins JB, et al. Association of salpingectomy with delayed oophorectomy versus salpingo-oophorectomy with quality of life in BRCA1/2 pathogenic variant carriers: a nonrandomized controlled trial. JAMA Oncol. 2021;7(8):1203-12.
36. Gilks CB, Miller D. Opportunistic salpingectomy for women at low risk for development of ovarian carcinoma: the time has come. Gynecol Oncol. 2013;129(3):443-4.
37. Falconer H, Yin L, Grönberg H, Altman D. Ovarian cancer risk after salpingectomy: a nationwide population-based study. J Natl Cancer Inst. 2015;107(2):dju410.
38. Prat J. Staging classification for cancer of the ovary, fallopian tube, and peritoneum. Int J Gynaecol Obstet. 2014;124(1):1-5.
39. Erickson BK, Martin JY, Shah MM, Straughn JM, Leath CA. Reasons for failure to deliver National Comprehensive Cancer Network (NCCN)-adherent care in the treatment of epithelial ovarian cancer at an NCCN cancer center. Gynecol Oncol. 2014;133(2):142-6.

CAPÍTULO 10

Câncer de ovário não epitelial: células germinativas e cordão sexual

Eduardo Batista Cândido
Agnaldo Lopes da Silva Filho
Pedro Henrique Tannure Saraiva

INTRODUÇÃO

O câncer de ovário é uma importante causa de morte em todo o mundo. Cerca de 90% de todos os tumores deste órgão são epiteliais, como mostrado no capítulo anterior. Portanto, em comparação com o câncer epitelial, tumores não epiteliais são incomuns, correspondendo a 10% do total de neoplasias malignas do ovário. Nesta categoria, incluem-se os tumores de: células germinativas, cordão sexual e do estroma, além de vários outros tipos raríssimos, como o sarcoma, por exemplo.

EPIDEMIOLOGIA

No Brasil, tumores ovarianos são a 2ª neoplasia ginecológica mais comum, ficando atrás apenas do câncer de colo uterino. Há estimativas de 6.650 novos casos em 2020 e 4.123 mortes em 2019.[1]

Nos EUA, o câncer de ovário é a principal causa de morte entre as doenças ginecológicas malignas. Foram estimados, em 2021, 21.410 novos casos desta doença, com 13.770 mortes.[2]

TUMOR DE CÉLULAS GERMINATIVAS DO OVÁRIO (TCGO)

São neoplasias derivadas das células germinativas primordiais do ovário. Representam cerca de 5% de todos os cânceres de ovário e surgem, mais comumente, em mulheres jovens (entre 10 e 30 anos), sendo responsáveis por cerca de 70% dos tumores ovarianos nesta faixa etária, tornando-se raros após esta idade. Há, também, neoplasias ovarianas benignas derivadas de células germinativas. Estas, mais comuns, aparecem em cerca de 20 a 25% dos casos e têm o teratoma maduro como seu principal representante.[3-5]

Histologia

A Tabela 1 apresenta uma classificação histológica dos TCGO.

Os TCGO podem ser classificados também como aqueles que se diferenciam em neoplasias semelhantes a embriões (como disgerminomas e teratomas) e os que se diferenciam principalmente para populações de células extraembrionárias derivadas de fetos (semelhantes à placenta) ou uma mistura de ambos. Há um padrão de diferenciação para os TCGO, conforme apresentado na Figura 1. Com base na histologia de cada um dos tipos de TCGO e sabendo-se que cada um deles está associado a atividades hormonais ou enzimáticas, pode-se dosar estas proteínas, obtendo-se marcadores para a presença de certos tipos de tecido. Estas proteínas são popularmente conhecidas como marcadores tumorais. Alfafetoproteína (AFP), gonadotrofina coriônica humana (hCG) e lactato desidrogenase (LDH)

TABELA 1 Classificação histológica dos tumores de células germinativas do ovário (TCGO)

Disgerminoma
Tumor do saco vitelínico (tumor do seio endodérmico)
Carcinoma embrionário
Poliembrioma
Coriocarcinoma não gestacional
Teratoma
Imaturo (sólido, cístico ou ambos)
Maduro
Sólido
Cístico
Teratoma cístico maduro (dermoide)
Teratoma cístico maduro (dermoide) com transformação maligna
Monodérmico
Struma ovarii
Carcinoide
Struma ovarii e carcinoide
Formas mistas

são os marcadores mais utilizados para auxílio no provável diagnóstico e para seguimento após cirurgia.[6] As relações entre marcadores tumorais e os TCGO podem ser vistas na Tabela 2.

TABELA 2 Relação entre TCGO e marcadores tumorais

TCGO	AFP	hCG	LDH
Disgerminoma	-	±	+
Carcinoma embrionário	±	+	±
Teratoma imaturo	±	-	±
Coriocarcinoma não gestacional	-	+	±
Tumor de saco vitelínico (tumor do seio endodérmico)	+	-	+
Poliembrioma	±	+	-
Tumor misto de células germinativas	±	±	±

Sinais

Massa anexial palpável em paciente jovens, mesmo antes da menarca, é o sinal clínico mais

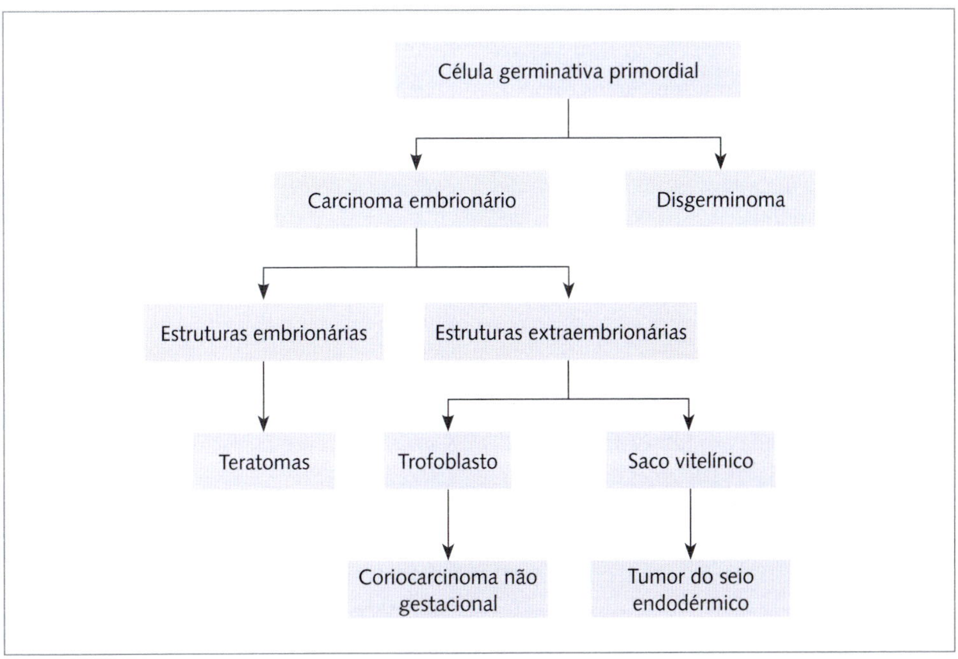

FIGURA 1 Diferenciação dos tumores de células germinativas.

encontrado. Deve-se procurar por sinais de ascite, visceromegalias ou derrame pleural.

Sintomas

Dor abdominal subaguda é o principal sintoma das pacientes e, normalmente, decorre do crescimento rápido da neoplasia ovariana, ocasionando distensão da cápsula, hemorragia ou necrose. A dor pode, ainda, ser ocasionada por torção anexial ou ruptura do cisto. Distensão abdominal, compressão de órgãos próximos (reto, bexiga) provocando sintomas específicos e irregularidade menstrual são mais alguns possíveis sintomas.[78]

Diagnóstico

Diante da suspeita de TCGO, devem ser solicitados exames laboratoriais e de imagem. Níveis séricos de hCG, AFP e LDH devem ser dosados. O cariótipo deve ser solicitado para todas as pacientes pré-menarca, principalmente naquelas com suspeita de disgerminoma, já que há maior propensão desta neoplasia se desenvolver em gônadas disgenéticas. TCGO apresentam-se, habitualmente, como massa ovariana complexa, multilobulada, com fluxo sanguíneo importante nos septos fibrovasculares. Tomografia computadorizada (TC) ou ressonância magnética (RM) de abdome e pelve podem auxiliar na investigação de lesões metastáticas ou ocorrência de linfadenopatia retroperitoneal. Radiografia ou TC de tórax é indicada para investigar possível metástase pulmonar. É bom ressaltar que o diagnóstico definitivo e o estadiamento só são feitos após a ressecção cirúrgica da lesão e a avaliação anatomopatológica, mesmo tendo sido realizada biópsia de congelação durante a cirurgia. A biópsia percutânea guiada por ultrassonografia ou TC não deve ser feita em pacientes com suspeita de lesão maligna ovariana.[9-12]

Estadiamento

O estadiamento dos TCGO segue o mesmo padrão dos tumores ovarianos epiteliais. A Tabela 3 apresenta o estadiamento recomendado pela Federação Internacional de Ginecologia e Obstetrícia (FIGO) correlacionado com o sistema de estadiamento TNM (tumor, linfonodo e metástase).

Disgerminoma

O disgerminoma é um tumor raro quando são considerados todos os cânceres de ovário (corresponde a 2% do total). Entretanto, dentre todos os TCGO, ele assume grande importância, sendo responsável por 32,8% das neoplasias desse tipo. A grande maioria dos casos (75%) surge em adolescentes e adultos jovens, mas pode ocorrer em qualquer idade, tendo relatos de casos de pacientes com esse tumor entre 7 meses e 70 anos de idade; por este motivo, correspondem a cerca de 30% das neoplasias malignas do ovário associadas à gravidez. É a única neoplasia maligna de células germinativas ovarianas com taxa significativa de acometimento bilateral (até 15%). Quando isso ocorre, 50% das pacientes já apresentam doença macroscópica evidente. Os outros TCGO raramente são bilaterais.[4,5,13,14]

O disgerminoma apresenta tamanho variável, mas, normalmente, tem de 5 a 15 cm de diâmetro. A cápsula é bosselada, com cor acinzentada a marrom-claro. A lesão é sólida em sua maior parte, mas apresenta áreas císticas e pode conter área de necrose.

Cerca de 5% dos disgerminomas são descobertos em indivíduos com fenótipo feminino e gônadas com cariótipo anormal. Assim, esse tumor pode estar presente em pacientes com disgenesia gonadal pura, disgenesia gonadal mista ou síndrome de insensibilidade androgênica. Por isso, toda paciente com tumor pélvico e que esteja na pré-menacme deve ter verificado seu cariótipo.[1314]

O crescimento do disgerminoma geralmente é rápido. Logo, as pacientes podem apresentar sintomas como dor e distensão abdominal. Irregularidade menstrual é esperada em tumores produtores de hormônio. Células sinciciotrofoblásticas que podem estar contidas nestas

TABELA 3 Estadiamento do câncer de ovário e tuba uterina pela Federação Internacional de Ginecologia e Obstetrícia (FIGO)

FIGO	TNM	Descrição
Estádio I – Tumor confinado ao ovário ou à tuba uterina – T1-N0-M0		
IA	T1a-N0-M0	Tumor limitado a um ovário (cápsula intacta) ou à tuba uterina. Sem tumor na superfície ovariana ou tubária. Sem células malignas no líquido ascítico ou lavado peritoneal
IB	T1b-N0-M0	Tumor limitado a ambos os ovários (cápsulas intactas) ou a tubas uterinas. Nenhum tumor na superfície ovariana ou tubária. Sem células malignas no líquido ascítico ou lavado peritoneal
IC	T1c-N0-M0	Tumor limitado a um ou ambos os ovários ou tubas uterinas, com qualquer um dos seguintes:
▪ IC1	T1c1-N0-M0	Dispersão cirúrgica
▪ IC2	T1c2-N0-M0	Cápsula rota antes da cirurgia ou tumor na superfície ovariana ou tubária
▪ IC3	T1c3-N0-M0	Células malignas na ascite ou no lavado peritoneal
Estádio II – Tumor envolve um ou ambos os ovários ou as tubas uterinas, com extensão pélvica (abaixo da cintura pélvica) ou câncer peritoneal – T2-N0-M0		
IIA	T2a-N0-M0	Extensão e/ou implantes no útero e/ou tubas uterinas e/ou ovários
IIB	T2b-N0-M0	Extensão para outros tecidos intraperitoneais pélvicos
Estádio III – Tumor envolve um ou ambos os ovários ou tubas uterinas, ou câncer peritoneal, com disseminação confirmada histologicamente ou citologicamente para além do peritônio pélvico e/ou metástases para os linfonodos retroperitoneais – T1/T2/T3-N0/N1-M0		
IIIA1	T1/T2-N1-M0	Apenas linfonodos retroperitoneais positivos (confirmados histologicamente ou citologicamente)
▪ IIIA1(i)	T1/T2-N1a-M0	Metástases de até 10 mm de dimensão máxima
	T1/T2-N1b-M0	Metástases com mais de 10 mm de dimensão máxima
IIIA2	T3a-N0/N1-M0	Envolvimento peritoneal extrapélvico microscópico (acima da cintura pélvica) com ou sem linfonodo retroperitoneal positivo
IIIB	T3b-N0/N1-M0	Metástases peritoneais macroscópicas além da pelve com até 2 cm de dimensão máxima, com ou sem metástases para linfonodo retroperitoneal
IIIC	T3c-N0/N1-M0	Metástases peritoneais macroscópicas além da pelve, com mais de 2 cm de dimensão máxima, com ou sem metástases para linfonodos retroperitoneais (inclui extensão do tumor para cápsula do fígado ou do baço, sem envolvimento de parênquima de outros órgãos
Estádio IV – Metástases a distância excluindo-se as metástases peritoneais – Qualquer T, qualquer N, M1		
IVA	Qualquer T, qualquer N, M1	Líquido pleural com citologia positiva
IVB	Qualquer T, qualquer N, M1	Metástases parenquimais (incluindo fígado e baço) e metástases para órgãos extra-abdominais (incluindo linfonodos inguinais e linfonodos fora da cavidade abdominal)

neoplasias são produtoras de fosfatase alcalina placentária e de lactato desidrogenase. Assim, suas medições seriadas podem auxiliar no monitoramento da doença. Apenas 5% dos disgerminomas produzem hCG e, normalmente, não produzem AFP.[14,15]

O diagnóstico dos disgerminomas ocorre no estágio I em 65% dos casos, e 25% apresentam metástase quando descobertos. Nestes casos, a principal via de metástase é o sistema linfático (o disgerminoma é o TCGO que apresenta maior taxa de acometimento linfonodal – 25 a 30%), apesar de também poder se disseminar por extensão direta (crescimento através da cápsula do ovário e expandindo para superfícies peritoneais) ou pela via hematológica. Os principais órgãos acometidos por metástase são fígado, pulmões e cérebro.[16]

Tratamento

O tratamento recomendado em casos de disgerminoma é o cirúrgico. Como já dito, a maior porcentagem deste tumor acomete adolescentes e adultos jovens, sendo importante, na maioria dos casos, a preservação da fertilidade. A cirurgia é fundamental para se fazer o diagnóstico, o estadiamento e o tratamento, demandando uma exploração completa do abdome para se realizar estadiamento cirúrgico completo e para citorredução adequada em casos de doença metastática. A maioria dos disgerminomas (cerca de dois terços) é diagnosticada em fase inicial da doença (estágio IA), o que torna viável a preservação da fertilidade. Quando há doença metastática, indica-se quimioterapia (baseada em platina). TCGO normalmente respondem muito bem ao tratamento quimioterápico.[16]

Tem-se como tratamento cirúrgico mínimo a salpingo-ooforectomia unilateral. Quando há desejo de preservar a fertilidade, o útero e o anexo contralateral podem ser mantidos, mesmo nos casos de doenças metastáticas ou considerando-se o risco de doença oculta no ovário contralateral (cerca de 5 a 10%), já que o disgerminoma responde bem ao tratamento quimioterápico. Pelo menos 80% das mulheres submetidas a quimioterapia retomam a função menstrual normal e não há, aparentemente, aumento das complicações gestacionais naquelas mulheres que engravidam. Não está indicada a biópsia do ovário contralateral aparentemente livre da doença. Quando não é necessário preservar a fertilidade, recomenda-se a histerectomia total com salpingo-ooforectomia bilateral em pacientes com doença avançada. Em pacientes com cariótipo mostrando um cromossomo Y, ambos os ovários devem ser retirados durante a cirurgia, mas pode-se manter o útero para possível implantação de embrião no futuro.[16-18]

É necessária uma cuidadosa pesquisa por metástases para estadiamento correto, sobretudo naquelas pacientes em que o câncer aparentemente encontra-se limitado ao ovário. Devem-se avaliar os órgãos e as superfícies peritoneais à procura de lesões suspeitas. Caso sejam encontradas, recomenda-se realizar biópsia ou exérese, se possível. A linfadenectomia pélvica unilateral (quando a lesão é em apenas um dos ovários) é recomendada, uma vez que os disgerminomas apresentam acometimento linfonodal entre 18 e 28% das vezes. A identificação e a biópsia de linfonodos para-aórticos aumentados são indispensáveis para o correto estadiamento da doença. Quando o estadiamento do tumor for I, recomenda-se o seguimento com TC de abdome e pelve seriada, acompanhada por marcadores tumorais. No entanto, se for de II a IV, o tratamento quimioterápico é a melhor opção.[18,19]

Quando não se faz o estadiamento cirúrgico adequado e a paciente é submetida a salpingo-ooforectomia unilateral, tem-se, hoje, as seguintes opções para seguimento: quimioterapia adjuvante; TC de abdome e pelve realizada de forma seriada e regular ou nova cirurgia para estadiamento. Marcadores tumorais também podem ser utilizados no acompanhamento destas pacientes. A sobrevida em 5 anos para pacientes com disgerminoma depende do estágio em que ele foi diagnosticado, mas é bastante elevada em qualquer situação, como visto na Tabela 4.[5,19-21]

TABELA 4 Taxa de sobrevida em 5 anos em relação ao estágio no qual o disgerminoma foi diagnosticado

Estágio I	> 95%
Estágios II-IV	85-90%

Como já dito, a quimioterapia com platina tem grande eficácia no tratamento do disgerminoma, mesmo em doenças metastáticas avançadas. Os esquemas quimioterápicos mais indicados são:

1. BEP (bleomicina, etoposídeo e cisplatina).
2. EP (etoposídeo e cisplatina).
3. EC (etoposídeo e carboplatina).

As posologias destas drogas são apresentadas na Tabela 5.

TABELA 5 Fármacos quimioterápicos e suas posologias para tratamento de disgerminomas

Fármaco	Posologia
Bleomicina	30 unidades IV/dose, nos dias 1, 8 e 15
Etoposídeo	100 mg/m^2 IV/dose, nos dias 1 a 5
Cisplatina	20 mg/m^2 IV/dose, nos dias 1 a 5
Carboplatina	400 mg/m^2 IV/dose, no dia 1

A radioterapia é reservada, na maioria dos casos, a pacientes que não podem utilizar a quimioterapia por qualquer motivo, mesmo os disgerminomas sendo muito sensíveis a este tratamento, uma vez que a quimioterapia é capaz de preservar a fertilidade e tem menor toxicidade no longo prazo.

A maioria das recorrências é diagnosticada nos 2 primeiros anos, sendo que 75% acontecem ainda no 1º ano após o tratamento inicial. Linfonodos retroperitoneais e peritônio são os locais mais comuns de recidiva. Pacientes que foram tratadas exclusivamente com cirurgia ou as que fizeram quimioterapia, mas estavam sem sinais de doença refratária (nenhuma evidência de progressão da doença durante ou imediatamente após o tratamento anterior) devem receber tratamento quimioterápico padrão. Já para as pacientes que fizeram quimioterapia, mas apresentam doença refratária ou com recidiva após tratamento de primeira linha para doença recorrente, deve-se avaliar esquema alternativo quimioterápico ou radioterapia.[22-24]

O disgerminoma pode coexistir com gravidez. Neste caso, o tratamento vai depender do seu estadiamento e da idade gestacional no momento do diagnóstico. Tumores iniciais podem ser removidos sem prejuízo para a gestação. Quando avançados, esses tumores podem ser tratados com quimioterapia durante o 2º e 3º trimestre da gestação, sem danos aparentes ao feto.[25,26]

Acompanhamento

Pacientes com disgerminoma devem ser acompanhadas, após o tratamento, conforme apresentado na Tabela 6.

Tumor de saco vitelínico (TSV) – Tumor do seio endodérmico

O tumor de saco vitelínico já foi chamado de tumor de seio endodérmico, mas teve seu nome revisado. É derivado do saco vitelínico primitivo e corresponde a 14 a 20% de todos os TCGO. Assim como os disgerminomas, é

TABELA 6 Indicações de acompanhamento da paciente com disgerminoma após tratamento

Exame	1º ano	2º ano	3º ano	4º e 5º anos	Após 5º ano
Exame físico e marcadores tumorais	A cada 2-3 meses	A cada 3-4 meses	A cada 6 meses	A cada 6 meses	Anualmente
Imagem radiológica	TC de abdome e pelve a cada 3-4 meses	TC de abdome e pelve a cada 6 meses	TC de abdome e pelve anualmente	TC de abdome e pelve anualmente	Com indicação clínica

Fonte: adaptada de NCCN, 2021.[27]

mais comum em adolescentes e adultas jovens. A idade média no momento do diagnóstico é de 23 anos, mas um terço das pacientes encontra-se na pré-menarca quando as manifestações clínicas começam.[4,28]

Apresenta-se macroscopicamente como massas sólidas, com consistência amolecida, castanho-acinzentadas, com focos necróticos e hemorrágicos. Há possibilidade de degeneração cística e ruptura, mas, na maioria dos casos, a cápsula está íntegra. Quando suspeitado antes da menacme, deve-se fazer análise cromossômica pré-operatória. Tem crescimento rápido e é quase sempre unilateral – o ovário contralateral normalmente é acometido apenas em casos de doença metastática disseminada pela cavidade peritoneal.[4,28,29]

Microscopicamente, apresenta um elemento característico, o corpo de Schiller-Duval, ou seio endodérmico, que se caracteriza por um capilar central rodeado por células tumorais. É uma estrutura patognomônica, mas está evidente na minoria dos casos.

A AFP é secretada pela maioria dos TSV. Assim, este tumor pode ser identificado por imuno-histoquímica, ao se corarem células pela técnica de imunoperoxidase. É comum haver boa relação entre a extensão da doença e os níveis de AFP, entretanto, sua principal indicação é auxiliar na supervisão da resposta da paciente ao tratamento realizado e na vigilância pós-tratamento. A LDH também pode estar elevada em algumas portadoras desta neoplasia.[27,30-32]

Tratamento

Os TSV são os TCGO malignos mais letais. Assim, o tratamento indicado para esta neoplasia é o cirúrgico, sempre seguido de quimioterapia, independentemente do estadiamento do tumor. Deve-se realizar a salpingo-ooforectomia unilateral e biópsia de congelação para o diagnóstico. A salpingo-ooforectomia contralateral e a histerectomia não alteram o prognóstico da doença. Quando há lesões metastáticas macroscópicas, deve-se, sempre que possível, realizar sua exérese. Como a quimioterapia é feita em todos os casos, não é necessário o estadiamento cirúrgico completo.[27,30]

Na maioria dos casos (71%), a doença é diagnosticada no estágio I. Neste estágio, a sobrevida em 5 anos é de cerca de 93%. Os TSV apresentam crescimento rápido, com disseminação peritoneal e hematogênica a distância, principalmente para os pulmões. As pacientes com estadiamento II a IV apresentam sobrevida em 5 anos entre 64 e 91% (Tabela 7). O 1º ano após o tratamento é o principal momento em que há recorrência da doença e, quando ela acontece, o tratamento geralmente é pouco efetivo.[5,30,31,33]

TABELA 7 Taxa de sobrevida em 5 anos em relação ao estágio no qual o TSV foi diagnosticado

Estágio I	93%
Estágio II-IV	64-91%

Como dito, a quimioterapia deve ser realizada em todas as pacientes com diagnóstico de TSV, em qualquer estadiamento. O esquema primário para o tratamento quimioterápico é o BEP (bleomicina, etoposídeo e cisplatina), seguindo as dosagens mostradas na Tabela 5. Devem ser feitos 3 a 4 ciclos de tratamentos administrados a cada 3 semanas.

O acompanhamento após o tratamento deve ser feito conforme mostrado na Tabela 8.

Teratoma imaturo

Também chamado de teratoblastoma ou teratoma embrionário, o teratoma imaturo é o TCGO mais comum (35,6%), sendo responsável por 10 a 20% das neoplasias malignas do ovário em mulheres com menos de 20 anos. Entretanto, correspondem a apenas 1% de todos os cânceres de ovário.[4,34]

São compostos de tecidos derivados de três camadas germinativas: ectoderma, mesoderma e endoderma. A presença de estruturas imaturas, ou embrionárias, é o que distingue esses tumores do teratoma cístico maduro. Teratomas imaturos são os únicos TCGO classificados histologica-

TABELA 8 Indicações de acompanhamento da paciente com tumores de células germinativas não disgerminoma após tratamento

Exame	1° ano	2° ano	3° ano	4° e 5° anos	Após 5° ano
Exame físico e marcadores tumorais	A cada 2 meses	A cada 2 meses	A cada 4-6 meses	A cada 6 meses	Anualmente
Imagem radiológica	TC de tórax, abdome e pelve a cada 3-4 meses	TC de tórax, abdome e pelve a cada 4-6 meses	TC de abdome e pelve a cada 6-12 meses	TC de abdome e pelve a cada 6-12 meses	Com indicação clínica

Fonte: adaptada de NCCN, 2021.[27]

mente, variando de I (bem diferenciado) até III (mal diferenciado). O grau de diferenciação baseia-se na proporção de tecido em cortes histológicos contendo elementos neurais imaturos. O grau é um indicador importante para o risco de propagação além do ovário e, consequentemente, da sobrevida em 5 anos – 95% no grau I e cerca de 85% nos graus II e III. Teratomas imaturos podem estar associados a gliomatose peritoneal, com prognóstico favorável se constituído de tecidos completamente maduros. Esses implantes gliais não são derivados de tumores, mas representam metaplasia de células-tronco müllerianas pluripotentes no peritônio, induzidas pelo teratoma.[5,34]

Pode ocorrer transformação maligna em teratomas císticos benignos (entre 0,5 e 2% dos casos), sendo o carcinoma de células escamosas (CEC) a neoplasia maligna mais comum de se desenvolver nestes casos. Entretanto, também podem surgir outros tumores malignos originários de qualquer elemento epitelial.

A apresentação clínica assemelha-se à de outros TCGO: massa anexial associada a aumento e dor abdominal. Marcadores tumorais, em geral, são negativos, mas AFP e LDH podem estar aumentados, assim como CA-125, CA19.9 e CEA, principalmente quando o teratoma imaturo está associado a outros tipos de tumores de células germinativas.[33,34]

Macroscopicamente, esse tumor apresenta-se como massa volumosa, arredondada ou lobulada, normalmente firme. Quando seccionado, apresenta-se com forma sólida e com áreas císticas. A parte sólida pode corresponder às áreas imaturas, ossos, dentes, cartilagem ou uma combinação deles. As partes císticas têm, normalmente, grande quantidade de material sebáceo, habitualmente com pelos entremeados. Esse tumor pode perfurar a cápsula ovariana e provocar invasão local, causando a formação de aderências nas proximidades. Isto explica a baixa chance de torção anexial destes tumores quando comparados com teratomas maduros. À microscopia, essa neoplasia apresenta-se com materiais desordenados. O tecido neuroectodérmico predomina dentre os tecidos imaturos. O diagnóstico é difícil de ser feito por congelação, sendo a maioria dos tumores confirmada apenas ao exame anatomopatológico. Pode, ainda, ocorrer encefalite do receptor anti-N-metil-D-aspartato (NMDA), encefalite paraneoplásica rara associada ao teratoma imaturo ou ao maduro.[34,35]

Tratamento

O tratamento cirúrgico é o indicado. Deve-se realizar a salpingo-ooforectomia unilateral em mulheres em idade reprodutiva e a histerectomia total com salpingo-ooforectomia bilateral em mulheres na pós-menopausa. Quando há preservação do ovário contralateral, não está indicada sua biópsia, uma vez que o acometimento bilateral é raro. Lesões macroscópicas peritoneais devem ser biopsiadas. Ainda não há consenso se há melhora do prognóstico e da resposta à quimioterapia quando se faz citorredução de implantes metastáticos. Assim, deve-se evitar a exérese de implantes metastáticos que possam causar maior morbidade e retardar o tratamento quimioterápico. O local mais comum de disseminação é o peritônio. Os linfonodos retroperitoneais também podem ser acometidos, mas em uma porcentagem muito menor. Metástases hematogênicas a distância para órgãos como fígado e pulmões são raras, encontradas, habitualmente, apenas em doenças avançadas ou recorrentes.[33-35]

Quando o tumor é classificado como estágio IA e grau I, o tratamento cirúrgico é suficiente na maioria dos casos, não sendo necessária complementação com quimioterapia. Entretanto, a partir do estadiamento IA grau II em diante, deve-se realizar a quimioterapia adjuvante. O esquema BEP, mostrado na Tabela 5, é o recomendado para o tratamento. A quimioterapia deve ser iniciada logo após a cirurgia, pois há risco elevado de crescimento rápido deste tumor.

Podem ocorrer implantes peritoneais constituídos por teratomas maduros (síndrome do teratoma crescente). Estes implantes não alteram o estadiamento da doença nem seu prognóstico, mas exigem uma reabordagem cirúrgica (*second-look*) para sua ressecção, pois podem apresentar crescimento durante e após o tratamento quimioterápico e há o risco de sofrerem transformação maligna.[34]

O acompanhamento da paciente deve ser feito com acompanhamento regular, marcadores tumorais, exame clínico e exames de imagem, como descrito na Tabela 8.

Carcinoma embrionário (CE)

É um tumor raro, de patologia epitelial, responsável por cerca de 4% de todos os TCGO, entretanto, muito agressivo. A idade média de diagnóstico desta neoplasia é 14 anos. À microscopia, nota-se a presença de lâminas sólidas desorganizadas de células anaplásicas grandes, espaços glanduliformes e estruturas papilares. Estes traços permitem a fácil identificação deste tumor. Células gigantes multinucleadas semelhantes a células sinciciais podem estar presentes; são estas as células responsáveis pela produção de gonadotrofina coriônica humana (hCG), marcador tumoral que, assim como a AFP, pode estar elevado nestes casos (Tabela 2). Também pode ocorrer secreção de estrogênio, levando a paciente a apresentar sintomas como pseudopuberdade precoce ou sangramento uterino irregular.[32,35]

Os sinais e sintomas mais comuns são massa abdominal ou pélvica e dor abdominal. As lesões primárias habitualmente são grandes e a maioria (66%) está limitada a apenas um dos ovários no momento do diagnóstico.[35,36]

Tratamento

O tratamento recomendado é o cirúrgico, com salpingo-ooforectomia unilateral seguida de tratamento adjuvante com quimioterapia combinada – esquema BEP (Tabela 5).

O seguimento é feito como todos os outros TCGO não disgerminoma, conforme apresentado na Tabela 8.

Coriocarcinoma não gestacional

Os coriocarcinomas são mais comumente de origem placentária do que ovariana. Os não gestacionais são raríssimos e altamente malignos. Compreendem cerca de 2% de todos os TCGO. O coriocarcinoma de origem ovariana deriva de uma diferenciação extraembrionária de células germinativas malignas. É uma neoplasia epitelial de células germinativas que se diferencia em estruturas trofoblásticas e, muitas vezes, contém outros elementos de células germinativas.[36,37]

Sua aparência histológica é igual à do coriocarcinoma gestacional metastático nos ovários, mas sua distinção é importante porque tumores não gestacionais têm pior prognóstico. A detecção de outros componentes de células germinativas indica o coriocarcinoma não gestacional. Já, ao contrário, uma gravidez próxima sugere uma forma gestacional. As duas entidades também podem ser diferenciadas por análise de DNA.

A presença de DNA paterno no tumor indica origem placentária (gestacional).[38,39]

Os coriocarcinomas não gestacionais são, sempre, produtores de hCG e seus principais sinais e sintomas são decorrentes do aumento deste hormônio. Pode ocorrer precocidade isossexual em meninas e sangramento uterino irregular. O diagnóstico é feito, na maioria das vezes, em pacientes com menos de 20 anos de idade. Tendem a desenvolver metástases hematogênicas precoces para vários locais diferentes, incluindo fígado, pulmões, ossos, cérebro e vagina.[35,37]

Tratamento

A cirurgia é o tratamento inicial recomendado. Como é um tumor que se apresenta majoritariamente em pacientes jovens, em geral a preservação da fertilidade é desejada. Logo, a salpingo-ooforectomia unilateral pode ser avaliada. Como dito anteriormente, é comum já haver metástases a distância no momento do diagnóstico. Isso piora muito o prognóstico, uma vez que o coriocarcinoma não gestacional não tem resposta tão boa à quimioterapia quanto os TCGO apresentados anteriormente. Mesmo assim, por ser um tumor agressivo, o tratamento quimioterápico adjuvante está indicado para qualquer estadiamento da doença.[38]

O esquema quimioterápico utilizado é o MAC (metotrexato, actinomicina-D e ciclofosfamida), o mesmo utilizado para coriocarcinoma gestacional. O esquema BEP pode ser utilizado também, mas, normalmente, somente é feito se não houver resposta satisfatória com o MAC. O acompanhamento é o mesmo apresentado na Tabela 8.

Poliembrioma

O poliembrioma é composto por corpos embrioides que se assemelham morfologicamente a embriões normais. Cada um deles possui um pequeno disco germinativo central posicionado entre duas cavidades, uma semelhante à cavidade amniótica e a outra semelhante a um saco gestacional. Para receberem esta nomenclatura, os corpos embrioides devem constituir, pelo menos, 90% do tumor. São raríssimos e encontrados, na maioria das vezes, em meninas muito jovens, antes da menarca, com sinais de pseudopuberdade e níveis elevados de AFP e hCG. É um tumor altamente agressivo, com extensa infiltração local e metástase a distância. Na maioria das vezes, está associado a outros elementos de células germinativas, como o teratoma imaturo, por exemplo.

Tratamento

Recomenda-se o tratamento cirúrgico seguido por quimioterapia adjuvante para qualquer estadiamento deste tumor. O esquema quimioterápico com VAC (vincristina, actinomicina-D e ciclofosfamida) é eficaz. O seguimento é feito da mesma forma dos outros TCGO não disgerminoma, como apresentado na Tabela 8.

Tumores mistos de células germinativas (TMCG)

Para ser considerada um tumor misto de células germinativas (TMCG) do ovário, a neoplasia deve conter dois ou mais tipos das lesões descritas anteriormente neste capítulo. Representam cerca de 5,3% de todos os casos de TCGO, e o disgerminoma é o componente mais comum em um TMCG, seguido pelo TSV e pelo teratoma imaturo.

As características clínicas, como sintomatologia, acometimento ovariano bilateral e elevação de marcadores tumorais, como o hCG e a AFP, dependem dos componentes do tumor. Por exemplo, quando há disgerminoma no TMCG, há maior chance de acometimento ovariano bilateral. Quando se tem carcinoma embrionário, há maior risco de crescimento rápido. Quando o carcinoma não gestacional está presente, tem-se elevação de hCG.

Tratamento

O tratamento é direcionado pelo componente não disgerminomatoso do tumor, mas, habitualmente, segue o padrão cirurgia (salpingo-ooforectomia unilateral) seguida de quimioterapia adjuvante. O esquema quimioterápico recomendado é o BEP (ver Tabela 5). Marcadores tumorais utilizados no seguimento pós-tratamento podem reduzir durante a quimioterapia. Entretanto, esse achado pode significar a regressão de apenas um dos componentes do tumor misto. Desse modo, pode haver necessidade de se realizar uma laparotomia exploradora de revisão para avaliar os resultados do tratamento em casos que evoluam com doença macroscópica no início da quimioterapia. O prognóstico depende, principalmente, do tamanho do tumor primário e de qual é o seu componente mais maligno. Quando TSV, coriocarcinoma ou teratoma imaturo estadiado acima do grau III constituem a maior parte do tumor, o prognóstico é menos favorável.

O acompanhamento é o mesmo utilizado para TCGO não disgerminoma, conforme Tabela 8.

TUMORES DO ESTROMA DO CORDÃO SEXUAL (TECS)

Os tumores do estroma do cordão sexual constituem um grupo raro de neoplasias ovarianas e representam cerca de 8% do total de tumores malignos do ovário. Derivam-se da matriz ovariana (estroma e cordão sexual), local que possui células com capacidade de produzir hormônios – cerca de 90% de todos as neoplasias ovarianas produtoras de hormônios são TECS. São constituídos, em sua maioria, de vários tipos de elementos, dentre eles as células da camada granulosa e da teca e células de Leydig e de Sertoli. Há indícios de que idade mais avançada para o último parto (≥ 40 anos) e menor tempo desde o último parto (< 10 anos) estão associados a uma redução no risco de surgimento de TECS. Não há predisposição hereditária conhecida para o desenvolvimento desses tumores, sendo raros os casos familiares.[5,40]

Tumores do estroma do cordão sexual apresentam, nos EUA, incidência de 0,20 por 100.000 mulheres, com idade média de 50 anos ao diagnóstico. É menos comum em mulheres com menos de 30 anos (correspondem a cerca de 12% dos casos). Há maior incidência de mulheres negras acometidas por este tumor em comparação com mulheres brancas (0,44 *versus* 0,18 por 100.000).[5]

Histologia

Na Tabela 9, são apresentados os tipos histológicos dos TECS.

TABELA 9 Classificação dos tumores do estroma do cordão sexual (TECS) segundo a Organização Mundial da Saúde (OMS)

Tumores estromais puros
Fibroma
Fibroma celular
Tecoma
Tecoma luteinizado associado a peritonite esclerosante
Fibrossarcoma
Tumor estromal esclerosante
Tumor estromal em anel de sinete
Tumor estromal microcístico
Tumor de células de Leydig
Tumor de células esteroides
Tumores puros do cordão sexual
Tumor de células da granulosa adulta
Tumor de células da granulosa juvenil
Tumor de células de Sertoli
Tumor do cordão sexual com túbulos anulares
Tumores estromais do cordão sexual misto
Tumor de células de Sertoli-Leydig
Bem diferenciado
Moderadamente diferenciado
Pouco diferenciado
Retiforme
Tumores estromais do cordão sexual, NOS

A apresentação microscópica e macroscópica é bastante variável, dependendo do tipo histológico. Podem ser pequenos (desde alguns milímetros) ou grandes (mais de 20 cm), firmes ou macios, brancos, amarelados ou acastanhados, lisos ou lobulados.

Sinais e sintomas

Muitos TECS produzem hormônios. Sendo assim, em grande parte das vezes, os sintomas estão relacionados aos efeitos provocados pelo aumento da circulação destes hormônios (principalmente androgênios e estrogênio). Assim, puberdade precoce isossexual é o sinal mais comum de apresentação em meninas antes da puberdade. Amenorreia secundária pode ser o sinal clínico apresentado por adolescentes. Já nas mulheres adultas, menometrorragia e sangramento pós-menopausa estão presentes na maioria dos casos. Sinais de hiperandrogenismo e dor abdominal inespecífica são sintomas que podem ocorrer em qualquer idade. A presença de ascite sugere doença avançada.[40,41]

Diagnóstico

Deve-se suspeitar de TECS em mulheres com massa anexial e efeitos endócrinos. Assim, deve-se realizar testes laboratoriais para auxiliar no diagnóstico, já que a elevação nos níveis séricos de testosterona, androstenediona ou estradiol é altamente sugestiva dessas neoplasias. Antígeno de câncer 125 (CA 125), inibina e AFP são alguns marcadores tumorais que podem estar elevados em pacientes com TECS, dependendo do tipo histológico (Tabela 10).

Biópsia de endométrio deve ser realizada em pacientes na menacme e com sangramento uterino anormal e nas pacientes pós-menopausadas com endométrio ≥ 5 mm ao exame ultrassonográfico, já que há tipos histológicos produtores de estrogênio que podem estimular o crescimento endometrial desordenado e o surgimento de atipias. O câncer de endométrio de baixo grau está associado a tumores das células da camada granulosa em 5 a 10% dos casos, e 25 a 50% deles estão relacionados à hiperplasia endometrial.[5,41,42]

Na maioria das vezes, os TECS são diagnosticados em estágio inicial e grande parte desses tumores apresenta baixo potencial maligno. São, normalmente, unilaterais e localizados. O padrão de disseminação e a probabilidade de metástases a distância variam muito, de acordo com o subtipo histológico, mas metástases linfonodais são raras.[42]

O diagnóstico definitivo somente é feito após ressecção cirúrgica da massa. Biópsia percutânea guiada por ultrassonografia ou por TC não deve ser realizada. Após exérese da massa, os TECS podem ser diferenciados histologicamente de outros tipos tumorais com imunomarcação de inibina.[42]

Tumores estromais

Fibroma

Os fibromas são os tumores com baixo potencial maligno mais comuns dentre os TECS, representando cerca de 4% do total de todas

TABELA 10 Relação entre elevação sérica hormonal ou de marcadores tumorais e tipos histológicos de TECS

Tipo histológico	Inibinas A e B	Estradiol	AFP	Hormônios esteroides	CA 125
Tumores de células da granulosa (tipo adulto e juvenil)	+	Pode estar presente	-	-	+
Tumores de células de Sertoli-Leydig	+	-	+	-	Raramente presente
Tumor do cordão sexual com túbulos anulares	Pode estar presente	-	-	-	-
Tumores de células esteroides	-	-	-	+	-
Fibroma	-	-	-	-	+

as neoplasias ovarianas. Surgem, geralmente, em mulheres na pós-menopausa. Originam-se de células estromais fusiformes que formam o colágeno. São, na maioria das vezes, sólidos, ovalados ou lobulados e associados a líquido livre ou a ascite (mais incomum – 10 a 15% dos casos) e com vascularização mínima ou moderada. À ultrassonografia, podem se apresentar como massa hiper ou hipoecoica, unilateral, com possibilidade de estar calcificada ou com degeneração cística. Não são produtores de hormônio e podem provocar elevação do CA 125.[43]

A massa ovariana pode estar associada a derrame pleural e ascite, formando a tríade característica da síndrome de Meigs. Seu tratamento é realizado com a ressecção da massa ovariana. O tratamento é o mesmo de massas ovarianas benignas – ooforoplastia (cistectomia ovariana) ou a salpingo-ooforectomia unilateral. Apresentam risco mínimo de transformação maligna para fibrossarcoma (1%), entretanto, toda massa ovariana associada a ascite exige investigação com base na presunção de doença maligna.

Tecoma

São tumores sólidos cujas células são semelhantes às células da teca que normalmente circundam os folículos ovarianos. À ultrassonografia, apresenta-se como massa unilateral, podendo ser muito grande (> 40 cm) e raramente associado a ascite. Habitualmente, desenvolvem-se em mulheres na pós-menopausa e apresentam importante atividade hormonal produtora de estrogênio. Assim sendo, os sintomas clínicos derivam-se do excesso de estrogênio circulante. Sangramento uterino anormal é o principal achado clínico e está associado à hiperplasia endometrial (15% dos casos) e ao adenocarcinoma (20 a 25% dos casos).[44]

Não está associado a aumento sérico de marcadores tumorais e têm comportamento benigno. A disseminação para fora do ovário é rara, e a ressecção cirúrgica é curativa na maioria dos casos.[44]

Tecoma luteinizado associado a peritonite esclerosante

Este tumor é raro e ocorre em ampla faixa etária. Normalmente apresenta-se como volumosa massa anexial unilateral, podendo substituir todo o ovário e conter áreas de hemorragia e necrose. Tem comportamento benigno e, em geral, não está associado a elevação dos níveis séricos de marcadores tumorais. Raramente aumenta a produção de estrogênio ou androgênios.

O peritônio encontra-se significativamente espessado nas pacientes com este tumor (peritonite esclerosante), o que pode acarretar complicações graves, como aderências levando à obstrução intestinal e fístulas. A causa da peritonite esclerosante ainda é desconhecida. Suspeita-se de que alguma substância possa desencadear tanto a patologia ovariana quanto a peritonite. Medicamentos anticonvulsionantes ou bloqueadores beta-adrenérgicos e diálise peritoneal estão entre os possíveis agentes desencadeantes dessa doença.[42]

O tratamento é cirúrgico, com exérese da massa ovariana e lise de possíveis aderências formadas pela peritonite esclerosante.

Tumores do cordão sexual

Tumores de células da granulosa

Os tumores de células da granulosa são o tipo mais comum de TECS potencialmente maligno, correspondendo a até 5% de todas as neoplasias do ovário e 90% dos TECS malignos. Existem dois subtipos: adulto e juvenil (95 e 5% dos casos, respectivamente).

Tumores de células da granulosa do tipo adulto são mais comumente diagnosticados após os 30 anos de idade. Apresentam-se, macroscopicamente, como massa multicística, grande (em geral, maior do que 15 cm de diâmetro). Apresenta, em seu interior, grandes áreas de hemorragia e necrose. À microscopia, observam-se células da granulosa redondas a oblongas, pálidas, com citoplasma escasso e núcleos sulcados em "grão de café". Não é comum a presença de atipia e mitoses, mas podem ocorrer. As células podem se organizar em pequenos aglomerados ou rosetas em torno de uma cavidade central repleta de líquido eosinofílico. Esses arranjos, denominados corpos de Call-Exner, assemelham-se a folículos primordiais e, quando presentes difusamente, constituem um padrão microfolicular e são característicos deste tumor. São produtores de estrogênio e, desta forma, os sintomas clínicos decorrem da elevação deste hormônio. Menometrorragia e sangramento pós-menopausa podem estar presentes e, eventualmente, associados a hiperplasia endometrial e adenocarcinoma do endométrio. Estes tumores são neoplasias malignas de baixo grau e de crescimento indolente. Quase sempre são unilaterais, e a grande maioria é diagnosticada em estadiamento inicial (estádio I).[43]

Tumores de células da granulosa do tipo juvenil desenvolvem-se principalmente em crianças e adultos jovens, sendo que 90% são diagnosticados antes da puberdade. Casos mais raros podem surgir em mulheres mais velhas, inclusive na pós-menopausa. São tumores produtores de hormônios, podendo elevar os níveis séricos de estrogênio, progesterona e testosterona (menos comum). Isso pode levar a irregularidade menstrual, amenorreia ou puberdade precoce isossexual (em pacientes pré-púberes). Apesar destes sintomas, o diagnóstico habitualmente é tardio, havendo maior risco de doença avançada. Macroscopicamente, apresentam-se de forma semelhante ao tumor de células da granulosa do tipo adulto. Microscopicamente, têm padrão macrofolicular ou cístico e são compostos por células da granulosa imaturas, com mitoses frequentes. Corpos de Call-Exner e núcleos sulcados em "grãos de café" são infrequentes.

O tratamento para os tumores de células da granulosa é o mesmo para os dois subtipos e depende da idade da paciente, desejo reprodutivo e extensão da doença. A cirurgia, na maioria dos casos, é suficiente para o tratamento primário. A salpingo-ooforectomia unilateral é a cirurgia indicada para as pacientes jovens e para as que possuem desejo reprodutivo. Mulheres na pré-menopausa que têm o útero preservado precisam ser submetidas a biópsia de endométrio, pois há possibilidade de adenocarcinoma concomitante. Radioterapia e quimioterapia são reservadas para o tratamento de pacientes com metástases ou doença avançada ou recorrente. O esquema quimioterápico de escolha é a associação entre carboplatina e paclitaxel. Os esquemas EP e BEP (Tabela 5) podem ser utilizados de forma alternativa. Não há benefício comprovado de se usar quimioterapia adjuvante ou radioterapia adjuvante como forma de impedir a recorrência da doença.[27]

Cerca de 15 a 25% das pacientes podem apresentar recidiva, que costuma ser tardia (período médio de 5 a 6 anos, podendo demorar décadas), reflexo de sua biologia de baixo grau. Tumores avançados ou doença residual apresentam mau prognóstico, com menor sobrevida. Entretanto, as taxas de sobrevida em 10 anos giram em torno de 90%.[42,43]

Tumores de células de Sertoli

São tumores raros, representando menos de 5% de todos os TECS. Habitualmente são diagnosticados em mulheres na menacme, com idade média de 30 anos, mas podem surgir em mulheres de 2 a 76 anos de idade. Macroscopicamente, são amarelos, unilaterais e sólidos, podendo conter várias áreas císticas. Medem entre 4 e 12 cm de diâmetro e, eventualmente, podem produzir estrogênio e, mais raramente, androgênios. Microscopicamente, apresentam túbulos ocos ou sólidos compactados com nenhuma ou raras células de Leydig. As células tumorais que formam os túbulos têm abundante citoplasma eosinofílico ou vacuolizado. Como podem ser semelhantes a vários outros tumores, a imunomarcação é fundamental para confirmar o diagnóstico.

A grande maioria é clinicamente benigna e diagnosticada em estadiamento I. Podem ocorrer alguns sinais indicativos de doença mais avançada, como necrose da célula tumoral ou maior atividade mitótica e, nesses casos, o risco de recidiva é maior.[43]

Tumores de cordão sexual com túbulos anulares

São tumores raros, representando cerca de 5% de todos os TECS. Têm, à microscopia, túbulos em forma de anel e possuem características morfológicas intermediárias entre aquelas de células de Sertoli e tumores de células da granulosa.

Aproximadamente 30% desses tumores estão associados à síndrome de Peutz-Jeghers (SPJ), um distúrbio autossômico dominante causado por variantes de inativação da linha germinativa de *STK11*, um gene supressor de tumor. Quando há a SPJ associada, o tumor apresenta-se como várias massas multifocais, pequenas, calcificadas e bilaterais. Em cerca de 15% dos casos ocorre desenvolvimento concomitante de adenoma maligno do colo uterino. As pacientes apresentam sintomas de hiperestrogenismo na maioria das vezes e idade média de 27 anos ao diagnóstico.[44]

Os outros 70% dos casos de tumores de cordão sexual com túbulos anulares não têm relação com a SPJ. Apresentam-se, usualmente, como massas unilaterais, maiores e sintomáticos (sintomas característicos de hiperestrogenismo) e são malignos em cerca de 20% dos casos. São diagnosticados em idade média de 36 anos.

Tumores do estroma do cordão sexual (TECS) mistos

Tumores de células de Sertoli-Leydig

São tumores raros, responsáveis por cerca de 5 a 10% dos TECS e por 0,2% de todos os cânceres ovarianos. Em mais de 90% das vezes, esses tumores aparecem em mulheres na menacme, mas podem ser diagnosticados em crianças até mulheres na pós-menopausa. A idade média de incidência é 25 anos. São divididos em 4 subtipos: bem diferenciado, moderadamente diferenciado, pouco diferenciado e retiforme. Os 3 últimos podem apresentar elementos heterólogos.[43]

São hormônios produtores, em sua grande maioria, de esteroides sexuais, principalmente androgênios. Assim, ao menos 70% das mulheres acometidas por este tumor apresentam sinais de virilização, como hirsutismo, calvície, clitoromegalia e engrossamento da voz. Logo, em mulheres com sinais de virilização associado a massa ovariana e aumento nos níveis séricos de testosterona e androstenediona, deve-se pensar no diagnóstico de tumor de células de Sertoli-Leydig. Pode, ainda, haver elevação nos níveis circulantes de inibina e de AFP.[45]

Apesar da elevação de hormônios androgênicos, dor abdominal inespecífica é, em cerca de 50% dos casos, a única apresentação clínica da paciente no momento do diagnóstico. Normalmente são tumores volumosos, amarelos e lobulados, com superfície externa lisa. O subtipo bem diferenciado é clinicamente benigno. Cerca de 15 a 20% desses tumores são malignos.

O tratamento habitual é cirúrgico, com a salpingo-ooforectomia unilateral sendo a recomendada em pacientes na menacme e que desejam manter a fertilidade. Raramente tem apresentação bilateral, mas, mesmo assim, recomenda-se a avaliação do ovário contralateral e, nos casos em que há lesão suspeita, deve-se fazer biópsia. Pacientes na pós-menopausa devem ser submetidas a salpingo-ooforectomia bilateral em conjunto com histerectomia. A sobrevida em 5 anos é alta, chegando a até 90%. Recorrência da doença é bastante incomum e há pior prognóstico quando a doença é de algum subtipo pouco diferenciado.[42,45]

Ginandroblastomas

O ginandroblastoma não é mais considerado uma entidade no sistema de classificação da OMS de 2014, apesar de alguns patologistas mais experientes dizerem que eles existem, ainda que extremamente raros. Em geral, são neoplasias pequenas e benignas com diferenciação de células de Sertoli-Leydig e granulosa. A idade de diagnóstico varia de 16 a 65 anos, com média de idade de 30 anos. Normalmente estão associados à produção de androgênios e, mais raramente, à produção de estrogênio.

Tratamento e acompanhamento

A cirurgia é realizada como forma de tratamento primário e é também utilizada para o estadiamento da doença. O sistema de estadiamento é o mesmo utilizado para todos os cânceres primários do ovário, independentemente de sua etiologia (ver Tabela 3). Deve-se realizar o estadiamento cirúrgico completo, entretanto, a linfadenectomia pélvica e para-aórtica não está indicada em casos de TECS, já que metástases linfonodais são raras. De forma geral, em pacientes jovens e que desejam manter a fertilidade, a salpingo-ooforectomia unilateral é a cirurgia indicada. Para aquela na pós-menopausa, recomenda-se a salpingo-ooforectomia bilateral associada à histerectomia. Quando há lesão suspeita no ovário contralateral, uma biópsia desta lesão deverá ser realizada. Em tumores produtores de estrogênio em pacientes após a menarca que tiveram seu útero preservado, deve-se fazer biópsia endometrial, em razão do alto risco de atipias ou de adenocarcinoma endometrial. A cirurgia para estadiamento cirúrgico pode ser feita por laparoscopia ou laparotomia.[26,42,43]

O uso de terapia quimioterápica adjuvante depende do estádio em que o tumor foi diagnosticado e qual o tipo do tumor, devendo-se individualizar caso a caso. Não há, atualmente, indicação comprovada para uso de radioterapia adjuvante em TECS, por isso, raramente ela é utilizada. O seguimento indicado para os casos de TECS está exposto na Tabela 11.

RECOMENDAÇÕES

- No diagnóstico dos tumores não epiteliais de ovário, devem ser levados em consideração sintomas gastrintestinais persistentes e refratários.
- Diante da presença de massas anexiais, principalmente em mulheres adolescentes e na menacme, deve-se considerar as características morfoestruturais em exames de imagem detalhados, aventando-se a possibilidade dos tumores não epiteliais ovarianos.
- A utilização de marcadores tumorais como LDH, AFP, hCG, inibinas A e B, estradiol e testosterona, dentre outros, pode ser importante para o diagnóstico e o seguimento das pacientes com tumores não epiteliais de ovário.
- A abordagem desses tumores, pelo fato de grande parte dessas pacientes serem jovens, deve ser individualizada e deve-se considerar a possibilidade de preservação do futuro reprodutivo.
- A abordagem das pacientes com neoplasia não epitelial de ovário deve ser individualizada e, para tanto, é necessária equipe multiprofissional bem treinada e com boa interação entre as especialidades médicas (ginecologia oncológica, oncologia clínica,

TABELA 11 Indicações de acompanhamento da paciente com tumores de células do estroma e do cordão sexual após tratamento

Tipo de exame	0-2 anos após tratamento	Após 2 anos do tratamento
Exame físico	Segundo indicação clínica, baseado no estadiamento (6-12 meses se diagnosticada em estádio inicial e se for doença de baixo risco; 4-6 meses se for doença de alto risco)	Segundo indicação clínica, baseado no estadiamento (6-12 meses se diagnosticada em estádio inicial e se for doença de baixo risco; 4-6 meses se for doença de alto risco)
Marcadores tumorais	Segundo indicação clínica, se aplicável (6-12 meses se diagnosticada em estádio inicial e se for doença de baixo risco; 4-6 meses se for doença de alto risco)	Segundo indicação clínica, se aplicável (6-12 meses se diagnosticada em estádio inicial e se for doença de baixo risco; 4-6 meses se for doença de alto risco)
Exames de imagem	Reservado para pacientes sintomáticos, elevação de biomarcadores ou achados suspeitos no exame físico	Reservado para pacientes sintomáticos, elevação de biomarcadores ou achados suspeitos no exame físico

Fonte: adaptada de NCCN, 2021.[27]

patologia, enfermagem, fisioterapia, psicologia), oferecendo as melhores opções terapêuticas.

- O tratamento preferencial desses tumores é o cirúrgico. Além de possibilitar o seu estadiamento correto – muitas vezes com a necessidade de utilização de exames de corte e congelação para planejamento da extensão operatória – confere, por vezes, caráter curativo.
- Eventualmente, a depender do tipo histológico, comportamento biológico, estadiamento, dentre outros, torna-se necessária a utilização de quimioterapia, baseada em esquemas específicos a cada perfil de tumor não epitelial (p. ex., o esquema de bleomicina, etoposídeo e platinas na abordagem dos disgerminomas).
- O acompanhamento pós-tratamento deve ser feito em centros de cuidado que disponham de laboratório capacitado, que ofertem exames de imagem com boa qualidade e equipe médica bem treinada para reconhecer as alterações relatadas ou detectadas ao exame físico das pacientes. Os encontros periódicos são necessários a cada 2 a 4 meses nos primeiros 3 anos, a cada 6 meses no 4º e 5º anos, com possibilidade de se tornar anual, na sequência, a depender do julgamento individual da equipe.

CONSIDERAÇÕES FINAIS

Os cânceres não epiteliais ovarianos constituem uma gama de tumores com origem embrionária distinta e, apesar de raros quando comparados aos tumores epiteliais, precisam sempre ser levados em consideração, diante da suspeição de tumores de origem anexial.

A presença de sintomas gastrintestinais, mesmo inespecíficos, como sensação de plenitude gástrica, flatulência, dor abdominal, dentre outros, podem ser indícios de tumores malignos ovarianos, epiteliais ou não, e portanto, a persistência deles por meses, sem melhora clínica, deve inferir uma investigação dos órgãos abdominais. Algumas situações peculiares – por exemplo, alterações hormonais inerentes à sua produção pelos tumores não epiteliais, como processos de virilização (distribuição andrógena de pelos, alopecia, clitoromegalia), mudanças no ciclo menstrual persistentes ou sangramento pós-menopausa – devem ser consideradas como critérios para diagnóstico desses tumores.

Na detecção de uma massa anexial, principalmente em perfis etários mais jovens (prévios à menopausa), é importante pensar nos tumores não epiteliais ovarianos, mesmo como diagnóstico diferencial; desta forma, características morfoestruturais (tamanho, bilateralidade, espessura, massa cístico-sólida) observadas por exames de imagem com qualidade, associadas a marcadores séricos como hCG, LDH, AFP, testosterona e outros, às vezes isolados ou em associação (algoritmos de predição de malignidade), fazem parte dessa confirmação, bem como do planejamento terapêutico.

O tratamento dessas neoplasias tem como grandes pilares a cirurgia citorredutora (com grande potencial curativo) aliada a quimioterapia, quando corretamente indicada. A escolha da terapia mais adequada depende de uma série de fatores, como tipo histológico do tumor e seu comportamento biológico, estadiamento da doença, desejo de preservação do futuro reprodutivo, dentre outros. Para isto, torna-se imprescindível a presença de uma equipe multiprofissional experiente e bem treinada, a interação adequada entre especialidades em centros de tratamento adequados para oferecer as melhores opções, associando os melhores resultados terapêuticos a uma fundamental qualidade de vida.

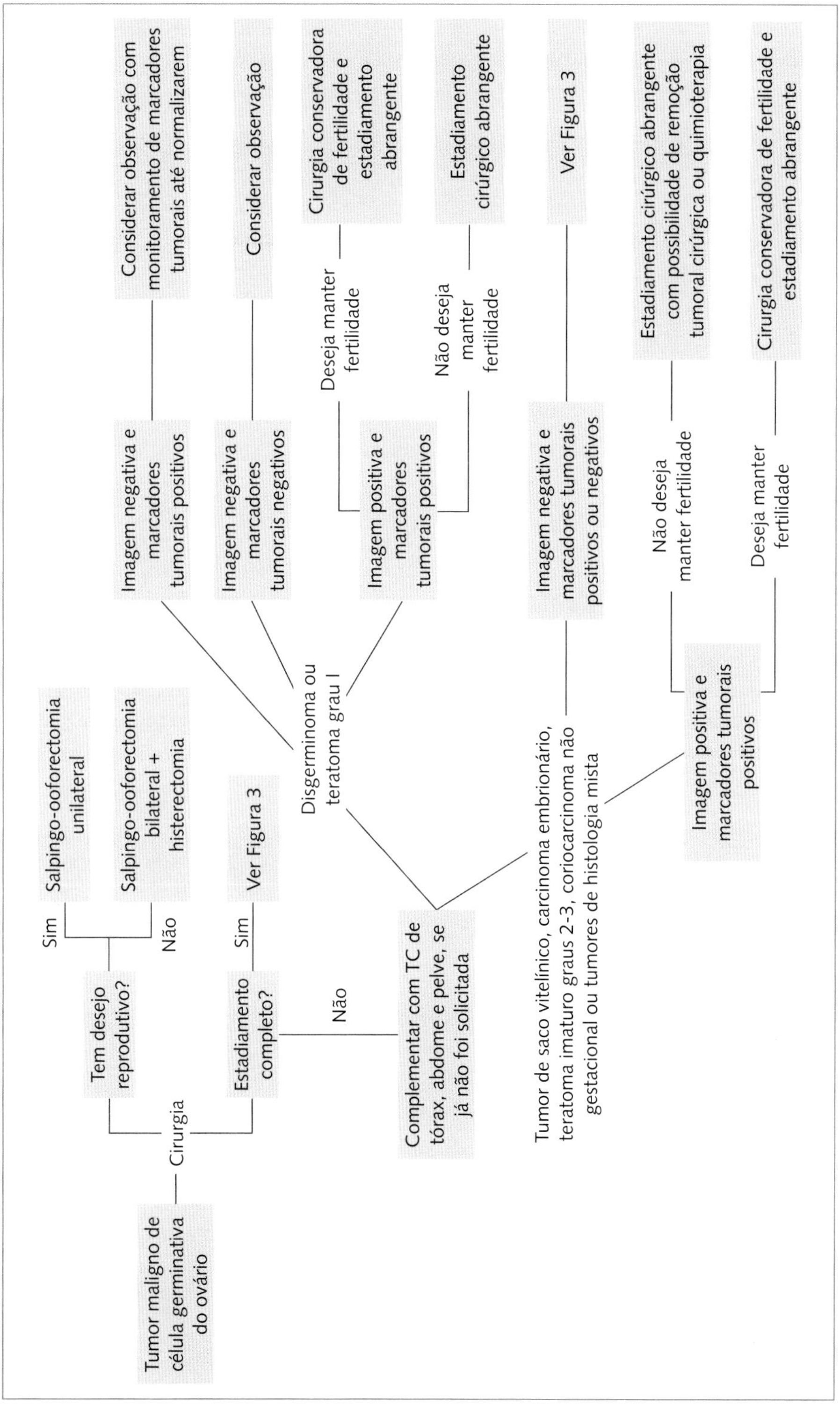

FIGURA 2 Apresentação clínica e tratamento dos tumores malignos de células germinativas do ovário.
Fonte: adaptada de NCCN, 2021.[27]

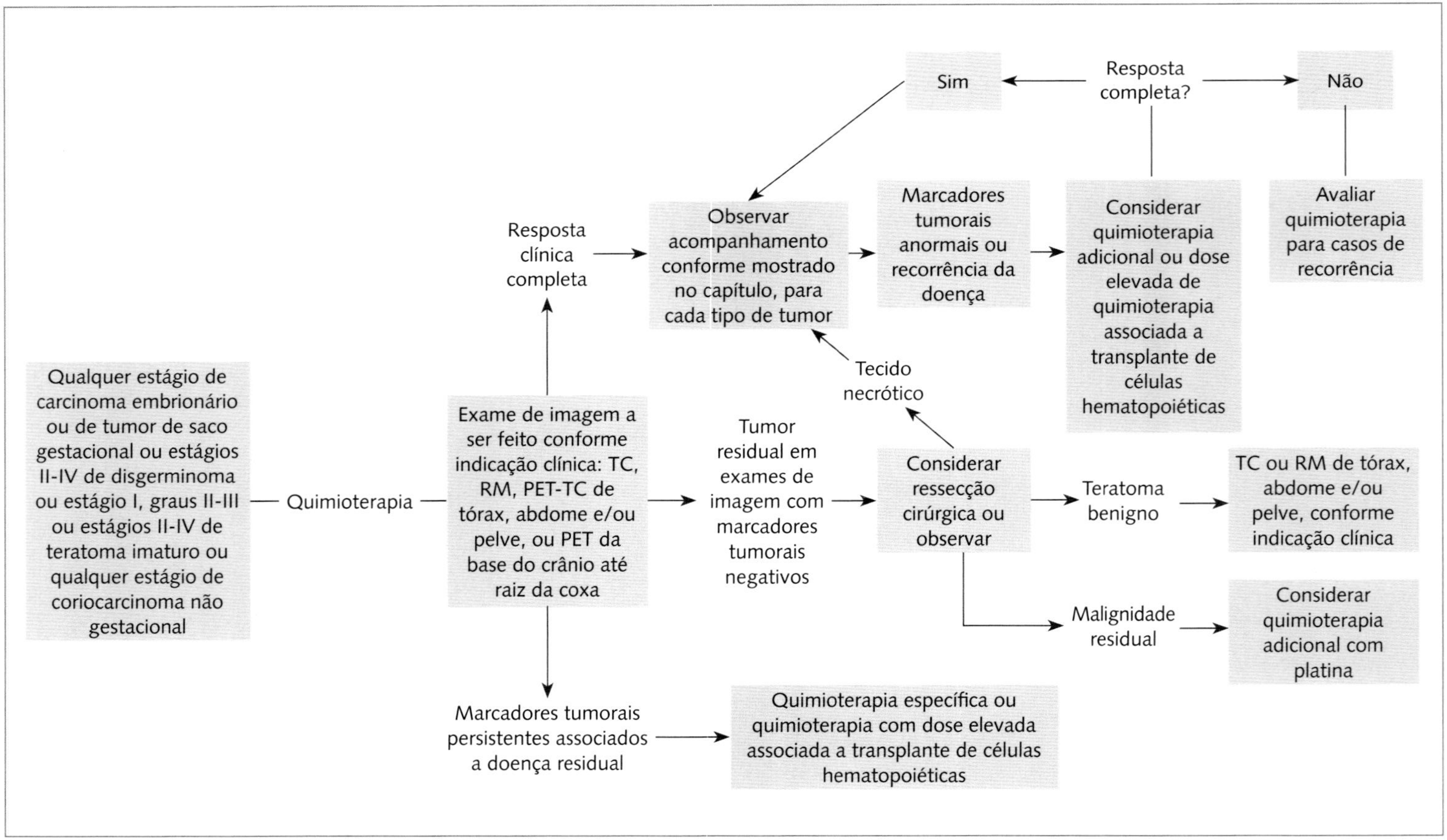

FIGURA 3 Tratamento adjuvante, acompanhamento e terapia recorrente para doença persistente dos tumores malignos de células germinativas do ovário.

Fonte: adaptada de NCCN, 2021.[27]

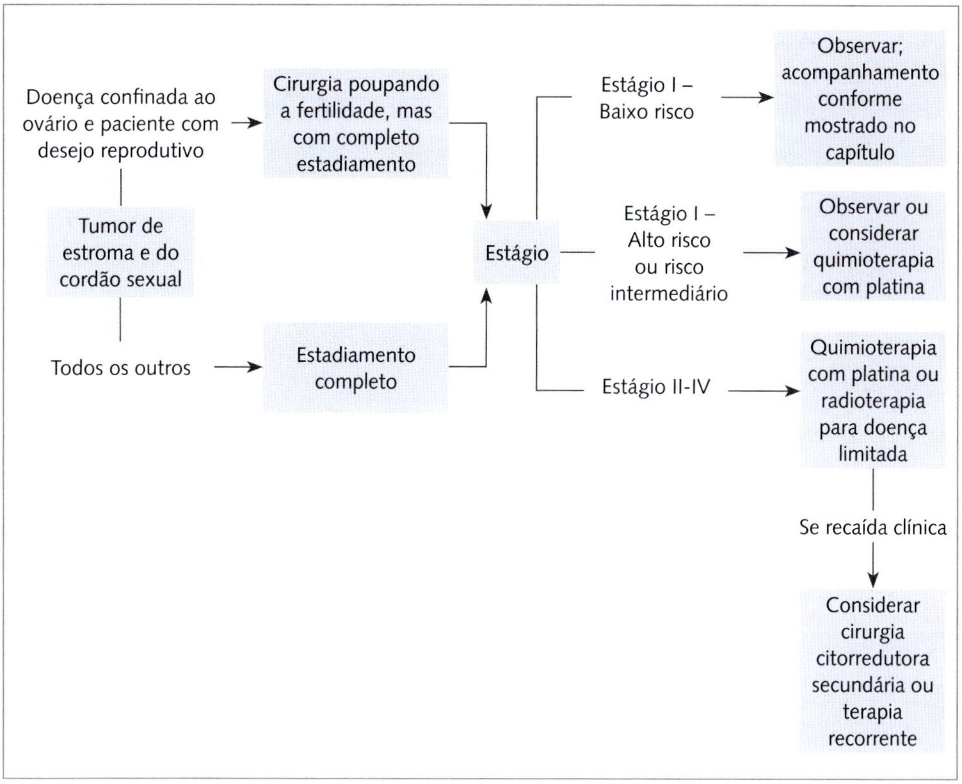

FIGURA 4 Apresentação clínica, tratamento adjuvante, acompanhamento e terapia recorrente para doença persistente dos tumores malignos de estroma e cordão sexual do ovário.
Fonte: adaptada de NCCN, 2021.[27]

REFERÊNCIAS BIBLIOGRÁFICAS

1. Ministério da Saúde. Instituto Nacional de Câncer (INCA). Aba câncer de ovário. Disponível em: https://www.inca.gov.br/tipos-de-cancer/cancer-de-ovario. Acessado em: 28 /1/2021.
2. Siegel R L, Miller KD, Fuchs HE, Jemal A . Cancer Statistics, 2021. CA: a cancer journal for clinicians. 2021; 71 (1): 7-33.
3. Zalel Y, Piura B, Elchalal U, Czernobilsky B, Antebi S, Dgani R. Diagnosis and management of malignant germ cell ovarian tumors in young females. Int J Gynaecol Obstet. 1996 ;55(1):1-10.
4. Smith HO, Berwick M, Verschraegen CF, Wiggins C, Lansing L, Muller CY, et al. Incidence and survival rates for female malignant germ cell tumors. Obstet Gynecol. 2006;107(5):1075-85.
5. Quirk JT, Natarajan N. Ovarian cancer incidence in the United States, 1992-1999. Gynecol Oncol. 2005;97(2):519-23.
6. Gershenson D M. Management of ovarian germ cell tumors. Journal of Clinical Oncology. 2007; 25(20): 2938-43.
7. Imai A, Furui T, Iida K, Tamaya T. Gynecologic tumors and symptoms in childhood and adolescence. Current Opinion in Obstetrics and Gynecology. 2001; 13(5):469-73.
8. Hoepffner W, Horn L-C, Simon E, Sauerbrei G, Schröder H, Thamm-Mücke B, et al. Gonadoblastomas in 5 patients with 46,XY gonadal dysgenesis. Experimental and Clinical Endocrinology & Diabetes. 2005; 113(4):231-5.
9. Kim S H, Kang S B. Ovarian dysgerminoma: color Doppler ultrasonographic findings and comparison with CT and MR imaging findings. Journal of Ultrasound in Medicine. 1995; 14(11):843-8.
10. Kusamura S, Teixeira LC, dos Santos MA, de Angelo Andrade LA, Campos Torres JC, Sagarra A, et al. Ovarian germ cell cancer: clinicopathologic analysis and outcome of 31 cases. Tumori. 2000;86(6):450-4.

11. Ulbright TM. Germ cell tumors of the gonads: a selective review emphasizing problems in differential diagnosis, newly appreciated, and controversial issues. Mod Pathol. 2005;18 Suppl 2:S61-79.
12. La Vecchia C, Morris HB, Draper GJ. Malignant ovarian tumours in childhood in Britain, 1962-78. Br J Cancer. 1983;48(3):363-74.
13. Morimura Y, Nishiyama H, Yanagida K, Sato A. Dysgerminoma with syncytiotrophoblastic giant cells arising from 46,xx pure gonadal dysgenesis. Obstetrics & Gynecology. 1998;92(Supplement):654-6.
14. Piura B, Dgani R, Zalel Y, Nemet D, Yanai-Inbar I, Cohen Y, et al. Malignant germ cell tumors of the ovary: a study of 20 cases. Journal of Surgical Oncology. 1995;59(3):155-61.
15. Mayordomo JI, Paz-Ares L, Rivera F, López-Brea M, Martín EL, Mendiola C, et al. Ovarian and extragonadal malignant germ-cell tumors in females: a single-institution experience with 43 patients. Annals of Oncology. 1994;5(3):225-31.
16. Low JJH, Perrin LC, Crandon AJ, Hacker NF. Conservative surgery to preserve ovarian function in patients with malignant ovarian germ cell tumors. Cancer. 2000;89(2):391-8.
17. Vicus D, Beiner ME, Klachook S, Le LW, Laframboise S, Mackay H. Pure dysgerminoma of the ovary 35 years on: a single institutional experience. Gynecologic Oncology. 2010;117(1):23-6.
18. Kumar S, Shah JP, Bryant CS, Imudia AN, Cote ML, Ali-fehmi R, et al. The prevalence and prognostic impact of lymph node metastasis in malignant germ cell tumors of the ovary. Gynecologic Oncology. 2008;110(2):125-32.
19. Tangir J, Zelterman D, Ma W, Schwartz PE. Reproductive function after conservative surgery and chemotherapy for malignant germ cell tumors of the ovary. Obstet Gynecol. 2003;101(2):251-7.
20. Lai CH, Chang TC, Hsueh S, Wu TI, Chao A, Chou HH, et al. Outcome and prognostic factors in ovarian germ cell malignancies. Gynecol Oncol. 2005;96(3):784-91.
21. Zanetta G, Bonazzi C, Cantù M, Binidagger S, Locatelli A, Bratina G, et al. Survival and reproductive function after treatment of malignant germ cell ovarian tumors. J Clin Oncol. 2001;19(4):1015-20.
22. Billmire D, Vinocur C, Rescorla F, Cushing B, London W, Schlatter M, et al. Outcome and staging evaluation in malignant germ cell tumors of the ovary in children and adolescents: an intergroup study. J Ped Surg. 2004;39(3):424-9; discussion 424-9.
23. Zanagnolo V, Sartori E, Galleri G, Pasinetti B, Bianchi U. Clinical review of 55 cases of malignant ovarian germ cell tumors. Eur J Gynaecol Oncol. 2004;25(3):315-20.
24. Gordon A, Lipton D, Woodruff JD. Dysgerminoma: a review of 158 cases from the Emil Novak Ovarian Tumor Registry. Obstet Gynecol. 1981;58(4): 497-504.
25. Novak ER, Lambrou CD, Woodruff JD. Ovarian tumors in pregnancy. An ovarian tumor registry review. Obstet Gynecol. 1975;46(4):401-6.
26. Hubalek M, Smekal-Schindelwig C, Zeimet AG, Sergi C, Brezinka C, Mueller-Holzner E, et al. Chemotherapeutic treatment of a pregnant patient with ovarian dysgerminoma." Arch Gynecol Obstet. 2007;276(2):179-83.
27. National Comprehensive Cancer Network (NCCN). Ovarian cancer including Fallopian tube cancer and primary peritoneal cancer. Version 3.2021. Setembro, 2021. Disponível em: nccn.org.
28. Bremer GL, Land JA, Tiebosch A, van der Putten HWHM. Five different histological subtypes of germ cell malignancies in an XY female. Gynecologic Oncology. 1993;50(2):247-8.
29. Fujita M, Inoue M, Tanizawa O, Minagawa J, Yamada T, Tani T. Retrospective review of 41 patients with endodermal sinus tumor of the ovary. Int J Gynecol Cancer. 1993;3(5):329-35.
30. Shah JP, Kumar S, Bryant CS, Ali-Fehmi R, Malone Jr. JM, Deppe G, et al. A population-based analysis of 788 cases of yolk sac tumors: a comparison of males and females. Int J Cancer. 2008;123(11): 2671-5.
31. Talerman A, Haije WG, Baggerman L. Serum alphafetoprotein (AFP) in diagnosis and management of endodermal sinus (yolk sac) tumor and mixed germ cell tumor of the ovary. Cancer. 1978;41(1):272-8.
32. Kawai M, Kano T, Kikkawa F, Morikawa Y, Oguchi H, Nakashima N, et al. Seven tumor markers in benign and malignant germ cell tumors of the ovary. Gynecol Oncol. 1992;45(3):248-53.
33. Chan JK, Tewari KS, Waller S, Cheung MK, Shin JY, Osann Ket al. The influence of conservative surgical practices for malignant ovarian germ cell tumors. Journal of Surgical Oncology. 2008;98(2):111-6.
34. Best D, Butz G, Moller K, Coleman W, Thomas D. Molecular analysis of an immature ovarian teratoma with gliomatosis peritonei and recurrence suggests genetic independence of multiple tumors. Int J Oncol. 2004;25(1):17-25.

35. Abu-Rustum NR, Aghajanian C. Management of malignant germ cell tumors of the ovary. Seminars in Oncology. 1998;25(2):235-42.
36. Wheeler CA, Davis S, Degefu S, Thorneycroft IH, O'Quinn AG. Ovarian choriocarcinoma: a difficult diagnosis of an unusual tumor and a review of the hook effect. Obstet Gynecol. 1990;75(3 Pt 2):547-9.
37. Fisher RA, Newlands ES, Jeffreys AJ, Boxer GM, Begent RH, Rustin GJ, et al. Gestational and non-gestational trophoblastic tumors distinguished by DNA analysis. Cancer. 1992;69(3):839-45.
38. Ueda G, Abe Y, Yoshida M, Fujiwara T. Embryonal carcinoma of the ovary: a six-year survival. Int J Gynaecol Obstet. 1990;31(3):287-92.
39. Nishino K, Yamamoto E, Ikeda Y, Niimi K, Yamamoto T, Kajiyama H. A poor prognostic metastatic nongestational choriocarcinoma of the ovary: a case report and the literature review. J Ovarian Res. 2021;14(1):56
40. World Health Organization (WHO). Classification of tumours of female reproductive organs. 4.ed. International Agency for Research on Cancer, Lyon 2014. Vol 6.
41. Sköld C, Bjørge T, Ekbom A, Engeland A, Gissler M, Grotmol T et al. Pregnancy-related risk factors for sex cord-stromal tumours and germ cell tumours in parous women: a registry-based study. Br J Cancer. 2020;123(1):161-6.
42. Brown J, Sood AK, Deavers MT, Milojevic L, Gershenson DM.Patterns of metastasis in sex cord-stromal tumors of the ovary: can routine staging lymphadenectomy be omitted? Gynecol Oncol. 2009;113(1):86-90.
43. Hanley KZ, Mosunjac MB. Practical review of ovarian sex cord-stromal tumors. Surgical Pathology Clinics. 2019;12(2):587-620.
44. Lele SM, Sawh RN, Zaharopoulos P, Adesokan A, Smith M, Linhart JM, et al. Malignant ovarian sex cord tumor with annular tubules in a patient with Peutz-Jeghers syndrome: a case report. Mod Pathol. 2000;13(4):466-70.
45. Staats PN, McCluggage WG, Clement PB, Young RH. Luteinized thecomas (thecomatosis) of the type typically associated with sclerosing peritonitis: a clinical, histopathologic, and immunohistochemical analysis of 27 cases. Am J Surg Pathol. 2008;32(9):1273-90.

CAPÍTULO 11

Lesões precursoras de câncer vulvar

Walquíria Quida Salles Pereira Primo

INTRODUÇÃO

O primeiro relato de carcinoma *in situ* de vulva foi em 1922, na França. Desde então, essa patologia tem despertado interesse em relação a sua clínica, sua patogênese e seu tratamento. A incidência da neoplasia intraepitelial vulvar (NIV) quase duplicou nas últimas duas décadas, passando de 1,2 a 2,1/100.000 mulheres-ano, e quase triplicou no grupo de pacientes com idade inferior a 35 anos. Isto se deve à mudança no comportamento sexual, que coloca as mulheres sob maior risco de se infectarem pelo papilomavírus humano (HPV) e outras infecções sexualmente transmissíveis, juntamente com o aumento da incidência do tabagismo entre as jovens.[1,2]

A International Society for the Study of Vulvar Disease (ISSVD), em 1976, agrupou as expressões doença de Bowen, eritoplasia de Queyrat e doença de Paget como carcinoma *in situ*. Após várias alterações em relação as definições, finalmente em 1987 adotou-se a designação de NIV do tipo epitelial e não epitelial, pela ISSVD e pela Sociedade Internacional de Patologistas em Ginecologia (ISGYP). A papulose bowenoide e a doença de Bowen são consideradas apresentação clínica da NIV, e não diagnóstico histológico.[3]

A NIV foi aceita como designação genérica de um espectro de alterações morfológicas acreditando ter um potencial precursor para o câncer invasivo da vulva e com características histológicas de displasia escamosa. Em 2005, a ISSVD sugeriu uma nova terminologia para as doenças pré-malignas epiteliais da vulva, abandonando o termo NIV I em favor de um diagnóstico descrito de HPV ou condiloma, porque não foi estabelecido um *continuum* biológico de NIV I para NIV II e III. Além disso, os termos NIV II e NIV III foram agrupados em NIV usual (paciente jovem) ou NIV diferenciada (paciente mais idosa).[4]

Em 2012, com o propósito de uniformizar a terminologia diagnóstica das lesões epiteliais escamosas HPV-induzidas do trato anogenital inferior, o Projeto LAST (*Lower Anogenital Squamous Terminology*) contou com a participação de especialistas do Colégio Americano de Patologia (CAP) e da Sociedade Americana de Colposcopia e Patologia Cervical (ASCCP) e, em 2015, a ISSVD definiu outra terminologia, considerando-se a NIV I como lesão intraepitelial escamosa de baixo grau (LIEBG) e a NIV usual como o condiloma e a lesão intraepitelial escamosa de alto grau (LIEAG). A NIV diferenciada se mantém como NIV diferenciada na atual terminologia[5,6] (Tabela 1).

TABELA 1 Correlação das terminologias para as doenças pré-malignas epiteliais da vulva de 1987, 2005 e 2012/2015[4-6]

1987	2005	2012/2015
NIV I	HPV, condiloma acuminado	Lesão intraepitelial escamosa de baixo grau
NIV II – Condilomatosa basaloide	NIV usual	Lesão intraepitelial escamosa de alto grau
NIV III – Condilomatosa e basaloide	NIV usual	Lesão intraepitelial escamosa de alto grau
NIV II e III diferenciada	NIV diferenciada	NIV diferenciada
-	NIV não classificada	-

A LIEAG ocorre em paciente mais jovem com fatores de riscos semelhantes àqueles associados com a neoplasia intraepitelial cervical (HPV de alto risco, tabagismo e múltiplos parceiros sexuais). Bornstein et al. demonstraram a natureza multicêntrica das doenças relacionadas com o HPV no trato genital inferior. A NIV III (terminologia da época) está associada com neoplasia intraepitelial cervical em aproximadamente 30% dos casos, com HPV em mais de 80% dos casos e em mais de 40% das vezes, nota-se envolvimento perianal.[7] Os tipos de HPV mais encontrados são os 16, 18, 31 e 33. Cerca de 40% das pacientes com NIV tiveram um câncer pré-invasivo ou invasivo associado no trato genital inferior.[7,8]

A neoplasia intraepitelial do tipo diferenciada (NIVd) ocorre em paciente mais idosa, com história de prurido vulvar por muitos anos, ou seja, o fenômeno da inflamação crônica (líquen escleroso e, raramente, o líquen plano).[9]

A importância em se conhecer a sua história natural está em prevenir o câncer de vulva e de se evitar cirurgias radicais para o seu tratamento. Quando o HPV está envolvido no desenvolvimento da neoplasia, pode evoluir para uma multicentricidade, ou seja, o envolvimento do colo do útero e/ou da vagina além da vulva. O mesmo não ocorre com a NIVd, no entanto, esta é considerada uma lesão potencialmente agressiva, com risco maior de progressão para carcinoma escamoso vulvar de 32,8% *versus* 5,7% da LIEAG e com um período reduzido (22,8 meses *versus* 41,4 meses) em comparação com LIEAG.[9]

DIAGNÓSTICO

A demora nos diagnósticos das doenças vulvares ocorre muitas vezes, porque não são vistas ou não são reconhecidas pelos examinadores e, além disso, a paciente tem vergonha de abordar esse problema. O assunto é de interesse do ginecologista e do dermatologista, pois apesar da vulva ser parte do trato genital feminino, constitui também parte do tegumento. O examinador deve estar familiarizado com as variações da anatomia vulvar normal e com os distúrbios dermatológicos. A classificação de tais distúrbios estabelecida pela ISSVD em 2011 será abordada para facilitar o diagnóstico diferencial com as neoplasias vulvares.[10]

Classificação clínica dos distúrbios dermatológicos da vulva segundo a ISSVD em 2011

Lesões cor da pele

A. Pápulas e nódulos:
   1. Papilomatose do vestíbulo e face interna dos pequenos lábios (achado normal, não patológico).
   2. Molusco contagioso.
   3. Condiloma.
   4. Cicatriz.
   5. Neoplasia intraepitelial vulvar.
   6. Prolongamentos de pele (acrocórdão, pólipo fibroepitelial).
   7. Nevo (tipo intradérmico).
   8. Cisto mucinoso do vestíbulo e face interna dos pequenos lábios.

9. Cisto epidérmico (cisto epidermoide, cisto epitelial).
10. Tumor glandular semelhante ao mamário (hidradenoma papilífero).
11. Cisto e tumor da glândula de Bartholin.
12. Siringoma.
13. Carcinoma basocelular.

B. Placas cor da pele:
1. Líquen simples crônico e outras doenças liquenoides.
2. Neoplasia intraepitelial vulvar.

Lesões vermelhas - Manchas e placas

A. Doenças eczematosas e liquenoides:
1. Dermatite de contato alérgica.
2. Dermatite de contato por irritante primário.
3. Dermatite atópica.
4. Alterações eczematosas superpostas a outros distúrbios vulvares.
5. Doenças que clinicamente imitam doenças eczematosas.
6. Líquen simples crônico.
7. Liquenificação sobreposta à doença pruriginosa preexistente.

B. Manchas e placas vermelhas:
1. Candidíase.
2. Psoríase.
3. Neoplasia intraepitelial vulvar.
4. Líquen plano.
5. Vulvite plasmocelular.
6. Infecção bacteriana de tecidos moles.
7. Doença de Paget extramamária.

Lesões vermelhas - Pápulas e nódulos

A. Pápulas vermelhas:
1. Foliculite.
2. Condiloma.
3. Angioqueratoma.
4. Molusco contagioso.
5. Hidradenite supurativa.

B. Nódulos vermelhos:
1. Furúnculos.
2. Condiloma.
3. Prurigo estrófulo.
4. Neoplasia intraepitelial vulvar.
5. Molusco contagioso.
6. Carúncula e prolapso uretral.
7. Hidradenite supurativa.
8. Adenoma glandular semelhante ao mamário.
9. Cisto epidérmico inflamado.
10. Abscesso do ducto de Bartholin.
11. Carcinoma escamoso.
12. Melanoma.

Lesões brancas

A. Pápulas e nódulos brancos:
1. Grânulos de Fordyce.
2. Molusco contagioso.
3. Condiloma.
4. Cicatriz.
5. Neoplasia intraepitelial vulvar.
6. Carcinoma escamoso.
7. Mílio.
8. Cisto epidérmico.

B. Manchas e placas brancas:
1. Vitiligo.
2. Líquen escleroso.
3. Hipopigmentação pós-inflamatória.
4. Doenças com liquenificação.
5. Líquen plano.
6. Neoplasia intraepitelial vulvar.
7. Carcinoma escamoso.

Lesões escuras

A. Manchas escuras:
1. Nevo melanocítico.
2. Melanose vulvar.
3. Hiperpigmentação pós-inflamatória.
4. Líquen plano.
5. Acantose nigricante.
6. Melanoma *in situ*.

B. Pápulas e nódulos escuros:
1. Nevo.
2. Condiloma.
3. Neoplasia intraepitelial vulvar.
4. Queratose seborreica.
5. Angioqueratoma.
6. Adenoma glandular.
7. Melanoma.

Bolhosas

A. Vesículas e bolhas:
   1. Infecções pelo herpesvírus.
   2. Eczema agudo.
   3. Líquen escleroso bolhoso.
   4. Linfangioma.
   5. Doenças imunes bolhosas.

B. Pústulas:
   1. Candidíase.
   2. Foliculite.

Erosões e úlceras

A. Erosões:
   1. Escoriações.
   2. Líquen plano erosivo.
   3. Fissuras em pele normal.
   4. Fissuras em pele anormal.
   5. Neoplasia intraepitelial vulvar.
   6. Vesículas, bolhas e pústulas rotas.
   7. Doença de Paget extramamária.

B. Úlceras:
   1. Escoriações.
   2. Úlceras aftosas.
   3. Doença de Crohn.
   4. Infecção por herpes vírus.
   5. Carcinoma escamoso ulcerado.
   6. Sífilis primária.

Edema

A. Edema cor da pele:
   1. Doença de Crohn.
   2. Anormalidade linfática idiopática.
   3. Obstrução linfática pós-radiação e pós-cirúrgica.
   4. Edema pós-infeccioso.
   5. Edema pós-inflamatório.

B. Edema rosa ou vermelho:
   1. Obstrução venosa.
   2. Celulite.
   3. Abscesso de cisto de Bartholin.
   4. Doença de Crohn.

Concernente a sintomatologia da LIEAG, o sintoma mais frequente é o prurido ou a queimação vulvar de grau variado, em cerca de 60 a 70% das pacientes; 20% são assintomáticas. Podem se apresentar clinicamente como lesões pigmentadas, esbranquiçadas, avermelhadas, verruciformes e papulares (Figuras 1 a 3).[8,9]

A LIEAG é multicêntrica, com envolvimento cervical e perianal em aproximadamente 50% dos casos. De 60 a 80% das pacientes são tabagistas. Quando tratada, tem uma taxa de progressão para o câncer de vulva de 4%. A apresentação condilomatosa é constituída por células altamente pleomorfas, com multinucleação e hiperqueratinização. A forma basaloide é constituída por proliferação de células uniformes, indiferenciadas e parecidas com as células da camada basal. Vale enfatizar que, na classificação atual, a NIV condilomatosa e basaloide denominadas NIV usual passam a ser referidas como LIEAG.[8,9]

A NIV não induzida pelo HPV é a NIV do tipo diferenciada (NIVd) e ocorre em pacientes

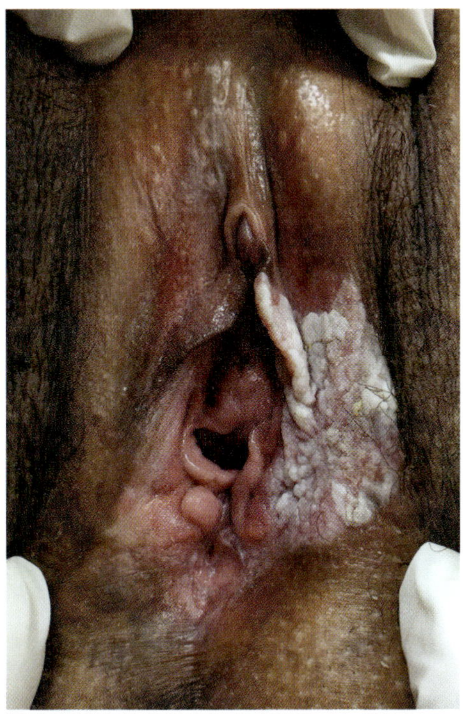

FIGURA 1 Placa hiperqueratótica à esquerda da paciente. Lesão intraepitelial escamosa de alto grau.
Fonte: arquivo pessoal.

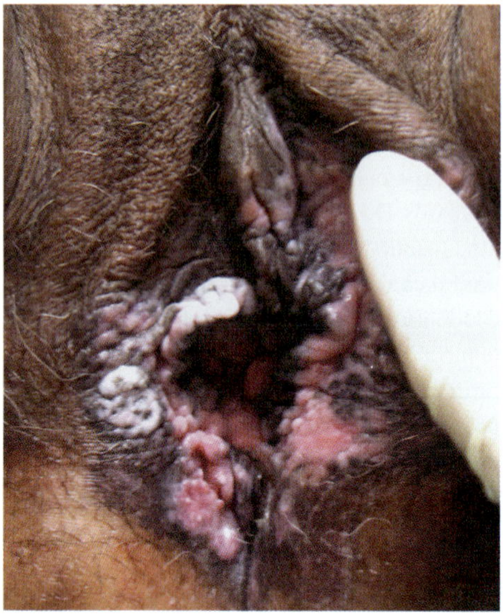

FIGURA 2 Apresentação clínica de lesão intraepitelial escamosa de alto grau.
Fonte: arquivo pessoal.

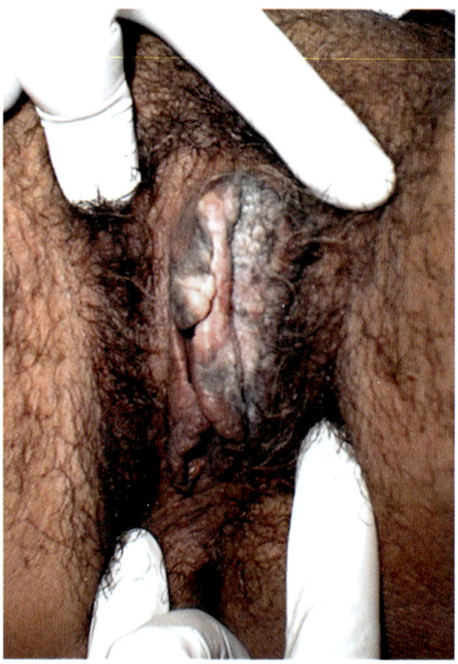

FIGURA 3 Lesão pigmentada e com áreas de hiperqueratose. Lesão intraepitelial escamosa de alto grau.
Fonte: arquivo pessoal.

mais idosas (> 70 anos) e, na maioria das vezes, sem relação com o HPV. Correspondem a 10% dos casos de NIV e apenas 25% das pacientes são tabagistas. Manifesta-se como lesão única, ou seja, unifocal e unicêntrica. Paciente refere ciclos crônicos de prurido vulvar. Geralmente está associada ao líquen escleroso e, com menos frequência, com o líquen plano. É responsável por 80% dos casos de câncer invasivo de vulva em pacientes mais idosas, não tratadas.[5] Um grupo de dermatologistas analisou 60 casos de carcinoma escamoso de vulva, enfatizando as alterações da pele adjacente à neoplasia, e constataram a presença de líquen escleroso em 65%.[11-14]

Anamnese e exame físico

1. Anamnese geral:
   - Doenças dermatológicas.
   - Doenças metabólicas.
   - Reações alérgicas.
   - Doenças psiquiátricas.
   - Distúrbios psicossociais.
2. Anamnese ginecológica:
   - Sintomatologia: prurido, dor, ardência e sangramento.
   - Infecções sexualmente transmissíveis.
   - Terapias anti-inflamatórias.
   - Terapias de radiação.
   - Uso de substâncias cosméticas: higiene excessiva.
3. Inspeção clínica:
   - Pele em geral.
   - Colo do útero, vagina.
   - Genitália externa: a aparência clínica das lesões vulvares é variável. Pode ser unifocal ou multifocal; de coloração branca, cinza, vermelha ou marrom; com superfície lisa, áspera ou micropapilar; com grau variável de acetobranqueamento e com alteração vascular.

Vulvoscopia

A vulvoscopia é um método capaz de identificar a infecção subclínica e permite um completo mapeamento da extensão da doença nessa região. A sua baixa especificidade se dá porque a papilomatose e a acetorreação, consideradas altamente sugestivas de HPV em colo e vagina, fazem parte das características normais da vulva, podendo ser erroneamente atribuídas ao HPV. O teste de Collins (azul de toluidina) não tem sido utilizado, porque oferece resultados falso-positivos e falso-negativos, especialmente pelas escoriações e hiperqueratinização das lesões, respectivamente.

Não existe uma classificação estabelecida para vulvoscopia, portanto, deve-se avaliar extensão, morfologia, vascularização, localização, cor, margem e superfície da lesão. No entanto, como as lesões pré-invasivas e câncer são muitos evidentes, não é necessário o uso de instrumento de magnificação.

O exame adequado do colo do útero, com colpocitologia e colposcopia, é obrigatório, dado o caráter multicêntrico das lesões HPV-induzidas.

Citologia vulvar

Jiménez e Jiménez avaliaram a citologia do raspado de lesões vulvares e classificaram de acordo com a terminologia do sistema de Bethesda. O resultado mostrou sensibilidade de 97,7% para benignidade e 98,2% para malignidade, e 98,8% e 94,8% para especificidade, respectivamente.[15]

Biópsia

O diagnóstico definitivo é obtido por meio do estudo histopatológico de biópsia. A biópsia pode ser única ou múltipla. Pode ser realizada com pinça de Keyes de 4 a 6 mm, tesoura, lâmina fria ou cirurgia de alta frequência, conforme a experiência do profissional, e sob anestesia local.

A correlação clinicopatológica é muito importante para o diagnóstico das lesões precursoras de câncer de vulva, pois, ao se avaliar as lesões com evolução benigna e aquelas com potencial maligno, evitam-se tratamentos inadequados, às vezes, excessivos.

TRATAMENTO

A estratégia para o manuseio das lesões precursoras requer um entendimento do potencial neoplásico da condição. A lesão NIV I, atual LIEBG, não requer tratamento, é considerada HPV, porque não está estabelecido seu risco oncológico, deve ser acompanhada e, no caso de dúvida quanto à sua evolução, está indicado um novo estudo histopatológico.[16]

O tratamento da LIEAG (NIV II ou III usual) deve ser individualizado e depende da idade da paciente e das características clínicas das lesões. A remoção cirúrgica é o método de escolha, para que o estudo histológico da peça cirúrgica afaste a possibilidade de invasão, nem sempre evidente ao exame clínico. Contudo, nos casos de LIEAG sem sinais de microinvasão, a literatura mostra que, após o uso de imiquimod por 20 semanas, a taxa objetiva de resposta é de 81% no grupo tratado, contra nenhuma no grupo placebo.[17-19] No entanto, o tabagismo pode prejudicar a resposta terapêutica da LIEAG com imiquimod e deve ser considerado ao discutir as opções de tratamento com as pacientes.[20]

As opções terapêuticas para LIEAG vulvar são:

- Imiquimod 5%: pode ser indicado nos casos de LIEAG (NIV usual) em pacientes jovens. Posologia: aplicação local 3 vezes/semana por até 4 semanas.[17]
- Exérese da lesão: indicada nos casos de doença unifocal.
- Vulvectomia superficial: indicada em pacientes jovens com doença multifocal. Consiste na remoção da pele com as lesões, em um plano relativamente avascular entre a derme e o tecido subcutâneo, com a preservação do tecido subcutâneo e do clitóris. Enxerto pode ou não ser aplicado. Apresenta baixo índice de complicações, com alto índice de cura. O resultado estético e funcional é satisfatório. A margem de segurança adequada é de 1 a 1,5 cm.[21]

- Vulvectomia simples: indicada em pacientes idosas, com lesões extensas, com a finalidade de afastar doença invasiva oculta.[21]
- Ablação a *laser* não se encontra disponível na maioria dos serviços. A desvantagem do tratamento destrutivo é que o tecido destruído leva 3 meses para atingir a cicatrização completa e pode ocasionar dor por um período mais longo. No entanto, foi constatada uma taxa de cura de 76,9% em pacientes tratadas com uma sessão de vaporização *a laser* e 78,4% nas tratadas com excisão da lesão *a laser*.[22]

A NIVd, na maioria dos casos, não é clinicamente evidente. O manejo depende, em grande parte, do monitoramento cuidadoso com biópsia de qualquer lesão suspeita em pacientes com líquen escleroso ou líquen plano. Enfim, o tratamento da NIVd é excisional, com envio da peça cirúrgica para realização do estudo histopatológico e avaliação adequada das margens cirúrgicas.[9,23]

CONSIDERAÇÕES FINAIS

São importantes o exame sistemático da vulva e o conhecimento da história natural das LIEAG e da NIVd. O comportamento da LIEA-GV (NIV usual) é altamente variável, isto é, cerca de 7 a 32% das pacientes apresentam recidiva ou persistência da doença, e, em 6 a 7% das vezes, são identificadas áreas ocultas de invasão. As recorrências surgem em mais de 30% dos casos e estão relacionadas a tabagismo, distribuição multifocal das lesões e margens cirúrgicas comprometidas pela doença. Portanto, o seguimento também é um aspecto importante.[24]

REFERÊNCIAS BIBLIOGRÁFICAS

1. Joura EA, Lösch A, Haider-Angeler MG, Breitenecker G, Leodolter S. Trends in vulvar neoplasia. Increasing incidence of vulvar intraepithelial neoplasia and squamous cell carcinoma of the vulva in young women. J Reprod Med. 2000;45(8):613-5.
2. Nugent EK, Brooks RA, Barr CD, Case AS, Mutch DG, Massad LS. Clinical and pathologic features of vulvar intraepithelial neoplasia in premenopausal and postmenopausal women. J Low Genit Tract Dis. 2011;15(1):15-9.
3. Disaia PPJ, Creasman WTT. Clinical gynecology. 9.ed. Missouri: Mosby; 2018. p.20-37.
4. Sideri M, Jones RW, Wilkinson EJ, Preti M, Heller DS, Scurry J, et al. Squamous vulvar intraepithelial neoplasia: 2004 modified terminology, ISSVD Vulvar Oncology Subcommittee. J Reprod Med. 2005;50(11):807-10.
5. Darragh TM, Colgan TJ, Cox JT, Heller DS, Henry MR, Luff RD, et al. Members of LAST Project Work Groups. The Lower Anogenital Squamous Terminology Standardization Project for HPV-Associated Lesions: background and consensus recommendations from the College of American Pathologists and the American Society for Colposcopy and Cervical Pathology. Arch Pathol Lab Med. 2012;136(10):1266-97.
6. Bornstein J, Bogliatto F, Haefner HK, Stockdale C, Preti M, Bohl TG, et al. for the ISSVD Terminology Committee. The 2015 International Society for the Study of Vulvovaginal Disease (ISSVD) Terminology of Vulvar Squamous Intraepithelial Lesions. J Lower Gen Tract Dis. 2016;20:11-4.
7. Bornstein J, Kaufman RH, Adam E, Adler-Storthz K. Multicentric intraepithelial neoplasia involving the vulva. Clinical features and association with human papillomavirus and herpes simplex virus. Cancer. 1988;62(8):1601-4.
8. Rantshabeng PS, Moyo S, Moraka NO, Ndlovu A, MacLeod IJ, Gaseitsiwe S, et al. Prevalence of oncogenic human papillomavirus genotypes in patients diagnosed with anogenital malignancies in Botswana. BMC Infect Dis. 2017;17(1):731.
9. Jin C, Liang S. Differentiated vulvar intraepithelial neoplasia: a brief review of clinicopathologic features. Arch Pathol Lab Med. 2019;143(6):768-71.
10. Lynch PJ, Moyal-Barracco M, Scurry J, Stockdale C. 2011 ISSVD terminology and classification of vulvar dermatological disorders: an approach to clinical diagnosis. J Low Genit Tract Dis. 2012;16(4):339-44.
11. Yang B, Hart WR. Vulvar intraepithelial neoplasia of the simplex (differentiated) type: a clinicopathologic study including analysis of HPV and p53 expression. Am J Surg Pathol. 2000;24(3):429-41.
12. Dockery LE, Soper JT. Vulvar intraepithelial neoplasia: a review of the disease and current management. Obstet Gynecol Surv. 2021;76(1):55-62.

13. Carlson JA, Ambros R, Malfetano J, Ross J, Grabowski R, Lamb P, et al. Vulvar lichen sclerosus and squamous cell carcinoma: a cohort, case control, and investigational study with historical perspective; implications for chronic inflammation and sclerosis in the development of neoplasia. Hum Pathol. 1998;29(9):932-48.
14. Lyra J, Melo C, Figueiredo R, Polonia-Valente R, Falcão V, Beires J, et al. Erosive vulvar lichen planus and risk of vulvar neoplasia. J Low Genit Tract Dis. 2021;25(1):71-5.
15. Jiménez-Ayala M, Jiménez-Ayala B. Terminology for vulvar cytology based on the Bethesda System. Acta Cytol. 2002;46(4):645-50.
16. Berek JS, Hacher NE. Gynecologic oncology. 6.ed. Plyladelphia: Walters Kluwer; 2015. p.300-12.
17. van Seters M, van Beurden M, ten Kate FJ, Beckmann I, Ewing PC, Eijkemans MJ, et al. Treatment of vulvar intraepithelial neoplasia with topical imiquimod. N Engl J Med. 2008;358(14):1465-73.
18. Le T, Menard C, Hicks-Boucher W, Hopkins L, Weberpals J, Fung-Kee-Fung M. Final results of a phase 2 study using continuous 5% imiquimod cream application in the primary treatment of high-grade vulva intraepithelial neoplasia. Gynecol Oncol. 2007;106(3):579-84.
19. Grimes C, Cunningham C, Lee M, Murina A. Use of topical imiquimod in the treatment of VIN: a case report and review of the literature. Int J Womens Dermatol. 2016;2(1):35-8.
20. Harvey G, Pontefract D, Hughes BR, Brinkmann D, Christie C. Impact of smoking on imiquimod response in patients with vulval intraepithelial neoplasia. Clin Exp Dermatol. 2019;44(4):e140-e144.
21. Ayhan A, Tuncer ZS, Doğan L, Yüce K, Küçükali T. Skinning vulvectomy for the treatment of vulvar intraepithelial neoplasia 2-3: a study of 21 cases. Eur J Gynaecol Oncol. 1998;19(5):508-10.
22. Penna C, Fallani MG, Fambrini M, Zipoli E, Marchionni M. CO2 laser surgery for vulvar intraepithelial neoplasia: excisional, destructive, and combined techniques. J Reprod Med. 2002;47(11):913-18.
23. Voss FO, Thuijs NB, Vermeulen RFM, Wilthagen EA, van Beurden M, Bleeker MCG. The vulvar cancer risk in differentiated vulvar intraepithelial neoplasia: a systematic review. Cancers (Basel). 2021;13(24):6170.
24. Jones RW, Rowan DM. Vulvar intraepithelial neoplasia III: a clinical study of the outcome in 113 cases with relation to the later development of invasive vulvar carcinoma. Obstet Gynecol. 1994;84(5):741-5.

CAPÍTULO 12

Câncer de vulva

Walquíria Quida Salles Pereira Primo

INTRODUÇÃO

O câncer de vulva não é uma doença comum; representa 3 a 5% das neoplasias ginecológicas malignas. No Brasil, o Instituto Nacional do Câncer (Inca) não possui estimativas para o câncer de vulva. Nos EUA, a estimativa para 2022 foi de aproximadamente 6.330 casos novos e 1.560 óbitos por câncer de vulva. Todos os anos, 27.000 mulheres em todo o mundo são diagnosticadas com neoplasia invasiva vulvar. As maiores incidências são na Europa, nas Américas do Norte e do Sul e na Oceania, e a menor na Ásia. Esse número corresponde a cerca de 0,4% de todos os casos de câncer, e causa 0,2% de todas as mortes por câncer vulvar.[1-5]

O câncer de vulva é mais comum em mulheres idosas e de baixa renda.[3] No entanto, um estudo epidemiológico que incluiu 13 países de alta renda observou um aumento global significativo de 14% na incidência de câncer vulvar. Este aumento não foi distribuído uniformemente em todas as faixas etárias, porém o estudo mostrou que, em mulheres com menos de 60 anos, a incidência geral aumentou 38%, enquanto não houve aumento significativo em mulheres com mais de 60 anos.[6]

A história natural do câncer de vulva pode ter origem viral e não viral. Em pacientes mais jovens, geralmente é induzido pelo HPV, particularmente HPV 16, 18, 31 e 33, sendo o HPV 16 o mais frequente. Os fatores de risco incluem história de verrugas genitais e outras infecções sexualmente transmissíveis, baixo nível socioeconômico, tabagismo e imunodeficiência. A via carcinogenética não viral, que ocorre em pacientes mais idosas, geralmente é deflagrada em um processo inflamatório crônico, sobretudo o líquen escleroso. Quanto ao tipo histológico, o mais frequente é o carcinoma de células escamosas ou epidermoide (Figuras 1 e 2), que corresponde a cerca de 80 a 90% dos casos; o segundo câncer mais frequente na vulva é o melanoma, representando 5% dos casos.[3,4,7]

O carcinoma epidermoide de vulva divide-se nos subtipos queratinizante (65 a 80% dos casos), basaloide e condilomatoso (esses dois últimos representam 20 a 30% dos casos). O tipo queratinizante geralmente é o que ocorre na pós-menopausa e pode ser precedido pela neoplasia intraepitelial do tipo diferenciada (NIVd), a qual não é frequentemente identificada. O tipo basaloide e o condilomatoso tendem a ocorrer na pré e perimenopausa e geralmente são precedidos pela neoplasia intraepitelial usual denominada, a partir de 2012, lesão intraepitelial escamosa de alto grau vulvar (LIEAGV).[5,7,8]

A NIVd desenvolve-se em um contexto de doença inflamatória crônica vulvar, como o líquen escleroso (Figuras 3 a 5), e, menos fre-

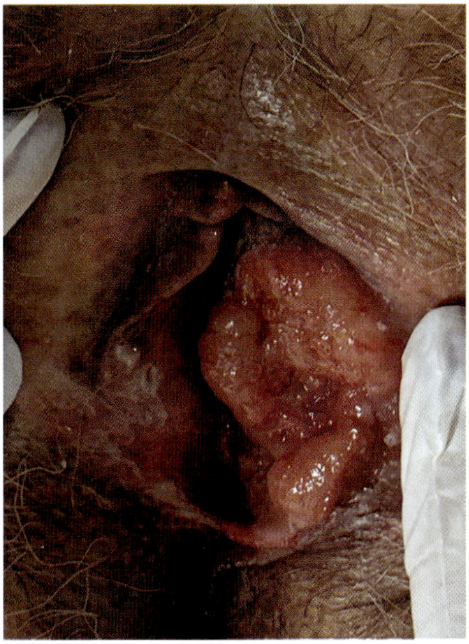

FIGURA 1 Carcinoma escamoso de vulva.
Fonte: arquivo pessoal.

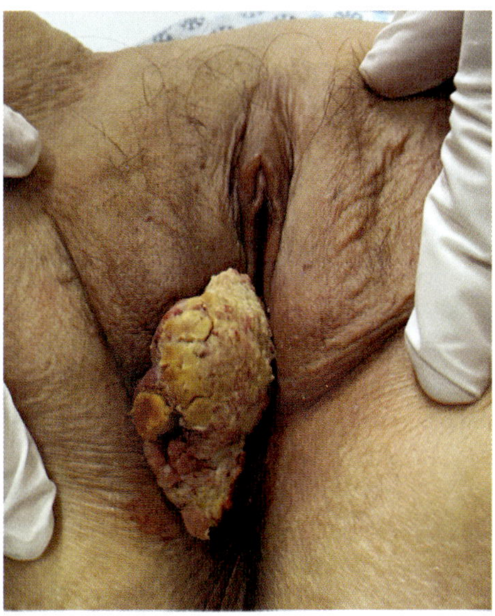

FIGURA 2 Carcinoma escamoso de vulva.
Fonte: arquivo pessoal.

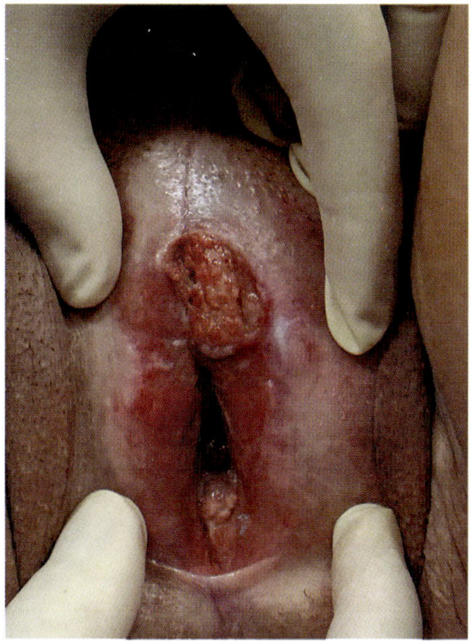

FIGURA 3 Carcinoma escamoso queratinizante e líquen escleroso.
Fonte: arquivo pessoal.

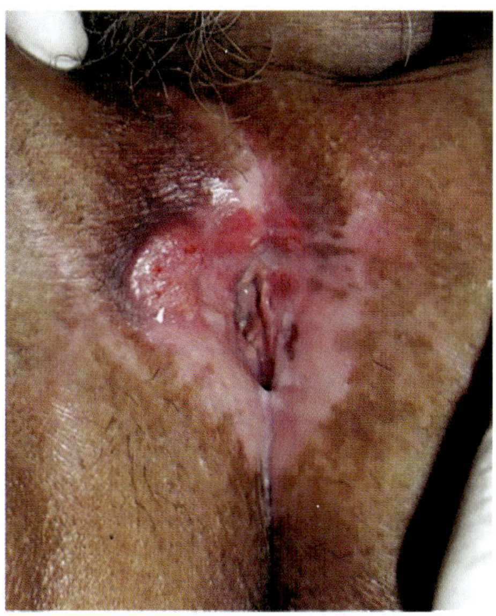

FIGURA 4 Carcinoma escamoso queratinizante e líquen escleroso.
Fonte: arquivo pessoal.

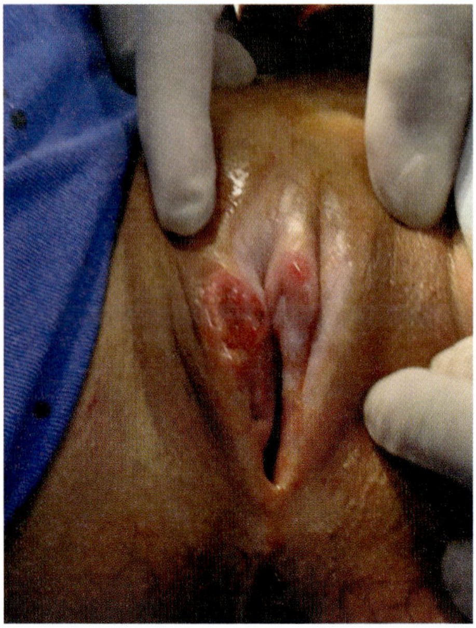

FIGURA 5 Carcinoma escamoso queratinizante e líquen escleroso.
Fonte: arquivo pessoal.

quentemente, no líquen plano. O líquen plano vulvar (LPV) é uma condição debilitante da pele geralmente complicada pelo diagnóstico tardio, em razão de sua aparência clínica altamente variável e características histopatológicas inconsistentes. A transformação pré-maligna/maligna em mulheres com LPV sob vigilância e adesão ao tratamento é baixa. Um acompanhamento próximo parece ser crucial para prevenir malignidade futura. Biópsias devem ser realizadas sempre que surgir uma lesão suspeita durante o seguimento. A NIVd é considerada uma lesão potencialmente agressiva, com risco maior de progressão para carcinoma escamoso vulvar de 32,8% *versus* 5,7% da LIEAG e com um período reduzido de 22,8 meses *versus* 41,4 meses em comparação com LIEAG.[9-11]

RASTREAMENTO E DIAGNÓSTICO

Importante ressaltar que não existe rastreamento de câncer de vulva. A paciente com suspeita de neoplasia maligna vulvar refere o prurido de longa data como o sintoma mais comum, presente em mais de 50% dos casos. A lesão pode ser unifocal, variando de um pequeno nódulo, placa ou úlcera até extensas formas ulcerativas, exofíticas e infiltrativas. Mais frequentemente localizam-se nos grandes lábios, mas podem surgir em outras áreas vulvares e períneo. No caso de doença avançada, há sangramento, corrimento, disúria e dor.[3]

O diagnóstico é firmado por estudo histopatológico de biópsia, que deve incluir tecido normal adjacente para permitir a avaliação da profundidade da invasão. É importante ressaltar que necrose, tecido de granulação, fibrina ou inflamação são frequentemente encontrados no meio das lesões na forma de úlceras, bolhas, atrofia e cicatrizes. Tal padrão histopatológico não é apropriado nem representativo. O tamanho da biópsia deve ser de pelo menos 4 mm. Em pacientes com múltiplas lesões vulvares, uma biópsia separada de todas as lesões deve ser realizada e o local de amostragem deve ser identificado.[3]

Segue a classificação histológica do câncer de vulva:[7]

1. Carcinoma:
   - Epidermoide (escamoso):
     - » Queratinizante.
     - » Basaloide e condilomatoso.
   - Carcinoma basocelular.
   - Condiloma gigante de Buschke-Löwenstein.
2. Melanoma.
3. Adenocarcinoma.
4. Sarcoma.
5. Metástases.
6. Extensão de tumores da glândula de Bartholin e da uretra.
7. Graus histológicos:
   - GX – Grau não pode ser avaliado.
   - G1 – Bem diferenciado.
   - G2 – Moderadamente diferenciado.
   - G3 – Pouco ou indiferenciado.

O exame físico inclui adequada avaliação do tamanho do tumor, do número, da localização, da mobilidade, a extensão para mucosas adjacentes e estruturas ósseas e o possível envolvimento dos linfonodos inguinais. Deve também ser investigado possível envolvimento uretral, da bexiga e do reto. O colo do útero também precisa ser avaliado com colpocitologia oncótica e, nos casos de suspeita de HPV, teste de biologia molecular e/ou colposcopia. Os toques vaginal e retal devem ser realizados. O teste de HIV convém ser solicitado principalmente em pacientes mais jovens. Solicitar exames de imagem para tumores grandes e na suspeita de metástases, para se avaliar a extensão da doença antes do tratamento, como tomografia computadorizada (TC), ressonância magnética (RM) e tomografia por emissão de pósitrons (PET/TC).

Para o melhor entendimento do estadiamento do câncer vulvar, as vias de disseminação desta neoplasia são:

- Extensão direta para as estruturas anatômicas adjacentes, como vagina, uretra e ânus.
- Disseminação linfática, geralmente para os linfonodos inguinofemorais regionais; pode ocorrer mesmo no estágio inicial da doença.
- Disseminação hematogênica para locais distantes, como pulmões, fígado e ossos; é um evento raro que pode ocorrer tardiamente no curso da doença.

O estadiamento do câncer de vulva é cirúrgico desde 1988 e foi revisado pela Federação Internacional de Ginecologia e Obstetrícia (FIGO) em 2021 (Tabela 1).[12,13] Este novo estadiamento é aplicável à maioria das neoplasias da vulva, exceto melanoma.

A International Society for the Study of Vulvovaginal Disease (ISSVD) propôs, em 1983, a definição de carcinoma escamoso superficialmente invasivo para aquele carcinoma com diâmetro ≤ 2 cm e profundidade ≤ 1 mm, medido a partir da junção dermoepidérmica da papila dérmica adjacente mais superficial até o ponto mais profundo de invasão, caracterizando o estádio IA, com baixo risco de metástase linfonodal, porém a invasão do espaço vascular exclui o tumor dessa definição.[3,4]

Como já pontuado, a disseminação ocorre pelo crescimento local superficial que, quando não tratado, estende-se para órgãos adjacentes,

TABELA 1 Estadiamento da Federação Internacional de Ginecologia e Obstetrícia (FIGO)[12,13]

Estádio I	Tumor confinado à vulva
IA	Tamanho do tumor ≤ 2 cm e invasão estromal ≤ 1 mm[a]
IB	Tamanho do tumor > 2 cm ou invasão estromal > 1 mm[a]
Estádio II	Tumor de qualquer tamanho com extensão até terço inferior da uretra, terço inferior da vagina, terço do ânus sem metástase linfonodal
Estádio III	Tumor de qualquer tamanho com extensão para a parte superior das estruturas perineais adjacentes ou com qualquer número de linfonodo não fixado e não ulcerado
IIIA	Tumor de qualquer tamanho com extensão da doença para os dois terços superiores da uretra, dois terços superiores da vagina, mucosa da bexiga, mucosa retal ou metástases linfonodais regionais ≤ 5 mm
IIIB	Metástases linfonodais regionais > 5 mm
IIIC	Metástases linfonodais regionais com comprometimento extracapsular
Estádio IV	Tumor de qualquer tamanho fixado ao osso, ou fixo, metástase linfonodal ulcerada ou metástases a distância
IVA	Tumor de qualquer tamanho fixado ao osso, ou fixo, metástase linfonodo regional[b] ulcerado
IVB	Metástases a distância

[a] Profundidade de invasão é medida a partir da membrana basal do cone epitelial displásico mais profundo adjacente ao ninho invasor mais profundo.
[b] Regional refere-se aos linfonodos inguinais e femorais.

para o sistema linfático (linfonodos inguinais superficiais, femorais e pélvicos) e, pela via hematogênica, para sítios a distância. A drenagem linfática da vulva geralmente segue um trajeto a partir dos linfonodos inguinais superficiais para os profundos e, por último, para os linfonodos pélvicos. Quando o tumor tem localização no clitóris ou corpo perineal, ou seja, de localização central, a drenagem linfática ocorre bilateralmente e aumenta a possibilidade de comprometimento dos linfonodos pélvicos.[3,7] O entendimento da drenagem linfática da vulva é um ponto importante para se definir e individualizar a terapêutica.

A biópsia do linfonodo sentinela (BLS) é o mapeamento linfático intraoperatório, ou seja, investiga o primeiro linfonodo a receber metástase de um tumor primário, propiciando condições para a realização da linfadenectomia seletiva. Pode ser realizada nos casos de câncer de vulva por meio da injeção de azul patente ou indocianina verde na derme adjacente ao tumor primário ou pela linfocintilografia após injeção de tecnécio próximo ao tumor. Os motivos que levaram ao estudo do linfonodo sentinela no câncer de vulva foram a morbidade ocasionada pela linfadenectomia inguinofemoral, a baixa frequência de metástases linfonodais nos estádios iniciais e a falta de acurácia em técnicas não invasivas para detectar metástase linfonodal. A pesquisa do linfonodo sentinela propõe avaliar qual paciente de fato se beneficiará com a linfadenectomia inguinal, sem comprometer a segurança oncológica.[14,15]

A taxa de detecção associando-se o azul patente com tecnécio é de 94,7 a 100%. Isoladamente, é de 76% com azul patente e 99% com tecnécio.[16] A indocianina verde é um marcador fluorescente também utilizado na identificação do linfonodo sentinela. Uma vez positiva a BLS, completa-se a cirurgia com linfadenectomia inguinofemoral homolateral.[17] A indocianina verde parece ser segura em mulheres com câncer vulvar, com uma taxa de detecção semelhante às técnicas atuais. Um grande estudo prospectivo randomizado controlado com otimização da técnica é necessário para homogeneizar a prática atual e determinar o seu verdadeiro valor no câncer vulvar.[17]

Os casos mais apropriados para a realização da pesquisa do linfonodo sentinela são: tumor único com mais de 1 mm de profundidade e até 4 cm de diâmetro sem linfonodos fixos. Nessas circunstâncias, espera-se apenas 20 a 30% de linfonodos comprometidos, evitando-se a linfadenectomia inguinofemoral em até 70% dos casos.[12,14,17,18]

O curso clínico do câncer de vulva geralmente é favorável, com taxas de sobrevida em 5 anos ao redor de 70%. Na ausência de linfonodos inguinais comprometidos, a sobrevida atinge até 90% dos casos, independentemente do tamanho do tumor primário. A metástase linfonodal é o fator prognóstico isolado mais importante. Quando há algum linfonodo comprometido, mesmo que seja apenas um, a taxa de sobrevida cai para 57% e apenas 1/5 das pacientes sobrevive se houver comprometimento de linfonodos pélvicos.[3,19,20]

TRATAMENTO

O tratamento padrão para câncer de vulva ainda é cirúrgico. No entanto, a tendência atual é individualizar os casos e enfatizar ressecções cirúrgicas mais conservadoras, as quais trazem menos complicações e sequelas. O tratamento do carcinoma superficialmente invasivo estádio IA (carcinoma com diâmetro ≤ 2 cm e profundidade ≤ 1 mm) sem comprometimento vascular é a exérese da lesão com 1 a 2 cm de margem de segurança, sem necessidade de linfadenectomia inguinal, pois o risco de metástase linfonodal é menor do que 1%.[21] Aparentemente, há uma associação entre o risco de recorrência e estado das margens da peça cirúrgica. Quando as margens microscópicas têm 8 mm ou menos no tecido fixado com formol, a recorrência local é de 30 a 52%.[22,23]

A cirurgia para câncer de vulva com invasão além do estádio IA é a vulvectomia com incisão tripla (duas incisões seguindo as linhas de força da região inguinal e outra ao redor da vulva) e linfadenectomia inguinal ipsilateral ou bilateral, dependendo do tamanho do tumor primário e da localização. Nos tumores laterais –localizados a mais de 2 cm da linha média na vulva segundo o National Comprehensive Cancer Network (NCCN) e a mais de 1 cm segundo Merlo –, apenas a linfadenectomia ipsilateral é indicada, mas caso se encontrem metástases linfonodais no exame de congelação, é realizada a linfadenectomia contralateral. Em tumores de localização central, está indicada a linfadenectomia inguinal bilateral.[12,24,25]

Se a doença for definida como T1B (> 1 mm de invasão estromal) ou tumor ≤ 4 cm e a lesão estiver a 1 cm da linha mediana[24], realiza-se excisão local ou vulvectomia radical modificada e BLS ipsilateral. No entanto, no caso de lesão na linha mediana, é necessária uma ampla excisão local e BLS bilateral. Se a doença estiver localmente avançada e a lesão estiver ≥ 1 cm da linha mediana, realizam-se vulvectomia radical e dissecção ipsilateral dos linfonodos inguinofemorais. Se a lesão estiver na linha mediana, realizam-se vulvectomia radical e dissecção bilateral dos linfonodos inguinofemorais. Se os linfonodos forem positivos, opta-se pela radioterapia externa (EBRT) do tumor primário, linfonodos e pelve. Em caso de linfonodos negativos, a opção é pela EBRT do tumor primário e/ou linfonodos inguinofemorais selecionados. Em todos os casos, segue-se o tratamento adjuvante. A quimioterapia radiossensibilizante também é utilizada, assim como no câncer do colo uterino, concomitante à radioterapia.[24,25]

O termo "carcinoma vulvar localmente avançado" tem sido referido com diferentes apresentações clínicas. Essas definições incluem: tumores primários grandes estendendo-se além da vulva ou apresentando linfonodos inguinais positivos volumosos; tumores próximos ou envolvendo os órgãos vizinhos como vagina, uretra, bexiga, ânus e/ou reto, e também podem estar fixados aos ossos pélvicos; tumores que invadem estruturas como uretra ou ânus; e tumores primários ou recorrentes que não podem ser tratados localmente com ressecção vulvar radical. Além disso, a maioria dessas definições apoia o conceito de que a abordagem cirúrgica padrão, incluindo excisão/vulvectomia radical e linfadenectomia inguinal bilateral, não seja viável por causa da impossibilidade de remover o tumor primário com margens cirúrgicas adequadas e pela presença de linfonodos inguinais fixos.[26-28]

Quanto à reconstrução vulvar, ela pode ser realizada quando indicada.[29] Existem diferentes técnicas de reconstrução após a vulvectomia e o processo de tomada de decisão para a seleção de técnicas adequadas, cuidados pós-operatórios e resultados esperados devem ser discutidos com a paciente. As técnicas vão desde o fechamento simples ou complexo até o rearranjo tecidual adjacente, enxerto de pele, retalhos locorregionais e livres. A técnica apropriada é mais bem escolhida com base nas características da paciente e do defeito pós-cirúrgico, bem como dos objetivos reconstrutivos.[30]

A linfadenectomia pélvica não faz parte do estadiamento cirúrgico. A taxa geral de linfonodos pélvicos positivos é de aproximadamente 5%, com uma taxa de 15 a 20% em pacientes com linfonodos inguinais positivos e quase 0% naqueles com linfonodos inguinais negativos.[26]

Nos casos de doença recorrente, deve-se realizar a ressecção do tumor. Quando este atingir vagina, uretra ou ânus, após excluir metástase regional ou a distância, pode ser indicada a exenteração pélvica. A exenteração é um procedimento radical que deve ser realizado por profissionais adequadamente treinados, em pacientes cuidadosamente selecionadas e informadas.[25]

A dose de radioterapia preconizada é de 5.000 a 5.500 cGy na região inguinal, e de 4.500 a 5.000 cGy na pelve. A radioterapia local pode ser indicada em tumores grandes no pré-operatório, facilitando a cirurgia e nos casos de recorrência.[26]

A quimioterapia e a radioterapia associadas têm sido indicadas nos casos de cânceres localmente avançados ou recidivados. Nos casos de tumor localmente avançado, alguns estudos apontam regressão de até 70% do tumor, o que propicia realização de cirurgias menos mutiladoras. Essa abordagem não está indicada nos casos de tumores que podem ser adequadamente tratados com cirurgia.[26]

ACOMPANHAMENTO

O acompanhamento deve ser cada 3 a 6 meses nos 2 primeiros anos, depois de 6 a 12 meses por 3 a 5 anos, com avaliação clínica e exame ginecológico.[25] O exame físico é fundamental, e a paciente deve procurar assistência médica abreviando o período de retorno caso perceba alguma alteração sugestiva de recorrência local ou a distância. A critério do que esteja disponível e conforme as queixas da paciente, podem ser solicitados exames de imagem complementares. A recidiva pode ser local, regional e a distância, e em 80% dos casos ocorre nos 2 primeiros anos após o tratamento. Cerca de 50% ocorrem no local da lesão primária e podem ser tratados com excisão local e radioterapia. As recidivas em linfonodos e a distância têm tratamento difícil e prognóstico ruim. Em alguns casos, indica-se a quimioterapia com cisplatina, com uma taxa de resposta de até 30%.[3]

CONSIDERAÇÕES FINAIS

O câncer de vulva é raro, de tratamento multidisciplinar e complexo. A paciente deve ser encaminhada para um centro especializado e, como afeta a autoestima feminina, os sintomas tendem a ser escondidos de familiares, portanto, a atenção às queixas é importante para o diagnóstico precoce. A profilaxia primária com a vacina contra o HPV promete reduzir de forma importante os cânceres de vulva HPV-induzidos, e deve ser incentivada.

MELANOMA VULVAR

Os melanomas de vulva são raros, representam 1% de todos os melanomas na mulher e são o 2º câncer invasivo de vulva mais frequente, correspondendo a cerca de 5 a 10% dos cânceres de vulva. A incidência dos melanomas tem aumentado na Austrália e nos EUA. Sua incidência é muito maior entre indivíduos caucasianos do que entre negros.[31]

A neoplasia provavelmente tem origem em um nevo ou em área da pele com componente de nevo. Isso tem levado à recomendação de que todos os nevos pigmentados situados na região da vulva sejam excisados profilaticamente, sobretudo se a mulher pertence a grupo de risco, que está relacionado a:

- História familiar de melanoma.
- Pouca reação protetora da pele ao sol, principalmente com história de queimadura solar na adolescência.
- Manchas na pele não usuais com qualquer das seguintes características: serem escuras ou negro-azuladas, terem padrão de cor manchado ou borrado, terem borda recortada ou denteada ou desvanecida.
- Manchas que apresentam alteração recente no tamanho, forma ou cor.
- Qualquer mancha maior que 25 mm.[32]

As características clínicas do melanoma situado na vulva são as mesmas do melanoma encontrado em qualquer outra região da pele do corpo. De um modo geral, o melanoma apresenta-se pigmentado e elevado, podendo estar ulcerado (Figuras 6 e 7). A idade média das pacientes com a lesão maligna é de 65 anos. A paciente pode relatar prurido, sangramento ou crescimento de uma área pigmentada. Muitas lesões situam-se nos grandes lábios e no clitóris. Dentre todos os melanomas estudados, 46% deles encontravam-se no epitélio de áreas glabras, 12% em áreas com pelos e 35% em ambas as áreas. As lesões da mucosa são similares ao lentigo com agrupamentos, e as da pele vulvar apresentam o padrão da doença de Paget. O diagnóstico do melanoma, muitas vezes, é confundido com o carcinoma de células escamosas indiferenciado, especialmente quando, à histologia, ele se apresenta amelanocítico.[31,32]

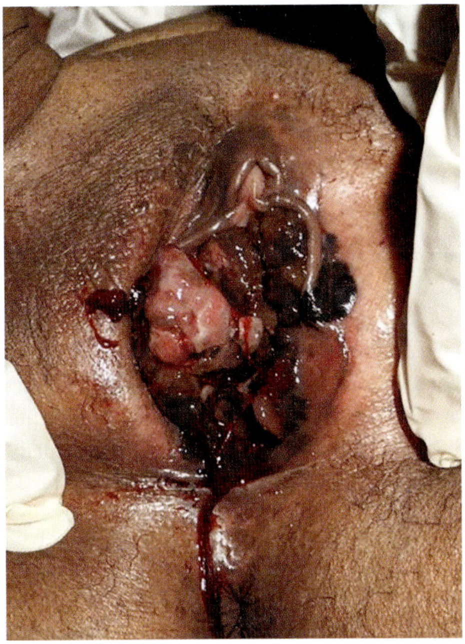

FIGURA 6 Melanoma vulvar invasivo.
Fonte: foto cedida pela Dra. Georgia Fontes Cintra.

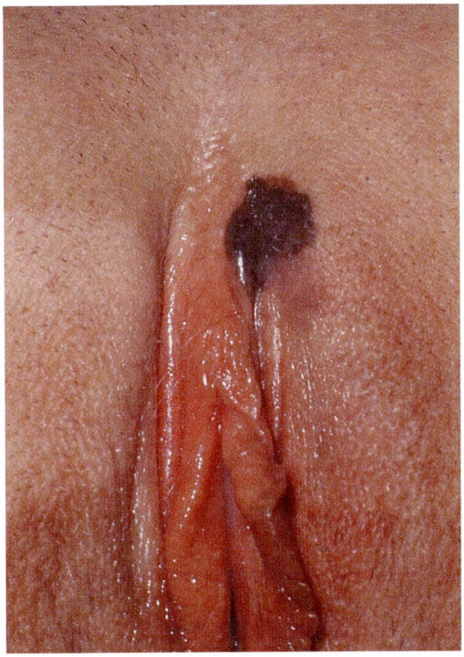

FIGURA 7 Melanoma vulvar invasivo.
Fonte: foto cedida pela Dra. Suzana Arenhart Pessini.

Os diagnósticos diferenciais de lesões vulvares pigmentadas incluem nevos genitais, melanose vulvar, hiperpigmentação pós-inflamatória, lesões intraepiteliais escamosas de baixo e alto grau, neoplasia intraepitelial vulvar diferenciada e queratose seborreica pigmentada.

A regra "ABCDE" pode servir como um guia simples para uma primeira avaliação de lesões pigmentadas:

- A significa assimetria e a maioria dos melanomas é assimétrica.
- B significa borda, pois os melanomas geralmente exibem uma borda irregular.
- C significa cor, e a cor do melanoma frequentemente apresenta várias tonalidades de marrom, cinza, azul ou preto.
- D significa diâmetro, e lesões maiores que 6 mm aumentam a suspeita.
- E significa elevação ou evolução, e qualquer mudança de forma, tamanho, estrutura, cor ou sintomas é um indicador de risco de malignidade.[33]

O prognóstico do melanoma vulvar está relacionado com o tamanho da lesão e a profundidade da invasão. A classificação de Clark, usada para melanoma em outros sítios da pele e que utiliza níveis histológicos, aplica-se também na pele da vulva. Em 1970, Breslow publicou um estudo em que mostrou uma técnica para medir a espessura da área invadida pelo melanoma e demonstrou que a sobrevida das pacientes se relacionava com essa medida. O melanoma restrito à epiderme (*in situ*) tem um potencial de cura de 99%; quando as lesões são finas (espessura menor que 0,75 mm), a sobrevida da paciente em 5 anos é maior que 98%, e quando a profundidade da lesão atinge mais de 4 mm, a sobrevida da paciente cai para 50%. Havendo metástase, o prognóstico torna-se reservado. Se há comprometimento de linfonodos regionais, a sobrevida em 5 anos é de 36%, e cai para 5% se há metástase a distância.[3]

Existem evidências de que as lesões podem metastatizar para os linfonodos profundos, mesmo na ausência de comprometimento dos linfonodos inguinais, embora essa ocorrência não seja a experiência da maioria dos autores. A abordagem clássica do melanoma vulvar é cirúrgica, com a realização da vulvectomia radical e linfadenectomia inguinal e pélvica. No entanto, está ocorrendo uma tendência à cirurgia mais conservadora.[3]

A excisão local com margem de segurança de 2 cm para lesões com mais de 7 mm de extensão e com profundidade de 3 a 4 cm é adequada para lesões circunscritas. Se a lesão for intraepitelial, há cura em 100% das vezes. Mesmo em casos de o melanoma estar incluído na classificação de Clark I ou II, a excisão local pode ser um tratamento adequado. À medida que a lesão aprofunda, o risco de metástase linfonodal aumenta e o prognóstico cai consideravelmente. No estudo de Podratz et al., as taxas de sobrevida de pacientes operadas foram de 100% no nível II, 83% no nível III, 65% no nível IV e 23% no nível V. O estudo foi realizado considerando-se sobrevida de 10 anos. O comprometimento linfonodal aumenta na medida em que a invasão local se aprofunda, situando em 23% no nível V de Clark, 23% no nível IV, 16% no nível III, 10% no nível II e 0% no nível I. Quando não houve comprometimento linfonodal, a sobrevida das pacientes tratadas cirurgicamente por melanoma foi de 88%, 77%, 88% e 85% para os níveis I a IV de Clark, respectivamente. Usando o método de Breslow, há sobrevida próxima de 100% nas pacientes que tiveram lesão menos que 1,5 mm de espessura, 65% e 70% nas pacientes com lesões entre 1,5 e 4 mm de profundidade e 25% e 35% de sobrevida em pacientes com lesão invasora com mais de 4 mm de profundidade.[32]

O papel da linfadenectomia na cirurgia do melanoma provavelmente é muito mais prognóstico que curativo. Se a doença está limitada à vulva, respeitando sua área e com linfonodos negativos, a sobrevida é boa. É rara uma sobrevida longa para pacientes que apresentam comprometimento linfonodal. A maioria delas morre em consequência da doença.[34]

CASOS ESPECIAIS

Tumor de Buschke Löwenstein

É uma variante rara do condiloma acuminado e apresenta comportamento maligno pelo crescimento local, sem potencial metastático. Atinge pacientes com menos de 45 anos de idade. O tumor manifesta-se como uma lesão papilomatosa e exofítica de grande tamanho, hiperqueratótica e, às vezes, ulcerada. Os tipos condilomatosos, assim como os invasivos, estão associados ao HPV 6 e 11. A recidiva é frequente. Não se deve indicar a radioterapia, porque os raios ionizantes provocam transformação da célula diploide em aneuploide. O tratamento é a excisão da lesão ou a vulvectomia simples.[35]

Carcinoma basocelular

É um tumor derivado de células não queratinizadas que se origina na camada basal da epiderme. Seu crescimento lento e a malignidade local fazem com que geralmente evolua sem dar origem à formação de metástases. A grande maioria dos casos ocorre em áreas expostas ao sol e a localização fora dessas áreas é excepcional, ou seja, raramente ocorre na vulva. Apresenta-se como um tumor pequeno, mais frequente nos grandes lábios, e pode ter ulceração central. Corresponde a 2% dos tumores malignos da vulva. O tratamento é a exérese do tumor.[36]

Adenocarcinoma de glândula de Bartholin

É uma lesão rara que ocorre em cerca de 1% dos cânceres vulvares. O pico de incidência ocorre em mulheres em torno de 60 anos, apesar de ser encontrado em pacientes mais jovens. Dispareunia, tumoração ou úlcera são os sintomas mais evidenciados. O aumento do tamanho da glândula de Bartholin na pós-menopausa deve ser investigado, considerando ser câncer até prova em contrário. O tratamento preconizado é vulvectomia com linfadenectomia inguinal.[3]

Doença de Paget vulvar invasiva

A doença de Paget é dividida em mamária e extramamária. A doença de Paget extramamária (DPE) é um grupo raro de neoplasias cutâneas com diferentes localizações e história natural. As lesões são usualmente encontradas em áreas com alta densidade de glândulas apócrinas: vulva, ânus, região perianal e axila. A localização mais frequente da DPE nas mulheres está na vulva, seguindo a região perianal em 20% dos casos. A doença de Paget vulvar (DPV) corresponde a menos de 1% das neoplasias vulvares. Sua característica é a proliferação intraepitelial de células apócrinas, as quais são denominadas células de Paget e estão localizadas na camada basal, podendo atingir toda a espessura do epitélio.[37]

Wilkinson et al. propõem uma classificação para a DPV em primária e secundária, baseada na origem etiológica heterogênea das células de Paget identificadas dentro da pele vulvar. A primária é definida como o adenocarcinoma originado dentro do epitélio, ou seja, cutânea. A doença de Paget cutânea primária geralmente é considerada como originada de uma célula multipotente intraepitelial mostrando diferenciação apócrina; as células de Paget são células apócrinas, grandes ou ovais e com vários vacúolos citoplasmáticos. O núcleo é atípico, de forma oval ou arredondada, grande, vesiculoso, pálido e com nucléolo proeminente.

Na doença de Paget secundária, o envolvimento da pele vulvar ocorre por uma neoplasia não cutânea, por metástases ou por extensão direta. O adenocarcinoma retal e anal é a neoplasia que mais frequentemente leva a doença de Paget vulvar secundária; em seguida vem o carcinoma urotelial, oriundo do urotélio da bexiga ou da uretra.[38]

Quanto ao diagnóstico, os sintomas não são específicos. A paciente refere prurido de longa data em cerca de 50% dos casos. É mais frequente em mulheres brancas, de origem europeia, após a menopausa, na 7ª década de vida. Clinicamente, as lesões são eczematoides, eritematosas, descamativas, com presença de estrias brancas (epitélio hiperqueratinizado) e com as bordas pouco definidas[39] (Figura 8).

O tratamento é cirúrgico, podendo ser realizada uma excisão alargada ou vulvectomia, de acordo com os achados histológicos e a extensão da doença. A linfadenectomia inguinal deve ser realizada no caso de doença invasiva e adenocarcinoma vulvar subjacente. A taxa de recorrência da doença é alta e pode ocorrer vários anos após o tratamento. Invasão da derme, doença periclitoriana ou perianal, presença de carcinomas subjacentes ou associados e metástases de linfonodos são fatores de mau prognóstico.[39-41]

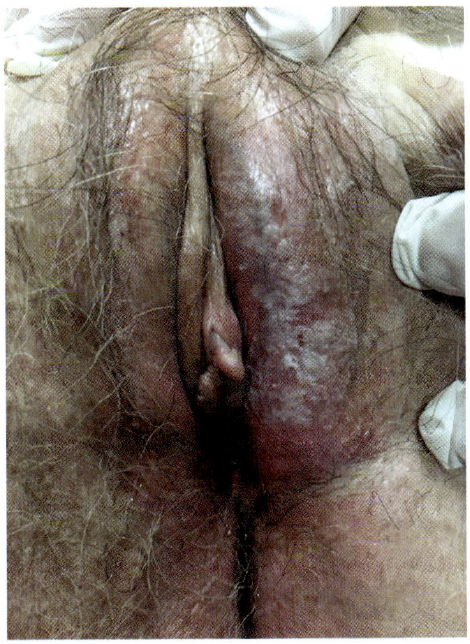

FIGURA 8 Doença de Paget vulvar invasiva.
Fonte: arquivo pessoal.

REFERÊNCIAS BIBLIOGRÁFICAS

1. Cancer Facts and Figures 2022. Disponível em: www.cancer.org. Acessado em: 28/1/2022.
2. Ministério da Saúde. Instituto Nacional de Câncer José Alencar Gomes da Silva (Inca). Estimativa de câncer no Brasil, 2020. Rio de Janeiro: Disponível em: https://www.inca.gov.br/numeros-de-cancer. Acessado em: 6/2/de 2022.

3. DiSaia PJ, Creasman WT. Clinical gynecologic oncology. 9.ed. Philadelphia: Elsevier; 2018. p.190-216.
4. Berek JS, Hacher NE. Gynecologic oncology. 6.ed. Philadelphia: Walters Kluwer; 2015. p.560-607.
5. Alkatout I, Schubert M, Garbrecht N, Weigel MT, Jonat W, Mundhenke C, et al. Vulvar cancer: epidemiology, clinical presentation, and management options. Int J Womens Health. 2015;7:305-13.
6. Kang YJ, Smith M, Barlow E, Coffey K, Hacker N, Canfell K. Vulvar cancer in high-income countries: increasing burden of disease. Int J Cancer. 2017;141(11):2174-86.
7. Del Pino M, Rodriguez-Carunchio L, Ordi J. Pathways of vulvar intraepithelial neoplasia and squamous cell carcinoma. Histopathology. 2013;62(1):161-75.
8. Darragh TM, Colgan TJ, Cox JT, Heller DS, Henry MR, Luff RD, et al. The Lower Anogenital Squamous Terminology Standardization Project for HPV-Associated Lesions: background and consensus recommendations from the College of American Pathologists and the American Society for Colposcopy and Cervical Pathology. Arch Pathol Lab Med. 2012;136(10):1266-97.
9. Bigby SM, Eva LJ, Fong KL, Jones RW. The natural history of vulvar intraepithelial neoplasia, differentiated type: evidence for progression and diagnostic challenges. Int J Gynecol Pathol. 2016;35(6):574-84.
10. Micheletti L, Preti M, Radici G, Boveri S, Di Pumpo O, Privitera SS, et al. Vulvar lichen sclerosus and neoplastic transformation: a retrospective study of 976 cases. J Low Genit Tract Dis. 2016;20(2):180-3.
11. Jin C, Liang S. Differentiated vulvar intraepithelial neoplasia: a brief review of clinicopathologic features. Arch Pathol Lab Med. 2019;143(6):768-71.
12. Olawaiye AB, Cuello MA, Rogers LJ. Cancer of the vulva: 2021 update. Int J Gynaecol Obstet. 2021;155 Suppl 1:7-18.
13. Olawaiye AB, Cotler J, Cuello MA, Bhatla N, Okamoto A, Wilailak S, et al. FIGO staging for carcinoma of the vulva: 2021 revision. Int J Gynaecol Obstet. 2021;155(1):43-7.
14. Klapdor R, Hillemanns P, Wölber L, Jückstock J, Hilpert F, de Gregorio N, et al. Outcome after sentinel lymph node dissection in vulvar cancer: a subgroup analysis of the AGO-CaRE-1 Study. Ann Surg Oncol. 2017;24(5):1314-21.
15. Moore RG, Robison K, Brown AK, DiSilvestro P, Steinhoff M, Noto R, et al. Isolated sentinel lymph node dissection with conservative management in patients with squamous cell carcinoma of the vulva: a prospective trial. Gynecol Oncol. 2008;109(1):65-70.
16. Radziszewski J, Kowalewska M, Jedrzejczak T, Kozlowicz-Gudzinska I, Nasierowska-Guttmejer A, Bidzinski M, et al. The accuracy of the sentinel lymph node concept in early stage squamous cell vulvar carcinoma. Gynecol Oncol. 2010;116(3):473-7.
17. Koual M, Benoit L, Nguyen-Xuan HT, Bentivegna E, Azaïs H, Bats AS. Diagnostic value of indocyanine green fluorescence guided sentinel lymph node biopsy in vulvar cancer: a systematic review. Gynecol Oncol. 2021;161(2):436-41.
18. Vidal-Sicart S, Puig-Tintoré LM, Lejárcegui JA, Paredes P, Ortega ML, Muñoz A, et al. Validation and application of the sentinel lymph node concept in malignant vulvar tumours. Eur J Nucl Med Mol Imaging. 2007;34(3):384-91.
19. Iyibozkurt AC, Dural OC, Topuz S, Berkman S, Bengisu E. Groin recurrence following stage IA squamous cell carcinoma of the vulva with negative nodes on superficial inguinal lymphadenectomy. Eur J Gynaecol Oncol. 2010;31(3):354-6.
20. Beller U, Quinn MA, Benedet JL, Creasman WT, Ngan HY, Maisonneuve P, et al. Carcinoma of the vulva. FIGO 26th Annual Report on the Results of Treatment in Gynecological Cancer. Int J Gynaecol Obstet. 2006;95 Suppl 1:S7-27.
21. an Doorn HC, Ansink A, Verhaar-Langereis M, Stalpers L. Neoadjuvant chemoradiation for advanced primary vulvar cancer. Cochrane Database Syst Rev. 2006;(3):CD003752.
22. Iacoponi S, Zapardiel I, Diestro MD, Hernandez A, De Santiago J. Prognostic factors associated with local recurrence in squamous cell carcinoma of the vulva. J Gynecol Oncol. 2013;24(3):242-8.
23. Heaps JM, Fu YS, Montz FJ, Hacker NF, Berek JS. Surgical-pathologic variables predictive of local recurrence in squamous cell carcinoma of the vulva. Gynecol Oncol. 1990;38(3):309-14.
24. Merlo S. Modern treatment of vulvar cancer. Radiol Oncol. 2020;54(4):371-6.
25. National Comprehensive Cancer Network (NCCN). Vulvar cancer (squamous cell carcinoma) guidelines Version 1.2022. US Dept of Health and Human Services. NCCN Clinical Practice Guidelines in Oncology (NCCN Guidelines®); 2022.
26. Gadducci A, Aletti GD. Locally advanced squamous cell carcinoma of the vulva: a challenging question for gynecologic oncologists. Gynecol Oncol. 2020;158(1):208-17.
27. Aragona AM, Soderini AH, Cuneo NA. Defining the concept of locally advanced squamous cell carcinoma of the vulva: a new perspective based on

standardization of criteria and current evidence. J Gynecol Oncol. 2014;25(4):272-8.
28. O'Donnell RL, Verleye L, Ratnavelu N, Galaal K, Fisher A, Naik R. Locally advanced vulva cancer: A single centre review of anovulvectomy and a systematic review of surgical, chemotherapy and radiotherapy alternatives. Is an international collaborative RCT destined for the "too difficult to do" box? Gynecol Oncol. 2017;144(2):438-47.
29. Selçuk İ, Doğan O, Barut C, Çalışkan E, Zalewski K, Erdemoğlu E, et al. Radical vulvectomy with right gluteal and left medial thigh V-Y advancement flap reconstruction. J Turk Ger Gynecol Assoc. 2021;22(4):339-42.
30. Pavlov A, Bhatt N, Damitz L, Ogunleye AA. A review of reconstruction for vulvar cancer surgery. Obstet Gynecol Surv. 2021;76(2):108-13.
31. Hou JY, Baptiste C, Hombalegowda RB, Tergas AI, Feldman R, Jones NL, et al. Vulvar and vaginal melanoma: a unique subclass of mucosal melanoma based on a comprehensive molecular analysis of 51 cases compared with 2253 cases of nongynecologic melanoma. Cancer. 2017;123(8):1333-44.
32. Podratz KC, Gaffey TA, Symmonds RE, Johansen KL, O'Brien PC. Melanoma of the vulva: an update. Gynecol Oncol. 1983;16(2):153-68.
33. Wohlmuth C, Wohlmuth-Wieser I. Vulvar melanoma: molecular characteristics, diagnosis, surgical management, and medical treatment. Am J Clin Dermatol. 2021;22(5):639-51.
34. Iacoponi S, Rubio P, Garcia E, Oehler MK, Diez J, Diaz-De la Noval B, et al. Prognostic factors of recurrence and survival in vulvar melanoma: subgroup analysis of the VULvar CANcer Study. Int J Gynecol Cancer. 2016;26(7):1307-12.
35. Sporkert M, Rübben A. Buschke-Löwenstein-Tumor. Hautarzt. 2017;68(3):199-203.
36. Bordel Gómez MT, Sánchez Estella J, Cardeñoso Alvarez E, Santos Durán JC, Román Curto C. Carcinoma basocelular vulvar: una rara localización del cáncer de piel más frecuente. Actas Dermosifiliogr. 2006;97(6):415-6.
37. Carton I, Lebreton M, Tesson C, Henno S, Lavoué V, Levêque J, et al. Paget's disease of the vulva: a challenge for the gynaecologist. J Gynecol Obstet Hum Reprod. 2021;50(1):101896.
38. Wilkinson EJ, Brown HM. Vulvar Paget disease of urothelial origin: a report of three cases and a proposed classification of vulvar Paget disease. Hum Pathol. 2002;33(5):549-54.
39. Kilts TP, Long B, Glasgow AE, Bakkum-Gamez JN, Habermann EB, Cliby WA. Invasive vulvar extramammary Paget's disease in the United States. Gynecol Oncol. 2020;157(3):649-55.
40. Edey KA, Allan E, Murdoch JB, Cooper S, Bryant A. Interventions for the treatment of Paget's disease of the vulva. Cochrane Database Syst Rev. 2013;(10):CD009245.
41. Primo WQSP, Primo GRP, Basilio DB, Machado KK, Carvalho JP, Carvalho FM. Vulvar Paget disease secondary to high-grade urothelial carcinoma with underlying massive vascular embolization and cervical involvement: case report of unusual presentation. Diagn Pathol. 2019;14(1):125.

CAPÍTULO 13

Lesões precursoras e câncer de vagina

Mirian Helena Hoeschl Abreu

LESÕES PRECURSORAS EM VAGINA E CÂNCER DE VAGINA

De acordo com a Organização Mundial da Saúde (OMS) em uma atualização de nomenclatura, as lesões vaginais são divididas em lesão intraepitelial de baixo grau (LIEBG) relacionada à infecção transitória por papilomavírus humano (HPV) de baixo ou alto risco, sem a transformação celular; e lesão intraepitelial de alto grau (LIEAG), cuja presença de infeção pelo HPV de alto risco persistente leva à transformação celular (neoplasia intraepitelial vaginal de alto grau – NIVA 2 e 3).[1]

A lesão de alto grau (LIEAG/NIVA de alto grau) é a lesão precursora e pode evoluir para carcinoma de vagina. Cerca de 1 a cada 1.100 mulheres desenvolverão câncer de vagina ao longo da vida. A estimativa do número de casos e óbitos por ano pelo Instituto Nacional do Câncer Americano para 2022 foi de 8.870 novos casos com a mortalidade de 1.630 mulheres.[2]

A recorrência e a progressão para malignidade são consideradas altas para mulheres com NIVA de alto grau.[3] Basicamente, isto se deve à infecção por HPV de alto risco e a persistência de infecção.[4,5] Outros fatores de risco são tabagismo, imunossupressão, lesões de colo por HPV, antecedentes de irradiação prévia ou histerectomias por lesões precursoras. Pode ainda estar associada à continuação de uma anormalidade cervical e à zona de transformação congênita que se estende para a vagina em quase 5% das mulheres.[6] Embora existam poucas células glandulares na vagina, descrições mais recentes apontam que o epitélio vaginal apresenta elementos glandulares ou alterações metaplásicas. Estas áreas têm sido descritas como adenomiose e representem um epitélio vaginal normal ou remanescente embrionário. Correspondem a áreas que podem ser descritas como zona de transformação vaginal[7] e que sofreriam as mesmas alterações da zona de transformação cervical, à semelhança do que ocorre com o colo e, posteriormente, as transformações pré-malignas e malignas vaginais. Outros 75% das mulheres com NIVA têm lesões cervicais sincrônicas ou lesões neoplásicas anteriores de colo e vulva.[8]

Como mulheres com NIVA de alto grau estão sob risco aumentado de recorrência e progressão da doença, elas deveriam ser seguidas com citologia e colposcopia por especialistas experientes, embora não existam fatores de risco claros ou critérios histológicos que predigam a recorrência e a progressão. O risco de progressão de lesão de alto grau para invasão tem sido estimado entre 2 e 12%.[3]

O câncer primário de vagina é raro, perfazendo cerca de 1 a 2% de todas as neoplasias malignas e somente 10% de todas as neoplasias de vagina.[8] Assim, caberia o questionamento sobre qual seria a importância das lesões de alto grau em vagina (NIVA de alto grau), já que a forma mais grave, isto é, o câncer, acomete pequena parcela da população feminina e é mais frequente acima dos 60 anos.[9] A importância se deve ao fato de que a compreensão da evolução das lesões precursoras pode culminar em lesões invasoras em mulheres nas quais há persistência de HPV de alto risco, especialmente aquelas imunocomprometidas (doenças autoimunes, transplantes, imunodeficiências adquiridas).

O câncer de vagina é definido estritamente como aquele que compromete a vagina sem achados clínicos e histopatológicos de câncer cervical ou de vulva nos últimos 5 a 10 anos.[9,10] Por outro lado, o câncer metastático para vagina proveniente do colo e da vulva contribuem com cerca de 80 a 90% dos tumores vaginais.[8] As lesões primárias são por volta de 80 a 90% carcinomas. Outros tipos histológicos são adenocarcinoma (8 a 10%), além de outros raros, como sarcomas, melanomas e linfomas.

Em um contexto de baixa incidência populacional, até o momento não há evidências que justifiquem o rastreamento sistemático. Espera-se que com a vacinação contra o HPV haja diminuição do número de casos.[4]

NIVA

As alterações vaginais são classificadas de maneira semelhante às lesões de colo e de vulva. A NIVA I, de acordo com o sistema Bethesda, é designada como lesão escamosa de baixo grau, e NIVA II e III são categorias de alto grau.

NIVA I apresentam coilocitose no terço superior da mucosa, variações nucleares discretas e desorganização confinada ao terço inferior do epitélio.

NIVA II inclui lesões com moderadas atipias nucleares e desorganização dentro dos 2/3 inferiores da mucosa, núcleo atípico aumentado, cromatina grosseira, aglomerado celular e frequente atividade mitótica, incluindo mitoses atípicas. Também pode ser identificada coilocitose.

NIVA III apresenta displasia severa, carcinoma *in situ* definido como atipias severas da base do epitélio até o terço superior da mucosa, modificações na maturidade e presença ou não de coilocitose.

A nomenclatura das lesões de vagina associadas ao HPV está disponível na Tabela 1.

Diagnóstico diferencial

Entre eles, incluem-se processos inflamatórios com atipia, metaplasia escamosa imatura, atrofia, metaplasia de células transicionais e a atipia por radiação.

Alguns marcadores podem ser úteis, como o MIB-1 (Ki67), que também é comum em mucosas vaginais reativas. NIVA I mostra positividade para os 2/3 superiores do epitélio frequentemente como aglomerados de dois ou mais núcleos. NIVA II e III mostram reatividade em toda a espessura do epitélio para MIB-1. As outras alterações mostram pouca reatividade de MIB-1.[9,12]

TABELA 1 Nomenclatura de lesões pré-malignas de vagina associadas a HPV

Descrição	Lesão condilomatosa	Displasia leve	Displasia intermediária	Displasia grave	Carcinoma *in situ*
WHO (2003)	NIVA I		NIVA II	NIVA III	
Projeto LAST*	Lesão intraepitelial de baixo grau (LIEBG)		Lesão intraepitelial de alto grau (LIEAG)		
WHO (2014)	Lesão intraepitelial de baixo grau (LIEBG) Sinônimo NIVA I		Lesão intraepitelial de alto grau (LIEAG) Sinônimo NIVA II e NIVA III		

WHO: World Health Organization.
*LAST = Terminologia padrão do trato anogenital inferior escamoso, projeto do Colégio Americano de Patologistas e da Sociedade Americana de Colposcopia e Patologia Cervical.
Fonte: adaptada de Beckmann et al., 2019.[11]

A imunorreatividade ao p16 é um indicador da expressão oncogênica do HPV, e como o HPV se apresenta em 80% das NIVA, a imunorreatividade ao p16 pode contribuir para o diagnóstico. Quando se usa p16 no diagnóstico de NIVA (62%) de alto grau, é importante considerar que esta reação é menor que em NIV ou NIC de alto grau (90%).[13]

Aspectos clínicos

A maioria dos casos das lesões precursoras de alto grau em vagina ocorre por volta dos 60 anos de idade, mas pode ocorrer entre 16 e 84 anos. Na maioria das vezes, são assintomáticas ou podem cursar com corrimento e/ou sangramento. As alterações encontradas durante a realização da colposcopia são acetorreação, pontilhado e mosaico. Em geral, as lesões são encontradas em fundo de saco vaginal ou terço superior de vagina; lesões multifocais contribuem com 50% dos casos.[8]

São fatores de risco para persistência de HPV oncogênicos: início precoce da atividade sexual, número elevado de parceiros, tabagismo e alterações do sistema imune.[5] Por outro lado, geralmente um único tipo de HPV está presente, em especial o HPV 16 (infecções múltiplas: 30% de NIVA III).[14]

Mulheres tratadas por lesões cervicais por meio de histerectomias devem ser seguidas tendo em vista a possibilidade de lesões nos ângulos da cúpula vaginal, seja por recidiva ou continuidade das lesões de colo, seja por lesões ocultas no momento do tratamento da lesão cervical ou lesões em vagina.[5,15] A média de intervalo entre a histerectomia e NIVA pode ser de 11 anos. Como a média de idade da neoplasia de vagina está entre 60 e 70 anos, pode-se dizer que ocorre cerca de mais de 20 anos após o diagnóstico da NIVA e, sob este aspecto, torna-se necessário um seguimento prolongado, embora não haja uma recomendação precisa do tempo de seguimento destas mulheres.

Lesões vaginais, mesmo de alto grau em vagina, têm um potencial de regressão de 78%. Outros 13% podem progredir para carcinomas invasores, o que pode ocorrer em cerca de 3 anos, em alguns casos.[5] Ou seja, o tempo de aparecimento entre as lesões precursoras e o câncer pode variar, segundo a literatura, entre 3 e 20 anos.

É importante ressaltar que citologias com alterações de baixo ou alto grau, quando a colposcopia não localiza lesões no colo uterino, podem estar localizadas na vagina, que deverá ser cuidadosamente examinada (Figura 1). É preciso fazer o diagnóstico adequado tendo em vista que os sinais e sintomas são inespecíficos, como queixa de corrimento ou sangramento irregular (Figura 2), e as citologias com alterações, em geral, direcionam para a pesquisa de lesões em colo. Além destes casos, pode haver lesões concomitantes em vulva e colo de útero. Ou seja, o que se observa é que o diagnóstico

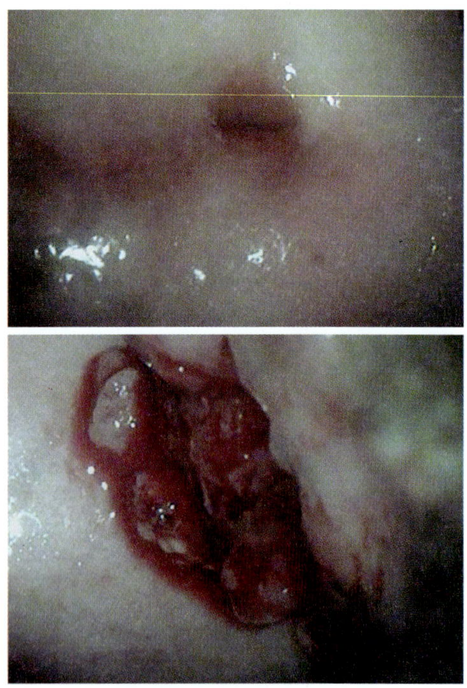

FIGURA 1 Menstruação irregular: citologia normal, ultrassonografia transvaginal normal. Lesão em fundo de saco vaginal, em 1 h, com cerca de 1 cm. Histologia: carcinoma de vagina.

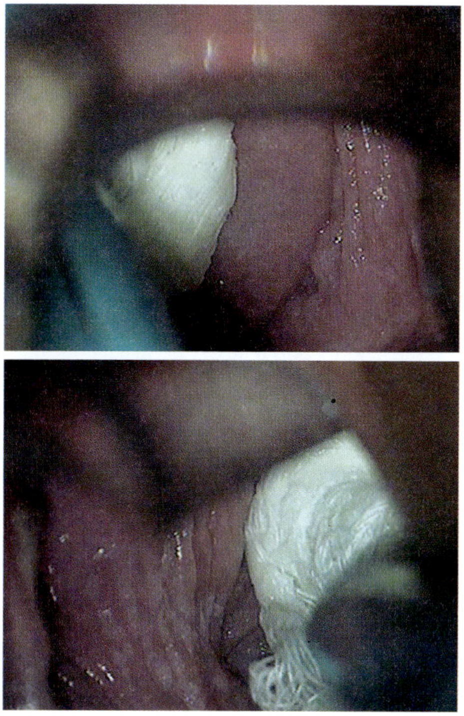

FIGURA 2 Exame de fundo de saco vaginal.

de lesões em vagina, em boa parte das vezes, é incidental.[7]

Tratamento

Antes de tudo, é necessário suspeitar do diagnóstico, especialmente quando há discordância entre citologia e colposcópica.

Diferente dos protocolos para lesões em colo de útero, ainda não existe um protocolo padronizado para NIVA.[16] Alguns artigos falam que NIVA II pode ter um tratamento conservador (seguimento) como NIVA I ou destrutivo. No entanto, a amostra de tecido e, se possível, a retirada da lesão em vez de ablação, permite o estudo histológico com avaliação do tipo de lesão. Outros trabalhos concordam que tanto NIVA II como NIVA III devam ser tratadas depois da realização do estudo histológico.

A escolha da opção de tratamento deve ser individualizada e modificada de acordo com o tamanho, a localização e o número de lesões; a idade e o estado de saúde da mulher; o desejo reprodutivo e de preservação da função vaginal, salientando-se a necessidade da regularidade do seguimento. Em geral, mulheres com 50 anos ou mais devem ter a lesão de alto grau totalmente removida.[6]

Em relação às diversas modalidade terapêuticas, tem-se, para lesões localizadas, uma modalidade; para lesões múltiplas, não completamente visíveis ou de difícil acesso, tratamentos combinados.[12]

Tipos de tratamento

A maioria das infecções e lesões causadas por HPV apresenta resolução espontânea em razão da resposta imune do hospedeiro. Por este motivo, os tratamentos propostos na verdade visam a eliminar as lesões enquanto se aguarda a eliminação do vírus. Os tratamentos das lesões variam entre cirurgia, ablação a *laser*, quimioterapia tópica, entre outros. A escolha da terapêutica depende também do número e da localização das lesões, bem como da possibilidade de invasão. Lesões biopsiadas e de baixo grau podem ser seguidas, especialmente no caso de HPV de baixo risco.[12]

Existem tratamentos destrutivos e excisionais. Qualquer um dos métodos tem sua taxa de sucesso, sendo que os resultados são influenciados pelo tamanho, localização e número de lesões, e pelo estado de saúde da mulher em relação à imunidade.

É comum ser necessária mais de uma modalidade. Em qualquer caso de lesão de alto grau, o seguimento deve ser amiúde e prolongado.

Manejo clínico

Entre os agentes químicos disponíveis, há o ácido tricloroacético a 70 a 90%, o imiquimod a 5%, o 5-fluorouracil (5-FU) e a podofilotoxina.

Os agentes físicos são a criocauterização, a eletrocauterização e a vaporização a *laser* de CO_2.

Agente químicos

1. Ácido tricloroacético (ATA): pode ser utilizado em diferentes concentrações variando

de 70 a 90%. Deve ser aplicado com cuidado pelo médico, semanalmente, somente sobre as lesões de interesse. Geralmente, são necessárias 3 a 5 sessões. Não é absorvido sistemicamente e traz boa resolução. Causa certo desconforto, por isso está indicado em lesões pequenas. Pode ser necessário uso de gel ou pomadas anestésicas e cicatrizantes após cada aplicação.[17,18]

2. Imiquimod tópico a 5%: pode ser utilizado sob a forma de cremes ou tampões. É um imunomodulador que ativa o sistema inato e induz a resposta inflamatória com produção de interferon. O tratamento é não invasivo, útil em lesões múltiplas e induz o *clearance* de HPV em cerca de 50% (maior que com *laser*).[19]
3. 5-fluorouracil (5-FU): pode ser utilizado no lugar da excisão e do *laser*, que causam mutilação da paciente. A eficácia é semelhante ao uso do *laser* e da excisão cirúrgica. Em relação a recorrência, o principal fator parece ser a presença de HPV de alto risco. Nestes casos, o uso do *laser* e a excisão parecem ser mais efetivas que o uso de 5-FU em reduzir a recorrência.[9]
4. Podofilina: não deve ser usada em mucosas ou áreas extensas. Não tem registro na Agência Nacional de Vigilância Sanitária (Anvisa). Contraindicações: pacientes grávidas ou em lactação; crianças; diabéticos; uso concomitante com corticosteroides; distúrbios circulatórios ou em verrugas que sangram; hipersensibilidade a podofilina. Precauções: evitar uso em áreas extensas ou em mucosas; evitar contato com rosto, olhos, pele normal e feridas abertas. Para prevenir contato com a área adjacente (normal), recomenda-se aplicação de vaselina em torno da área afetada antes da aplicação da podofilina. Deve ser aplicada por médico.[20] Por seus efeitos tóxicos, esta medicação praticamente não é usada.
5. Podofilotoxina: tem a indicação aprovada pela Anvisa para tratamento de verrugas anogenitais causadas pela infecção por HPV. Contraindicações: tratamento de feridas abertas, como as decorrentes de procedimentos cirúrgicos; pacientes com hipersensibilidade a qualquer componente da fórmula; crianças. Precauções: o produto não deve ser ingerido ou entrar em contato com os olhos. Lavar bem as mãos imediatamente após a aplicação para evitar o contato prolongado com a pele sadia. O uso durante o período menstrual pode gerar resultado insatisfatório, pois o fluxo menstrual pode ocasionar a retirada do produto dos locais de aplicação. Evitar relações sexuais no período de uso do produto – caso ocorra, utilizar preservativo. Por ser inibidora da metáfase na divisão celular, a podofilotoxina não deve ser utilizada por mulheres grávidas. Não há estudos sobre o uso de podofilotoxina em mulheres grávidas ou durante a lactação. Portanto, somente deve ser usado durante a gravidez ou lactação se os benefícios justificarem o risco potencial para o feto ou lactente.[20] Por seus efeitos tóxicos, esta medicação praticamente não é usada.

Agentes físicos

1. *Laser* de CO_2: existem diversos tipos de *laser*, sendo o de CO_2 o mais versátil e extremamente seguro, por sua limitada profundidade de penetração (0,1 a 0,5 mm) e ao dano térmico lateral (0,5 mm). Isto permite que seja usado em áreas delicadas onde a cauterização poderia não ser segura, como bexiga, paredes laterais do ureter e serosa da bexiga. Além disto, o *laser* de CO_2 pode ser usado para excisão ou incisão, por meio do aumento da força da densidade. As desvantagens do *laser* de CO_2 incluem o foco de neon-hélio e a produção de fumaça, que forma uma nuvem que deve ser dissipada (aspiração da fumaça) para permitir adequada visualização do alvo; também exige proteção para se evitar contaminação do ambiente e dos profissionais da saúde com partículas virais. Não se consegue material

para estudo histológico. É um tratamento ablativo.[4,21,22]

2. Criocauterização e eletrocauterização: ambas resultam em ausência de material para estudo histológico. A primeira utiliza o frio, a segunda, bisturis elétricos ou mesmo a cirurgia de alta frequência.

Manejo cirúrgico

1. Eletrocirurgia: utiliza principalmente a cirurgia de alta frequência (CAF). Pode ser feita em regime ambulatorial sob anestesia local, com ou sem vasoconstritor. Existem alças utilizadas com esta finalidade de diferentes diâmetros. Pode-se realizar a retirada de lesão única ou múltiplas (à semelhança da skinectomia-fragmentação da mucosa) de forma a obter-se material para estudo histológico, bem como tratar lesões sem danos significativos à mulher.
2. Biópsia excisional: seria a primeira opção de tratamento para lesões pequenas e focais. Pode ser realizada com anestesia local ambulatorialmente. Podem ser feitos vários fragmentos tanto para investigação como para tratamento compreendendo a totalidade das lesões. Este procedimento pode ser feito com pinças de biópsia ou por meio de eletrocirurgia/cirurgia de alta frequência (CAF).
3. Excisão ampla da lesão/procedimento de excisão eletrocirúrgica com alça (LEEP, do inglês *loop electrosurgical excision procedure*) e vaginectomia parcial: a excisão tem a vantagem de fornecer material para biópsia na suspeita de microinvasão. Nos casos de lesão única, permite a retirada de toda a lesão. É necessário cuidado durante os procedimentos extensos, tendo em vista a proximidade com bexiga e reto. A retirada parcial da vagina consiste na retirada da cúpula vaginal especialmente nas mulheres já submetidas a histerectomia. O procedimento cirúrgico pode ser a colpopectomia minimamente invasiva para aquelas com lesão de alto grau, mesmo já tendo sido submetidas a histerectomia anteriormente.[23]
4. Vaginectomia total: indicada nos casos de lesões extensas e/ou redicivantes de cúpula vaginal tendo indicações precisas em razão dos riscos associados ao procedimento (fístulas) e à impossibilidade de se manter atividade sexual vaginal futura. Pode haver recidiva em enxertos.
5. Outro procedimento é a cavitação ultrassônica pouco conhecida em nosso meio.

Manejo com radioterapia

Este tipo de tratamento tem evoluído, mas ainda apresenta algumas complicações, como estenose vaginal, sangramento retal, falência ovariana e aparecimento de outra neoplasia em virtude da extensão da radiação local, nem sempre desejada ou bem controlada. É contraindicado em jovens e em mulheres irradiadas previamente. Uma opção é a braquiterapia[21], com efeitos mais locais que a distância em relação a teleterapia (radioterapia pélvica externa).

Acompanhamento

É imprescindível e realizado com citologia e colposcopia, sendo o primeiro exame em 6 meses, durante 2 ou 3 anos.[6] Pode ser feito com teste de HPV combinado com citologia (coteste) pela alta prevalência de HPV em NIVA (HPV de alto risco).[14] Vale lembrar que HPV de alto risco é condição para persistência, evolução e recorrência de lesões.

Uma abordagem de "esperar para ver" deve ser considerada para lesões de baixo grau, exceto lesões extensas e em mulheres com imunossupressão.

De maneira objetiva, NIVA I pode ser seguida, mas a persistência por 2 anos indica a necessidade de ser tratada. NIVA III em terço superior de vagina deve ser tratada com excisão ou *laser* de CO_2.[24,25]

Finalmente, qualquer que seja o método de tratamento usado, é alta taxa de recorrência. Desse modo, no longo prazo, a vigilância com acompanhamento deve ser mantida.

Câncer de vagina e HPV

A maioria dos cânceres em vagina tem natureza epitelial escamosa (90%), além do adenocarcinoma, que compreende de 8 a 10% dos casos relacionados ao HPV. Outros tipos como linfoma, sarcomas e melanomas são extremamente raros e não relacionados ao HPV. Cerca de 80% dos casos de neoplasia em vagina são provenientes de outros sítios e, por este, motivo a confirmação histológica é indispensável e poderá ser realizada sob anestesia local ou sedação, dependendo do comprometimento vaginal.

Por definição, lesões que alcancem o orifício cervical externo são classificadas como neoplasias cervicais.[9] O diagnóstico de câncer de vagina requer um intervalo de 5 a 10 anos entre um diagnóstico anterior de câncer de colo de útero e de vulva.

O câncer de vagina está intimamente relacionado aos HPV 16/18 encontrados em 50 a 70% dos casos.[10,26]

Aspectos clínicos

O diagnóstico e a avaliação devem iniciar pela história clínica e exame físico que, muitas vezes, pode ser doloroso e necessitar de sedação. O exame especular pode facilmente obscurecer sua visualização, em especial na parede anterior e posterior da vagina. A maioria das lesões neoplásicas se situa no terço superior-posterior da vagina.

Como em outras neoplasias, o diagnóstico definitivo depende da histologia. A imuno-histoquímica contribui com a elucidação da origem inicial, já que muitas neoplasias de vagina são metastáticas, isto é, provenientes de outros sítios.[27] Lesões metastáticas para a vagina são mais comuns que tumores primários e representam cerca de 84% de todos os carcinomas. Estas podem ocorrer por invasão direta ou linfovascular de locais próximos como reto, cólon, bexiga, endométrio, vulva e, certamente, colo de útero. Há relatos de metástases de neoplasia de ovário, mama, rim e melanoma da pele. Deve-se sempre aventar a possibilidade de metástase para os adenocarcinomas vaginais.[8]

Alguns autores recomendam, ao longo da investigação, realizar teste anti-HIV especialmente em mulheres com múltiplos parceiros, drogadição ou no caso de parceiro(a) soropositivo.[26,27]

A média de idade é de 60 anos, e 1/3 das mulheres teve ou tem lesões pré-invasivas do trato genital inferior. Metade delas foi submetida a histerectomia por lesões precursoras do colo de útero ou lesões benignas. Pode ser que, nos casos de pacientes histerectomizadas que apresentam lesões em vagina, a lesão se deva à recidiva da lesão de colo ou à existência da lesão em vagina onde a sutura da cúpula ocultou (sepultou) a lesão subjacente que evolui, ao longo de muitos anos, para câncer de vagina.[15]

Os fatores de risco são similares aos das lesões de alto grau, acrescidos de inflamação crônica, como a que ocorre no prolapso vaginal, o qual também pode constituir-se em fator de risco.[28] Trabalhos recentes procuram relacionar os cânceres ginecológicos com o microbioma vaginal, no entanto, ainda são necessários mais estudos nesta área.[29]

Lesões neoplásicas mais avançadas cursam com dor pélvica, disúria e sintomas intestinais. As lesões podem ser ulceradas, polipoides ou anelares. Pode haver invasão de bexiga, reto e paramétrios.

A recidiva pode ocorrer em cerca de 20% das mulheres num intervalo de 2 a 5 anos, após o término do tratamento. Um número reduzido de mulheres pode apresentar metástases para fígado, pulmões e cérebro.

Histologia

A maioria dos casos é de lesões moderadamente diferenciadas e não queratinizantes. Menos comuns são o carcinoma verrucoso e o condilomatoso, ambos com padrão de crescimento exofítico. O carcinoma verrucoso tem um crescimento exofítico padrão, características citológicas brandas, coilocitose que vai até a margem profunda do epitélio. O carcinoma verrucoso condilomatoso tem padrão papilar com núcleos fibrovasculares verdadeiros e a margem profunda é infiltrativa.

Graduação tumoral

De acordo com o grau de diferenciação tumoral, isto é, o grau de diferenciação histológica, avaliam-se as alterações em relação ao tecido de origem. A neoplasia pode, então, ser classificada quanto ao grau em:

- GX – O grau não pode ser avaliado.
- G1 – Bem diferenciado.
- G2 – Moderadamente diferenciado.
- G3 – Pouco diferenciado.

As neoplasias pouco diferenciadas são geralmente mais agressivas e tendem a um crescimento mais rápido em comparação com as neoplasias bem diferenciadas (melhor prognóstico).

Estadiamento

O fator prognóstico mais importante é o estádio. A sobrevida em 5 anos para cada estádio é:

- 70 a 90% para o estádio I.
- 45% para o estádio II.
- 30% para o estádio III.
- 15% para o estádio IV.

São fatores de mau prognóstico, além da idade superior a 60 anos, lesões maiores que 4 cm.[9]

A disseminação linfática é complexa. A porção superior da vagina drena para linfonodos pélvicos: linfonodos obturadores, ilíacos internos (hipogástricos) e ilíaca externa. A disseminação para linfonodos para-aórticos é rara. A porção inferior da vagina drena para os linfonodos inguinais e femorais. Tumores na porção medial podem drenar para ambos.[9]

A disseminação hematogênica geralmente é tardia para pulmão, fígado e osso. Há também a disseminação direta para tecidos moles da pelve, ossos pélvicos, bexiga e reto em mulheres com doença localmente avançada.

A Tabela 2 apresenta o estadiamento da Federação Internacional de Ginecologia e Obstetrícia (FIGO) atualizado de 2021 em comparação ao estádio do Comitê Conjunto Americano de Câncer (AJCC). Os estádios da FIGO baseiam-se em estadiamento clínico. Os estádios do TNM baseiam-se na classificação clínico-patológica.

O câncer da vagina é estadiado clinicamente, no entanto, algumas imagens são importantes no planejamento terapêutico. A FIGO recomenda que os exames de imagem sejam utilizados para melhor caracterizar o volume tumoral e a extensão local ou a distância da doença.

Exames de imagem e câncer de vagina

Apesar do diagnóstico e do estadiamento serem clínicos, os exames de imagem podem ser utilizados sem, contudo, alterar o diagnóstico inicial. Por outro lado, dada a baixa incidência deste câncer, os estudos contendo informações sobre o uso de imagens também são escassos. Na realidade, têm-se uma generalização razoável a partir do câncer de colo do útero para o câncer de vagina. Para estádios iniciais e recorrências, a ressonância magnética (RM) é preferível. A tomografia computadorizada com emissão de pósitrons (PET-CT) tem demonstrado ser útil nos casos de invasão linfonodal e metástases a distância.[30]

Ressonância magnética

É mais sensível para avaliar o tamanho do tumor e sua extensão a paramétrios e regiões paravaginais. Em lesões primárias de vagina, pode ser mais difícil realizar um exame clínico (especular e toque) e, nestes casos, a RM contribui de maneira relevante.[30,31]

PET-TC

Estudos de PET-TC para avaliar câncer de vagina ainda são escassos, mas existem estudos demonstrando sua utilidade na acurácia do estadiamento e reestadiamento, em especial após tratamento por quimiorradiação.

Linfonodo sentinela

Ainda são escassos os trabalhos incorporando a pesquisa do linfonodo sentinela no câncer de vagina. Por isso, recomenda-se a dissecção quando adequada.[32]

TABELA 2 Comparação de sistemas de estadiamento para o câncer de vagina

Estadiamento AJCC	Grupamento TNM	Estádio FIGO	Descrição do estádio
IA	T1a	I	O câncer está somente na vagina e não é maior que 2 cm (T1a)
	N0 M0		Não há comprometimento de linfonodos ou sítios metastáticos
IB	T1b N0 M0	I	O câncer está somente na vagina e é maior que 2 cm (T1b) Não há comprometimento de linfonodos ou sítios metastáticos
IIA	T2a N0 M0	II	O câncer cresceu através da parede vaginal, mas não atingiu a parede pélvica e não é maior que 2 cm (T2a) Não houve disseminação para linfonodos regionais (N0) ou a distância (M0)
IIB	T2b N0 M0	II	O câncer cresceu através da parede vaginal, mas não à parede pélvica e é maior que 2 cm (T2b) Não houve disseminação para linfonodos regionais (N0) ou a distância (M0)
III	T1 a T3 N1 M0 Ou T3 N0 M0	III III	O câncer atingiu qualquer tamanho e pode ter atingido a parede pélvica e/ou cresceu em direção ao terço inferior da vagina e/ou causa obstrução urinária (hidronefrose), com problemas renais (T1 a T3). Também houve disseminação para linfonodos regionais pélvicos e inguinais (N1), mas não a distância (M0) O câncer cresceu em direção a parede pélvica e/ou em direção ao terço inferior da vagina e/ou causa obstrução urinária (hidronefrose) com problemas renais (T3) Não houve disseminação a linfonodos regionais (N0) ou a distância (M0)
IVA	T4 Qualquer N M0	IVA	O câncer está evoluindo em direção à bexiga ou ao reto ou para fora da pelve (T4). Pode ou não comprometer linfonodos pélvicos e inguinais (qualquer N). Não há comprometimento a distância (M0)
IVB	Qualquer T Qualquer N M1	IVB	O câncer se disseminou a distância, como pulmão ou ossos (M1). Qualquer tamanho, pode ou não ter comprometimento de estruturas locais (qualquer T) Pode ou não ter comprometimento de linfonodos locais (qualquer N)

Fonte: adaptada de Adams, Rogers e Cuello, 2021.[9]

Tratamento

O tratamento do câncer da vagina depende basicamente de histologia, volume tumoral, localização da lesão, estádio e idade da paciente. A função reprodutiva e a atividade sexual podem ser afetadas pelo tratamento. Entre as modalidades de tratamento estão cirurgia, radioterapia, quimioterapia e tratamentos combinados.[9]

O tratamento primário deve ser a cirurgia em estádios iniciais, isto é, para lesões pequenas confinadas à mucosa vaginal e menores que 2 cm. Em casos selecionados, a cirurgia pode ter um benefício adicional.

Estádio I

- Doença limitada à porção superior da mucosa vaginal. Na presença de útero, realiza-se histerectomia radical com vaginectomia com margem de 1 cm, com possibilidade de linfadenectomia. Na ausência de útero, realiza-se vaginectomia radical com margem vaginal com possibilidade de linfadenectomia.

- Doença da porção inferior da vagina: excisão local radical ampla com 1 cm de margem, com possibilidade de dissecção de linfonodos inguinais.
- Doença em terços médio e inferior: como opção, radioterapia e quimioterapia (cisplatina 40 mg/m^2/semana).

Deve-se realizar a transposição de ovários durante a cirurgia, especialmente em mulheres jovens. Em casos selecionados, a linfadenectomia laparoscópica pode ser oferecida.

Nos estádios I e II, pode-se optar por cirurgia ou radioterapia definitiva. O envolvimento linfonodal no estádio I varia de 6 a 14% e, no estádio II, de 26 a 32%.

Estádios maiores devem receber radioterapia definitiva, que é o principal recurso terapêutico. Trata-se de uma combinação de radioterapia externa e braquiterapia, o que permite a preservação de órgãos. A radioterapia externa inclui linfonodos ilíacos e obturadores. Em alguns casos, incluem-se os linfonodos inguinais.

A quimioterapia combinada à radioterapia inclui a cisplatina ou 5-FU, no entanto, os estudos nesta perspectiva ainda são limitados.[9]

Nos casos de recorrência central, pode-se realizar a exanteração pélvica. Mulheres em estádio IV ou em casos de recorrência podem necessitar de cuidados paliativos.

REFERÊNCIAS BIBLIOGRÁFICAS

1. Gunderson CC, Nugent EK, Elfrink SH, Gold MA, Moore KN. A contemporary analysis of epidemiology and management of vaginal intraepithelial neoplasia. Am J Obstet Gynecol. 2013;208(5):410.e1-410.e6.
2. Siegel RL, Miller KD, Fuchs HE, Jemal A. Cancer statistics, 2022. CA: A Cancer J Clin. 2022;72(1):7-33.
3. Hodeib M, Cohen JG. Recurrence and risck progression to lower gential tract malignancy in women with hig grade VAIN. Gynecol Oncol. 2016;141(3):507-10.
4. Kim MK, Lee IH, Lee KH. Clinical outcomes and risk of recurrence among patients with vaginal intraepithelial neoplasia: a comprehensive analysis of 576 cases. J Gynecol Oncol. 2018;29(1):1-10.
5. Zeligs KP, Byrd K, Tarney CM, Howard RS, Sims BD, Hamilton CA, et al. A clinicopathologic study of vaginal intraepithelial neoplasia. Obstet Gynecol. 2013;122(6):1223-30.
6. Ratnavelu N, Patel A, Fisher AD, Galaal K, Cross P, Naik R. High-grade vaginal intraepithelial neoplasia: Can we be selective about who we treat? BJOG An Int J Obstet Gynaecol. 2013;120(7):887-93.
7. Apgar BS, Brotzman GL, Spitzer M. Vagina: normal, premalignant, and malignant. In: Apgar BS Brotzman GL, Spitzer M, editors. Colposcopy, principles and practice: an integrated textbook and atlas. 2.ed. Saunders/Elsevier; 2008. p.540.
8. Adhikari P, Vietje P, Mount S. Premalignant and malignant lesions of the vagina. Diagnostic Histopathol. 2017;23(1):28-34.
9. Adams TS, Rogers LJ, Cuello MA. Cancer of the vagina: 2021 update. Int J Gynecol Obstet. 2021;155(S1):19-27.
10. Zhang S, Saito M, Yamada S, Sakamoto J, Takakura M, Takagi H, et al. The prevalence of VAIN, CIN, and related HPV genotypes in Japanese women with abnormal cytology. J Med Virol. 2020;92(3):364-71.
11. Beckmann MW, Böing C, Dannecker C, Fehm T, Gaase R, Gass P. Diagnosis, therapy and follow-up of vaginal cancer and its precursors. Guideline of the DGGG and the DKG (S2k-Level, AWMF Registry N. 032/042 , October 2018) Guidel. 2019;79(10):1060-78.
12. Field A, Bhagat N, Clark S, Speed T, Razvi K. Vaginal intraepithelial neoplasia: a retrospective study of treatment and outcomes among a cohort of UK women. J Low Genit Tract Dis. 2020;24(1):43-7.
13. Hampl M, Wentzensen N, Vinokurova S, Von Knebel-Doeberitz M, Poremba C, Bender HG, et al. Comprehensive analysis of 130 multicentric intraepithelial female lower genital tract lesions by HPV typing and p16 expression profile. J Cancer Res Clin Oncol. 2007;133(4):235-45.
14. Lamos C, Mihaljevic C, Aulmann S, Bruckner T, Domschke C, Wallwiener M, et al. Detection of human papillomavirus infection in patients with vaginal intraepithelial neoplasia. PLoS One. 2016;11(12): 1-11.

15. Guo L, Li C, Hua K. Occult vaginal cancer recurrence after hysterectomy: a case report and literature review. J Int Med Res. 2020;48(12):300060520973901.
16. Gurumurthy M, Leeson S, Tidy J, Cruickshank ME. UK national survey of the management of vaginal intraepithelial neoplasia. J Obstet Gynaecol (Lahore). 2020;40(5):694-8.
17. Zanine RM. Opções terapêuticas na neoplasia intraepitelial vaginal: revisão de literatura. Femina. 2014;235-42.
18. Federação Brasileira das Associações de Ginecologia e Obstetrícia (Febrasgo). Manual de orientação trato genital inferior. São Paulo: Febrasgo; 2010.
19. Inayama Y, Yamanishi Y, Nakatani E, Aratake J, Sasagasako N, Yamada K, et al. Imiquimod for vaginal intraepithelial neoplasia 2–3: a systematic review and meta-analysis. Gynecol Oncol. 2021;160(1):140-7.
20. Ministério da Saúde. Relatório CONITEC podotilotoxina e imiquimode. Brasília: Ministério da Saúde; 2017. p.63.
21. Rountis A, Pergialiotis V, Tsetsa P, Rodolakis A, Haidopoulos D. Management options for vaginal intraepithelial neoplasia. Int J Clin Pract. 2020;74(11):0-3.
22. Deleon FD, Baggish MS. Lasers in gynecology. Lasers Med Appl Diagnostics, Ther Surg. 2008;539-55.
23. Addley S, Vinti D, Soleymani majd H. Laparoscopic upper colpectomy for VAIN III after previous total hysterectomy. J Minim Invasive Gynecol. 2021;28(6):1137.
24. Bogani G, Ditto A, Ferla S, Paolini B, Lombardo C, Lorusso D, et al. Treatment modalities for recurrent high-grade vaginal intraepithelial neoplasia. J Gynecol Oncol. 2019;30(2):1-9.
25. Bogani G, Martinelli F, Ditto A, Taverna F, Lombardo C, Signorelli M, et al. Human papillomavirus (HPV) persistence and HPV 31 predict the risk of recurrence in high-grade vaginal intraepithelial neoplasia. Eur J Obstet Gynecol Reprod Biol. 2017;210:157-65.
26. Zhang J, Chang X, Qi Y, Zhang Y, Zhang S. A retrospective study of 152 women with vaginal intraepithelial neoplasia. Int J Gynecol Obstet. 2016;133(1):80-3.
27. Kaspar HG, Crum CP. The utility of immunohistochemistry in the differential diagnosis of gynecologic disorders. Arch Pathol Lab Med. 2015;139(1):39-54.
28. Daling JR, Madeleine MM, Schwartz SM, Shera KA, Carter JJ, McKnight B, et al. A population-based study of squamous cell vaginal cancer: HPV and cofactors. Gynecol Oncol. 2002;84(2):263-70.
29. Alizadehmohajer N, Shojaeifar S, Nedaeinia R, Esparvarinha M, Mohammadi F, Ferns GA, et al. Association between the microbiota and women's cancers – Cause or consequences? Biomed Pharmacother. 2020;127:110203.
30. Kilcoyne A, Gottumukkala RV, Kang SK, Akin EA, Hauck C, Hindman NM, et al. ACR Appropriateness Criteria® staging and follow-up of primary vaginal cancer. J Am Coll Radiol. 2021;18(11):S442-55.
31. Ferreira DM, Bezerra ROF, Ortega CD, Blasbalg R, Viana PCC, De Menezes MR, et al. Ressonância magnética da vagina: uma visão geral para os radiologistas, com enfoque na decisão Clínica. Radiol Bras. 2015;48(4):249-59.
32. Lee IO, Lee JY, Kim S, Kim SW, Kim YT, Nam EJ. Sentinel lymph node mapping with indocyanine green in vaginal cancer. J Gynecol Oncol. 2017;28(4):28-9.

CAPÍTULO 14

Cirurgia minimamente invasiva no câncer ginecológico

Francisco José Candido dos Reis
Isabela Panzeri Carlotti Buzatto

INTRODUÇÃO

A cirurgia minimamente invasiva teve início no começo do século passado quando, em 1910, Jacobeus escreveu os primeiros 17 casos de laparoscopia. Por cerca de 50 anos, o procedimento ficou restrito a alguns centros de maneira quase que experimental. A partir de 1960, com o desenvolvimento do insuflador automático, dos aspiradores e de instrumentos mais seguros para eletrocoagulação, o método começou a ganhar mais popularidade. Esse desenvolvimento deve-se principalmente ao professor Kurt Semm. Na década de 1970 até os anos de 1980, a introdução do sistema de vídeo para cirurgia laparoscópica possibilitou um avanço substancial no uso da técnica em função principalmente de poder incorporar uma equipe toda à cirurgia. Antes do sistema de vídeo, toda a visualização da cavidade abdominal era feita apenas pelo cirurgião. Mais recentemente, a partir dos anos 2000, a tecnologia de telepresença robótica tornou-se comercialmente disponível e tem contribuído de forma significativa para a ampliação da utilização das técnicas minimamente invasivas em ginecologia geral e ginecologia oncológica.

Ao longo dos últimos 30 anos, diversos estudos têm documentado vantagens da utilização de técnicas minimamente invasivas em ginecologia oncológica. Algumas vantagens são comuns a procedimentos minimamente invasivos não oncológicos, como menor perda sanguínea, menos dor e uso de analgésicos no pós-operatório, menor permanência hospitalar, retorno mais rápido às atividades habituais e benefícios em termos de qualidade de vida.[1-3]

De forma mais específica em ginecologia oncológica, existem alguns benefícios adicionais. A magnificação da imagem facilita a visualização de metástases peritoneais na pelve, na parede abdominal anterior e no abdome superior. É menor o risco de íleo adinâmico, obstrução intestinal, infecção de parede e eventos tromboembólicos. O tratamento adjuvante com radiação ou quimioterapia pode ser iniciado de forma mais precoce após cirurgia minimamente invasiva.[4] Os principais benefícios da utilização de cirurgias minimamente invasivas em ginecologia oncológica estão apresentados na Tabela 1.

Quando a utilização das técnicas minimamente invasivas era mais restrita, o custo dos procedimentos era estimado como mais elevado em relação à cirurgia convencional. No entanto, com a popularização do método, o equipamento e os materiais estão se tornando mais acessíveis. Hoje, quando se consideram todos os aspectos envolvidos, o custo global de um procedimento cirúrgico por via minimamente invasiva é vantajoso em relação ao de uma cirurgia convencional.[5]

TABELA 1 Benefícios da cirurgia minimamente invasiva em ginecologia oncológica

Magnificação da imagem com identificação de metástases peritoneais de forma mais precisa
Menor risco de íleo adinâmico e obstrução intestinal no pós-operatório
Menor risco de infecção de parede abdominal
Menor incidência de eventos tromboembólicos
Início precoce de tratamento adjuvante

A cirurgia robótica, por outro lado, traz algumas vantagens em relação a videolaparoscopia. A visualização do campo cirúrgico é tridimensional, o que torna os movimentos mais intuitivos. A melhoria mecânica nos instrumentos cirúrgicos é muito significativa e aumenta a flexibilidade para realização de manobras cirúrgicas mais complexas, principalmente relacionadas à síntese. Do ponto de vista do cirurgião, também há vantagens importantes, como a estabilização de instrumentos dentro do campo cirúrgico, eliminando, por exemplo, tremores. Também é considerável a melhora na ergonomia, o que possibilita a realização de procedimentos de maior duração com conforto pelo cirurgião.

A introdução da cirurgia robótica e suporte a videolaparoscopia tem propiciado um expressivo aumento na utilização da técnica minimamente invasiva para abordagem do câncer de endométrio no mundo todo. Por exemplo, na Dinamarca em 2005, praticamente 100% dos procedimentos para tratamento do câncer de endométrio eram realizados por técnica convencional. O uso da laparoscopia foi aumentando gradualmente, mas grande incremento foi observado a partir da introdução da cirurgia robótica, de forma que hoje as técnicas minimamente invasivas respondem por mais de 90% de todos os procedimentos realizados para o câncer de endométrio.[6]

PRINCÍPIOS GERAIS DA CIRURGIA MINIMAMENTE INVASIVA EM GINECOLOGIA ONCOLÓGICA

Um aspecto essencial na utilização da cirurgia minimamente invasiva em ginecologia oncológica é a manutenção dos preceitos oncológicos. Deve-se sempre proceder a adequada avaliação pré-operatória, escolher o procedimento mais indicado considerando as condições da paciente e a extensão da neoplasia, ter um detalhado conhecimento da anatomia, conhecer o funcionamento de todos os equipamentos a serem utilizados no procedimento, aplicar técnica cirúrgica precisa, ter consciência das próprias limitações, organizar a equipe cirúrgica, obter o consentimento adequado da paciente e buscar reconhecer precocemente as eventuais complicações.[7]

A avaliação pré-operatória é essencial para identificar condições associadas a risco aumentado de complicações e otimização da condição clínica antes do procedimento. A detalhada discussão das condições e necessidades individuais de cada paciente é essencial para a individualização do cuidado pré-operatório.

A escolha do procedimento ideal para cada paciente é um passo essencial para o sucesso da intervenção. Devem-se considerar as condições clínicas de cada paciente, o tipo de neoplasia e sua provável extensão, assim como o intuito do procedimento, se curativo, paliativo ou diagnóstico. Para a tomada de decisão, é importante utilizar o máximo de informações disponíveis. Esta decisão deve ser tomada no pré-operatório e contar idealmente com a participação de uma equipe multidisciplinar. A discussão prévia com anestesista, radiologista, patologista, oncologista clínico e radioterapeuta facilita a melhor tomada de decisão cirúrgica.

A utilização segura de técnicas minimamente invasivas em ginecologia oncológica implica um conhecimento detalhado da anatomia. É fundamental compreender a anatomia da parede abdominal, os pontos de referência e as estruturas passíveis de lesão intraoperatória. O cirurgião precisa ainda conhecer de forma detalhada a anatomia da pelve, do abdome e do retroperitônio. Na oncologia, um agravante é que as estruturas podem estar distorcidas pela neoplasia. Como nas cirurgias minimamente invasivas o recurso da palpação é bastante limitado, é fundamental conhecer a anatomia com precisão para que se possa antever o posicionamento de cada estrutura mesmo antes de sua visualização.

O cirurgião é o responsável pela seleção e pelo manejo de todos os equipamentos utilizados no procedimento cirúrgico. Antes do procedimento, ele deve garantir que terá disponível tudo o que necessita para a cirurgia e que todo o equipamento funcionará adequadamente. Deve verificar pessoalmente toda a regulagem dos equipamentos de forma a permitir sua utilização eficaz e segura.

Outro ponto importante é o domínio da técnica cirúrgica. Existem diversos tipos de simuladores que permitem ao cirurgião desenvolver as habilidades de manipulação de tecidos, dissecção e síntese. Este domínio técnico básico, além dos passos específicos para cada procedimento, é pré-requisito fundamental para a realização de cirurgias minimamente invasivas.

Nas cirurgias minimamente invasivas, assim como nas cirurgias por via aberta, é fundamental a disponibilidade de equipes multidisciplinares. A presença de cirurgiões do aparelho digestivo, urológico e vascular pode ser necessária para garantir a realização de um procedimento mais completo e seguro. Cada cirurgião deve ter consciência de suas limitações em termos de atuação. A confiança excessiva pode ser muito prejudicial para a paciente.

A perfeita coordenação entre os participantes da cirurgia é outro ponto fundamental para um procedimento seguro e eficaz. As técnicas minimamente invasivas, em especial por videolaparoscopia, requerem perfeita sincronização entre cirurgião e auxiliares. A atenção e a disciplina devem ser mantidas o tempo todo, evitando-se distrações que podem aumentar o risco de acidentes e complicações.

Mesmo com todos os cuidados, complicações podem ocorrer em qualquer procedimento cirúrgico. Estar alerta para o risco e saber identificar precocemente as complicações pode minimizar sua extensão e reduzir seus impactos e sequelas. Estar alerta para complicações melhora os desfechos das pacientes.

O cuidado com a preservação da autonomia da paciente pela obtenção do adequado consentimento para a realização do procedimento é relevante do ponto de vista clínico e legal. Vale lembrar que, para consentir, a pessoa precisa compreender com detalhes o que está sendo proposto. O cirurgião deve sempre considerar que a paciente pode estar fragilizada pela doença[8] ou ter dificuldades para entender os complexos protocolos de tratamento em oncologia.

Aspectos técnicos essenciais

Preparo e posicionamento da paciente

A paciente deve ser posicionada de forma a garantir o acesso à pelve com máxima ergonomia e mínima possibilidade de lesões neurológicas por compressão de estruturas durante o procedimento. Deve-se utilizar uma mesa cirúrgica que permita colocar a paciente em posição de Trendelemburg entre 30° e 45° e possa ser abaixada até o nível da cintura do cirurgião. A paciente é posicionada com ambos os braços ao longo do corpo e os membros inferiores em perneiras de botas que permitam a fácil mobilização durante o procedimento para facilitar o acesso vaginal quando necessário. É importante assegurar que a paciente não escorregue durante o procedimento; perneiras, colchões tipo caixa de ovo previamente ajustados e presos à mesa auxiliam a manter a paciente em posição ergonômica e evitar deslizamentos. Sempre que possível, evita-se colocar ombreiras, pelo risco de lesões no plexo braquial.

Na maioria dos procedimentos, utiliza-se a sondagem vesical de demora durante a cirurgia, que será mantida ou não durante o pós-operatório dependendo da complexidade do procedimento realizado.

Pneumoperitônio e acessos

O primeiro aspecto técnico a ser considerado nas cirurgias minimamente invasivas é o conhecimento da anatomia essencial da parede abdominal, do abdome, da pelve e do retroperitônio. Conhecer as relações anatômicas das diversas estruturas é fundamental para minimizar os potenciais riscos associados aos acessos cirúrgicos. Os acessos cirúrgicos variam de acordo com a modalidade de cirurgia minimamente invasiva utilizada. São diferentes para a videolaparoscopia e para a cirurgia robótica.

A primeira punção na videolaparoscopia é frequentemente realizada no nível da cicatriz umbilical. Existem algumas técnicas descritas para a primeira punção e, embora a maioria dos cirurgiões tenha uma técnica de escolha, é importante conhecer as opções de primeiro acesso em caso de falha na abordagem inicial. Pode-se empregar a técnica de punção fechada precedida pela insuflação da cavidade abdominal com CO_2 por meio da agulha de Verres, punção fechada direta ou a técnica aberta. Não existe consenso sobre qual é o método mais seguro para realizar o acesso à cavidade peritoneal e pneumoperitônio. Estudos recentes não mostraram diferença na taxa de complicações graves entre as técnicas.[9]

Em nosso serviço, utiliza-se rotineiramente a punção fechada precedida pela insuflação da cavidade com a agulha de Verres. Procede-se uma incisão arciforme intraumbilical inferior seguida de dissecção romba até a visualização da aponeurose. Punciona-se com a agulha de Verres e verifica-se o seu posicionamento; para tal, utiliza-se de rotina a infusão de solução salina para verificar a resistência e o teste da gota no reservatório da agulha que desaparece pela pressão negativa quando a agulha está corretamente posicionada. Após a insuflação, introduz-se o trocarte umbilical para a ótica e procede-se o inventário do abdome superior e da pelve.

O posicionamento dos trocartes auxiliares depende do tipo de procedimento e das preferências do cirurgião. Estes trocartes devem ser inseridos sob visão direta com especial cuidado para evitar lesões dos vasos da parede abdominal. Nesse momento, a posição de Trendelemburg melhora a visualização da pelve e diminui o risco de lesão intestinal.

O posicionamento dos trocartes auxiliares mais utilizado no tratamento das neoplasias ginecológicas consiste em 3 trocartes de 5 mm, sendo um deles suprapúbico e 2 no abdome inferior, lateral às artérias epigástricas. O trocarte auxiliar central deve ficar pelo menos 8 cm inferior ao trocarte umbilical.[10] A Figura 1 descreve exemplos de posicionamento dos trocartes.

Procedimentos minimamente invasivos em ginecologia oncológica

Os procedimentos minimamente invasivos mais utilizados em ginecologia oncológica são a videolaparoscopia diagnóstica, a biópsia de linfonodo sentinela, a linfadenectomia pélvica, a linfadenectomia aórtica, a histerectomia extrafascial e a anexectomia. Estes procedimentos podem ser utilizados isoladamente ou em combinação em diversas situações clínicas. A seguir, serão descritos os aspectos técnicos essenciais de cada procedimento e, nos tópicos relacionados especificamente às neoplasias, serão discutidas suas potenciais utilizações.

Videolaparoscopia diagnóstica

A videolaparoscopia diagnóstica é o primeiro passo de qualquer procedimento minimamente invasivo em ginecologia oncológica. Este passo é essencial e deve ser conduzido de forma metódica e sequencial para permitir um correto

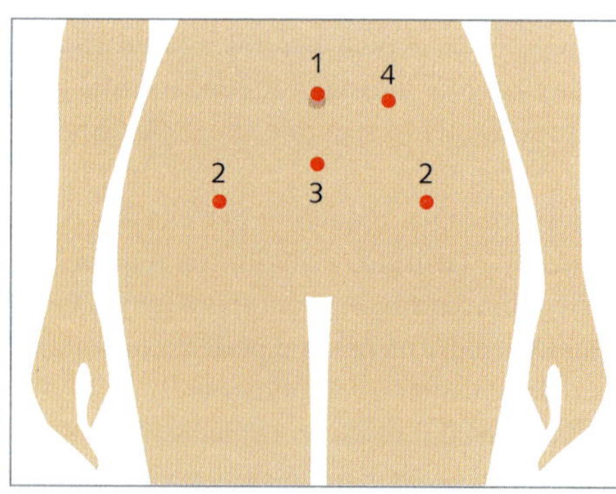

FIGURA 1 Posicionamentos habituais utilizados para videolaparoscopia pélvica. 1. Incisão intraumbilical para câmera. 2. Incisões suprapúbicas para instrumentos cirúrgicos. 3 ou 4. Possíveis incisões adicionais para o cirurgião.

diagnóstico intraoperatório e orientar a sequência ou não da operação (Tabela 2).

TABELA 2 Passos técnicos para a videolaparoscopia diagnóstica em ginecologia oncológica

Ordem	Passo técnico
1	Verificação da disponibilidade e do funcionamento de todos os equipamentos a serem utilizados no procedimento
2	Posicionamento da paciente com ambos os braços ao longo do corpo, em posição ginecológica em perneira tipo bota
3	Confirmação do exame clínico sob anestesia
4	Antissepsia abdominal e vaginal, colocação de campos estéreis, conexões e preparo de todos os equipamentos para funcionamento
5	Incisão intraumbilical, punção com agulha de Verres e desenvolvimento do pneumoperitônio
6	Inserção do trocarte intraumbilical para a ótica
7	Inventário completo da cavidade abdominal
8	Posicionamento da paciente em Trendelemburg
9	Inserção dos trocartes para instrumentos cirúrgicos
10	Inventário da pelve

Biópsia do linfonodo sentinela

A biópsia do linfonodo sentinela tem ganhado popularidade nas linhas de cuidados de diversas neoplasias ginecológicas. Inicialmente utilizada com sucesso para neoplasias malignas da vulva[11], mais recentemente têm sido aplicada para tumores de endométrio e mesmo nos tumores de colo e ovário. No câncer de endométrio, a biópsia do linfonodo sentinela é um procedimento amplamente aceito e consta dos principais protocolos atuais de conduta.[12]

Quando indicada, a identificação do linfonodo sentinela por via minimamente invasiva pode ser realizada com o uso do azul patente ou da indocianina verde e fluorescência. Inicialmente, injeta-se o marcador às 3 e 9 horas no colo uterino. Este procedimento deve ser feito cerca de 20 minutos antes da exploração das cadeias linfáticas. Utiliza-se o volume total de 4 mL tanto do azul patente quanto da indocianina. A injeção é feita da seguinte forma: 1 mL à profundidade de 1 cm no estroma do colo e 1 mL superficialmente tanto às 3 quanto às 9 horas. Após a etapa diagnóstica do procedimento minimamente invasivo, o retroperitônio é acessado por incisão lateral ao infundíbulo pélvico. Esta etapa pode ser feita com ou sem secção do ligamento redondo, sendo esta última a preferência. O ducto linfático aferente é então identificado paralelamente ao trajeto da artéria uterina e procede-se a dissecção delicada até a localização do linfonodo corado, que é então removido para a análise histológica. O uso da indocianina verde com fluorescência apresenta um desempenho significativamente superior ao uso do corante azul.

A Figura 2 mostra a identificação do linfonodo sentinela utilizando o azul patente e a indocianina verde. Os passos técnicos estão representados na Tabela 3. Quando não se identifica o linfonodo, recomenda-se a linfadenectomia ipsilateral.

Linfadenectomia pélvica

A linfadenectomia pélvica é um procedimento importante em ginecologia oncológica. É utilizada em diversas situações de estadiamento e de tratamento. As cadeias linfáticas da pelve recebem drenagem do períneo, dos membros inferiores, do aparelho geniturinário e da parede pélvica.[13] Para se obter a linfadenectomia pélvica sistemática, os linfonodos ilíacos externos, ilíacos internos e da cadeia obturatória devem ser removidos.[14] Os limites anatômicos da dissecção são o nervo genitofemoral lateralmente, a bifurcação da artéria ilíaca comum cranialmente, a

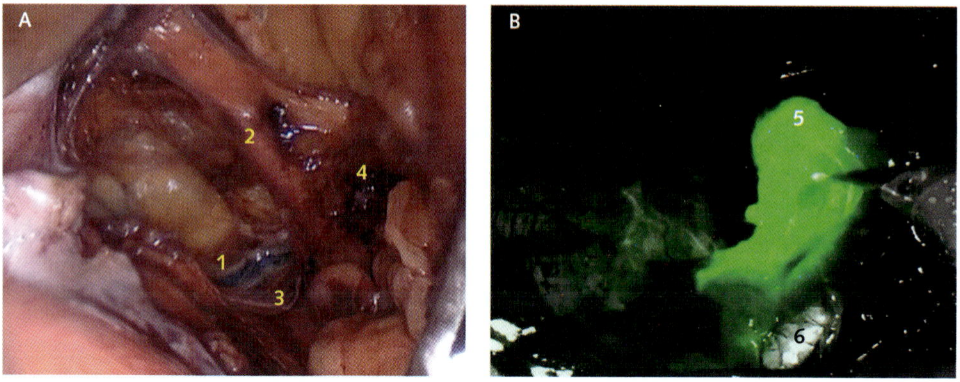

FIGURA 2 Identificação minimamente invasiva do linfonodo sentinela na pelve. A. Azul patente. B. Indocianina verde e fluorescência. 1. Duto linfático aferente. 2. Artéria umbilical obliterada. 3. Artéria uterina. 4. Linfonodo sentinela corado em azul. 5. Linfonodo sentinela fluorescente. 6. Artéria ilíaca externa.

TABELA 3 Passos técnicos para a identificação do linfonodo sentinela por via minimamente invasiva

Ordem	Passo técnico
1	Injeção cervical às 3 e 9 horas do marcador (azul patente ou indocianina verde)
2	Acesso à cavidade abdominal
3	Avaliação diagnóstica do abdome e da pelve
4	Avaliação da região retrouterina para a identificação de ductos linfáticos corados para posterior localização do linfonodo sentinela
5	Abertura do retroperitônio lateral ao infundíbulo pélvico
6	Dissecção cuidadosa do espaço retroperitoneal para identificação do ducto aferente paralelamente à artéria uterina
7	Dissecção do ducto aferente até a identificação do linfonodo corado
8	Isolamento cuidadoso do linfonodo com cauterização de sua irrigação e do ducto eferente
9	Remoção do linfonodo para posterior análise histológica

veia circunflexa ilíaca profunda caudalmente, o nervo obturatório posteriormente e a artéria umbilical obliterada medialmente. O aspecto anatômico da dissecção linfonodal pélvica está representado na Figura 3. Os passos técnicos utlilizados para a linfadenectomia pélvica estão descritos na Tabela 4.

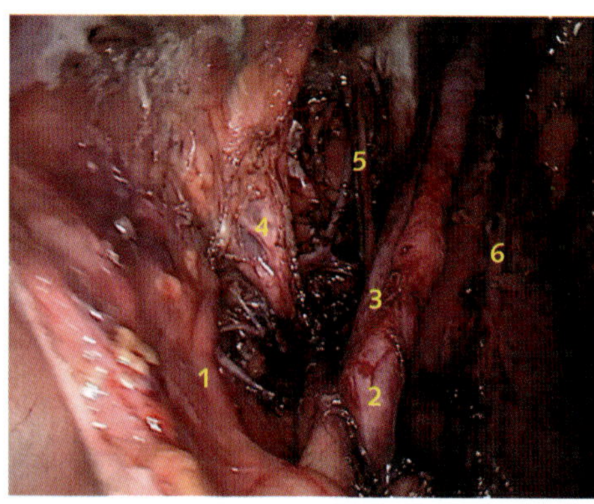

FIGURA 3 Referências anatômicas para a linfadenectomia pélvica minimamente invasiva. 1. Ureter. 2. Artéria ilíaca externa. 3. Veia ilíaca externa. 4. Artéria umbilical obliterada. 5. Nervo obturatório. 6. Nervo genitofemoral.

TABELA 4 Passos técnicos para a linfadenectomia pélvica minimamente invasiva

Ordem	Passo técnico
1	Paciente em posição de Trendelemburg após a avaliação do abdome e da pelve
2	Exposição anatômica do retroperitônio por incisão lateral entre o ligamento redondo e o infundíbulo pélvico (paralela ao infundíbulo pélvico)
3	Identificação do ureter
4	Desenvolvimento dos espaços pararretal e paravesical
5	Início da dissecção linfonodal pela cadeia ilíaca externa junto à bifurcação da ilíaca comum, prosseguindo-se caudalmente sobre a artéria ilíaca externa até a veia circunflexa ilíaca profunda
6	Dissecção da cadeia obturatória
7	Revisão da anatomia e da hemostasia

Linfadenectomia para-aórtica

A linfadenectomia para-aórtica por via laparoscópica para estadiamento de tumores malignos em ginecologia oncológica é utilizada desde o início dos anos de 1990.[15,16] A indicação do procedimento tem se tornado mais rara em função do aprimoramento das técnicas de imagem e da popularização do uso do linfonodo sentinela. No entanto, quando indicada a linfadenectomia para-aórtica por via minimamente invasiva, apresenta diversas vantagens sobre a laparotomia convencional.[17]

A linfadenectomia para-aórtica minimamente invasiva pode ser realizada por via transperitoneal ou totalmente retroperitoneal. A via transperitoneal é a preferida, sobretudo pela familiaridade com a anatomia. O conhecimento detalhado da anatomia retroperitoneal é um pré-requisito essencial para a segurança e a eficácia do procedimento.

Os passos técnicos utilizados para a linfadenectomia para-aórtica estão representados na Tabela 5. A Figura 4 mostra as principais referências anatômicas para a dissecção linfonodal para-aórtica.

Histerectomia extrafascial

A utilização de técnicas minimamente invasivas para a realização da histerectomia foi descrita em 1989.[18] Desde então, o procedimento tem ganhado popularidade. A técnica é factível para condições benignas e malignas e pode ser realizada de múltiplas formas e com o uso de diversos instrumentos. Em ginecologia oncológica, a modalidade mais utilizada é a histerectomia

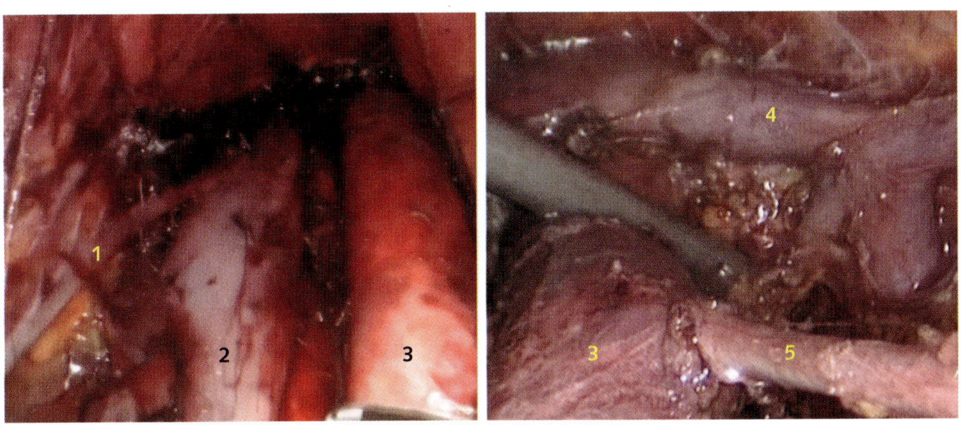

FIGURA 4 Estruturas anatômicas fundamentais na dissecção linfonodal para-aórtica minimamente invasiva. 1. Veia ovariana direita. 2. Veia cava inferior. 3. Aorta abdominal. 4. Veia renal esquerda. 5. Artéria mesentérica inferior.

TABELA 5 Passos técnicos para a linfadenectomia para-aórtica minimamente invasiva

Ordem	Passo técnico
1	Incisão do peritônio sobre a porção superior da artéria ilíaca comum direita
2	Incisão cranial do peritônio à direita da aorta até o nível da artéria renal
3	Exposição cuidadosa dos limites anatômicos da dissecção linfonodal
4	Dissecção cranial dos linfonodos anteriores à veia cava até a emergência da veia ovariana direita
4	Dissecção dos linfonodos entre a veia cava e a aorta
5	Dissecção dos linfonodos à esquerda da aorta
6	Revisão da integridade das estruturas anatômicas e da hemostasia

total extrafascial associada ou não à anexectomia. A histerectomia radical para o câncer de colo uterino também é factível por via minimamente invasiva, mas, desde a publicação do estudo LACC[19], teve sua utilização restrita a estudos clínicos. Por este motivo, não será descrita em detalhes neste capítulo.

A histerectomia extrafascial pode ser empregada em diversas situações em ginecologia oncológica. Os principais passos técnicos estão descritos na Tabela 6. Estes passos podem ser realizados utilizando-se diversos instrumentos e tipos de energia, preferindo-se usar a pinça harmônica. Contudo, todos os passos podem ser executados com segurança utilizando-se bisturi bipolar e tesoura.

Potenciais problemas na utilização de técnicas minimamente invasivas em ginecologia oncológica

Os principais problemas descritos para a utilização de técnicas minimamente invasivas em ginecologia oncológica são cirurgias tecnicamente inadequadas resultando em estadiamento ou tratamento incompleto, com prejuízos em termos de desfechos oncológicos, disseminação

TABELA 6 Passos técnicos fundamentais para a histerectomia extrafascial minimamente invasiva em ginecologia oncológica

Ordem	Passo técnico
1	Paciente posicionada em Trendelemburg, com sonda vesical de demora, após o inventário abdominal, a inserção de trocartes para instrumentos cirúrgicos, o inventário da pelve e coleta de lavado para citologia
2	Laqueadura das tubas uterinas em sua porção média. Este passo é obrigatório nas doenças do corpo uterino, mas não nas doenças anexiais
4	Cauterização e secção dos ligamentos redondos
5	Confirmação visual da localização dos ureteres seguida de isolamento, cauterização e secção dos infundíbulos
6	Dissecção anterior extrafascial com separação entre a bexiga e o útero até a identificação da cúpula vaginal
7	Identificação, cauterização e secção dos vasos uterinos
8	Incisão circunferencial na cúpula vaginal. Este passo pode ser feito por via laparoscópica ou se houver dificuldade técnica em função da ausência do manipulador uterino; pode ser feito por via vaginal
9	Sutura vaginal por via endoscópica ou vaginal
10	Revisão da integridade anatômica das estruturas e da hemostasia

de tumores inicialmente restritos e implantes tumorais em incisão cirúrgica.

Cirurgia incompleta

A cirurgia continua sendo um método essencial para o estadiamento dos tumores de endométrio e de ovário, em especial nos estádios iniciais. O estadiamento cirúrgico requer a exploração cuidadosa e completa de toda a cavidade abdominal, o que pode ser desafiador nas técnicas minimamente invasivas. Outro aspecto que pode limitar a acurácia do estadiamento é a avaliação inadequada da potencial disseminação linfática das neoplasias ginecológicas. Por exemplo, no câncer de ovário, muitas vezes tumores em estádios iniciais são diagnosticados incidentalmente na abordagem de uma massa presumivelmente benigna. Um estudo recente mostrou que cerca de 1 em cada 4 casos de tumores iniciais do ovário abordados por via minimamente invasiva não foram submetidos a avaliação linfonodal.[20]

Disseminação tumoral

A disseminação de tumores inicialmente restritos ao ovário ou ao útero nos casos de câncer de endométrio pode ser um problema no uso de técnicas minimamente invasivas. Nos tumores de ovário, a ruptura do tumor pode estar associada a fatores do tumor, da paciente e à técnica cirúrgica.[21] A ruptura pode ocorrer tanto nas cirurgias convencionais como nas abordagens minimamente invasivas, mas o risco é significativamente maior nestas últimas.[20] Recomenda-se que os tumores sejam removidos íntegros. Nos casos em que, durante as etapas iniciais do procedimento minimamente invasivo, é possível antever dificuldade substancial na dissecção do tumor, o procedimento deve ser convertido para a via aberta.

Nos tumores malignos do corpo uterino, o principal problema é a morcelação de úteros de maior volume para a remoção da cavidade abdominal, o que se associa a um substancial aumento na mortalidade.[22] Recomenda-se que o útero seja sempre removido íntegro nas histerectomias por neoplasias confirmadas ou suspeitas. Quando não for possível remover de forma íntegra por via vaginal, é preferível realizar uma incisão abdominal de tamanho suficiente para a remoção íntegra do útero.

Implantes tumorais no subcutâneo

O implante tumoral subcutâneo pode ocorrer em qualquer procedimento cirúrgico em oncologia, tanto por via aberta quanto por técnicas minimamente invasivas. Historicamente, preconiza-se proteger a incisão cirúrgica durante os procedimentos em mulheres com neoplasias ginecológicas. O implante tumoral em incisões cirúrgicas pode ocorrer tanto em neoplasias malignas iniciais quanto avançadas. Em qualquer das situações, é de difícil manejo.

A ocorrência de implantes nos sítios de punção para videolaparoscopia sempre foi uma preocupação. Algumas pequenas casuísticas sugerem elevadas incidências[23], mas casuísticas maiores de centros especializados sugerem que sua incidência é inferior a 1%.[24] O risco de implantes em sítios de punção não deve ser utilizado como um argumento para não se utilizar as técnicas minimamente invasivas. O uso de técnica cirúrgica apropriada e o conhecimento do padrão de disseminação das neoplasias podem ajudar a reduzir o risco de implantação subcutânea de tumores.[25]

Lesões iatrogênicas

A frequência de complicações em cirurgias ginecológicas minimamente invasivas é variável na literatura, mas geralmente fica abaixo de 3%.[26] Em cirurgias oncológicas, que costumam corresponder a procedimentos avançados, as complicações mais frequentes são urológicas, seguidas de vasculares e intestinais. O risco de complicações é associado à complexidade do procedimento. Em cirurgias avançadas, a incidência pode atingir 17 casos em cada 1.000 cirurgias realizadas.[27]

As principais ações para reduzir o risco de lesões iatrogênicas são o treinamento adequado no uso dos diversos equipamentos e fontes de energia, o conhecimento detalhado da anatomia, o domínio das técnicas cirúrgicas e a atenção constante durante o procedimento. Outro aspecto fundamental é a manutenção do campo cirúrgico limpo e do controle anatômico das estruturas durante todo o procedimento.

CIRURGIA MINIMAMENTE INVASIVA NO CÂNCER DE ENDOMÉTRIO

O grande desafio na condução do câncer de endométrio é selecionar efetivamente pacientes com risco aumentado para recorrência e que se beneficiaram de um tratamento cirúrgico ampliado e/ou tratamento adjuvante e evitar tratamento excessivo para aquelas pacientes com baixo risco para recorrência e que seriam expostas a morbidades associadas a tratamentos mais agressivos sem benefícios em termos de desfechos oncológicos.

O tratamento do câncer de endométrio avançou de forma substancial nos últimos 50 anos. Até a década de 1970, predominava o uso de radioterapia externa; nos anos de 1980 e 1990, foram demonstrados os benefícios da utilização da cirurgia para estadiamento completo da doença e definição de uso de radioterapia pós-operatória. A partir dos anos 2000, nota-se um movimento para a realização de estadiamentos mais completos tanto do ponto de vista cirúrgico quanto da utilização de exames de imagem com racionalização do uso de radioterapia no pós-operatório e introdução de quimioterapia para os casos de alto risco.

Recentemente, observou-se o início da utilização de classificação molecular, o que proporcionará, nos próximos anos, a personalização do tratamento no sentido de reduzir morbidade e melhorar desfechos oncológicos.[12]

A maioria dos tumores de endométrio ocorre em concomitância com comorbidades clínicas, por exemplo diabetes, hipertensão e obesidade. A presença destas comorbidades implica aumento de diversos riscos relacionados a desfechos desfavoráveis, em especial relacionados à abordagem cirúrgica.[28]

A cirurgia desempenha um papel fundamental na condução de mulheres com câncer de endométrio. Na doença confinada ao útero, é consenso que o estadiamento cirúrgico é essencial e, muitas vezes, o procedimento cirúrgico é também curativo. Nos casos de pacientes com envolvimento grosseiro do colo uterino ao diagnóstico, a cirurgia pode ter papel importante no estadiamento completo após o tratamento neoadjuvante. Nos casos de doença extrauterina já ao diagnóstico, a cirurgia pode ser utilizada para definição de sítio primário e mesmo de citorredução em casos selecionados.

A cirurgia padrão no câncer de endométrio inclui o inventário completo das cavidades abdominal e pélvica, a obtenção de fluido para citologia peritoneal e a histerectomia total extrafascial e anexectomia bilateral[29] para todos os casos. Para tumores serosos de alto grau, indiferenciados e carcinossarcomas, recomenda-se também a omentectomia maior.

A avaliação linfonodal também é parte essencial do estadiamento do câncer de endométrio. Mais recentemente, a biópsia do linfonodo sentinela tem ganhado popularidade em substituição a secção linfonodal tradicional. Atualmente, aceita-se que se a biópsia do linfonodo sentinela é feita de acordo com os padrões e o linfonodo negativo a paciente pode ser considerada N0. Recomenda-se o uso do linfonodo sentinela para estadiamento em pacientes com tumores de baixo risco ou de risco intermediário nos casos sem invasão miometrial. Nos casos de pacientes com tumores de risco intermediário ou alto, a biópsia do linfonodo sentinela continua sendo uma alternativa aceitável em relação à linfadenectomia, no entanto, se o linfonodo sentinela não for identificado, a linfadenectomia deve ser realizada no lado correspondente. Quando se realiza a linfadenectomia sistemática, o ideal é avaliar as cadeias pélvicas e para-aórtica infrarrenal.

A utilização da cirurgia minimamente invasiva no câncer do endométrio tem amplo apoio na literatura. Na comparação com a cirurgia aberta, a via minimamente invasiva apresenta sobrevida similar e vantagens importantes na recuperação pós-operatória.[30-32]

O acometimento extrauterino evidente, incluindo colo uterino e linfonodos, é contraindicação relativa para a abordagem minimamente invasiva. O uso de manipulador uterino tem sido alvo de controvérsia e não existem estudos clínicos randomizados para atestar a segurança de seu uso. No entanto, evidências observacionais apontam para aumento no risco de recorrência, redução do intervalo livre de doença e aumento no risco de óbito.[33]

CIRURGIA MINIMAMENTE INVASIVA NOS TUMORES DE OVÁRIO

A cirurgia minimamente invasiva é utilizada como padrão-ouro para o diagnóstico e o tratamento das massas anexiais persistentes ou para o diagnóstico e tratamento das massas anexiais com características pré-operatórias de benignidade. No caso dos tumores malignos, as técnicas minimamente invasivas podem ser utilizadas para o tratamento completo dos tumores iniciais ou para avaliação de operabilidade nos tumores avançados.

Avaliação detalhada pré-operatória é essencial para que se utilizem as técnicas minimamente invasivas com segurança no intraoperatório. A principal preocupação refere-se à possibilidade de disseminação de tumores que eram inicialmente restritos ao ovário; se isto ocorrer, haverá prejuízo para a paciente em termos de prognóstico e da agressividade do tratamento adjuvante necessário. Recentemente foi reportado que o uso de técnicas minimamente invasivas nos estádios iniciais dos tumores de ovário está associado a um aumento importante no risco de ruptura do tumor.[20] Por outro lado, a ruptura tumoral associa-se a piora do prognóstico das pacientes independentemente se essa ruptura ocorreu em cirurgia minimamente invasiva ou cirurgia convencional. O uso de cirurgia minimamente invasiva nos tumores iniciais do ovário requer técnica e equipamentos adequados para proteção da cavidade abdominal de ruptura tumoral.

Os aspectos essenciais para prevenir a disseminação tumoral são: selecionar adequadamente os casos; minimizar a manipulação do tumor no intraoperatório, evitando a fragmentação; utilizar *endobags* para proteção do tumor e remoção da peça; aspirar com cuidado todo o fluido peritoneal e sangue, mantendo o campo o mais limpo e seco possível durante todo o procedimento; irrigação abundante; e aspiração no final da cirurgia. A Figura 5 apresenta um fluxograma

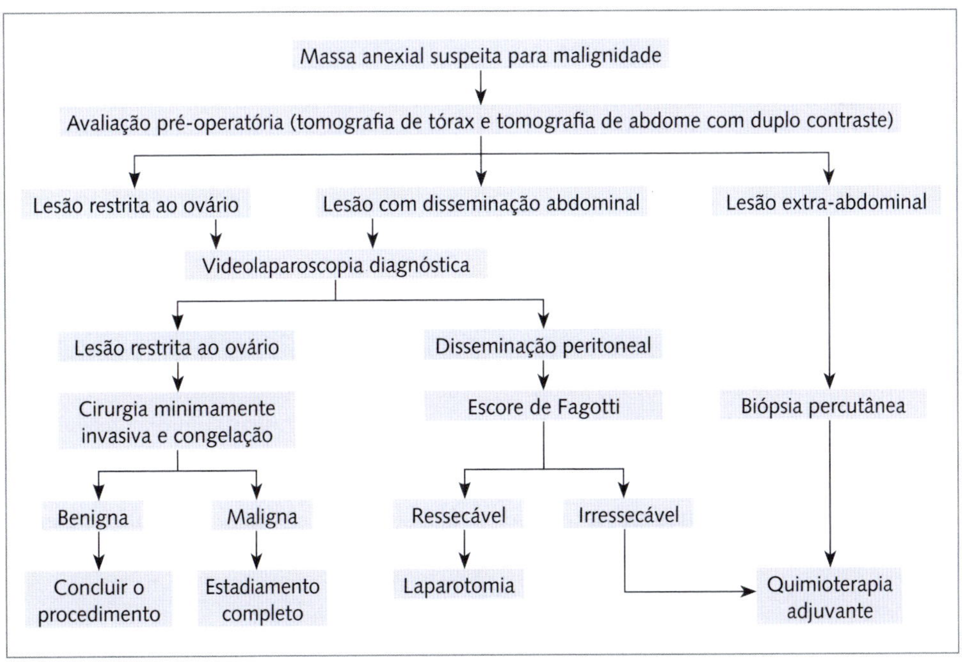

FIGURA 5 Fluxograma de decisão para a abordagem minimamente invasiva em tumores de ovário.

para a utilização da videolaparoscopia em massas anexiais com risco de malignidade.

Nos tumores avançados de ovário, as técnicas minimamente invasivas podem ter papel fundamental na definição de operabilidade. Nos casos de tumores inoperáveis, é melhor iniciar o tratamento neoadjuvante e submeter a paciente a uma cirurgia de intervalo *a posteriori*, no entanto, os exames pré-operatórios de imagem podem não ser precisos o suficiente para identificar a paciente que poderia se beneficiar de citorredução completa antes do início da quimioterapia. Neste contexto, a utilização da videolaparoscopia para caracterizar a extensão intraperitoneal da disseminação tumoral pode ter papel relevante.[34] A Tabela 7 apresenta o escore de Fagotti, que pode ser utilizado para predizer a probabilidade de ressecção completa de um tumor de ovário. Se a somatória dos escores individuais for maior do que 8, a probabilidade de ressecção completa é praticamente nula.

TABELA 7 Escore de Fagotti

Variável	Escore
Envolvimento peritoneal maciço	2
Carcinomatose infiltrante ou nódulos confluentes na maior parte da superfície diafragmática	2
Envolvimento da raiz do mesentério	2
Infiltração do omento até a grande curvatura do estômago	2
Necessidade de ressecção intestinal extensa (excluindo a ressecção retossigmoide)	2
Envolvimento neoplásico evidente da parede gástrica	2
Lesões na superfície do fígado	2

PIV ≥ 8: probabilidade de ressecção ótima nula.

CIRURGIA MINIMAMENTE INVASIVA NOS TUMORES DE COLO UTERINO

A utilização da cirurgia minimamente invasiva no tratamento das mulheres com tumores malignos do colo uterino é muito atraente. Com base nas evidências de segurança da técnica com outras neoplasias, como no câncer de endométrio, a cirurgia minimamente invasiva passou a ser utilizada em larga escala no mundo todo, sem a realização prévia de estudos clínicos de eficácia e segurança. Em novembro de 2018, no entanto, foram publicados dois estudos com resultados de certa forma surpreendentes e que modificaram a prática no mundo todo.

O primeiro foi um estudo clínico randomizado comparando a cirurgia minimamente invasiva com a cirurgia aberta convencional incluindo 631 pacientes[19], e o segundo foi um estudo observacional, muito elegante, incluindo 2.461 pacientes.[35] O primeiro estudo mostrou taxas inferiores de sobrevida livre de doença e de sobrevida global associadas à cirurgia minimamente invasiva no câncer de colo uterino; esse estudo foi interrompido precocemente em razão da força da evidência. Não há subgrupo em que o procedimento minimamente invasivo possa ser considerado seguro. Mesmo em tumores menores do que 2 cm, a cirurgia convencional parece mais segura, mesmo sem significância estatística neste estudo específico.

O segundo estudo reforçou a hipótese de pior prognóstico nas pacientes submetidas a técnicas minimamente invasivas; os autores examinaram a sobrevida relativa em 4 anos de pacientes com tumores iniciais do colo uterino nos EUA e, em paralelo, a proporção de casos tratados cirurgicamente pela via minimamente invasiva. A curva de sobrevida relativa era ascendente até o momento em que a cirurgia minimamente invasiva começou a ganhar popularidade. Nesse ponto, há uma inflexão da curva e uma tendência de queda na sobrevida relativa.

Estes resultados são confirmados por uma recente metanálise de estudos observacionais selecionados por critério de qualidade.[36] Desta forma, não se recomenda utilizar técnicas minimamente invasivas para realizar histerectomia radical no câncer de colo uterino. Como também não há evidência de segurança a partir de estudos clínicos randomizados, também não se recomenda para outras técnicas de tratamento dos tumores invasores do colo uterino que envolvam a abordagem da cavidade abdominal, como nas linfadenectomias de estadiamento ou associadas a traquelectomia radical. Em suma, a abordagem minimamente invasiva para mulheres com tumores invasores do colo uterino, neste momento, tem seu uso restrito em estudos clínicos, não na prática clínica rotineira.[33,38]

CONSIDERAÇÕES FINAIS

As evidências atuais apontam para a eficácia e a segurança das técnicas minimamente invasivas como via preferencial para abordagem dos tumores de endométrio presumivelmente em estádio inicial. Também são a via preferencial para a abordagem das massas anexiais com baixo risco de malignidade. Os procedimentos minimamente invasivos devem ser utilizados com cautela na definição de operabilidade para tumores avançados e para o tratamento de casos selecionados de tumores de ovário nos estádios iniciais. As evidências atuais sugerem que técnicas minimamente invasivas não devem ser utilizadas para o tratamento de mulheres com câncer de colo do útero, principalmente para as histerectomias radicais.

REFERÊNCIAS BIBLIOGRÁFICAS

1. Medeiros L, Rosa DD, Bozzetti MC, Fachel JM, Furness S, Garry R, et al. Laparoscopy versus laparotomy for benign ovarian tumour. Cochrane Database Syst Rev [Internet]. 2005 [cited 2022 Feb 2];(3). Disponível em: https://www.cochranelibrary.com/cdsr/doi/10.1002/14651858.CD004751.pub2/full.
2. Tozzi R, Malur S, Koehler C, Schneider A. Laparoscopy versus laparotomy in endometrial cancer: first analysis of survival of a randomized prospective study. J Minim Invasive Gynecol. 2005;12(2):130-6.
3. Zullo F, Palomba S, Russo T, Falbo A, Costantino M, Tolino A, et al. A prospective randomized comparison between laparoscopic and laparotomic approaches in women with early stage endometrial cancer: a focus on the quality of life. Am J Obstet Gynecol. 2005;193(4):1344-52.
4. Sadat Hashemi F. The role of laparoscopy in gynecologic oncology. J Obstet Gynecol Cancer Res JOGCR. 2019;4(1):1-4.
5. Fader AN, Weise RM, Sinno AK, Tanner EJ, Borah BJ, Moriarty JP, et al. Utilization of minimally invasive surgery in endometrial cancer care: a quality and cost disparity. Obstet Gynecol. 2016;127(1):91-100.
6. Jørgensen SL, Mogensen O, Wu C, Lund K, Iachina M, Korsholm M, et al. Nationwide introduction of minimally invasive robotic surgery for early-stage endometrial cancer and its association with severe complications. JAMA Surg. 2019;154(6):530-8.
7. Borley J, Kyrgiou M. Surgical principles in gynaecological oncology. In: Bolton H, Gajjar K, Shafi M, editors. Gynaecological oncology for the MRCOG [Internet]. Cambridge: Cambridge University Press; 2018 p.77-87.
8. Barbosa H de F, Nogueira AA, Silva JCR, Poli Neto OB, dos Reis FJC. The influence of education and depression on autonomy of women with chronic pelvic pain: a cross-sectional study. Rev Bras Ginecol E Obstet Rev Fed Bras Soc Ginecol E Obstet. 2016;38(1):47-52.
9. Kaistha S, Kumar A, Gangavatiker R, Br S, Sisodiya N. Laparoscopic access: direct trocar insertion versus open technique. J Laparoendosc Adv Surg Tech A. 2019;29(4):489-94.
10. Grigoriadis G, Mumdzjans A. Trocar configuration in laparoscopic hysterectomy for benign indications. Gynecol Minim Invasive Ther. 2021;10(3):137-42.
11. Levenback C, Burke TW, Gershenson DM, Morris M, Malpica A, Ross MI. Intraoperative lymphatic mapping for vulvar cancer. Obstet Gynecol. 1994;84(2):163-7.
12. Concin N, Matias-Guiu X, Vergote I, Cibula D, Mirza MR, Marnitz S, et al. ESGO/ESTRO/ESP guidelines for the management of patients with endometrial carcinoma. Int J Gynecol Cancer [Internet]. 2021;31(1).
13. Geppert B, Lönnerfors C, Bollino M, Arechvo A, Persson J. A study on uterine lymphatic anatomy for standardization of pelvic sentinel lymph node detection in endometrial cancer. Gynecol Oncol. 2017;145(2):256-61.
14. Cibula D, Abu-Rustum NR. Pelvic lymphadenectomy in cervical cancer – Surgical anatomy and proposal for a new classification system. Gynecol Oncol. 2010;116(1):33-7.
15. Childers JM, Hatch K, Surwit EA. The role of laparoscopic lymphadenectomy in the management of cervical carcinoma. Gynecol Oncol. 1992;47(1):38-43.

16. Nezhat CR, Nezhat FR, Burrell MO, Ramirez CE, Welander C, Carrodeguas J, et al. Laparoscopic radical hysterectomy and laparoscopically assisted vaginal radical hysterectomy with pelvic and paraaortic node dissection. J Gynecol Surg. 1993;9(2):105-20.
17. Kusunoki S, Huang K-G, Magno A, Lee C-L. Laparoscopic technique of para-aortic lymph node dissection: a comparison of the different approaches to trans- versus extraperitoneal para-aortic lymphadenectomy. Gynecol Minim Invasive Ther. 2017;6(2):51-7.
18. Reich H, DeCaprio J, McGlynn F. Laparoscopic hysterectomy. J Gynecol Surg. 1989;5(2):213-6.
19. Ramirez PT, Frumovitz M, Pareja R, Lopez A, Vieira M, Ribeiro R, et al. Minimally invasive versus abdominal radical hysterectomy for cervical cancer. N Engl J Med. 2018;379(20):1895904.
20. Matsuo K, Huang Y, Matsuzaki S, Klar M, Roman LD, Sood AK, et al. Minimally invasive surgery and risk of capsule rupture for women with early-stage ovarian cancer. JAMA Oncol. 2020;6(7):1110-3.
21. Matsuo K, Machida H, Yamagami W, Ebina Y, Kobayashi Y, Tabata T, et al. Intraoperative capsule rupture, postoperative chemotherapy, and survival of women with stage I epithelial ovarian cancer. Obstet Gynecol. 2019;134(5):1017-26.
22. Xu X, Lin H, Wright JD, Gross CP, Boscoe FP, Hutchison LM, et al. Association between power morcellation and mortality in women with unexpected uterine cancer undergoing hysterectomy or myomectomy. J Clin Oncol Off J Am Soc Clin Oncol. 2019;37(35):3412-24.
23. Huang K-G, Wang C-J, Chang T-C, Liou J-D, Hsueh S, Lai C-H, et al. Management of port-site metastasis after laparoscopic surgery for ovarian cancer. Am J Obstet Gynecol. 2003;189(1):16-21.
24. Abu-Rustum NR, Rhee EH, Chi DS, Sonoda Y, Gemignani M, Barakat RR. Subcutaneous tumor implantation after laparoscopic procedures in women with malignant disease. Obstet Gynecol. 2004;103(3):480-7.
25. Schneider C, Jung A, Reymond MA, Tannapfel A, Balli J, Franklin ME, et al. Efficacy of surgical measures in preventing port-site recurrences in a porcine model. Surg Endosc. 2001;15(2):121-5.
26. Fuentes MN, Rodríguez-Oliver A, Naveiro Rilo JC, Paredes AG, Aguilar Romero MT, Parra JF. Complications of laparoscopic gynecologic surgery. JSLS. 2014;18(3):e2014.00058.
27. Chapron C, Querleu D, Bruhat MA, Madelenat P, Fernandez H, Pierre F, et al. Surgical complications of diagnostic and operative gynaecological laparoscopy: a series of 29,966 cases. Hum Reprod. 1998;13(4):867-72.
28. Everett E, Tamimi H, Greer B, Swisher E, Paley P, Mandel L, et al. The effect of body mass index on clinical/pathologic features, surgical morbidity, and outcome in patients with endometrial cancer. Gynecol Oncol. 2003;90(1):150-7.
29. Signorelli M, Lissoni AA, Cormio G, Katsaros D, Pellegrino A, Selvaggi L, et al. Modified radical hysterectomy versus extrafascial hysterectomy in the treatment of stage I endometrial cancer: results from the ILIADE randomized study. Ann Surg Oncol. 2009;16(12):3431-41.
30. Janda M, Gebski V, Davies LC, Forder P, Brand A, Hogg R, et al. Effect of total laparoscopic hysterectomy vs total abdominal hysterectomy on disease-free survival among women with stage I endometrial cancer: a randomized clinical trial. JAMA. 2017;317(12):1224-33.
31. Walker JL, Piedmonte MR, Spirtos NM, Eisenkop SM, Schlaerth JB, Mannel RS, et al. Recurrence and survival after random assignment to laparoscopy versus laparotomy for comprehensive surgical staging of uterine cancer: Gynecologic Oncology Group LAP2 Study. J Clin Oncol Off J Am Soc Clin Oncol. 2012;30(7):695-700.
32. Miguel L, Silva JCRE, Poli Neto OB, Tiezzi DG, Andrade JM de, Reis FJCD. A propensity score-matched case-control study of laparoscopy and laparotomy for endometrial cancer. Rev Assoc Medica Bras 1992. 2021;67(5):753-8.
33. Padilla-Iserte P, Lago V, Tauste C, Díaz-Feijoo B, Gil-Moreno A, Oliver R, et al. Impact of uterine manipulator on oncological outcome in endometrial cancer surgery. Am J Obstet Gynecol. 2021;224(1):65.e1-65.e11.
34. da Costa Miranda V, de Souza Fêde ÂB, dos Anjos CH, da Silva JR, Sanchez FB, da Silva Bessa LR, et al. Neoadjuvant chemotherapy with six cycles of carboplatin and paclitaxel in advanced ovarian cancer patients unsuitable for primary surgery: Safety and effectiveness. Gynecol Oncol. 2014;132(2):287-91.
35. Melamed A, Margul DJ, Chen L, Keating NL, del Carmen MG, Yang J, et al. Survival after minimally invasive radical hysterectomy for early-stage cervical cancer. N Engl J Med. 2018;379(20):1905-14.
36. Nitecki R, Ramirez PT, Frumovitz M, Krause KJ, Tergas AI, Wright JD, et al. Survival after minimally invasive vs open radical hysterectomy for early-stage cervical cancer: a systematic review and meta-analysis. JAMA Oncol. 2020;6(7):1019-27.

37. Obermair A, Asher R, Pareja R, Frumovitz M, Lopez A, Moretti-Marques R, et al. Incidence of adverse events in minimally invasive vs open radical hysterectomy in early cervical cancer: results of a randomized controlled trial. Am J Obstet Gynecol. 2020;222(3):249.e1-249.e10.

38. Guimarães YM, Godoy LR, Longatto-Filho A, Reis R dos. Management of early-stage cervical cancer: a literature review. Cancers. 2022;14(3):575.

CAPÍTULO 15

Câncer ginecológico em gestante

Geórgia Fontes Cintra

INTRODUÇÃO

O câncer associado à gravidez é aquele diagnosticado durante a gestação ou até 12 meses de puerpério. Felizmente, é uma situação rara, ocorrendo em 0,05 a 0,1% das gestações. Como a idade é o principal fator de risco para surgimento de câncer, a incidência de neoplasias malignas diagnosticadas durante a gestação vem aumentando em virtude da tendência secular do adiamento da maternidade.[1,2]

A gestação não parece ser um fator de risco para o desenvolvimento de câncer. As neoplasias mais comumente diagnosticadas durante a gestação são as que podem ocorrer em mulheres em idade fértil: câncer de mama em 1º lugar, neoplasias hematológicas e câncer de colo uterino em 2º e 3º lugar, respectivamente.[1-3] A incidência do câncer de colo uterino varia de acordo com o país e a região por causa das diferenças de rastreamento e taxa de vacinação contra o HPV.

O diagnóstico de câncer durante a gestação também vem aumentando graças à popularização do exame não invasivo para pesquisa de aneuploidia fetal (NIPT, do inglês *non invasive prenatal test*), visto que DNA tumoral pode ser encontrado na corrente sanguínea materna e o diagnóstico ser realizado em pacientes ainda assintomáticas.[4]

A gravidez coexistindo com o câncer sempre deve ser considerada de alto risco. O diagnóstico e o tratamento durante a gestação são difíceis e desafiadores, devendo a equipe assistente estar apta a aconselhar a paciente de forma individualizada, levando em consideração o estádio da doença, o desejo da paciente em continuar a gestação e os riscos em modificar ou adiar o tratamento. Por ser raro, as condutas baseiam-se principalmente em dados de estudos retrospectivos.

A gestação não parece piorar o prognóstico oncológico dos cânceres ginecológicos. O acompanhamento deve ser feito em centros especializados por equipe multidisciplinar (oncologistas, obstetras, cirurgiões, neonatologistas e psicólogos).[1,2]

A evolução do conhecimento dos efeitos do tratamento oncológico no neonato, em curto e longo prazos, tem mudado o paradigma do tratamento dessas pacientes:

- Deve-se sempre considerar realizar tratamento oncológico mesmo durante a gestação.
- Sempre que possível, deve-se determinar o diagnóstico e estádio e tratar as pacientes de forma semelhante às não gestantes.
- A maioria dos quimioterápicos pode ser utilizada durante a gestação de forma segura,

com riscos de malformações fetais semelhantes aos da população geral. Contudo, o uso associa-se a restrição de crescimento intraútero, baixo peso ao nascer e mielotoxicidade neonatal.

- Sempre que possível, deve-se levar a gestação até o termo.

EXAMES DE IMAGEM DURANTE A GESTAÇÃO

Os exames de imagem de escolha divergem entre mulheres grávidas e não grávidas, principalmente pelo risco de teratogenicidade e morte fetal causadas por radiação ionizante utilizada na radiografia e na tomografia computadorizada (TC). O limite para um risco significativo de dano fetal é estabelecido em 10 cGy.[1-3] Radiografia com proteção abdominal adequada é permitida, pois implica uma exposição insignificante do feto à radiação (< 0,1 cGy).[5]

Exames de imagem que não empregam radiação ionizante, como a ultrassonografia e a ressonância magnética (RM), são preferidos e podem ser usados para determinar o tamanho do tumor, a extensão da invasão e o acometimento de linfonodos em qualquer trimestre da gravidez. Embora a RM seja segura em qualquer idade gestacional, o uso do gadolínio está associado a um risco aumentado de um amplo conjunto de doenças reumatológicas na criança e um aumento no risco de morte neonatal[6], sendo, portanto não recomendado durante a gravidez.

TRATAMENTO CIRÚRGICO DURANTE A GESTAÇÃO

Os riscos da cirurgia em uma paciente grávida incluem parto prematuro, aborto espontâneo e sofrimento fetal.

As alterações fisiológicas da gravidez (Tabela 1) devem ser consideradas nos cuidados pré-operatórios, perioperatórios e pós-operatórios.

Embora a cirurgia seja possível em todos os trimestres, deve ser realizada preferencialmente no 2º trimestre, quando o risco de perda gestacional é menor e o volume uterino ainda não impossibilita a visualização de estruturas intra-abdominais. Decúbito dorsal com inclinação lateral esquerda é recomendado a partir da 14ª semana de gestação para diminuir a compressão da veia cava inferior e melhorar o retorno venoso.[1,2]

TABELA 1 Modificações sistêmicas da gestação

Modificações sistêmicas da gestação
Aumento do trabalho cardíaco
Aumento da frequência cardíaca
Aumento da produção de fibrinogênio e plaquetas
Diminuição da capacidade funcional residual pulmonar
Hipotensão na posição supina
Elevação do diafragma
Esvaziamento gástrico prolongado
Vascularização aumentada da mucosa do trato respiratório
Redução da concentração de albumina
Aumento da filtração glomerular e oxidação hepática

O refluxo gastresofágico associado à gravidez aumenta o risco de broncoaspiração, por isso, medidas de abreviação de jejum devem ser adotadas com cuidado.

A anestesia local ou regional é preferida, pois há passagem transplacentária dos anestésicos utilizados na anestesia geral venosa, apesar de não haver evidência de teratogenicidade destes anestésicos.

Durante a cirurgia, o monitoramento adequado da condição materna é obrigatório para garantir o bem-estar materno e fetal. A hipotensão materna causa redução do fluxo placentário e a hipóxia fetal ocorre logo após hemorragia e hipovolemia, sendo fundamental o controle rigoroso da hemostasia.

Medidas de prevenção de eventos tromboembólicos devem ser adotadas em todos os procedimentos, tendo em vista o estado de hipercoagulabilidade durante a gestação. Meias compressivas e botas pneumáticas devem ser utilizadas no intra e pós-operatório. Não há contraindicação ao uso de heparina de baixo peso molecular profilática. Anticoagulantes orais não têm segurança confirmada em pacientes gestantes e não devem ser utilizados.

A laparoscopia é segura durante a gestação em mãos experientes e, por estar associada a menores riscos de sangramento, contrações pré-termo e eventos adversos ao feto, é a via de escolha.[7,8] O período de 90 a 120 minutos é defendido como limite seguro para cirurgia laparoscópica em paciente gestante, em razão do risco de hipercapnia e do aumento da pressão intra-abdominal inerente ao método, que pode causar hipofluxo placentário. Deve-se utilizar pneumoperitônio com pressões baixas (10 a 12 mmHg, máximo 15 mmHg). O método de primeira punção mais utilizado em pacientes gestantes é a técnica aberta (Hasson) na linha média, pelo menos 5 cm acima do fundo uterino para diminuir o risco de perfuração uterina.[1,7,9]

Não há dados na literatura que sustentem o uso de tocolíticos de forma profilática, devendo a indicação ser individualizada quando há previsão de manipulação uterina.[8,9]

A monitoração fetal intraprocedimento não é indicada de rotina e só deve ser considerada em caso de feto viável. Em geral, se não há intercorrência cirúrgica ou deterioração dos parâmetros vitais maternos, a chance de risco fetal é mínima.[8,9]

As orientações em pacientes gestantes que serão submetidas a cirurgia podem ser encontradas na Tabela 2.

TABELA 2 Orientações em gestantes que serão submetidas a cirurgia

Anestesia	▪ Decúbito lateral esquerdo ▪ Evitar hipotensão, hipoxemia, hipoglicemia ▪ Analgesia pós-operatória adequada (não há contraindicação para uso de opioide)
Monitoração fetal	BCF antes e após cirurgia
Maturação pulmonar	Betametasona 48 h antes da cirurgia
Tocolíticos	Discutir com equipe da obstetrícia. Considerar quando houver alguma manipulação uterina
Profilaxia de TEV	Heparina de baixo peso molecular
Laparoscopia	Técnica aberta (Hasson) Pressão ≤ 15 mmHg Tempo cirúrgico < 90 min

BCF: batimento cardíacos fetais; TEV: tromboembolismo venoso.

TRATAMENTO ONCOLÓGICO SISTÊMICO DURANTE A GESTAÇÃO

A gravidez resulta em alterações fisiológicas (ver Tabela 1) que podem influenciar a concentração sérica e eficácia dos quimioterápicos, interferindo na farmacocinética quanto ao metabolismo e à excreção destes fármacos. As recomendações atuais sugerem a dosagem dos quimioterápicos durante a gravidez com base no peso real, não no peso corporal ideal ou pré-gestacional: as pacientes devem ser pesadas em todas as consultas e a dose deve ser recalculada de acordo com o peso atual.

A quimioterapia é contraindicada no 1º trimestre da gestação, uma vez que a exposição durante a organogênese foi associada a um risco de 10 a 20% de malformações.[1,2,10] O benefício ao feto em postergar o tratamento até o 2º trimestre deve ser avaliado em relação ao risco materno. Após 14 semanas de gestação, a administração de uma série de quimioterápicos é viável, incluindo taxanos, platina, antracíclicos, etoposídeo e bleomicina. Apesar de a maioria dos medicamentos quimioterápicos atravessar a placenta[1,3,10], em vários estudos, a taxa de malformações fetais e o desenvolvimento neuropsicomotor foram comparáveis aos da população em geral, demonstrando a segurança relativa da quimioterapia após o 1º trimestre.[11] No entanto, o tratamento sistêmico está associado a maior risco de trabalho de parto prematuro, restrição do crescimento fetal e baixo peso ao nascer, o que enfatiza a necessidade de parto em centro com UTI neonatal especializada.[1,2,12]

Em relação aos quimioterápicos baseados em platina, principal droga utilizada no tratamento de câncer ginecológico, alguns autores sugerem a carboplatina em vez da cisplatina. Foi descrito 1 caso de ototoxicidade no neonato após exposição à cisplatina durante a gravidez, além de haver um melhor perfil de toxicidade materna com a carboplatina.[10]

Há também a preocupação de neoplasia secundária nos neonatos cujas mães foram tratadas com quimioterapia durante a gestação. Song et al., em uma metanálise de 88 pacientes com câncer de colo uterino submetidas a quimioterapia neoadjuvante que deram à luz 88 neonatos, relataram que 2 deles desenvolveram neoplasias malignas na infância: uma criança com leucemia mieloide aguda aos 22 meses e outra com rabdomiossarcoma retroperitoneal aos 5 anos. Os autores, porém, concluem, que não é possível definir relação causal direta do quimioterápico com o surgimento das neoplasias.[12]

Não há mais recomendação de antecipar o parto para realização de quimioterapia, devendo-se seguir a gravidez até o termo, se houver condições obstétricas e fetais adequadas.[1,2] Esta orientação é respaldada pelos achados publicados pelo grupo International Network on Cancer, Infertility and Pregnancy (INCIP), com 136 crianças nascidas de mães que receberam quimioterapia durante a gestação, que foram acompanhadas no período pós-parto médio de 6 anos. Nesta coorte prospectiva, não foi encontrada relação entre maior número de ciclos de quimioterapia e desfecho neonatal e pediátrico desfavorável (desenvolvimento neuropsicomotor comparável ao grupo controle), enquanto a prematuridade mostrou forte associação com atraso no desenvolvimento cognitivo.[11]

As crianças cujas mães receberam quimioterapia durante a gestação devem receber acompanhamento cardiológico, neurológico e psicológico regular para vigilância de possíveis efeitos tardios.[1]

A quimioterapia não é recomendada após 35 semanas, pois um intervalo de 3 semanas entre o último ciclo de quimioterapia e o parto é importante para permitir a recuperação da medula óssea materna e fetal.[1,10,12] Esta janela é particularmente importante em recém-nascidos prematuros que carecem de enzimas que metabolizam os quimioterápicos. Quando regimes semanais são usados, a orientação é que a administração não ultrapasse a idade gestacional de 37 semanas.

As medidas de suporte não diferem das utilizadas em pacientes não gestantes, com exceção da prednisolona, que deve ser evitada por passar pela barreira placentária e estar associada a lábio leporino e distúrbio de atenção e hiperatividade. A alternativa segura é usar a metilprednisolona.[13]

As principais recomendações sobre tratamento sistêmico estão resumidas na Tabela 3.

CÂNCER DE COLO DE ÚTERO

O câncer de colo uterino (CCU) é o câncer ginecológico mais comum na gravidez, com uma estimativa de 0,1 a 12 por 10.000 gestações. Para as neoplasias intraepiteliais cervicais, são

TABELA 3 Recomendações para tratamento sistêmico e terapia de suporte[1]

A dosagem dos quimioterápicos durante a gravidez deve ser baseada no peso atual, sendo utilizada a mesma dose/m² ou dose/kg² de pacientes não grávidas
A quimioterapia é contraindicada no 1° trimestre de gestação para evitar interferência na organogênese
Após 14 semanas de gestação, a administração de uma série de quimioterápicos é viável, incluindo taxanos, platina, antraciclinas, etoposídeo e bleomicina
A quimioterapia não é recomendada após 35 semanas, para permitir que a medula óssea materna e fetal se recuperem até o parto
Anti-VEGF e outros medicamentos antiangiogênicos são contraindicados durante a gravidez
Não há dados de segurança para administração de terapia-alvo durante a gestação
Metoclopramida, ondasentrona, ranitidina, inibidores da bomba de prótons, metilprednisolona e estimuladores de colônias de granulócitos (G-CSF) podem ser usados, se necessário. Evitar dexametasona e prednisolona

descritas taxas de incidências que variam entre 1,30 e 2,7 por 1.000 gestações.[1-3]

A sintomatologia do CCU durante a gravidez é semelhante à das pacientes não grávidas.[1,2] Em estádios iniciais, o diagnóstico habitualmente é feito após avaliação de colpocitologia oncótica alterada. A taxa de anormalidades citológicas entre as gestantes é de 5 a 8% e semelhante à da população não grávida.[14]

Quando sintomáticas, pode haver corrimento amarelado, fétido ou hemorrágico, sangramento pós-coito e dor em hipogástrico. O sintoma mais comum, que está presente em torno de 50% dos casos, é o sangramento pós-coito, que frequentemente não se associa à dor e apresenta-se em quantidade variável. Em estádios mais avançados, as pacientes podem ter dor lombar, hematúria, alterações na micção e alterações do ritmo intestinal.

É fundamental realizar exame especular e toque vaginal em todas as gestantes para avaliar o colo uterino, já que alguns destes sintomas mimetizam queixas comuns à gravidez.[1,2]

De acordo com as diretrizes do Instituto Nacional do Câncer (Inca)[15], a recomendação para o rastreamento das lesões pré-neoplásicas e do CCU em gestantes deve ser realizado pela colpocitologia, seguindo as recomendações de periodicidade e faixa etária para as demais mulheres, sendo que a procura pelo serviço de saúde para realização de pré-natal deve ser sempre considerada uma oportunidade para o rastreamento.

Os estudos não sugerem diferenças no prognóstico oncológico da mulher com CCU diagnosticado na gravidez quando comparado com não gestantes.[1,2]

Diagnóstico

Gestante com colpocitologia oncótica alterada

Gestantes com colpocitologia compatível com atipias provavelmente não neoplásicas (ASCUS) ou lesão intraepitelial de baixo grau (LIEBG) devem ser acompanhadas da mesma forma que pacientes não gestantes.

Gestantes com colpocitologia indicando lesão de alto grau (LIEAG), células escamosas atípicas em que não se pode descartar uma lesão de alto grau (ASC-H) ou células glandulares atípicas (AGC) devem realizar colposcopia e, se necessário, biópsia. O objetivo é afastar lesão invasora, visto que as lesões de alto grau detectadas na gestação possuem mínimo risco de progressão para invasão e algum potencial de regressão após o parto.[14]

Em um estudo retrospectivo multicêntrico de 1.000 pacientes com citologia alterada na gravidez, 26% eram ASCUS, 55% LIEBG, 15% LIEAG e 4% ASC-H.[14] Das pacientes submetidas a biópsia, NIC 2-3 foi encontrado em 20% das colposcopias normais ou compatíveis com LIEBG, em comparação com 55% quando a impressão colposcópica era LIEAG. A ocorrência de 20% de NIC 2-3 com impressão colposcópica de LIEBG ou normal destaca que as alterações fisiológicas da gravidez podem mascarar a verdadeira patologia. Por isso, a colposcopia em paciente gestante deve ser realizada por examinador experiente. A citologia pós-parto normalizou em 64% dos pacientes com ASC/LIEBG e em 53% com LIEAG.

A colposcopia pode ser realizada em qualquer época da gestação. A biópsia pode ser realizada com segurança, existindo apenas maior probabilidade de sangramento.[14]

A gravidez altera a aparência do colo do útero, tanto a olho nu quanto com o auxílio do colposcópico.[2,14] A hipervascularização produz uma tonalidade azul, que é exacerbada com ácido acético. O epitélio colunar e os orifícios glandulares são mais proeminentes ao final do 1º trimestre e, no 2º e 3º trimestres, há edema do estroma, inflamação e decidualização (todos os processos benignos), que aos olhos inexperientes, podem parecer suspeitas.

Gestantes com células glandulares atípicas (AGC) devem ser submetidos à avaliação colposcópica com biópsias direcionadas. Na gestação, até 40% das citologias com AGC são de fato acompanhadas de alterações histológicas, sendo metade delas lesões escamosas.[2] Se adenocarcinoma *in situ* (AIS) é diagnosticado em biópsia, procedimentos excisionais na gestação devem ser reservados para os casos em que há suspeita de invasão. Se nenhuma lesão óbvia for observada na colposcopia, RM da pelve sem contraste pode ser considerada.

Em pacientes com diagnóstico histológico de NIC2 ou NIC3, a colposcopia pode ser repetida em 12 semanas ou em 6 semanas após o parto. A biópsia só deve ser repetida em achados sugestivos de invasão.

A curetagem endocervical deve ser evitada pela possível associação com abortamento, embora não exista evidência para essa correlação.[2,14]

A indicação de conização durante a gravidez não segue as mesmas premissas da não gestante. Na gravidez, a conização estadiadora é indicada apenas se o estadiamento ou a confirmação da doença invasora residual alterar o momento e o tipo de parto. Não havendo essa premissa, esse procedimento deve ser postergado para o período pós-parto.[1,2] O momento ideal para a realização da conização na gravidez é entre 14 e 20 semanas, devendo-se evitá-la no 3º trimestre, pelo risco de sangramento. Naquelas situações indicadas, deve-se dar preferência à excisão da zona de transformação para evitar atingir o orifício cervical interno e reduzir o risco de abortamento, rotura prematura das membranas, sangramento genital e infecção. Uma vez que, na paciente gestante, a zona de transformação é completamente visível (ectrópio fisiológico da gestação), este procedimento costuma ser adequado para estadiamento.

Gestante com lesão macroscópica

Pacientes gestantes com lesões suspeitas no colo do útero devem ser submetidas à biópsia incisional. Após confirmação diagnóstica, devem preferencialmente realizar RM de abdome total e radiografia de tórax com proteção abdominal para avaliação da extensão da doença.[5,6]

Na indisponibilidade da RM, pode-se realizar ultrassonografia de abdome com avaliação de rins e vias urinárias.[1]

Interrupção da gravidez

A interrupção da gestação em caso de risco de morte materna é prevista no artigo 128 do Código Penal Brasileiro (aborto necessário ou terapêutico) e pela portaria GM/MS 1.508 do Ministério da Saúde. Nos outros tumores associados à gestação, preconiza-se a terapia oncológica padrão para o órgão envolvido; no entanto, pelo fato de o câncer acometer o órgão que abriga a gestação, isto é, o colo do útero, é impossível realizar a terapia padrão para este caso, que é cirurgia radical e/ou radioterapia pélvica. Estes procedimentos implicam em resolução da gestação (interrupção precoce com feto viável ou não) ou no óbito fetal.

A interrupção da gestação, seguida de tratamento oncológico padrão, é recomendada em pacientes com doença localmente avançada ou linfonodo positivo. Pacientes que optam por seguir a gestação devem ser informadas de que não realizarão o tratamento oncológico padrão, com a possibilidade de comprometimento do prognóstico materno bem como maiores riscos obstétricos e para o concepto.[1,2]

O método de interrupção da gestação depende da idade gestacional e do estadiamento. Em pacientes com estádio inicial e gestação de até 24 semanas, pode-se realizar histerectomia radical com o feto *in situ* ("útero cheio"). Após esta idade gestacional, na maioria dos centros de referência, considera-se feto viável e a conduta deve ser individualizada.

Em doença localmente avançada, durante o 1º trimestre, indica-se abortamento com evacuação do concepto. Contudo, quando o aborto cirúrgico não é viável pela presença de tumor obliterando o orifício cervical, a radioterapia pode ser iniciada com o concepto intraútero. Isso resulta em aborto espontâneo dentro de 3 semanas.[1,2,16] Acima de 18 semanas, dá-se preferência por feticídio antes da evacuação.

Para a interrupção da gestação em paciente com câncer de colo de útero, é necessário:

- Avaliação de no mínimo dois profissionais, sendo que um deles deverá ser especialista na doença que está motivando a interrupção.
- Registro, em prontuário médico, das justificativas médicas detalhando o risco materno.

- Anuência e/ou consentimento esclarecido, assinado pela gestante ou por seus familiares, salvo se isso não for possível, em situações de iminente risco de morte.
- Apoio e acompanhamento de uma equipe multiprofissional, especialmente de psicólogos.

Não é necessária autorização judicial, boletim de ocorrência nem comunicação ao Conselho Regional de Medicina.

Preservação da gestação

Nas pacientes que optaram por prosseguir a gravidez, o *status* linfonodal é fundamental na decisão terapêutica. Apesar de a quimioterapia neoadjuvante (QTN) ter se mostrado efetiva no controle da doença durante a gestação de forma a permitir aguardar o parto para tratamento definitivo, nas pacientes com linfonodos positivos, em que o prognóstico é consideravelmente pior, o risco de não realizar o tratamento padrão não é aceitável.

Ademais, nos tumores até IB1, o *status* linfonodal pode ajudar a discriminar qual paciente pode ser candidata a uma espera vigiada.

Apesar da RM pélvica ter sensibilidade e especificidade aceitável em linfonodos aumentados, o padrão-ouro para diagnóstico permanece sendo a linfadenectomia.

Este procedimento pode ser realizado por mãos experientes, preferencialmente por laparoscopia, em gestações de até 16 semanas. Após esta idade gestacional, a exposição do retroperitônio é dificultada pelo volume uterino, mas ainda pode-se considerar por meio da técnica aberta, preferencialmente a extraperitoneal. Após 22 semanas, a literatura mostra que o número de linfonodos ressecados foi insuficiente para se considerar o estadiamento cirúrgico adequado.

A linfadenectomia estadiadora em gestantes, apesar de apresentar morbidade aceitável, tem risco de hemorragia ou de complicações maiores em comparação com mulheres não grávidas e, por isso, não há consenso na literatura quanto à sua indicação formal.[1,2] A decisão deve ser individualizada, levando-se em conta a experiência do cirurgião e a aceitação da paciente em interromper a gestação em caso de metástase linfonodal.

A pesquisa de linfonodo sentinela em CCU não é recomendada durante a gestação, pois não há estudos sobre a segurança e a acurácia do método nesta população. Apesar de a dose de radiação do radiocoloide ser inferior à do limite aceitável, preocupa o fato de ser injetado no colo, próximo ao concepto. O azul patente está associado a 1% de reação anafilática e não há estudos de segurança com o verde de indocianina.[1]

Tratamento

O tratamento do CCU pode ser expectante, cirúrgico (conização/traquelectomia) ou com QTN.

A QTN em CCU na gestação é baseada em platina, preferencialmente carboplatina e paclitaxel, a cada 3 semanas. Em uma revisão com 50 mulheres tratadas com QTN e idade gestacional média de 19 semanas, a taxa de resposta foi de 90%, com 62,5% apresentando resposta completa.[1] A sobrevida global com 2 anos de seguimento foi 94% para estádio IB1, 70% para estádio IB2 e 70% para estádio > IB.

O tratamento de escolha baseia-se no estádio da doença, na idade gestacional ao diagnóstico e na preservação ou não da gestação.

Estádio IA1 sem invasão angiolinfática

É recomendado tratamento cirúrgico conservador, como a conização, preferencialmente após o 1º trimestre e antes de 22 semanas. Depois desta idade gestacional, deve-se realizar vigilância trimestral com colposcopia até o parto.

Estádio IA1 com invasão angiolinfática a IB1

- Diagnóstico até 22 semanas: cada vez mais estudos em pacientes com CCU mostram que, quando os linfonodos pélvicos são negativos, o risco de acometimento paramétrial é desprezível, há evidência para conduzir estas pacientes com linfadenectomia pélvica e conização ampla ou traquelectomia simples para obtenção de margens livres, seguida de cerclagem. Em casos de linfonodos pélvicos positivos, recomenda-se a interrupção da gestação para tratamento padrão definitivo com radioterapia e quimioterapia (radioquimioterapia – RQT) concomitante.[1,2]

- Diagnóstico após 22 semanas: vários relatos de casos e séries de casos descrevem os resultados quando se postergou o tratamento de 1 a 32 semanas para permitir a maturação pulmonar fetal em mulheres com CCU em estádio IA-IB.[2] No geral, a progressão da doença foi rara. Assim, realizar vigilância de progressão e aguardar o término da gestação para realizar o tratamento definitivo é uma opção aceitável. Outra opção é a QTN até 3 semanas antes do parto. Programa-se histerectomia radical no momento do parto ou com 6 semanas de puerpério.

Estádio IB2

- Diagnóstico até 22 semanas: recomenda-se linfadenectomia pélvica. Em caso de linfonodos negativos, QTN à base de platina preferencialmente com paclitaxel até 3 semanas antes do parto. Se doença estável ou resposta clínica, programa-se histerectomia radical no momento do parto ou com 6 semanas de puerpério. Em caso de progressão, indica-se interrupção da gestação e RQT) após o parto. Se linfonodos positivos, indica-se preferencialmente interrupção da gestação para tratamento definitivo ou QTN seguida de RQT após o parto.
- Diagnóstico após 22 semanas: QTN até 3 semanas antes do parto. Se doença estável ou resposta clínica, programa-se histerectomia radical no momento do parto ou com 6 semanas de puerpério. Se progressão, indica-se interrupção da gestação e RQT após o parto.

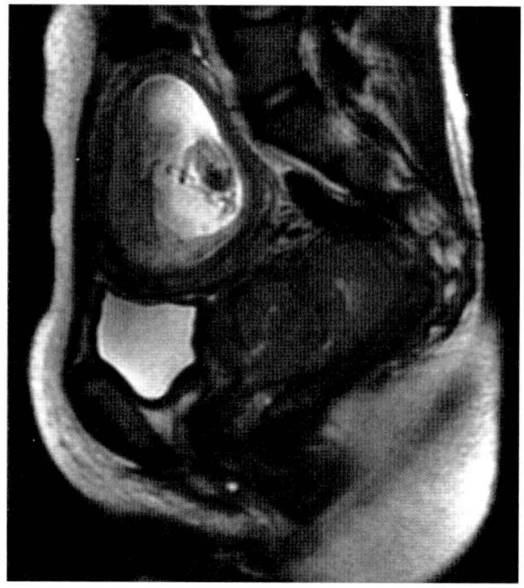

FIGURA 1 Paciente gestante de 12 semanas e neoplasia de colo uterino localmente avançada.

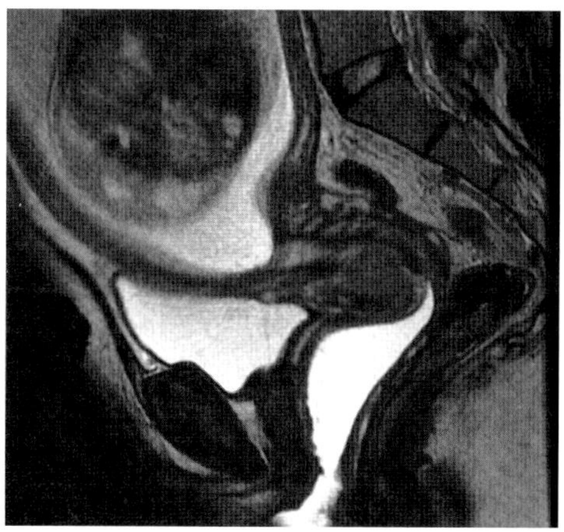

FIGURA 2 Mesma paciente após 2 ciclos de quimioterapia neoadjuvante.

Estádio IB3 até IVA

Nos tumores localmente avançados durante a gestação, pode ser ofertada a quimioterapia à base de platina preferencialmente com paclitaxel, a partir do 2º trimestre até 34 semanas, com taxas de respostas semelhantes às das não grávidas. A RQT deve ser iniciada 2 semanas após o parto.

Ao considerar o risco de complicações perinatais como infecção e hemorragia, a quimioterapia deve ser interrompida entre 3 e 4 semanas antes da data planejada para o parto.[1,2]

Estádio IVB

Em caso de doença metastática, pode ser ofertada quimioterapia à base de platina, que pode ser associada taxanos ou a 5-fluorouracil.[17,18] Está em curso o uso de novos agentes no CCU em casos de doença avançada e/ou metastática, como a gencitabina, os antiangiogênicos como o bevacizumabe, e a imunoterapia como o pembrolizumabe, mas são contraindicados durante a gestação, podendo ser planejados após o parto. O CCU metastático, frequentemente, é uma doença agressiva, muito sintomática e ameaçadora à vida. A oferta precoce de cuidados paliativos para controle da dor e de outros sintomas é fundamental na doença avançada e metastática, contribuindo não apenas para melhora da qualidade de vida, como também para maior sobrevida destas pacientes.

Acompanhamento pré-natal

O exame ginecológico e/ou a colposcopia devem ser realizados mensalmente. A RM para afastar progressão linfonodal deve ser realizada a cada 3 meses. Uma vez detectada progressão da doença, a gestação deve ser interrompida e o tratamento definitivo deve ser instituído.

Parto

Nos casos em que não há indicação obstétrica de antecipação do parto, o momento ideal do parto deve ser no termo da gestação e preferencialmente com 39 semanas. Quanto à via de parto, recomenda-se a cesariana para os casos em que há doença invasora no colo, com incisão corporal (Figura 3) para não ocorrer risco de extensão da histerotomia para o colo e consequente laceração tumoral, com contaminação da cavidade abdominal.

O parto vaginal está contraindicado em paciente com neoplasia invasora no colo, por trazer risco materno e fetal. Além do risco de sangramento tumoral e de obstrução de canal de parto por lesões macroscópicas, a literatura descreve 20 casos de implante em laceração de canal de parto ou episiotomia, o que foi fatal na maioria dos casos.[2] Karakawa et al. relataram 2 casos de crianças que desenvolveram carcinoma epidermoide de pulmão após parto vaginal em paciente com a mesma neoplasia em colo uterino.[19]

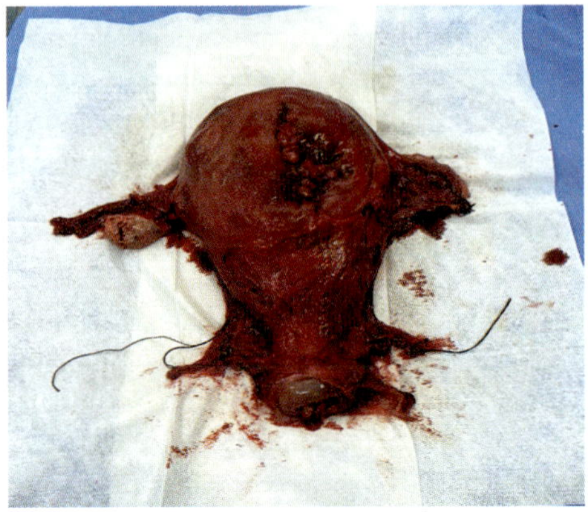

FIGURA 3 Histerectomia radical puerperal em paciente com tumor neuroendócrino de pequenas células de colo uterino diagnosticado na gravidez. Cesariana com incisão corporal.

Em pacientes submetidas a conização com margens livres e sem evidência de doença em colo, a via de parto é a obstétrica.[1] A placenta deve ser encaminhada para avaliação anatomopatológica. Nos casos raros de metástase placentária, o neonato deve ser acompanhado por serviço de oncologia pediátrica.[1]

Tratamento definitivo após o parto

O tratamento definitivo dependerá do desejo reprodutivo da paciente.

Paciente com desejo reprodutivo

- Nenhum tratamento é necessário em estádio IA1 sem invasão linfovascular. Caso a margem da peça da conização seja positiva para doença invasora, recomenda-se cesariana e repetição da conização 6 a 8 semanas após o parto.

- Recomenda-se traquelectomia radical com avaliação linfonodal em estádio IA1 com invasão angiolinfática até IB1, podendo ser feita 6 a 8 semanas após o parto.

Paciente sem desejo reprodutivo

- Pacientes com estádio IA1 sem invasão angiolinfática podem ser submetidas a histerectomia extrafascial. Tal procedimento pode ser feito juntamente com a cesariana.
- Pacientes com estádio IA1 com invasão angiolinfática a IB2 devem ser submetidas a histerectomia radical com linfadenectomia pélvica juntamente com a cesariana ou no período pós-parto. A histerectomia após a cesariana está associada a maior sangramento e complicações perioperatórias, como infecção de ferida operatória e infecção do trato urinário.[20]
- Pacientes com indicação de RQT devem iniciar o tratamento 2 semanas após o parto.

CÂNCER DE OVÁRIO

A frequência de massas anexiais diagnosticadas durante a gravidez varia de 0,05 a 2,4%. Destas, 1 a 6% são malignas[1-3,21,22], de forma que o câncer de ovário é a 5ª neoplasia mais diagnosticada durante a gestação.[3]

Os tumores de linhagem epitelial, especificamente os tumores *borderlines*, são os mais comuns, correspondendo a aproximadamente metade dos casos, seguidos de tumores germinativos e daqueles do cordão sexual/estroma. A maioria das pacientes (70%) é diagnosticada em estádio I.[21,23]

Existem condições benignas comuns na gestação com características complexas que podem levar à suspeição de neoplasia. Por exemplo, cistos tecaluteínicos costumam apresentar áreas sólidas que, na maioria dos casos, correspondem

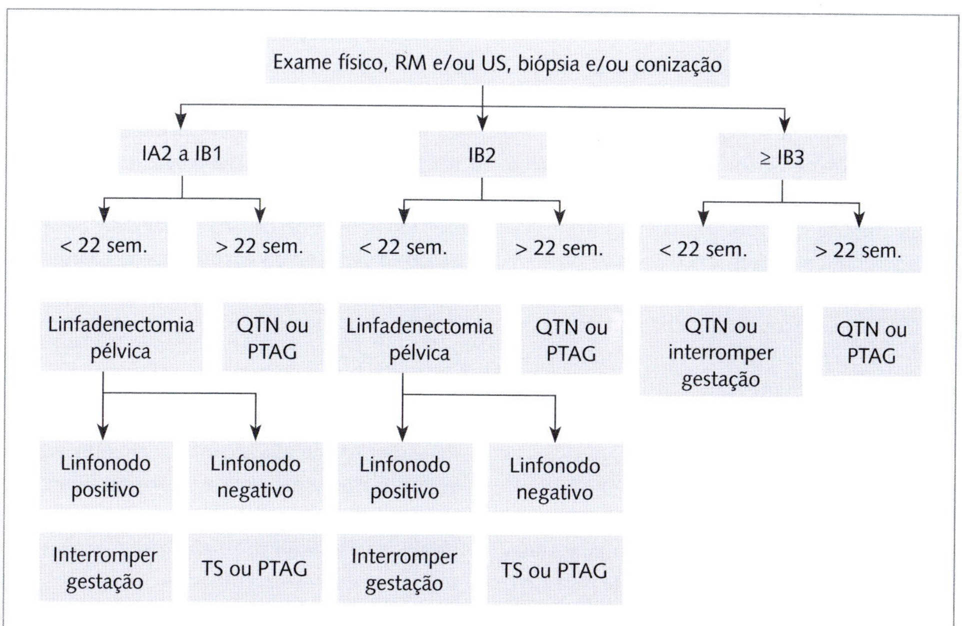

FIGURA 4 Fluxograma de tratamento do câncer de colo de útero durante a gestação.
PTAG: postergar tratamento para depois da gestação; QTN: quimioterapia neoadjuvante; RM: ressonância magnética; US: ultrassonografia.

a parênquima ovariano edemaciado, apresentando, portanto, fluxo ao Doppler. O principal fator confundidor é que podem atingir grandes volumes, principalmente em gestações múltiplas e gestações decorrentes de tratamento por reprodução assistida. Luteoma é uma neoplasia benigna que ocorre apenas na gestação, com curso benigno após o término desta. É predominantemente sólida e costuma estar associada à clínica de hiperandrogenismo.

Lesões anexiais de baixa suspeição podem ser conduzidas de maneira expectante, já que a maioria das condições benignas regride espontaneamente. Ainda assim, apenas 10% das lesões persistentes se revelam malignas.[2]

Em razão da popularização da ultrassonografia no período pré-natal, na maioria das pacientes, o diagnóstico do câncer é incidental. No entanto, em tumores volumosos e/ou de crescimento rápido, como os germinativos, torção pode ocorrer em 5% dos casos e a paciente pode apresentar clínica de abdome agudo. Em casos avançados, a paciente pode apresentar os mesmos sintomas das não gestantes, como inapetência, desconforto abdominal e ascite.

O câncer de ovário é a neoplasia ginecológica mais letal, e a primeira cirurgia tem impacto direto nas chances de cura da paciente.

O diagnóstico coincidente com gestação exige condução em centro de referência com equipe médica multidisciplinar, incluindo oncologista clínico, gineco-oncologista e obstetra especializado em pacientes de alto risco.

Avaliação da biópsia por anatomopatologista experiente é fundamental, pois há alterações histológicas inerentes à gestação que podem mimetizar características malignas.

Exames de imagem

O exame ultrassonográfico das massas anexiais em mãos experientes é suficiente para auxiliar na identificação de características malignas. A RM é uma excelente ferramenta diagnóstica para avaliação complementar das lesões anexiais, sendo sua principal vantagem o diagnóstico diferencial com endometrioma, edema ovariano e mioma subseroso.[17] Deve ser utilizada para estadiamento radiológico, já que TC, pela dose de radiação ionizante, implica riscos ao feto. Como já mencionado, o uso de contraste (gadolínio) é contraindicado, por sua potencial teratogenicidade.

Marcadores tumorais

Os marcadores tumorais comumente empregados para avaliação de massas anexais podem encontrar-se em níveis aumentados na gestação, dificultando a sua interpretação (Tabela 4).[18]

Os níveis séricos do CA125 estão elevados na maioria dos casos de câncer epitelial de ovário. Contudo, por ser produzido por tecidos normais, incluindo o endométrio, os níveis do CA125 podem estar elevados durante o início da gestação e imediatamente após o parto.[8] Valores acima de 150 U/mL após a 15ª semana de gestação devem ser interpretados como suspeitos.

O HE4 (sigla em inglês de *human epididymis protein 4*) parece não ter seus valores alterados durante o período gestacional e, por isso, tem sua interpretação mais confiável.

A alfafetoproteína (AFP) sérica pode ter valores elevados em tumores germinativos, porém também é utilizada como triagem para defeito de fechamento do tubo neural e de síndrome de Down. No entanto, os níveis da AFP associados aos tumores germinativos costumam encontrar-se bastante elevados, bem acima dos descritos em pacientes cujos fetos apresentam tais alterações.

Os valores da lactato desidrogenase não aumentam em gestações normais, de forma que pode ser considerada um marcador confiável em gestantes com suspeita de tumor germinativo. Pré-eclâmpsia ou alterações hepáticas podem provocar alteração nesse marcador, porém em níveis bem menos acentuados.

A inibina A é secretada pela placenta, portanto, não é um marcador confiável durante a gestação; já a inibina B e o hormônio antimulleriano permanecem estáveis.[2,23]

TABELA 4 Marcadores tumorais na gestação

Marcador tumoral	Neoplasia	Valor de referência	Alterações na gestação
CA125	Epitelial	< 35 U/mL	Aumenta no 1° trimestre
CEA	▪ Cistoadenocarcinoma mucinoso ▪ Pseudomixoma peritoneal ▪ Câncer colorretal	< 5 ng/mL	Pode aumentar no 3° trimestre, mas se mantém nos limites de normalidade
Alfafetoproteína	▪ Germinativa ▪ Hepatocarcinoma	< 15 ng/mL	Pico às 13 semanas
Desidrogenase láctica	Germinativa (principalmente disgerminoma)	120-246 UI/L	Pode estar aumentado em pré-eclâmpsia, mas em níveis menores do que nas neoplasias
Inibina B	Granulosa	< 224 pg/mL	Não altera na gestação
hCG	Mola com feto coexistente	Pico de 100.000 mLU/mL com 10 semanas	Declina no 2° trimestre, fica constante até o parto

Cirurgia

Em caso de suspeita de malignidade, é necessária a avaliação histopatológica, mesmo durante o período gestacional.[1,2,24]

Doença aparentemente restrita ao ovário

Quando o tamanho tumoral permitir, a laparoscopia deve ser a via de acesso preferencial, por estar associada a menos sangramento, contrações pré-termo e eventos adversos ao feto.[9-14] Se optado por laparotomia, a incisão deve ser vertical. Salpingo-oforectomia é preferível à ooforoplastia em razão do risco de ruptura tumoral. A cirurgia estadiadora é factível até a 22ª semana, quando o volume uterino ainda permite a avaliação da escavação retouterina (fundo de saco de Douglas) e a linfadenectomia. Entretanto, em virtude da baixa acurácia do exame de congelação em diferenciar tumor *borderline* de neoplasia invasora e em definir o tipo histológico dos tumores não epiteliais[25,26], é aceitável realizar apenas a salpingo-oforectomia e aguardar o resultado anatomopatológico final. Confirmada a neoplasia maligna, a decisão de reabordagem cirúrgica para completar o estadiamento ainda durante a gestação ou aguardar o parto deve ser individualizada.

Doença avançada

Pacientes com suspeita de doença metastática aos exames de imagem devem ter o diagnóstico confirmado por biópsia percutânea ou cirúrgica. É importante que o material seja adequado para possível complementação diagnóstica com imuno-histoquímica, para confirmar o tipo histológico e descartar outro sítio primário. Cirurgia citorredutora deve ser realizada após a gestação, quando houver indicação.

Tratamento sistêmico

Indicações de quimioterapia, fármacos utilizados e intervalo em pacientes gestantes com neoplasia maligna de ovário são as mesmas das não gestantes: carboplatina e paclitaxel a cada 3 semanas em neoplasias epiteliais, e etoposídeo e cisplatina (EP) com ou sem bleomicina (BEP) em tumores germinativos.[6]

Em razão da raridade, há apenas relatos de casos de gestantes que receberam BEP durante o 2º e 3º trimestre. A maioria não resultou em malformações fetais, com exceção de um recém-nascido de 28 semanas com ventriculomegalia e atrofia cerebral.[2] Levando-se em consideração que tumores germinativos malignos são caracterizados por crescimento rápido e comportamento agressivo, atrasar o início do tratamento sistêmico pode afetar os desfechos maternos.

Interrupção da gestação

A maioria das pacientes com câncer de ovário diagnosticado durante a gestação apresenta estádio inicial, em que o útero não está acometido. Além disso, o prognóstico delas parece ser semelhante ao das não gestantes.[9] Por isso, diretrizes internacionais consideram a interrupção apenas em doença metastática.[6] No entanto, como o tratamento cirúrgico preconizado em pacientes com câncer de ovário inclui histerectomia, a interrupção da gestação pode ser considerada com o argumento de risco materno, prevista no artigo 128 do Código Penal Brasileiro (aborto necessário ou terapêutico) e pela portaria GM/MS no 1.508 do Ministério da Saúde. A paciente deve ser aconselhada em relação aos seus direitos, assim como em relação ao prognóstico e a possíveis riscos de toxicidade fetal ou complicações decorrentes do tratamento do câncer de ovário durante a gravidez, além do prognóstico.

CÂNCER DE VULVA

Menos de 40 casos de câncer vulvar durante a gestação foram relatados na literatura[2], a

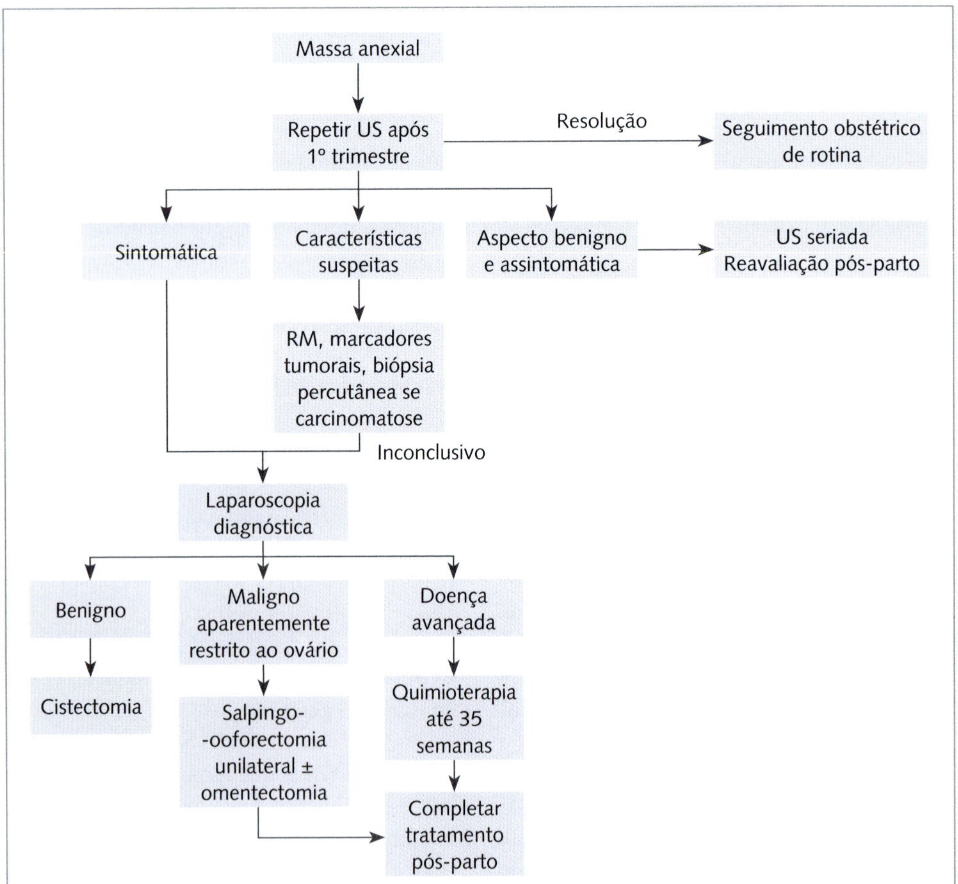

FIGURA 5 Fluxograma de tratamento do câncer de ovário na gestação.
RM: ressonância magnética; US: ultrassonografia.
Fonte: adaptada de Korenaga e Tewari, 2020.[2]

maioria em estádio inicial. Ressecção tumoral com margens e pesquisa de linfonodo sentinela é o tratamento de escolha.

A pesquisa de linfonodo sentinela com tecnécio-99 deve ser realizada com injeção 2 horas antes do procedimento (protocolo curto), de forma a diminuir a exposição fetal após a injeção. O radiocoloide é capturado pelo linfonodo, que é ressecado, diminuindo ainda mais a exposição.

Linfocintilografia não é recomendada, pois doses de radiação e azul patente trazem risco de anafilaxia, portanto, devem ser evitadas. A via de parto preferencial é a cesariana, para evitar trauma de canal de parto e deiscência da incisão vulvar.

SARCOMA UTERINO

Leiomioma é a neoplasia ginecológica mais comum em idade reprodutiva. Leiomiomas diagnosticados durante a gestação devem ser conduzidos de maneira expectante, visto que a maioria não apresenta crescimento significativo e involuem após o parto. Exames de imagem não são adequados para diferenciar miomas de leiomiossarcomas, levantando suspeição quando há crescimento rápido, margens indefinidas, ausência de calcificações e áreas hemorrágicas, porém, sem acurácia adequada.

Uma revisão de 15 sarcomas uterinos diagnosticados na gravidez mostrou que as sintomatologias mais comuns foram sangramento vaginal anormal (40%), dor abdominal (33%) e crescimento rápido de lesão uterina (20%).[26] A maioria das pacientes foi operada durante o 3º trimestre ou no pós-parto (67%). O prognóstico é muito pobre, com sobrevida média de 1,5 ano.[27]

REFERÊNCIAS BIBLIOGRÁFICAS

1. Amant F, Berveiller P, Boere IA, Cardonick E, Fruscio R, Fumagalli M, et al. Gynecologic cancers in pregnancy: guidelines based on a third international consensus meeting. Ann Oncol. 2019;30(10):1601-12.
2. Korenaga TK, Tewari KS. Gynecologic cancer in pregnancy. Gynecol Oncol. 2020;157(3):799-809.
3. Maggen C, Wolters VERA, Cardonick E, Fumagalli M, Halaska MJ, Lok CAR, et al. International Network on Cancer, Infertility and Pregnancy (INCIP). Pregnancy and cancer: the INCIP Project. Curr Oncol Rep. 2020;22(2):17.
4. Amant F, Verheecke M, Wlodarska I, Dehaspe L, Brady P, Brison N, et al. Presymptomatic identification of cancers in pregnant women during noninvasive prenatal testing. JAMA Oncol. 2015;1(6):814-9.
5. Toppenberg KS, Hill DA, Miller DP. Safety of radiographic imaging during pregnancy. Am Fam Physician. 1999;59(7):1813-8, 1820.
6. Ray JG, Vermeulen MJ, Bharatha A, Montanera WJ, Park AL. Association between MRI exposure during pregnancy and fetal and childhood outcomes. JAMA. 2016;316(9):952-61.
7. Jackson H, Granger S, Price R, Rollins M, Earle D, Richardson W, et al. Diagnosis and laparoscopic treatment of surgical diseases during pregnancy: an evidence-based review. Surg Endosc. 2008;22(9):1917-27.
8. Reedy MB, Källén B, Kuehl TJ. Laparoscopy during pregnancy: a study of five fetal outcome parameters with use of the Swedish Health Registry. Am J Obstet Gynecol. 1997;177(3):673-9.
9. Shigemi D, Aso S, Matsui H, Fushimi K, Yasunaga H. Safety of laparoscopic surgery for benign diseases during pregnancy: a nationwide retrospective cohort study. J Minim Invasive Gynecol. 2019;26(3):501-6.
10. Benoit L, Mir O, Vialard F, Berveiller P. Cancer during pregnancy: a review of preclinical and clinical transplacental transfer of anticancer agents. Cancers (Basel). 2021;13(6):1238.
11. Vandenbroucke T, Verheecke M, van Gerwen M, Van Calsteren K, Halaska MJ, Fumagalli M, et al. International Network on Cancer, Infertility and Pregnancy (INCIP). Child development at 6 years after maternal cancer diagnosis and treatment during pregnancy. Eur J Cancer. 2020;138:57-67.
12. Song Y, Liu Y, Lin M, Sheng B, Zhu X. Efficacy of neoadjuvant platinum-based chemotherapy during the second and third trimester of pregnancy in women with cervical cancer: an updated systematic review and meta-analysis. Drug Des Devel Ther. 2018;13:79-102.
13. Zagouri F, Dedes N, Papatheodoridi A, Liontos M, Dimopoulos MA. Supportive medication in cancer during pregnancy. BMC Pregnancy Childbirth. 2020;20(1):747.
14. Fader AN, Alward EK, Niederhauser A, Chirico C, Lesnock JL, Zwiesler DJ, et al. Cervical dysplasia in

pregnancy: a multi-institutional evaluation. Am J Obstet Gynecol. 2010;203(2):113.e1-6.

15. Instituto Nacional de Câncer José Alencar Gomes da Silva (Inca). Coordenação de Prevenção e Vigilância. Divisão de Detecção Precoce e Apoio à Organização de Rede. Diretrizes brasileiras para o rastreamento do câncer do colo do útero. 2.ed. Rio de Janeiro: Inca; 2016.
16. Kal HB, Struikmans H. Radiotherapy during pregnancy: fact and fiction. Lancet Oncol. 2005;6(5): 328-33.
17. Thomassin-Naggara I, Fedida B, Sadowski E, Chevrier MC, Chabbert-Buffet N, Ballester M, et al. Complex US adnexal masses during pregnancy: is pelvic MR imaging accurate for characterization? Eur J Radiol. 2017;93:200-8.
18. Sarandakou A, Protonotariou E, Rizos D. Tumor markers in biological fluids associated with pregnancy. Crit Rev Clin Lab Sci. 2007;44(2):151-78.
19. Karakawa A, Ichikawa H, Kubo T, Motoi N, Kumamoto T, Nakajima M, et al. Vaginal transmission of cancer from mothers with cervical cancer to infants. N Engl J Med. 2021;384(1):42-50.
20. Olthof EP, van der Velden J, Painter RC, Mom CH. Morbidity of radical hysterectomy combined with caesarean section in pregnant patients with cervical cancer. Eur J Gynaecol Oncol. 2021;42(2):300-6.
21. Schmeler KM, Mayo-Smith WW, Peipert JF, Weitzen S, Manuel MD, Gordinier ME. Adnexal masses in pregnancy: surgery compared with observation. Obstet Gynecol. 2005;105(5 Pt 1):1098-103.
22. Webb KE, Sakhel K, Chauhan SP, Abuhamad AZ. Adnexal mass during pregnancy: a review. Am J Perinatol. 2015;32(11):1010-6.
23. Palmer J, Vatish M, Tidy J. Epithelial ovarian cancer in pregnancy: a review of the literature. BJOG. 2009;116(4):480-91.
24. de Haan J, Verheecke M, Van Calsteren K, Van Calster B, Shmakov RG, Mhallem Gziri M, et al. International Network on Cancer and Infertility Pregnancy (INCIP). Oncological management and obstetric and neonatal outcomes for women diagnosed with cancer during pregnancy: a 20-year international cohort study of 1170 patients. Lancet Oncol. 2018;19(3):337-46.
25. Grimm D, Woelber L, Trillsch F, Keller-v Amsberg G, Mahner S. Clinical management of epithelial ovarian cancer during pregnancy. Eur J Cancer. 2014;50(5):963-71.
26. Ratnavelu ND, Brown AP, Mallett S, Scholten RJ, Patel A, Founta C, et al. Intraoperative frozen section analysis for the diagnosis of early stage ovarian cancer in suspicious pelvic masses. Cochrane Database Syst Rev. 2016;3(3):CD010360.
27. Matsuo K, Eno ML, Im DD, Rosenshein NB. Pregnancy and genital sarcoma: a systematic review of the literature. Am J Perinatol. 2009;26(7):507-18

CAPÍTULO 16

Preservação da fertilidade em pacientes com câncer ginecológico

Suzana Arenhart Pessini

INTRODUÇÃO

O interesse na preservação da fertilidade em pacientes com câncer aumentou nas últimas décadas, tanto pelo fato de as mulheres postergarem a gestação, como pelo aumento da incidência de câncer em jovens. Considerando todos os cânceres em adolescentes e adultos jovens (15-39 anos) de ambos os sexos, a taxa de incidência aumentou 29% entre 1973 e 2015.[1]

O câncer ginecológico, cujo sítio primário é o sistema reprodutor, afeta diretamente a fertilidade, já que seu tratamento é cirúrgico, com sua remoção. Além disso, assim como ocorre em outros cânceres, a radioterapia e a quimioterapia também comprometem a fertilidade, pelo efeito gonadotóxico que promovem.

O tratamento oncológico associado à perda da fertilidade em mulheres na idade reprodutiva resulta em consequências emocionais adicionais e em piora da qualidade de vida, e, com a perda súbita da função ovariana, os sintomas de menopausa são mais intensos e agregam desconforto. Existem dificuldades, tanto das equipes assistenciais como das pacientes, em abordar a possibilidade de manter a fertilidade ao tratar o câncer. Os motivos são vários, entre eles a dúvida sobre a efetividade dos tratamentos conservadores e o temor de que o retardo em iniciar o tratamento impacte negativamente na sobrevida. Em 2006, a American Society of Clinical Oncology (ASCO) publicou recomendações sobre a preservação de fertilidade, com o objetivo de aumentar a conscientização sobre o tema. A ASCO, juntamente com a American Society for Reproductive Medicine (ASRM), recomendam que pacientes em idade fértil com diagnóstico de doença maligna passem por aconselhamento reprodutivo antes da decisão terapêutica. Pacientes que recebem este aconselhamento apresentam menores taxas de arrependimento, mesmo quando optam por desistir do tratamento conservador.[2] Entretanto, ao menos 50% das pacientes com câncer permanecem desinformadas sobre a possibilidade de manter a fertilidade[3,4] e é ainda inconsistente a participação do especialista em reprodução na avaliação da paciente.[5,6] A avaliação diz respeito ao tumor e à fertilidade, bem como a compreensão, por parte da paciente, sobre resultados oncológicos e reprodutivos. Limitações existem, tanto referentes ao tipo de tumor e de seu estadiamento, como à disponibilidade técnica de criopreservação de oócitos, embriões e tecido ovariano.

CÂNCER DE COLO UTERINO

O câncer de colo uterino assume uma importância maior, entre os pélvicos ginecológicos, por ser o mais prevalente. De todos os tumores, é o 4º mais comum em mulheres, com taxas de incidência que chegam a 62,5/100.000 na Tanzania.[7] No Brasil, é o 3º câncer mais frequente na população feminina, com taxas de incidência de 5,9/100.000 mulheres no estado de São Paulo e de 40/100.000 no Amazonas.[8]

Pelas altas taxas de incidência e de mortalidade, e por acometer mulheres jovens, técnicas de preservação da função ovariana e da fertilidade são estudadas e propostas há décadas. Nos EUA, cerca de metade de todas as mulheres férteis com diagnóstico de câncer de colo uterino em estádio inicial enquadram-se nos critérios para cirurgia conservadora.[9] Entre 37 e 42% dos casos diagnosticados são em mulheres com menos de 45 anos.[10] Um estudo analisando dados do Centers for Disease Control and Prevention's National Program of Cancer Registries e do National Cancer Institute's Surveillance, Epidemiology, and End Results Program (SEER), no período de 1999 a 2008, observou uma média de 3.000 casos por ano em mulheres até 39 anos, com taxa de incidência de 4,3/100.000 mulheres.[11] Outro estudo aponta que, entre 2000 e 2009, a incidência do câncer de colo do útero em mulheres entre 20 e 29 anos aumentou anualmente numa média de 10,3%.[12]

Tratamento conservador

Estádio IA1 sem invasão do espaço linfovascular (IELV)

A conização ou traquelectomia com limites livres de neoplasia invasora e de lesão intraepitelial de alto grau (LIEAG) é diagnóstica e igualmente o tratamento em mulheres que desejam preservar o útero.[13-15]

Estádios IA1 com IELV, IA2 e IB1 com ou sem IELV

A traquelectomia radical com exploração linfonodal é o tratamento preferencial.[13-16] A traquelectomia radical consiste em retirada do colo uterino com limite livre de no mínimo 5 a 10 mm, paramétrios e porção superior da vagina; pesquisa de linfonodo sentinela e/ou linfadenectomia pélvica bilateral; conservação do corpo uterino, das tubas e dos ovários; e, por fim, cerclagem, que é recomendada para diminuir o risco de perda fetal. A cirurgia foi descrita por Daniel Dargent em 1987 pela via vaginal, associada à linfadenectomia pélvica videolaparoscópica (VLPC). A via abdominal laparotômica, bem como a minimamente invasiva (MIS), videolaparoscópica ou robótica assistida, são factíveis. Quanto à segurança, o estudo IRTA, que comparou a cirurgia aberta com MIS, não encontrou diferença em sobrevida livre de doença, sobrevida e recorrência em 4,5 anos entre as duas, entretanto, são necessários mais estudos para confirmar a segurança da MIS.[17]

A identificação do linfonodo sentinela com posterior análise imuno-histoquímica é recomendável para a identificação de micrometástases. A congelação transoperatória tem a vantagem de contraindicar a traquelectomia e a linfadenectomia, além de possibilitar a transposição ovariana no mesmo tempo cirúrgico. A desvantagem é o risco de não identificar micrometástases.[18] A Federação Internacional de Ginecologia e Obstetrícia (FIGO) sugere a congelação dos linfonodos sentinelas e, sendo negativos, a cirurgia deve ser realizada ou, como alternativa, a traquelectomia deve ser realizada num segundo tempo, após o anatomopatológico em parafina da linfadenectomia.[13]

A necessidade de pametrectomia nos estádios IA2 e IB1 de baixo risco está sendo discutida. Alguns estudos comparando traquelectomia extrafascial ou conização com a traquelectomia radical mostraram resultados oncológicos semelhantes e com menos perda fetal nos grupos de conização ou traquelectomia simples.[19,20] O recente estudo prospectivo *ConCerv*, que analisou histerectomia simples ou conização + linfadenectomia pélvica em pacientes no estádio IB1 com tumores tipos histológicos epidermoide e adenocarcinoma até 2 cm em peças de conização com margens livres, sem IELV e sem suspeita de metástase linfonodal, observou taxa de recorrência de 3,5% em 2 anos, resultado semelhante ao tratamento radical.[21] Após o término de outros dois estudos em andamento, *SHAPE* e *GOG* 278, cujo objetivo é comparar resultados oncológicos da histerectomia simples e da histerectomia radical em estádios iniciais, a informação e as evidências serão mais robustas quanto à necessidade ou não da parametrectomia nestes estádios.

As indicações do tratamento conservador são: idade reprodutiva, desejo de preservar a fertilidade, tumores até 2 cm no maior diâmetro, tipos histológicos epidermoide, adenocarcinoma e adenoescamoso, ausência de infertilidade conjugal, de invasão parametrial e de metástase linfonodal. Outros tipos histológicos, como neuroendócrino e adenocarcinoma não associado ao HPV, de comportamento agressivo, têm contraindicação para tratamento conservador.[13-15]

A extensão pré-operatória de doença metastática, como metástase linfonodal, invasão parametrial, tamanho tumoral, distância entre o tumor e o orifício interno e profundidade de invasão estromal, é mais bem definida pela ressonância magnética (RM) se comparada à ultrassonografia transretal (USTR) ou à tomografia computadorizada (TC).[13-15] A tomografia emissora de pósitrons (PET-TC) é superior à RM e à TC na avaliação de metástase linfonodal.

Tumores maiores

Em pacientes com tumores maiores de 2 cm, a quimioterapia neoadjuvante é uma possibilidade. O regime com cisplatina e paclitaxel é o mais utilizado, mas carboplatina e paclitaxel apresentam menos toxicidade. Um estudo piloto com 13 pacientes estádios IB2/IIA1 submetidas a quimioterapia neoadjuvante com cisplatina/paclitaxel seguida de conização resultou em resposta patológica ótima em 69%.[22] Uma recente metanálise resultou em 39% de resposta patológica completa e 45,6% de resposta parcial.[23] O estudo multicêntrico CONTESSA, com previsão de término em 2025, estima boa resposta em mais de 70% das pacientes. Permanece incerto se a linfadenectomia deve ser realizada antes da quimioterapia, se a cirurgia a ser feita após a quimioterapia é traquelectomia radical ou conização, e qual o melhor regime de quimioterapia.

Resultados oncológicos

A cirurgia conservadora, realizada dentro dos critérios de indicação, não difere da histerectomia radical quanto à segurança oncológica.[13-15]

As taxas de recorrência e de mortalidade em 5 anos da traquelectomia radical são de 3 a 6% e de 1,6 a 5%, respectivamente.[24-27]

Duas revisões sistemáticas analisaram distintas abordagens de traquelectomia radical. A recorrência e a morte por câncer foram, respectivamente, de 4% e 1,7 a 2% na via vaginal, de 4,7% e 1,4% na via laparotômica e 7,5% e 1,3% na laparoscópica. As taxas de recorrência associaram-se ao tamanho do tumor maior que 2 cm e IELV.[24,25]

Com quimioterapia neoadjuvante seguida de cirurgia conservadora, metanálise recente reporta recorrência em 6,1% e morte pelo câncer em 1,8%.[23]

Resultados reprodutivos

A infertilidade após traquelectomia ocorre em 14 a 41%, e algumas pacientes podem precisar de técnicas de reprodução assistida.[28] As causas mais comuns relacionadas à cirurgia são muco cervical reduzido ou alterado, estenose cervical e aderências. A perda fetal no 2º trimestre e a prematuridade antes de 32 semanas geralmente se devem à ruptura prematura das membranas amnióticas secundária ao colo curto e à insuficiência istmo-cervical (IIC). O comprimento do colo remanescente parece estar diretamente associado a perda se < 9 mm (chance de 60%) e se 10 mm ou mais (chance de 6%).[29] A cerclagem, que pode ser realizada por via vaginal, apresenta melhores resultados pela via abdominal quando o motivo da IIC é colo curto, o que acontece na traquelectomia radical. É mais segura e rápida se realizada no intervalo entre a traquelectomia radical e a gestação ou, preferencialmente, no mesmo tempo cirúrgico. Os índices de partos no 3º trimestre e de nascidos vivos são equivalentes quando a cerclagem é realizada antes da gestação (em pacientes com história prévia de IIC ou fatores de risco evidentes, como traquelectomia radical prévia) ou durante ela, no final do 1º trimestre ou início do 2º. Assim, fica clara a vantagem da cerclagem pré-concepcional, evitando submeter a gestante a um procedimento cirúrgico e anestésico, além da melhor condição técnica para a cirurgia laparoscópica com o útero não gravídico. Além disso, fora da gestação, pode-se utilizar manipulador.

O aborto no 1º trimestre é comparável à população em geral, mas a perda no 2º trimestre é mais frequente. Prematuridade (< 37 semanas) ocorre em 28 a 38% das gestantes e, antes das 32 semanas, em 12%.[25,30]

As taxas de gestação variam de 55 a 65,8%, e a de recém-nascidos vivos em casa é de 70%.[25,31] A taxa de gestação varia conforme a população estudada. Na série de Speiser et al., das 212 pacientes tratadas, apenas 76 (35,8%) estavam planejando engravidar em até 5 anos de acompanhamento após a cirurgia. Destas 76, 50 engravidaram, resultando em taxa de gestação de 65,8%. Por outro lado, a taxa de gravidez para todas as 212 pacientes foi de 24% (50/212), mas a taxa realmente importante, que mostra o verdadeiro sucesso, refere-se ao número de pacientes querendo engravidar após a cirurgia (50/76 ou 65,8%).[31]

Nos estádios IA2 e IB1, alguns estudos comparando traquelectomia extrafascial ou conização com a traquelectomia radical mostraram resultados oncológicos semelhantes, mas com melhores resultados gestacionais nos grupos de conização ou traquelectomia simples.[19,20]

Considerando a via da cirurgia, a taxa de recém-nascidos vivos na vaginal foi de 75,7%, na abdominal de 75,6% e na MIS, 57,1%.[24]

A gestação é considerada de alto risco e o pré-natal é conduzido preferencialmente em centro de referência. Quanto a condutas específicas para estas pacientes, existem poucas evidências, baseadas apenas em estudos observacionais. Progesterona via vaginal e cerclagem são indicadas para prevenção da perda fetal ou prematuridade, bem como acompanhamento do comprimento do colo por ultrassonografia realizada por profissional experiente em medicina fetal e pesquisa de bacteriúria assintomática. Cesariana eletiva é preferencial.[18]

Acompanhamento

Revisões a cada 3 a 4 meses nos 2 primeiros anos, a cada 6 meses nos 3 anos seguintes até o 5º ano e, após isso, anualmente.[13-15] Além da anamnese e do exame físico, a citologia cervicovaginal é recomendável anualmente.

É aconselhado um acompanhamento de 6 a 12 meses para a gestação.[2] Não há indicação de tratamento radical após a gestação.

Outras possibilidades de cirurgias conservadoras

A transposição ovariana ou ooforopexia conserva a função ovariana pela suspensão das gônadas para fora do campo de radiação, mantendo-se seu pedículo vascular. Os ovários são fixados acima das cristas ilíacas e, preferencialmente, marcados com clipe para orientar o radioterapeuta. A dose de radioterapia pélvica para câncer de colo do útero é de 40 a 50 Gy, e a falência ovariana ocorre com doses menores, entre 2 a 12 Gy. Os melhores resultados são após braquiterapia, se comparada à radioterapia externa, em pacientes com menos de 40 anos e, se a intenção é a criopreservação, a aspiração deve ser realizada durante o procedimento.

Outra cirurgia factível é a transposição uterina. Proposta inicialmente para câncer de reto e outros pélvicos que necessitam irradiação, foi descrita em 2020 em uma paciente com câncer de colo do útero submetida a cirurgia conservadora de fertilidade e que necessitou de radioterapia externa por micrometástase em linfonodos pélvicos. Após 20 meses, permanecia com função ovariana e sem recorrência.[32]

CÂNCER DE ENDOMÉTRIO

O carcinoma endometrial é o câncer pélvico ginecológico mais frequente em países desenvolvidos, com taxas de até 36,9/100.000 nos EUA. A previsão é um aumento de 50% até o ano de 2040, possivelmente pelo aumento da obesidade e da expectativa de vida. Apesar de afetar principalmente mulheres na pós-menopausa, 4% ocorrem antes dos 40 anos e 6,4% entre 20 e 44 anos.[7,10] Nestas faixas etárias, os tumores em geral são bem diferenciados e as pacientes apresentam história de anovulação crônica e/ou obesidade. Em torno de 10% são associados à síndrome de Lynch (SL).[33]

Tratamento conservador

A preservação do corpo uterino, tubas e ovários em pacientes com carcinoma de endométrio é limitada ao tumor de baixo risco: tipo histológico endometrioide bem diferenciado (G1), estádio IA, sem infiltração miometrial. Em casos de resposta completa ao tratamento conservador, a gestação e a orientação com especialista em reprodução são aconselhadas.[34,35]

O risco de recorrência ou doença persistente é maior com o tratamento conservador do que com a histerectomia, e o estadiamento cirúrgico é indicado após a gestação. Mesmo em presumível estádio inicial, o risco de câncer de ovário sincrônico é de 4 a 25% em mulheres com idade inferior a 45 anos estadiadas cirurgicamente.[36,37] Outro fator de alerta é a possibilidade de a SL estar envolvida na etiologia do tumor em paciente jovem, que tem o seu diagnóstico molecular dificultado com o tratamento conservador.

A avaliação da paciente inclui a orientação sobre dieta, exercícios, perda de peso, além da história clínica e familiar, com atenção à possibilidade de SL. Informar sobre os riscos de evolução e recorrência, bem como da necessidade de complementação do tratamento após a gestação. Pode ser necessário o encaminhamento a cirurgião bariátrico e, se outras comorbidades, ao especialista em aconselhamento pré-concepcional.[2] O exame físico é completo, com atenção para a suspeita de metástases. Quanto à biópsia endometrial (BE), um patologista experiente em câncer ginecológico deve estar envolvido no diagnóstico. A European Society of Gynaecologic Cancer (ESGO) sugere a histeroscopia com biópsia, por apresentar maior concordância com o diagnóstico final.[35] A dilatação e curetagem (D&C) tem a vantagem de retirar maior volume de tumor e estar associada com menor quantidade de tumor residual. A discrepância do grau histológico da biópsia pré-operatória e da peça de histerectomia é em torno de 20%, sendo significativamente menor com a amostra endometrial por D&C do que com a BE com Pipelle, 8,7% e 17,4%, respectivamente, e menor também se o espécime da BE tiver mais de 3 g.[38,39] Outra dificuldade é a discordância interobservador, que chega a mais de 50%.[40]

A RM é a imagem que melhor define invasão miometrial, invasão cervical e metástase linfonodal. A ultrassonografia, realizada por profissional experiente, é comparável à RM na avaliação da invasão miometrial, mas não na metástase linfonodal. Entretanto, não existe método que assegure ausência de invasão miometrial ou metástase.[34,35]

O tratamento conservador preferencial para as pacientes selecionadas é com progestagênio sistêmico contínuo por via oral, como acetato de medroxiprogesterona (AMP) ou acetato de megestrol (AM), ou com sistema intrauterino liberador de levonorgestrel (SIL-LNG). As doses de AMP variam de 2,5 a 1.500 mg/dia, mais frequentemente entre 400 e 600 mg/dia.[34,35,41] As doses descritas de AM são de 10 a 400 mg/dia, mais comumente de 160 a 320 mg/dia.[34,35,42] As evidências são limitadas sobre qual deles é mais efetivo, qual o tempo de tratamento e qual a dose mais segura, mas parece que doses menores são tão efetivas quanto doses maiores. Alguns estudos sugerem inclusive respostas melhores com doses menores, como 10 mg/dia de AMP e 160 mg/dia de AM.[41,43,44] O tempo de tratamento varia de 8 semanas a 9 meses. Efeitos colaterais podem ocorrer, como ganho de peso, trombose, alteração de humor, cefaleia e tensão mamária.

O SIL-LNG pode ser usado isolado ou associado a progestogênio sistêmico, sendo a combinação considerada preferencial.[2,45] Isolado pode ser a escolha em obesas e anovulatórias, por apresentar menos efeitos colaterais que o progestogênio oral.

A ressecção histeroscópica do tumor e do endométrio adjacente associada a SIL-LNG ou progestogênio apresenta bons resultados. A ressecção seguida de progestogênio é associada com as melhores taxas de resposta completa, maiores taxas de gestação e menor número de histerectomias.[46]

Outras medicações são propostas, como os análogos do GnRH e os inibidores da aromatase.

Uma alternativa de cirurgia conservadora em pacientes jovens com adenocarcinoma endometrioide G1 sem invasão miometrial é a preservação dos ovários macroscopicamente normais. Metástase ovariana microscópica parece ser menor que 1% e está associada a G3, invasão miometrial profunda ou envolvimento extrauterino.[47] Esta abordagem não resulta em aumento de mortalidade[48] e, conforme um estudo com mulheres com carcinoma endometrial G1 com menos de 50 anos submetidas a cirurgia, a sobrevida foi significativamente maior no grupo que teve seus ovários conservados, pelo menor risco cumulativo de doença cardiovascular.[49]

Resultados oncológicos

As taxas de resposta completa variam de 48 a 96% considerando todos os tipos de tratamento.[45,50] A recorrência entre as pacientes que obtiveram resposta completa é de 25 a 47%.[2,42,45,51]

Quanto à diferença de eficácia entre os progestogênios orais, os dados são inconsistentes. Apresentam mais efeitos colaterais e maior recorrência se comparadas ao SIL-LNG.[35]

O tratamento com SIL-LNG, associado ou não a progestogênio oral, resulta em resposta completa entre 63 e 96%.[45,52,53] A maior resposta foi com a associação de SIL-LNG, agonistas de GnRH e três curetagens aos 0, 3 e 6 meses.[53]

O diabetes parece não afetar o desfecho do tratamento conservador, mas o uso de metformina melhora a sobrevida e reduz o risco de recidiva.[54]

Resultados obstétricos

A taxa de gestação está em torno de 35%, variando de 32 a 53%, e a de recém-nascidos vivos, de 28 a 47%.[42,51] Na série tratada com ressecção histeroscópica e SIL-LNG, a taxa de recém-nascidos vivos foi de 83% entre os 63% de pacientes que obtiveram resposta completa.[50] Pacientes com infertilidade prévia (síndrome dos ovários policísticos, obesidade) devem ser referidas a técnicas de reprodução assistida.

Recomenda-se que a gestação ocorra tão logo a regressão da neoplasia se instale (2 biópsias negativas), uma vez que existe o risco de recorrência.

Acompanhamento

A paciente é orientada quanto a sangramento e estilo de vida.

O primeiro controle histológico é realizado após 3 meses do início do tratamento. Se houve resposta completa, o controle é trimestral, com ultrassonografia/D&C/BE associada ou não à histeroscopia. Sugere-se a gestação após 2 amostras endometriais negativas.[2]

Se não houve resposta, aumentar a dose de progestogênio e seguir o controle trimestral com BE/D&C. Em caso de ausência de resposta ou progressão após 9 meses, o tratamento cirúrgico definitivo está indicado.[35]

CÂNCER DE OVÁRIO

O câncer de ovário, com taxas mundiais de 9,9/100.000 mulheres, é menos frequente que o câncer de colo e de corpo uterino, mas é o mais letal, pela sua agressividade e diagnóstico tardio. A maioria ocorre na pós-menopausa e 11,8% ocorrem antes dos 45 anos, em geral em estádio inicial e com melhor prognóstico.[7,55]

Tratamento conservador

A avaliação da paciente com massa pélvica inclui, além da anamnese e do exame físico, uma ultrassonografia realizada por profissional experiente na área. História familiar de câncer de ovário é o fator de risco mais importante a considerar. Marcadores tumorais auxiliam na escolha da abordagem cirúrgica e na hipótese diagnóstica, mas não são específicos. CA-125, alfafetoproteína (AFP), gonadotrofina coriônica humana (hCG) e lactato desidrogenase (LDH) são os marcadores mais utilizados, na dependência da idade e das características da imagem. Os tipos histológicos mais frequentes na infância e na adolescência são os de células germinativas e, na idade adulta reprodutiva, os epiteliais.

A suspeita de malignidade é feita no pré-operatório e é baseada nos exames de imagem e marcadores tumorais. A paciente deve ser informada que a congelação transoperatória apresenta limitações, com sensibilidade e especificidade em torno de 90% e 99,5%, respectivamente. Quando o diagnóstico da congelação é tumor *borderline*, em 21% dos casos o resultado na parafina será de tumor invasivo.[56] Portanto, pode haver mudança no planejamento cirúrgico preservador de fertilidade após o resultado histopatológico final.

O tratamento do câncer de ovário consiste em coleta de lavado peritoneal, histerectomia com salpingo-ooforectomia bilateral, omentectomia, biópsias peritoneais e linfadenectomia pélvica e para-aórtica, sendo a extensão dependente do tipo histológico.

A cirurgia de preservação da fertilidade prevê a conservação do útero com ou sem a preservação do anexo contralateral. É aceitável em pacientes jovens com histologia de baixo potencial maligno (*borderline*), epitelial estádio IA de baixo grau (G1 e G2) e não epiteliais (tumores de células germinativas, tumores do estroma do cordão sexual estádios IA/IC).[57]

Aproximadamente um terço dos tumores *borderline* ocorrem em mulheres com menos de 40 anos de idade. No estádio I, as taxas de sobrevida chegam a 99%, sendo a salpingo-ooforectomia unilateral associada à coleta do lavado peritoneal, omentectomia e biópsia de qualquer alteração peritoneal, como a opção de tratamento conservador.[57,58]

Considerando que o diagnóstico histológico definitivo pode mudar o planejamento terapêutico, a paciente pode ser candidata a criopreservação de oócito ou de embriões.

Resultados oncológicos

A cirurgia conservadora em pacientes com tumores não epiteliais resulta em sobrevida global equivalente à cirurgia radical.[59]

Em pacientes com tumores epiteliais de alto risco, como G3 ou estádio IC ou maior, a segurança da cirurgia conservadora não está definida.[2]

Resultados obstétricos

O tratamento conservador em portadoras de tumores *borderline* resultou em 54% de gestações em uma revisão sistemática.[60] Quanto aos desfechos obstétricos, um estudo recente não demonstrou diferença com a população em geral.[61]

Acompanhamento

O acompanhamento é trimestral nos 2 primeiros anos e semestral entre o 3º e 5º anos. Imagem é recomendável, anualmente.

AVALIAÇÃO DA FERTILIDADE E TÉCNICAS DE REPRODUÇÃO ASSISTIDA

A paciente é avaliada inicialmente pelo ginecologista oncológico e, na sequência, por equipe multidisciplinar com ginecologista oncológico, oncologista clínico, radioterapeuta, especialista em reprodução, patologista e psicólogo. Havendo interesse ou ambivalência referente à preservação da fertilidade, é urgente o encaminhamento ao ginecologista especializado em reprodução. É importante considerar o potencial de fertilidade antes da escolha do tratamento oncológico. O potencial de fertilidade é então avaliado, iniciando pela história clínica e, se aplicável, também do parceiro. Após o exame físico, a ultrassonografia informa com precisão a anatomia uterina e ovariana. A reserva ovariana é pesquisada pela ultrassonografia e pela dosagem sérica de hormônio folículo estimulante (FSH), estradiol, inibina e hormônio antimülleriano (HAM). A idade segue sendo o mais importante preditor de potencial reprodutivo.

Em estádios iniciais, as cirurgias conservadoras são as primeiras opções de preservação da fertilidade. Entretanto, pode ser interessante ou até necessário agregar técnicas de preservação de fertilidade, que incluem criopreservação de oócito, de embrião e de tecido ovariano. As duas primeiras são mais difundidas e são necessárias 2 semanas para a hiperestimulação ovariana. A principal diferença entre estas técnicas é que o embrião pertence ao casal, enquanto o oócito pertence à paciente, tornando a utilização mais flexível por parte dela. Mais da metade das pacientes com parceiro prefere a criopreservação de oócitos sem a fertilização ou aderem às duas técnicas (criopreservação de oócitos e de embriões).[62] As taxas de oócitos viáveis com o descongelamento é um pouco menor que a de embriões, mas as taxas de nascidos vivos são similares (25% e 25,1%, respectivamente).[63] É importante considerar que, em pacientes com baixa reserva ovariana ou oócito de má qualidade, a doação de oócitos/embrião é uma possibilidade. Ainda, não havendo tempo hábil para a hiperestimulação, a criopreservação de tecido ovariano é outra opção, exceto em pacientes com câncer de ovário ou de alto risco. Ainda experimental em alguns países, desde 2019, a ASRM considera esta técnica estabelecida em pacientes selecionadas.

CONSIDERAÇÕES FINAIS

O tratamento preservador de fertilidade para mulheres acometidas com câncer ginecológico tem como premissa o desejo e o potencial da paciente em gestar sem, no entanto, piorar o desfecho oncológico. Portanto, a criteriosa seleção das pacientes candidatas é uma das fases mais críticas deste processo.

O atendimento da paciente candidata a tratamento conservador deve ser multidisciplinar e em centro de referência, e o aconselhamento reprodutivo com especialista em reprodução assistida é recomendável.

A análise histológica deve ser feita por patologista experiente e sua revisão é aconselhada.

O linfonodo sentinela e *ultrastaging* é estimulado na cirurgia conservadora de colo uterino. A cirurgia conservadora em colo do útero consiste na conização com limites livres sem linfadenectomia no estádio IA1 sem IELV. Nos estádios IA1 com IELV, IA2 e IB1, a traquelectomia radical com linfadenectomia/LS é o tratamento conservador de fertilidade, podendo ser considerada a traquelectomia simples com linfadenectomia/LS em IA2/IB1 sem IELV em casos selecionados. A cerclagem é indicada para pacientes submetidas à traquelectomia radical.

No câncer de endométrio, a possibilidade de tratamento conservador é exclusiva na histologia endometrioide G1 confirmada por D&C, tumor confinado ao endométrio, sem contraindicação à hormonioterapia. O progestogênio sistêmico e/ou SIL-LNG são as bases do tratamento conservador, sem consenso sobre a dose ideal.

Em ovário, a cirurgia conservadora é restrita a histologia *borderline*, epitelial de baixo grau (G1/G2) estádio IA ou não epitelial.

A avaliação da reserva ovariana e das possibilidades reprodutivas é feita por especialista em reprodução. Técnicas de reprodução assistida não comprometem o desfecho e podem agregar resultados reprodutivos ao tratamento cirúrgico conservador.

REFERÊNCIAS BIBLIOGRÁFICAS

1. Scott AR, Stoltzfus KC, Tchelebi LT, Trifiletti DM, Lehrer EJ, Rao P, et al. Trends in cancer incidence in US adolescents and young adults, 1973-2015. JAMA Network Open. 2020;3:e2027738.
2. Stewart K, Campbell S, Frumovitz M, Ramirez PT, McKenzie LJ. Fertility considerations prior to conservative management of gynecologic cancers. Int J Gynecol Cancer. 2021;31:339-44.

3. Goossens J, Delbaere I, Van Lancker A, Beeckman D, Verhaeghe S, Van Hecke A. Cancer patients and professional caregivers needs, preferences and factors associated with receiving and providing fertility-related information: a mixed-methods systematic review. Int J Nurs Stud. 2014;51:300-19.
4. Tschudin S, Bunting L, Abraham J, Gallop-Evans E, Fiander A, Boivin J. Correlates of fertility issues in an internet survey of cancer survivors. J Psychosom Obstet Gynaecol. 2010;31:150-7.
5. Yee S. Factors associated with the receipt of fertility preservation services along the decision-making pathway in young Canadian female cancer patients. J Assist Reprod Genet. 2016;33:265-80.
6. Shah JS, Guerra R, Bodurka DC, Sun CC, Chisholm GB, Woodard TL. Factors influencing fertility-sparing treatment for gynecologic malignancies: a survey of Society of Gynecologic Oncology members. Gynecol Oncol. 2017;147:497-502.
7. International Agency for Research on Cancer. Globocan. Disponível em: https://www.gco.iarc.fr/today. Acessado em: 7/2/2022.
8. Instituto Nacional de Câncer José Alencar Gomes da Silva (Inca). Incidência de câncer no Brasil. Rio de Janeiro: Inca. Disponível em: https://www.inca.gov.br/estimativa/taxas_ajustadas/neoplasia. Acessado em: 7/2/2022.
9. Sonoda Y, Abu-Rustum NR, Gemignani ML, Chi DS, Brown CL, Poynor EA, et al. A fertility-sparing alternative to radical hysterectomy: how many patients may be eligible? Gynecol Oncol. 2004;95:534-8.
10. SEER Data: Surveillance, Epidemiology and End Results. Disponível em: https://seer.cancer.gov/statfacts/html/cervix. Acessado em: 20/12/2021.
11. Benard VB, Watson M, Castle PE, Saraiya M. Cervical carcinoma rates among young females in the United States. Obstet Gynecol. 2012;120:1117-23.
12. Patel A, Galaal K, Burnley C, Faulkner K, Martin-Hirsch P, Bland MJ, et al. Cervical cancer incidence in young women: a historical and geographic controlled UK regional population study. Br J Cancer. 2012;106:1753-9.
13. Bhatla N, Aoki D, Sharma DN, Sankaranarayanan R. Cancer of the cervix uteri: 2021 update. Int J Gynecol Obstet. 2021;155(Suppl. 1):28-44.
14. Federação Brasileira das Associações de Ginecologia e Obstetrícia (Febrasgo). Preservação da fertilidade em mulheres com câncer ginecológico. São Paulo: Febrasgo; 2021. (Protocolo FEBRASGO-Ginecologia, n. 95/Comissão Nacional Especializada em Ginecologia Oncológica).
15. Cibula D, Pötter R, Planchamp F, Avall-Lundqvist E, Fischerova D, Haie Meder C, et al. The European Society of Gynaecological Oncology/European Society for Radiotherapy and Oncology/European Society of Pathology Guidelines for the Management of Patients With Cervical Cancer. Int J Gynecol Cancer. 2018;28:641-55.
16. Guimarães YM, Godoy LR, Longatto-Filho A, Reis RD. Management of early-stage cervical cancer: a literature review. Cancers. 2022;14:575.
17. Salvo G, Ramirez PT, Leitao MM, Cibula D, Wu X, Falconer H, et al. Open vs minimally invasive radical trachelectomy in early-stage cervical cancer: International Radical Trachelectomy Assessment Study. Am J Obstet Gynecol. 2021;226:97.e1-97.e16.
18. Segarra-Vidal B, Persson J, Falconer H. Radical trachelectomy. Int J Gynecol Cancer. 2021;1-7.
19. Palaia I, Musella A, Bellati F, Marrchetti C, Di Donato V, Perniola G, et al. Simple extrafascial trachelectomy and pelvic bilateral lymphadectomy in early stage cervical cancer. Gynecol Oncol. 2012;126:78-81.
20. Zhang Q, Li W, Kanis MJ, Qi G, Li M, Yang X, et al. Oncological and obstetrical outcomes with fertility-sparing treatment of cervical cancer: a systematic review and metaanalysis. Oncotarget. 2017;8:46580-92.
21. Schmeler KM, Pareja R, Blanco AL, Fregnani JH, Lopes A, Perrota M, et al. ConCerv: a prospective trial of conservative surgery for low-risk early-stage cervical cancer. Int J Gynecol Cancer. 2021;1-9.
22. de Vincenzo R, Ricci C, Fanfani F, Gui B, Gallotta V, Fagotti, A, et al. Neoadjuvant chemotherapy followed by conization in stage IB2–IIA1 cervical cancer larger than 2 cm: a pilot study. Fertil Steril. 2020;115:148-56.
23. Gwacham NI, McKenzie ND, Fitzgerald ER, Ahmad S, Holloway RW. Neoadjuvant chemotherapy followed by fertility sparing surgery in cervical cancers size 2–4 cm; emerging data and future perspectives. Gynecol Oncol. 2021;162:809-15.
24. Smith ES, Moon AS, O'Hanlon R, Leitao MM Jr., Sonoda Y, Abu-Rustum NR, et al. Radical trachelectomy for the treatment of early stage cervical cancer: a systematic review. Obstet Gynecol. 2020;136:533-42.
25. Bentivegna E, Gouy S, Maulard A, Chargari C, Leary A, Morice P. Oncological outcomes after fertility-sparing surgery for cervical cancer: a systematic review. Lancet Oncol. 2016;17:240-53.
26. Lanowska M, Mangler M, Spek A, Grittner U, Hasenbein K, Chiantera V, et al. Radical vaginal trachelectomy (RVT) combined with laparoscopic lymphadenectomy; prospective study of 225 patients

with early-stage cervical cancer. Int J Gynecol Cancer. 2011;21:1458-64.

27. Plante M, Gregoire J, Renaud MC, Roy M. The vaginal radical trachelectomy: update of a series of 125 cases and 106 pregnancies. Gynecol Oncol. 2011;121:290-7.
28. Shah JS, Jooya ND, Woodard TL, Ramirez PT, Fleming ND, Frumovitz M. Reproductive counseling and pregnancy outcomes after radical trachelectomy for early stage cervical cancer. J Gynecol Oncol. 2019;30:1-10.
29. Johansen G, Lönnerfors C, Falconer H, Persson J. Reproductive and oncologic outcome following robot-assisted laparoscopic radical trachelectomy for early stage cervical cancer. Gynecol Oncol. 2016;141:160-5.
30. Gien LT, Covens A. Fertility-sparing options for early stage cervical cancer. Gynecol Oncol. 2010;117:350-7.
31. Speiser D, Mangler M, Köhler C, Hasenbein K, Hertel H, Chiantera V, et al. Fertility outcome after radical vaginal trachelectomy: a prospective study of 212 patients. Int J Gynecol Cancer. 2011;21:1635-9.
32. Marques RM, Tsunoda AT, Dias RS, Pimenta JM, Linhares JC, Ribeiro R. Robotic uterine transposition for a cervical cancer patient with pelvic micrometastases after conization and pelvic lymphadenectomy. Int J Gynecol Cancer. 2020;1-2.
33. Broaddus RR, Lynch HT, Chen LM, Daniels MS, Conrad P, Munsell MF, et al. Pathologic features of endometrial carcinoma associated with HNPCC: a comparison with sporadic endometrial carcinoma. Cancer. 2006;106:87-94.
34. Koskas M, Amant F, Mirza MR, Creutzberg CL. Cancer of the corpus uteri: 2021 update. Int J Gynecol Obstet. 2021;155(Suppl. 1):45-60.
35. Concin N, Matias-Guiu X, Vergote I, Cibula D, Mirza MR, Marnitz S, et al. ESGO/ESTRO/ESP guidelines for the management of patients with endometrial carcinoma. Radiotherapy and Oncology. 2021;154:327-53.
36. Walsh C, Holschneider C, Hoang Y, Tieu K, Karlan B, Cass I. Coexisting ovarian malignancy in young women with endometrial cancer. Obster Gynecol. 2005;106:693-9.
37. Li J, Zhu Q, Yang B, Ning C, Liu X, Luo X, et al. Risk factors for ovarian involvement in young and premenopausal endometrioid endometrial cancer patients. Eur J Obstet Gynecol Reprod Biol. 2018;222:151-4.
38. Leitao MM Jr., Kehoe S, Barakat RR, Alektiar K, Gattoc LP, Rabbitt C, et al. Comparison of D&C and office endometrial biopsy accuracy in patients with FIGO grade 1 endometrial adenocarcinoma. Gynecol Oncol. 2009;113:105-8.
39. Garcia TS, Appel M, Rivero R, Kliemann L, Wender MC. Agreement between preoperative endometrial sampling and surgical specimen findings in endometrial carcinoma. Int J Gynecol Cancer. 2017;27:473-78.
40. Kaku T, Yoshikawa H, Tsuda H, Sakamoto H, Fukunaga M, Kuwabara Y, et al. Conservative therapy for adenocarcinoma and atypical endometrial hyperplasia of the endometrium in young women: central pathologic review and treatment outcome. Cancer Lett. 2001;167:39-48.
41. Bakkum-Gamez JN, Kalogera E, Keeney GL. Conservative management of atypical hyperplasia and grade I endometrial carcinoma: review of the literature and presentation of a series. J Gynecol Surg. 2012;28:262.
42. Qin Y, Yu Z, Yang J, Cao D, Yu M, Wang Y, et al. Oral progestin tratment for early-stage endometrial cancer: A systematic review and meta-analysis. Int J Gynecol Cancer. 2016;26:1081-91.
43. Eftekhar Z, Izadi-Mood N, Yarandi F, Shojaei H, Rezaei Z, Mohagheghi S. Efficacy of megestrol acetate (megace) in the treatment of patients with early endometrial adenocarcinoma: our experience with 21 patients. Int J Gynecol Cancer. 2009;19:249-52.
44. Simpson AN, Feigenberg T, Clarke BA, Gien LT, Ismiil N, Laframboise S, et al. Fertility sparing treatment of complex atypical hyperplasia and low grade endometrial cancer using oral progestin. Gynecol Oncol. 2014;133:229-33.
45. Kesterson JP, Goff B, Dizon DS, Chakrabarti A, Vora SR. Fertility preservation in patients with endometrial carcinoma. Up To Date 2022. Disponível em: http://uptodate.com.
46. Lucchini SM, Esteban A, Nigra MA, Palacios AT, Alzate-Granados JP, Borla HF. Updates on conservative management of endometrial cancer in patients younger than 45 years. Gynecol Oncol. 2021;161:802-9.
47. Lin KY, Miller DS, Bailey AA, Andrews SJ, Kehoe SM, Richardson DL, et al. Ovarian involvement in endometrioid adenocarcinoma of the uterus. Gynecol Oncol. 2015;138:532-5.
48. Gu H, Li J, Gu Y, Tu H, Zhou Y, Liu J. Survival impact of ovarian preservation on women with early stage endometrial cancer: a systematic review and meta-analysis. Int J Gynecol Cancer. 2017;27:77-84.
49. Matsuo K, Machida H, Shoupe D, Melamed A, Muderspach LI, Roman LD, et al. Ovarian conservation and overall survival in young women with early-sta-

ge low-grade endometrial cancer. Obstet Gynecol. 2016;128:761-70.

50. Laurelli G, Falcone F, Gallo MA, Scala F, Losito S, Granata V, et al. Long-term oncologic and reproductive outcomes in young women with early endometrial cancer conservatively treated: a prospective study and literature update. Int J Gynecol Cancer. 2016;26:1650-7.
51. Gallos ID, Yap J, Rajkhowa M, Luesley DM, Coomarasamy A, Gupta JK. Regression, relapse, and live birth rates with fertility-sparing therapy for EC and atypical complex endometrial hyperplasia: a systematic review and metaanalysis. Am J Obstet Gynecol. 2012;207:266.e1-12.
52. Pal N, Broaddus RR, Urbauer DL, Balakrishnan N, Milbourne A, Schmeler KM, et al. Treatment of low-risk endometrial cancer and complex atypical hyperplasia with the levonorgestrel-releasing intrauterine device. Obstet Gynecol. 2018;131:109-16.
53. Novikova OV, Nosov VB, Panov VA, Novikova EG, Krasnopolskaya KV, Andeeva YY, et al. Live births and maintenance with levonorgestrel IUD improve disease-free survival after fertility-sparing treatment of atypical hyperplasia and early endometrial cancer. Gynecol Oncol. 2021;161:152-9.
54. Chu D, Wu J, Wang K, Zhao M, Wang C, Li L, et al. Effect of metformin use on the risk and prognosis of endometrial cancer: a systematic review and meta-analysis. BMC Cancer. 2018;18:438.
55. Hanatani M, Yoshikawa N, Yoshida K, Tamauchi S, Ikeda Y, Nishino K, et al. Impact of age on clinicopathological features and survival of epithelial ovarian neoplasms in reproductive age. Int J Clin Oncol. 2020;25:187-94.
56. Ratnavelu ND, Brown AP, Mallett S, Scholten RJPM, Patel A, Founta C, et al. Intraoperative frozen section analysis for the diagnosis of early stage ovarian cancer in suspicious pelvic masses. Cochrane Database Syst Rev. 2016;(3):CD010360.
57. NCCN guidelines. Ovarian cancer including Fallopium tube cancer and primary peritoneal cancer. Clinical Practice Guidelines in Oncology. Version 1.2022. Disponível em: http://nccn.org.
58. Morice P, Camatte S, El Hassan J, Pautier P, Duvillard P, Castaigne D. Clinical outcomes and fertility after conservative treatment of ovarian borderline tumors. Fertil Steril. 2001;75:92-6.
59. Johansen G, Dahm-Kähler P, Staf C, Flöter Rädestad A, Rodriguez-Wallberg KA. Fertility-sparing surgery for treatment of non-epithelial ovarian cancer: oncological and reproductive outcomes in a prospective nationwide population-based cohort study. Gynecol Oncol. 2019;155:287-93.
60. Daraï E, Fauvet R, Uzan C, Gouy S, Duvillard P, Morice P. Fertility and borderline ovarian tumor: a systematic review of conservative management, risk of recurrence and alternative options. Hum Reprod Update. 2013;19:151-66.
61. Nitecki R, Clapp M, Fu S, Lamiman K, Melamed A, Brady P, et al. Outcomes of the first pregnancy after fertility-sparing surgery for early-stage ovarian cancer. Obstet Gynecol. 2021;6:1109-18.
62. ESHRE Female Fertility Preservation Guideline Development Group. Female fertility preservation. Guideline of European Society of Human Reproduction and Embriology. 2020. Disponível em: www.eshre.eu/guidelines
63. Ho JR, Woo I, Louie K, Salem W, Jabara SI, Bendikson KA, et al. A comparison of live birth rates and perinatal outcomes between cryopreserved oocytes and cryopreserved embryos. J Assist Reprod Genet. 2017;34:1359-66.

CAPÍTULO 17

Hereditariedade e câncer ginecológico

Renata Lazari Sandoval

INTRODUÇÃO

O câncer é uma doença genética, causada pelo acúmulo de alterações genéticas adquiridas (somáticas). Erros na divisão celular, falhas nos mecanismos de reparo de erros no DNA, atuação de fatores ambientais e fatores associados ao envelhecimento podem contribuir para o processo de carcinogênese.[1]

Dados epidemiológicos mostram riscos populacionais que norteiam a instituição de diretrizes de rastreamento.[2] O rastreamento populacional baseia-se na atenção aos tumores mais prevalentes, faixa etária de maior acometimento e disponibilidade de intervenções que comprovadamente impactam em morbimortalidade.

Além dos fatores de risco associados a exposição ambiental e envelhecimento, indivíduos acometidos por câncer podem ser portadores de um fator adicional de risco: o fator hereditário. O fator hereditário pode decorrer de dois mecanismos diferentes:

- Risco poligênico resultante da combinação de polimorfismos (variações genéticas benignas comuns na população) que modulam interações com fatores ambientais.
- Risco decorrente de variações genéticas patogênicas germinativas (constitucionais), de herança mendeliana (monogênica), em genes de moderada ou alta penetrância. Este mecanismo é a causa das síndromes genéticas de predisposição ao câncer.

Existem dezenas de síndromes genéticas de predisposição ao câncer reconhecíveis clinicamente e/ou detectáveis por meio de testagem genética germinativa e/ou somática. Geralmente, cada síndrome apresenta padrão de acometimento tumoral e magnitude de riscos distintas.[3] A maioria dessas síndromes possui padrão de herança autossômico dominante, ou seja, o portador apresenta risco de transmissão para a prole de 50%, independentemente do sexo. Apesar do padrão dominante, a penetrância geralmente é incompleta, ou seja, indivíduos portadores podem permanecer assintomáticos por toda a vida.[4]

Por outro lado, é importante identificar indivíduos portadores de síndromes hereditárias porque estes indivíduos apresentam riscos mais elevados para o desenvolvimento de tumores em relação ao risco populacional, risco de acometimento em idade mais jovem do que o esperado e risco de múltiplos tumores primários sincrônicos ou metacrônicos. Além disso, pode haver impacto na escolha do tratamento sistêmico, tanto na adjuvância como no cenário metastático.

EPIDEMIOLOGIA

A prevalência das síndromes de predisposição ao câncer varia de acordo com o grupo selecionado para avaliação, isto é, subgrupos populacionais selecionados por ancestralidade, subtipos tumorais, características histopatológicas, idade de acometimento e/ou história familiar de câncer. Na Tabela 1, estão representadas as prevalências das principais síndromes de predisposição hereditária para o câncer ginecológico nas diversas populações de referência.

TABELA 1 Prevalência das síndromes de predisposição ao câncer de acordo com diferentes subgrupos

Subgrupos	Prevalência de portadores de síndromes de predisposição ao câncer
População geral[5-8]	1:400-500 portadores de variantes patogênicas germinativas em *BRCA1/ BRCA2* 1:300-500 portadores da síndrome de Lynch 1:200.000 portadores da síndrome de Cowden 1:50.000-200.000 portadores da síndrome de Peutz-Jeghers
Judeus Ashkenazi[9]	1:40 portadores de variantes patogênicas germinativas em *BRCA1/ BRCA2*
Pacientes acometidas por câncer de ovário epitelial[10]	1:10 portadoras de variantes patogênicas germinativas em *BRCA1/ BRCA2*
Pacientes acometidas por câncer de endométrio[11]	1:50 portadoras da síndrome de Lynch

De forma geral, considerando-se a população não selecionada por história pessoal e/ou familiar, observa-se que cerca de 2 a 6% dos casos de câncer de endométrio ocorrem no contexto da síndrome de Lynch[11,12] e 15 a 30% dos casos de câncer de ovário estão associados ao câncer de mama e ovário hereditários (HBOC, do inglês *hereditary breast and ovarian cancer*).[13] Os genes mais frequentemente associados com famílias que preenchem critérios clínicos para HBOC são *BRCA1* e *BRCA2*[14], e para síndrome de Lynch, *MSH2*.[15] Enquanto o risco para câncer de endométrio ou ovário na população geral é em torno de 1,3 a 3%,[16], portadoras da síndrome de Lynch apresentam risco de até 57% para câncer de endométrio[15], e em caso de HBOC, risco de até 44% para câncer de ovário.[17] Existem ainda outras síndromes mais raras associadas ao câncer ginecológico hereditário, como a síndrome de Cowden e a síndrome de Peutz-Jeghers.[18]

Um resumo das principais síndromes associadas ao câncer ginecológico hereditário está representado na Tabela 2.

AVALIAÇÃO DO RISCO GENÉTICO E DIAGNÓSTICO DAS SÍNDROMES ASSOCIADAS AO CÂNCER GINECOLÓGICO HEREDITÁRIO

De acordo com o National Comprehensive Cancer Network (NCCN), todo câncer de ovário de origem epitelial é elegível para avaliação do risco genético, independentemente da idade de acometimento ou história familiar. Para os casos de câncer de endométrio, todos os casos de acometimento antes dos 50 anos de idade são elegíveis para avaliação genética e, em caso de acometimento a partir dos 50 anos, o referenciamento para avaliação genética depende da história familiar e/ou do perfil tumoral de perda de expressão das proteínas de reparo do mal pareamento do DNA (*mismatch repair*, MMR): MLH1, MLH2, MSH6, PMS2.

A história familiar é um dado de anamnese extremamente importante para a suspeita de uma síndrome hereditária.[19] A maioria das síndromes tem padrão autossômico dominante, ou seja, a herança não está associada ao sexo. Neste contexto, a avaliação de famílias com pouca representação feminina pode subestimar o potencial de uma síndrome associada ao câncer ginecológico hereditário. Um exemplo seria uma família portadora de variante patogênica germinativa no gene *BRCA2* com pouca representatividade feminina. Se a família é predominantemente representada por homens portadores

TABELA 2 Principais síndromes associadas ao câncer ginecológico hereditário

Síndrome	Risco de câncer de ovário	Risco de câncer de endométrio	Espectro de tumores	Achados clínicos e anatomopatológicos sugestivos
HBOC (*BRCA1/ BRCA2*)	*BRCA1* 44% *BRCA2* 17% *Predomínio de câncer de ovário do subtipo seroso	Baixo	Mama Próstata Pâncreas Melanoma	Câncer de mama triplo negativo
Lynch (*MLH1, MSH2, MSH6, PMS2, EPCAM*)	*MLH1* 34-54% *MSH2* e *EPCAM* 21-57% *MSH6* 16-49% *PMS2* 13-26%	4-20% 8-38% < 1-13% 1-3% *Predomínio dos subtipos endometrioide e de células claras	Colorretal Pâncreas Gástrico Rim e vias urinárias	Instabilidade de microssatélites identificada por PCR multiplex ou perda de expressão de MMR na imuno-histoquímica. Ausência de metilação de *MLH1* ou mutação em *BRAF*
Cowden (*PTEN*)	-	19-28% (predomínio do subtipo endometrioide)	Mama Tireoide Colorretal Renal	Triquilemomas em face, gangliocitoma displásico de cerebelo (Lhermitte--Duclos)
Peutz-Jeghers (*STK11*)	21% (*Tumor dos cordões sexuais com túbulos anulares)	-	Colo uterino (endocérvice) Cânceres gastrintestinais	Hiperpigmentação mucocutânea, pólipos intestinais hamartomatosos
RAD51C	>10%	Sem risco	Mama	
RAD51D	>10%	Sem risco	Mama	
BRIP1	>10%	Sem risco	Mama	
PALB2	3-5%	Sem risco	Mama	
DICER1	Magnitude de risco não definida (tumor das células de Sertoli-Leydig)	Sem risco	Pleuroblastoma pulmonar Tireoide	Nefroma cístico, bócio

da variante, o mais provável é observar casos de câncer de próstata, o que poderia ser mais sugestivo de câncer esporádico dentro do risco populacional. Apesar de haver risco de câncer de mama para homens portadores de variante patogênica germinativa no gene *BRCA2* (risco de 6%), a suspeita clínica de HBOC apenas acontece quando uma familiar do sexo feminino apresenta um câncer de mama (risco de 70%) com características diferentes do esperado para a população: acometimento < 50 anos, câncer de mama bilateral ou câncer de ovário.

A avaliação do risco genético inicia-se com o referenciamento individual ou familiar para uma consulta de aconselhamento genético.[20] O aconselhamento genético é um processo centrado na educação do paciente, com abordagem das diferenças entre câncer esporádico e câncer hereditário, explicação sobre ferramentas de diagnóstico genético, possíveis resultados, magnitude de riscos e repercussões clínicas, tanto para o probando como para familiares.[21] O aconselhamento genético deve ser realizado antes da decisão sobre prosseguir com a testagem genética.

A realização de testes genéticos sem garantir que o paciente entenda todos os possíveis desdobramentos pode trazer grande sofrimento psíquico, percepções de risco distorcidas e intervenções cirúrgicas desnecessárias.[22]

O padrão-ouro para o diagnóstico das síndromes de predisposição ao câncer é a testagem genética da linhagem germinativa. A melhor estratégia de investigação é iniciar a testagem do caso familiar mais suspeito, isto é, idade jovem de acometimento, múltiplos tumores, características histopatológicas tumorais sugestivas. Famílias com identificação prévia de variante patogênica germinativa geralmente seguem com testagem em cascata por meio de pesquisa pontual da variante em questão. Os resultados possíveis nesse cenário são: positivo (presença da variante familiar) ou negativo (ausência da variante familiar). O resultado negativo permite que o indivíduo testado retorne às recomendações para a população geral, pois trata-se do 'verdadeiro negativo'.

A redução dos custos envolvidos no sequenciamento genético aumentou o acesso à testagem genética. Famílias sem identificação prévia de variante patogênica podem ser investigadas por meio de sequenciamento genético de um ou mais genes. Atualmente, a investigação por meio de painéis multigênicos parece oferecer maior custo-efetividade. No entanto, quanto maior o número de genes incluídos em um painel genético, maior o número de achados de variantes genéticas de significado clínico incerto.[23]

Variantes de significado clínico incerto não são achados moleculares acionáveis clinicamente, pois a maioria será reclassificada como variante benigna com a melhoria dos bancos de dados.[24] Portanto, o resultado de um sequenciamento gênico (apenas um gene) ou multigênico (vários genes), com descrição apenas de variantes genéticas de significado clínico incerto, é considerado um resultado não informativo.

Em caso de identificação de variante patogênica germinativa, deve ser checado o padrão de herança associado ao gene em questão. Para as desordens dominantes, variantes patogênicas monoalélicas (uma cópia do gene com variante patogênica) determinam o diagnóstico positivo. Para os distúrbios recessivos, variantes patogênicas bialélicas (as duas cópias do gene com variantes patogênicas) determinam o diagnóstico positivo. Por exemplo, a polipose intestinal associada ao gene *MUTYH* apenas se manifesta se as duas cópias do gene estiverem disfuncionais pela presença de variantes patogênicas em *trans* (variantes patogênicas bialélicas), pois trata-se de condição genética autossômica recessiva. Nos casos de HBOC e síndrome de Lynch, a identificação de uma variante patogênica, em um dos genes causadores, é o suficiente para concluir o diagnóstico genético.

Vale ressaltar que algumas síndromes de herança autossômica dominante podem apresentar riscos adicionais para a prole. Alguns genes também podem estar associados a doenças recessivas (Tabela 3), e esse risco deve ser discutido durante o aconselhamento genético pós-teste. Opções de

TABELA 3 Condições genéticas associadas a variantes patogênicas bialélicas em genes associados a HBOC e síndrome de Lynch

Genes	Condição genética em caso de variantes patogênicas bialélicas	Fenótipo
BRCA1 *BRCA2* *PALB2* *BRIP1* *RAD51C*	Anemia de Fanconi (FANC): FANCD1 FANCS FANCN FANCJ FANCO	Malformações congênitas, falência medular, neoplasias hematológicas
MLH1, *MSH2*, *MSH6*, *PMS2*	Deficiência constitucional do mecanismo de mal pareamento do DNA	Pólipos colônicos adenomatosos, manchas cutâneas café-com-leite, câncer em sistema nervoso central, neoplasia hematológicas, câncer colorretal

estratégias de reprodução assistida, incluindo a realização de diagnóstico pré-implantacional, também devem ser discutidas.[25]

Os critérios de encaminhamento para avaliação genética estão sendo ampliados a cada ano. Sugere-se consultar as diretrizes do NCCN para atualização anual das recomendações de avaliação do risco genético e testagem genética (https://www.nccn.org/guidelines).

IMPACTO DA HEREDITARIEDADE NO TRATAMENTO DOS TUMORES GINECOLÓGICOS

Os genes *BRCA1* e *BRCA2* participam do reparo do DNA via recombinação homóloga. Portanto, tumores que apresentam mutações, adquiridas ou constitucionais, nesses genes geralmente apresentam defeito nessa via. Tumores com defeito na via de recombinação homóloga apresentam maior sensibilidade ao efeito de quimioterápicos à base de platina e a inibidores de PARP (*poly-ADP-ribose polymerase*).[26]

Tumores com mutações em genes que participam da via de reparo do mau pareamento do DNA (MMR) apresentam características de instabilidade de microssatélites e cargas mutacionais altas, e estão associados à responsividade aos imunoterápicos.[27]

RECOMENDAÇÕES DE ACOMPANHAMENTO E MEDIDAS REDUTORAS DE RISCO

A salpingo-ooforectomia profilática é uma opção de prevenção primária para câncer de ovário, tanto para portadoras de HBOC como de síndrome de Lynch. O NCCN recomenda a realização do procedimento após prole constituída ou a partir dos 35 anos para *BRCA1*, e a partir dos 40 anos para *BRCA2*. Para *RAD51C*, *RAD51D* e *BRIP1*, a recomendação de cirurgia é a partir dos 45 anos. As tubas uterinas devem ser avaliadas pelo protocolo SEE-FIM (*Sectioning and Extensively Examining the Fimbriated End Protocol*).[28,29] Pacientes com HBOC apresentam risco de câncer primário de peritônio mesmo após salpingo-ooforectomia profilática.

Para HBOC, a decisão sobre a realização de histerectomia concomitante ao procedimento de salpingo-ooforectomia profilática deve ser definida de forma individualizada. O risco de câncer de endométrio para HBOC é baixo, porém pode estar associado a tumores de pior prognóstico.[30] Portanto, o manejo desse risco ainda é um tópico em debate. O uso de tamoxifeno como adjuvância no tratamento do câncer de mama receptor hormonal positivo pode elevar esse risco. Por outro lado, pacientes que não tiveram câncer de mama e são candidatas a reposição hormonal após salpingo-ooforectomia profilática podem optar por histerectomia visando à reposição isolada de estrogênio.[31]

Para as pacientes com síndrome de Lynch, a idade recomendada para salpingo-ooforectomia profilática não é bem estabelecida, no entanto, a idade mediana de diagnóstico de câncer de ovário é 46 anos.[32] É imprescindível a educação sobre a necessidade de investigação em caso de sangramento uterino disfuncional pré-menopausa ou sangramentos pós-menopausa. O NCCN considera a biópsia endometrial a cada 1 a 2 anos a partir dos 30 a 35 anos como uma opção de rastreamento. Histerectomia total reduz a incidência de câncer de endométrio, mas não impacta em redução de mortalidade para essas pacientes.

CONSIDERAÇÕES FINAIS

A identificação de indivíduos portadores de síndromes genéticas de predisposição ao câncer permite a instituição de estratégias de prevenção e tratamento com impacto em morbimortalidade. Profissionais de saúde devem ser capazes de identificar sinais de suspeição: idade jovem de acometimento, múltiplos tumores primários, história familiar com espectro de tumores e idade de acometimento suspeitos, características tumorais sugestivas. Diante dessa suspeita, há indicação de aconselhamento genético para avaliação do risco genético e provável testagem genética de linhagem germinativa para confirmação do diagnóstico.

GLOSSÁRIO DE TERMOS

Fenótipo: características clínicas manifestadas.

Genes de moderada penetrância: conferem risco relativo de 2 a 5 vezes do risco populacional.

Genes de alta penetrância: conferem risco relativo maior que 5 vezes do risco populacional.

Herança mendeliana: conjunto de princípios descobertos por meio de experimentos realizados por Gregory Mendel que norteiam o entendimento do mecanismo de segregação de características fenotípicas.

Herança autossômica dominante: risco de transmissão de 50% para a prole. Todas as informações genéticas estão representadas por duas cópias (p. ex., duas cópias do cromossomo 13, duas cópias do gene *BRCA2*), uma herdada do pai e outra da mãe. Uma cópia disfuncional é o suficiente para que a característica se manifeste (variante patogênica monoalélica).

Penetrância incompleta: no contexto da herança autossômica dominante, o indivíduo herda a variação genética e pode apresentar 100% de risco de manifestar a característica (penetrância completa) ou pode não manifestar a característica associada com a variação genética herdada (penetrância incompleta).

Herança autossômica recessiva: risco de transmissão de 25% para a prole. As duas cópias da informação genética devem estar disfuncionais para que a variação genética se manifeste (variantes patogênicas bialélicas).

Polimorfismos: variações genéticas comuns, presentes em pelo menos 1% da população, a princípio sem consequências patológicas diretas.

Teste genético somático: avaliação de variações genéticas em determinado tecido, geralmente utilizado em amostras tumorais.

Teste genético germinativo: avaliação de variações genéticas em linhagem germinativa, geralmente realizado em amostras de sangue, raspado bucal ou saliva.

Variantes genéticas germinativas: variações genéticas constitucionais, presentes desde a primeira célula do indivíduo, e que estará presente em todas as células.

Variantes genéticas somáticas: variações genéticas adquiridas, presentes em apenas determinadas células ou tecidos.

Variantes genéticas benignas: variações genéticas com critérios de classificação de benignidade segundo a Sociedade Americana de Genética Médica, sem impacto funcional deletério.

Variantes de significado clínico incerto: variações genéticas sem critérios para uma classificação definitiva segundo a Sociedade Americana de Genética Médica. São variações consideradas não acionáveis, pois a maioria será reclassificada como benigna com a melhoria dos bancos de dados.

Variantes genéticas patogênicas: variações genéticas com critérios de classificação de patogenicidade segundo a Sociedade Americana de Genética Médica, com impacto funcional deletério.

REFERÊNCIAS BIBLIOGRÁFICAS

1. Lippman SM, Hawk ET. Cancer prevention: from 1727 to milestones of the past 100 years. Cancer Res. 2009;69(13):5269-84.
2. Pinsky PF. Principles of cancer screening. Surg Clin North Am. 2015;95(5):953-66.
3. Garber JE, Offit K. Hereditary cancer predisposition syndromes. J Clin Oncol. 2005;23(2):276-92.
4. Cooper DN, Krawczak M, Polychronakos C, Tyler-Smith C, Kehrer-Sawatzki H. Where genotype is not predictive of phenotype: towards an understanding of the molecular basis of reduced penetrance in human inherited disease. Hum Genet. 2013;132(10):1077-130.
5. Anglian Breast Cancer Study Group. Prevalence and penetrance of BRCA1 and BRCA2 mutations in a population-based series of breast cancer cases. Anglian Breast Cancer Study Group. Br J Cancer. 2000;83(10):1301-8.

6. Whittemore AS, Gong G, John EM, McGuire V, Li FP, Ostrow KL, et al. Prevalence of BRCA1 mutation carriers among U.S. non-Hispanic Whites. Cancer Epidemiol Biomarkers Prev. 2004;13(12):2078-83.
7. Wong A, Ngeow J. Hereditary syndromes manifesting as endometrial carcinoma: how can pathological features aid risk assessment? Biomed Res Int. 2015;2015:219012.
8. Giardiello FM, Trimbath JD. Peutz-Jeghers syndrome and management recommendations. Clin Gastroenterol Hepatol. 2006;4(4):408-15.
9. King MC, Marks JH, Mandell JB; New York Breast Cancer Study Group. Breast and ovarian cancer risks due to inherited mutations in BRCA1 and BRCA2. Science. 2003;302(5645):643-6.
10. Song H, Cicek MS, Dicks E, Harrington P, Ramus SJ, Cunningham JM, et al. The contribution of deleterious germline mutations in BRCA1, BRCA2 and the mismatch repair genes to ovarian cancer in the population. Hum Mol Genet. 2014;23(17):4703-9.
11. Hampel H, Frankel W, Panescu J, Lockman J, Sotamaa K, Fix D, et al. Screening for Lynch syndrome (hereditary nonpolyposis colorectal cancer) among endometrial cancer patients. Cancer Res. 2006;66(15):7810-7.
12. Ring KL, Bruegl AS, Allen BA, Elkin EP, Singh N, Hartman AR, et al. Germline multi-gene hereditary cancer panel testing in an unselected endometrial cancer cohort. Mod Pathol. 2016;29(11):1381-9.
13. Zhang S, Royer R, Li S, McLaughlin JR, Rosen B, Risch HA, et al. Frequencies of BRCA1 and BRCA2 mutations among 1,342 unselected patients with invasive ovarian cancer. Gynecol Oncol. 2011;121(2):353-7.
14. Yoshida R. Hereditary breast and ovarian cancer (HBOC): review of its molecular characteristics, screening, treatment, and prognosis. Breast Cancer. 2021;28(6):1167-80.
15. Møller P, Seppälä TT, Bernstein I, Holinski-Feder E, Sala P, Gareth Evans D, et al. Cancer risk and survival in path MMR carriers by gene and gender up to 75 years of age: a report from the Prospective Lynch Syndrome Database. Gut. 2018;67(7):1306-16.
16. Siegel RL, Miller KD, Jemal A. Cancer statistics, 2016. CA Cancer J Clin. 2016;66(1):7-30.
17. Kuchenbaecker KB, Hopper JL, Barnes DR, Phillips KA, Mooij TM, Roos-Blom MJ, et al. Risks of breast, ovarian, and contralateral breast cancer for BRCA1 and BRCA2 mutation carriers. JAMA. 2017;317(23):2402-16.
18. Garg K, Karnezis AN, Rabban JT. Uncommon hereditary gynaecological tumour syndromes: pathological features in tumours that may predict risk for a germline mutation. Pathology. 2018;50(2):238-56.
19. Lu KH, Wood ME, Daniels M, Burke C, Ford J, Kauff ND, et al. American Society of Clinical Oncology. American Society of Clinical Oncology Expert Statement: collection and use of a cancer family history for oncology providers. J Clin Oncol. 2014;32(8):833-40.
20. Hampel H, Bennett RL, Buchanan A, Pearlman R, Wiesner GL. Guideline Development Group, American College of Medical Genetics and Genomics Professional Practice and Guidelines Committee and National Society of Genetic Counselors Practice Guidelines Committee. A practice guideline from the American College of Medical Genetics and Genomics and the National Society of Genetic Counselors: referral indications for cancer predisposition assessment. Genet Med. 2015;17(1):70-87.
21. Resta R, Biesecker BB, Bennett RL, Blum S, Hahn SE, Strecker MN, et al. National Society of Genetic Counselors' Definition Task Force. A new definition of Genetic Counseling: National Society of Genetic Counselors' Task Force report. J Genet Couns. 2006;15(2):77-83.
22. Nelson HD, Pappas M, Cantor A, Haney E, Holmes R, Stillman L. Risk Assessment, genetic counseling, and genetic testing for BRCA1/2-related cancer in women: a systematic review for the U.S. Preventive Services Task Force [Internet]. Rockville (MD): Agency for Healthcare Research and Quality (US); 2019. Report N: 19-05251-EF-1.
23. Maxwell KN, Hart SN, Vijai J, Schrader KA, Slavin TP, Thomas T, et al. Evaluation of ACMG-guideline--based variant classification of cancer susceptibility and non-cancer-associated genes in families affected by breast cancer. Am J Hum Genet. 2016;98(5):801-17.
24. Slavin TP, Manjarrez S, Pritchard CC, Gray S, Weitzel JN. The effects of genomic germline variant reclassification on clinical cancer care. Oncotarget. 2019;10(4):417-23.
25. Konstantopoulou I, Pertesi M, Fostira F, Grivas A, Yannoukakos D. Hereditary cancer predisposition syndromes and preimplantation genetic diagnosis: where are we now? J BUON. 2009;14 Suppl 1:S187-92.
26. Slade D. PARP and PARG inhibitors in cancer treatment. Genes Dev. 2020;34(5-6):360-94.
27. Le DT, Durham JN, Smith KN, Wang H, Bartlett BR, Aulakh LK, et al. Mismatch repair deficiency predicts response of solid tumors to PD-1 blockade. Science. 2017;357(6349):409-13.

28. Domchek SM, Friebel TM, Garber JE, Isaacs C, Matloff E, Eeles R, et al. Occult ovarian cancers identified at risk-reducing salpingo-oophorectomy in a prospective cohort of BRCA1/2 mutation carriers. Breast Cancer Res Treat. 2010;124(1):195-203.
29. Laokulrath N, Warnnissorn M, Chuangsuwanich T, Hanamornroongruang S. Sectioning and extensively examining the fimbriated end (SEE-FIM) of the fallopian tube in routine practices, is it worth the effort? J Obstet Gynaecol Res. 2019;45(3):665-70.
30. de Jonge MM, Ritterhouse LL, de Kroon CD, Vreeswijk MPG, Segal JP, Puranik R, et al. Germline BRCA-associated endometrial carcinoma is a distinct clinicopathologic entity. Clin Cancer Res. 2019;25(24):7517-26.
31. Marchetti C, De Felice F, Boccia S, Sassu C, Di Donato V, Perniola G, et al. Hormone replacement therapy after prophylactic risk-reducing salpingo-oophorectomy and breast cancer risk in BRCA1 and BRCA2 mutation carriers: a meta-analysis. Crit Rev Oncol Hematol. 2018;132:111-5.
32. Woolderink JM, De Bock GH, de Hullu JA, Hollema H, Zweemer RP, Slangen BFM, et al. Characteristics of Lynch syndrome associated ovarian cancer. Gynecol Oncol. 2018;150(2):324-30.

CAPÍTULO 18

Síndromes paraneoplásicas

Anna Flávia de Almeida Alves
Caio Augusto Dantas Pereira

INTRODUÇÃO

As síndromes paraneoplásicas (SP) são condições clínicas diversas associadas à doença oncológica. Não decorrem diretamente da presença física da lesão tumoral em si, mas por efeito à distância de substâncias biologicamente ativas produzidas pelo tumor. Entre essas substâncias estão peptídios, anticorpos, interleucinas ou hormônios.

Aproximadamente 1 a 8% dos casos de neoplasia maligna cursam com algum tipo de SP, sendo essa associação mais frequente no câncer de pulmão.[1] Com relação às neoplasisas ginecológicas, observa-se a ocorrência de SP em pacientes portadoras de tumores de mama, ovário e colo uterino, principalmente.

O momento de instalação dos sinais e sintomas de SP é muito variável, ocorrendo em qualquer fase do desenvolvimento da doença. Algumas vezes, uma SP pode anteceder o diagnóstico da neoplasia maligna ou ser o evento que desencadeia este diagnóstico.[2]

Existe uma variedade de sinais e sintomas que compõem determinada SP, ocorrendo desde quadros vagos e inespecíficos, que às vezes são subdiagnosticados, até achados mais característicos que levam ao diagnóstico de SP mais complexas ou incomuns.

Para melhor compreensão, as SP são divididas em grupos:

- Síndromes musculoesqueléticas.
- Síndromes cutâneas.
- Síndromes endócrinas.
- Síndromes neurológicas.
- Síndromes hematológicas.

SÍNDROMES MUSCULOESQUELÉTICAS

Poliartrite carcinomatosa

Consiste em quadro de poliartrite rapidamente progressiva mais comum em pacientes a partir da 5ª década de vida. A artrite é simétrica e acomete mais frequentemente as articulações dos membros inferiores. Em exames laboratoriais, distingue-se da artrite reumatoide por carecer de marcadores séricos positivos, como o fator reumatoide (FR) e o autoanticorpo contra peptídio citrulinado cíclico (anti-CCP).[3]

Por ser um diagnóstico de exclusão, é importante descartar outras formas mais comuns de artrite, especialmente artrite séptica, artropatias microcristalinas, espondiloartropatias e a própria artrite reumatoide. Recomenda-se para tal fim a propedêutica do líquido articular por meio de punção articular para análise bioquímica e citológica.[4]

Como acontece em grande parte das SP, o tratamento da neoplasia de base costuma amenizar e até mesmo levar a uma remissão dos sinais e sintomas de artrite, o que muitas vezes diminui a duração e a necessidade de tratamento sintomático. Analgésicos e anti-inflamatórios não esteroidais (AINE) podem ser utilizados para controle da dor e inflamação, salvo contraindicação. Assim como nas outras SP, a recorrência dos sinais e sintomas de um paciente que vinha em remissão deve levantar a suspeita de recorrência também da neoplasia de base.[5]

Polimialgia reumática atípica

Condição que acomete pacientes acima dos 50 anos e é caracterizada por dor e fraqueza muscular proximal, anemia (padrão de doença crônica) e elevação de provas de atividade inflamatória (velocidade de hemossedimentação – VHS).

Faz diagnóstico diferencial com doença de Parkinson, fibromialgia e hipotireoidismo.[6] Na forma de SP (forma atípica da polimialgia reumática), a resposta terapêutica ao uso de corticosteroides costuma ser insuficiente, ao contrário da forma clássica.

O sucesso terapêutico depende especialmente do tratamento da malignidade subjacente.

Dermatomiosite

Trata-se de uma das SP de etiologia autoimune mais incidentes, acometendo aproximadamente 6% dos casos.[3] A dermatomiosite pode ocorrer alguns anos antes do diagnóstico da neoplasia maligna, o que deve motivar um acompanhamento cuidadoso das pacientes que não apresentam um diagnóstico oncológico óbvio inicial. Frequentemente, a neoplasia de base acaba por se revelar um carcinoma de mama ou pulmão.[7]

Os sinais e sintomas incluem fraqueza muscular difusa, heliotropo (eritema violáceo com edema das pálpebras superiores), pápulas de Gottron (pápulas eritematosas sobre as superfícies articulares das mãos), fraqueza do diafragma, dificuldade respiratória, deglutição deficiente, aumento de VHS, desidrogenase lática sérica (DHL) e creatinofosfoquinase (CPK). Laboratorialmente, exibe positividade para autoanticorpos (anti-Jo-1, anti-SM, anti-RNP, anti-RO/La).[8]

Quando a dermatomiosite ocorre como SP, é menos comum a ocorrência de fenômeno de Raynaud e de doença intersticial pulmonar.[3]

Além de tratar a neoplasia de base, faz-se necessário tratamento específico com corticosteroides orais, que levam a um controle satisfatório em até 90% dos casos. Em casos refratários, é necessário associar imunossupressores como azatioprina, micofenolato mofetil ou metotrexato.[9]

Osteoartropatia hipertrófica

Diferentemente da sua forma primária (hereditária), a forma secundária tem como pano de fundo uma doença sistêmica crônica e de múltiplas causas, dentre as quais figuram as neoplasias malignas.[10]

Seu sinal clínico mais difundido é o baqueteamento digital, cujas descrições mais antigas remontam à antiguidade clássica. O baqueteamento em si consiste em uma deformidade bulbosa dos dedos das mãos associado a aumento da convexidade das unhas (conhecidas popularmente como unhas em vidro de relógio), com a pele da base fina e brilhante. Além do baqueteamento digital, ocorre espessamento cutâneo das extremidades associado a derrame articular[11] e deposição de matriz osteoide abaixo do periósteo, o que causa aumento volumétrico dos ossos longos, na região das diáfises. A alteração pode ser observada na radiografia, e o osso frequentemente mais acometido é a tíbia. O tratamento bem-sucedido da neoplasia de base pode causar a regressão dos sinais e sintomas associados à síndrome.

SÍNDROMES CUTÂNEAS

Acroceratose paraneoplásica (síndrome de Bazex)

Causa lesões eczematosas e psoriformes, levando a espessamento cutâneo, descamação e coloração violácea nas superfícies acrais (Figura 1). O acometimento ungueal é frequente e se assemelha ao acometimento da psoríase com *pitting* e distrofia (Figura 2).[12]

Diferencia-se histologicamente da psoríase por não ocorrer infiltrado neutrofílico no estrato córneo. A biópsia cutânea pode auxiliar no diagnóstico diferencial, junto com o contexto clínico.[7]

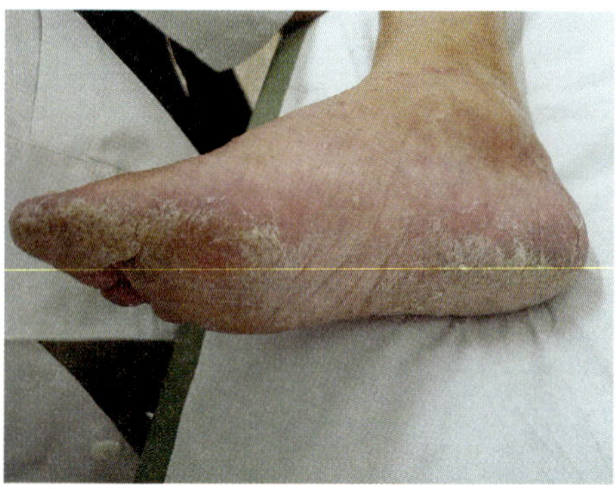

FIGURA 1 Acroceratose plantar com espessamento e descamação cutânea.

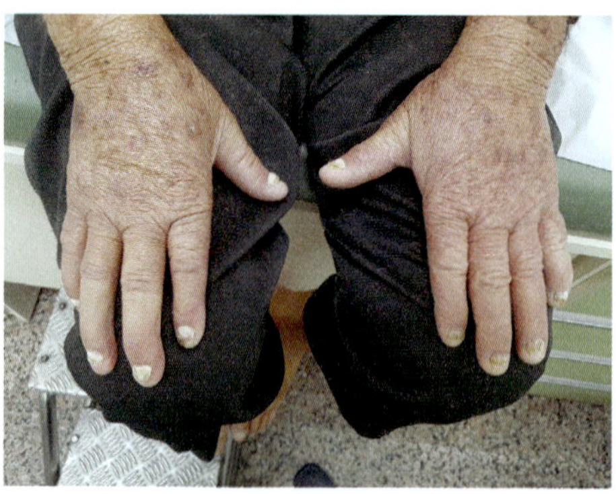

FIGURA 2 Distrofia ungueal bilateral associada a síndrome de Bazex.

Em geral, os sintomas aparecem antes da descoberta da neoplasia.

Acantose *nigricans*

Consiste no surgimento de placas aveludadas hiperpigmentadas em áreas de dobras como axilas, região inframamária e pescoço.

Muito comum em patologias benignas como a resistência à insulina e obesidade, essa condição também pode acometer portadores de neoplasias, com destaque para o câncer de ovário, tumores gastrintestinais, pulmonares e na bexiga, quando recebe o nome de acantose *nigricans* maligna.[7,13]

Os achados da síndrome decorrem da produção de fatores de crescimento pelo tumor e incluem na histologia o achado de papilomatose acentuada e hiperceratose. Curiosamente, essas alterações são responsáveis pelo aumento da pigmentação da pele, não tendo relação com aumento da produção da melanina.[7]

É uma condição reversível após tratamento da causa de base.

Pênfigo paraneoplásico

Apesar de rara, é uma condição que merece especial atenção, pois, em casos mais graves, pode trazer risco de morte. Na fisiopatologia dessa síndrome, a presença da neoplasia desencadeia a produção de autoanticorpos contra proteínas de adesão celular, como as desmoplaquinas.[7,14]

Além da pele, a doença costuma acometer mucosas como lábios e orofaringe; as lesões têm aspecto de erupções mucocutâneas polimórficas ulceradas, bolhosas, pruriginosas e em alvo. A biópsia cutânea revela, na microscopia, queratinócitos apoptóticos em toda extensão da epiderme e da derme superficial, mostrando acantólise.[7]

O tratamento envolve, além do manejo específico da doença de base, o uso de imunossupressores, imunoglobulinas e plasmaférese.

Alguns anticorpos monoclonais podem mostrar utilidade, como o rituximabe, além de inibidor de tirosinaquinase (anti-CD20 e ibrutinibe) para bloqueio dos linfócitos B.[15] Está fortemente relacionado a doenças linfoproliferativas, mas também pode acontecer com carcinomas, sarcomas e melanomas.

Síndrome de Sweet

É uma dermatose rara, caracterizada por lesões cutâneas tipo pápulas, nódulos e placas eritematosas. As lesões são muitas vezes dolorosas, acompanhadas por febre e infiltrado inflamatório importante na derme (formado por neutrófilos). Apresenta ainda alterações laboratoriais como elevação de proteína C reativa, VHS e leucocitose com neutrofilia.[16] Predomina nas regiões de face, pescoço e membros superiores.

É mais comum com doenças linfoproliferativas, mas pode ocorrer relacionada a tumores sólidos em cerca de 15% dos casos.[17]

O tratamento sintomático é baseado em corticoterapia oral, e o tratamento da neoplasia resulta frequentemente no desaparecimento dos sinais e sintomas da síndrome.

SÍNDROMES ENDÓCRINAS

Hipercalcemia da malignidade

Causada pela elevação do cálcio sérico acima de 10,5 mg/dL em pacientes com doença oncológica ativa. Pode ser assintomática ou evoluir com sintomas diversos, como confusão mental, rebaixamento do nível de consciência, insuficiência renal, mioclonias, náuseas, vômitos, constipação intestinal e hiporexia.

É um importante sinal prognóstico e chega a apresentar mortalidade de 50% em 1 mês para os pacientes refratários ao tratamento.[18]

Em até 80% dos casos, a principal causa é a produção da proteína relacionada ao hormônio da paratireoide (PTH-rp). Este hormônio é similar ao PTH, porém produzido pelo tumor, e possui efeito em ossos, pele, pituitária anterior e glândula mamária. Apresenta estrutura molecular diferente do PTH, com maior número de aminoácidos em sua composição.[18]

O PTH-rp leva a produção de RANKL (fator ativador do RANK) que se liga ao receptor RANK dos osteoclastos, estimulando a sua ativação. Causa ainda proliferação de condrócitos, suprime sua diferenciação e a reabsorção renal de cálcio. Todos estes efeitos fisiológicos culminam com a elevação sérica do cálcio.[19]

A hipercalcemia deve ser classificada em leve (10,5 a 11,9 mg/dL), moderada (12 a 13,9 mg/dL) ou grave (> 14 mg/dL) (Figura 3).

O tratamento consiste inicialmente na hidratação vigorosa (desde que o paciente esteja apto) visando à diurese de 100 a 150 mL/hora. Após restauração do *status* volêmico do paciente, deve-se considerar o uso de bisfosfonatos, como ácido zoledrônico ou pamidronato. A dose do pamidronato é de 60 a 90 mg, e do ácido zoledrônico, de 4 mg.

Atualmente, a medicação de escolha é o ácido zoledrônico, por sua maior potência em relação ao pamidronato. Deve-se lembrar ainda que o efeito máximo dos bisfosfonatos ocorre em 48 a 72 horas.

Outra medicação aprovada é o denosumabe, anticorpo monoclonal que bloqueia a ação do RANKL. Atualmente está aprovado para hipercalcemia refratária. Chega a 64% de controle nos pacientes refratários a bisfosfonatos.[20]

A calcitonina subcutânea ou intramuscular é uma opção para os casos graves que necessitam de redução rápida do cálcio sérico. Tem efeito terapêutico em 6 horas, porém limitado a 24 horas. Desse modo, serve como ponte até o efeito dos bisfosfonatos.[20]

Existem ainda as hipercalcemias causadas pela osteólise direta causada pela neoplasia e pela produção de 1,25-di-hidroxivitamina D pelo tumor. Estes mecanismos são menos comuns que a produção do PTH-rp. Nestas situações, pode-se utilizar ainda metilprednisolona em doses de 15 a 100 mg/dia.[20]

Ainda é necessário instituir o tratamento da malignidade adjacente, lembrando que as

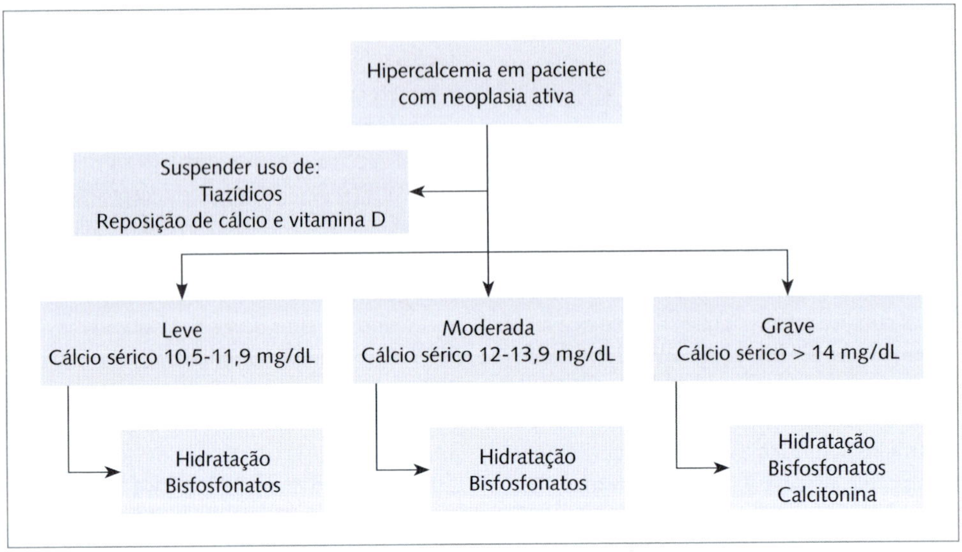

FIGURA 3 Fluxograma da classificação e tratamento da hipercalcemia da malignidade.

mais comuns associadas a hipercalcemia são os tumores de pulmão, mama e mieloma múltiplo.

Síndrome da secreção inapropriada de hormônio antidiurético (SIADH)

É caracterizada por uma hiponatremia (sódio sérico menor que 135 mEq/L) euvolêmica. Acontece com maior frequência nos tumores de pequenas células de pulmão, mas também pode acontecer nos tumores de mama, pulmão não pequenas células, próstata e suprarrenal.[18]

É causada pela produção ectópica de hormônio antidiurético (ADH) pelas células tumorais. Leva a retenção de água pelos rins causando uma sobrecarga volêmica, que é estímulo a natriurese. Desse modo, o mecanismo da hiponatremia na SIADH envolve retenção hídrica associada a perda de sódio urinário.

O diagnóstico é confirmado com a dosagem sérica de sódio menor que 135 mEq/L, osmolalidade plasmática < 275 mOsm/kg, sódio urinário maior que 40 mEq/L e osmolalidade urinária > 100 mOsm/kg. Estes achados laboratoriais devem estar associados ao estado euvolêmico do paciente, além de ter descartado o uso prévio de diuréticos.[21]

O tratamento da SIADH é baseado em restrição hídrica e salina em pacientes assintomáticos. Já para os pacientes com hiponatremia grave (menor que 125 mEq/L) ou sintomática, deve-se repor sódio com solução salina hipertônica.

A reposição de sódio não pode exceder a velocidade de 10 a 12 mEq em 24 horas, pelo risco de mielinólise. A causa da SIADH deve ser devidamente tratada.[21]

Síndrome carcinoide

É uma síndrome paraneoplásica que ocorre em casos de tumores de origem neuroendócrina, bem diferenciados. É causada pela produção de serotonina (5-HT), calicreína, prostaglandinas e histamina pelo tumor. Normalmente, a presença da síndrome carcinoide ocorre na disseminação hepática da neoplasia de base, sendo o fígado o responsável pela degradação da serotonina em sua maior parte.

Faz parte do quadro clínico a diarreia aquosa e volumosa, causada pelo aumento da peristalse intestinal que acelera o trânsito e impede a absorção adequada de líquidos. Outro sinal característico é o *flushing* facial (eritema súbito da pele do rosto) decorrente do aumento da produção de bradicinina, que tem potente efeito vasodilatador (Figura 4).[22]

No longo prazo, ocorre o surgimento da cardiopatia carcinoide, que leva ao surgimento de valvopatias (sendo a mais acometida a tricúspide) e à instalação de sinais e sintomas de disfunção ou insuficiência cardíaca direita.

A fisiopatologia dessa cardiopatia é explicada pelo aumento da serotonina no soro, o que intensifica a atividade de fibroblastos, levando à fibrose miocárdica e das válvulas. Outro motivo que explica o acometimento preferencial da porção cardíaca direita é o fato de a serotonina ser degradada nos pulmões, poupando o coração esquerdo.

Com a produção intensa, pelo tumor, de 5-HT a partir de triptofano, ocorre depleção deste aminoácido e, por consequência, redução da produção de niacina. Dessa forma, o paciente pode evoluir com quadro de pelagra (diarreia, dermatite e demência).[22]

Além do quadro clínico típico da síndrome, o diagnóstico pode ser confirmado pela dosagem urinária de 24 horas de ácido 5-hidróxi-indolacético (5-HIAA), produto da degradação da serotonina.

O tratamento é baseado no uso de análogos da somatostatina como octreotida e lanreotida. As medicações bloqueiam os receptores tumorais de somatostatina, reduzindo os sintomas como diarreia e *flushing*, além de controlarem o crescimento tumoral.[23]

SÍNDROMES NEUROLÓGICAS

Degeneração cerebelar paraneoplásica

É a síndrome paraneoplásica neurológica mais comum e acontece com mais frequência nos tumores ginecológicos como ovário e mama.

É caracterizada por sintomas neurológicos que se iniciam com uma ataxia leve e progridem rapidamente para comprometimento de todas as funções cerebelares. Pode ocorrer disartria, tremores, vertigem, náuseas graves e nistagmo horizontal ou vertical. O comprometimento

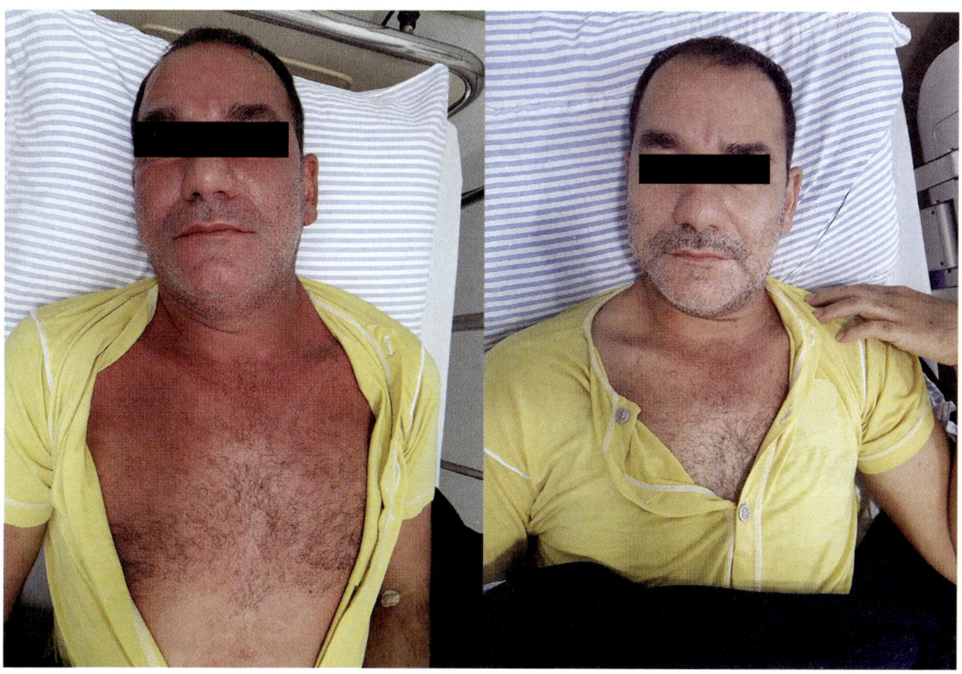

FIGURA 4 Paciente durante a crise carcinoide com *flushing* facial e após melhora do quadro.

da marcha pode ser importante, impedindo o paciente de deambular e até mesmo de equilibrar o tronco quando sentado. Nos casos mais graves, há comprometimento cognitivo associado.[24]

A degeneração cerebelar paraneoplásica é uma síndrome grave que pode rapidamente progredir e levar o paciente a morte. Está relacionada à produção de diversos anticorpos que causam a atrofia do cerebelo. Os principais anticorpos envolvidos na síndrome relacionada aos tumores ginecológicos são o ANNA-2 e PCA-1.[25]

Não há tratamento específico para a condição além do tratamento da neoplasia subjacente. Em geral, o diagnóstico está relacionado com neoplasias em estágio avançado e com limitações terapêuticas, o que restringe ainda mais o prognóstico do paciente.

Encefalite límbica

Tem como sintomas principais crises convulsivas, déficit de memória recente, alterações comportamentais, desorientação, alucinações e distúrbios psiquiátricos. É comum os sintomas precederem o diagnóstico oncológico.

É uma síndrome causada por anticorpos. Estes podem ser onconeurais, que reconhecem antígenos intracelulares neuronais e são específicos da forma paraneoplásica, ou contra antígenos superficiais celulares neuronais, ocorrendo na forma paraneoplásica ou idiopática da encefalite.

Está relacionada com a presença de diversos tumores, predominando pulmão, testículo e mama com 50%, 20% e 8% dos casos, respectivamente.[26]

Para o diagnóstico da forma paraneoplásica, além do quadro clínico típico, pode-se dosar anticorpos séricos como anti-Hu, anti-NMDA e anti-GABA. A ausência dos anticorpos não exclui a síndrome. Deve-se ainda realizar ressonância magnética (RM) de encéfalo, que evidenciará sinal hiperintenso em T1 no lobo frontal, hipocampo, ínsula, amígdala ou giro do cíngulo.

Na avaliação por eletroencefalografia, nota-se atividade epiléptica no lobo temporal.[26,27]

A medida mais efetiva para o tratamento da síndrome é o tratamento oncológico da neoplasia subjacente. As alterações da RM ainda ficam evidentes mesmo após a melhora clínica do paciente.

Outras estratégias, como corticosteride em dose alta, plasmaférese e terapias imunossupressoras, podem ser utilizadas, porém com eficiência menor e risco de refratariedade.

Miastenia *gravis*

É um quadro grave de fraqueza muscular difusa com comprometimento simétrico, podendo apresentar paralisia da musculatura ocular com ptose, e dos músculos respiratórios com insuficiência respiratória.

O paciente apresenta piora da fraqueza com movimentos repetitivos (fadiga) e oscilação da força ao longo do dia, podendo estar normal ao amanhecer.[28]

Em 85% dos casos de miastenia, a fraqueza é mediada por autoanticorpos contra os receptores de acetilcolina (AChR) dos músculos estriados.[29]

A síndrome está presente em até um terço dos pacientes portadores de timoma, e a timectomia precoce está indicada, dado o papel central do timo na produção dos anticorpos, mas ela pode ocorrer em outros tipos de tumores sólidos, inclusive os tumores ginecológicos.[28]

Após o tratamento, os pacientes com timoma têm redução dos sintomas, mas podem persistir com a síndrome. Durante as crises, devem-se utilizar drogas anticolinesterásicas, como a neostigmina, com excelente resposta clínica.

SÍNDROMES HEMATOLÓGICAS

Síndrome de Trousseau

A síndrome de Trousseau é uma condição paraneoplásica que foi primeiramente descrita como uma tromboflebite superficial migratória. Atualmente, a definição é mais ampla e engloba todos os eventos trombóticos associados ao câncer. Isso inclui trombose venosa profunda, tromboembolismo pulmonar, coagulação intravascular disseminada, endocardite trombótica não bacteriana e trombose arterial.[30]

Todo paciente oncológico apresenta um estado de hipercoagulabilidade decorrente do aumento da expressão de fator tecidual. O fator tecidual converte diretamente o fator VII em VIIa, levando a ativação da via extrínseca da cascata de coagulação.

Além disso, a produção de prostaglandinas pelo tumor também estimula a expressão de fator tecidual por células vasculares que habitualmente não o expressam.[31]

Deve-se lembrar ainda de outros fatores contribuintes, como a imobilidade, o estado pós-operatório, o uso de medicações pró-trombóticas e o aumento de plaquetas e leucócitos circulantes. Todas essas condições associadas culminam com diversos eventos trombóticos e, por consequência, com o aumento da mortalidade dos pacientes.

O tratamento deve ser instituído com anticoagulação plena. Esta pode ser realizada com antagonistas da vitamina K, como varfarina, novos anticoagulantes inibidores do fator Xa, como rivaroxabana e edoxabana, com heparinas de baixo peso molecular ou não fracionada.[32] Antes de iniciar o tratamento, é importante avaliar ainda o risco de sangramento do paciente, visto que muitas neoplasias podem evoluir com sangramentos graves e de difícil controle, como colo de útero, gastrintestinais e de cabeça e pescoço.

Outro ponto a ser avaliado é o estágio da doença, o desempenho do paciente e o real benefício da anticoagulação, dependendo da sobrevida estimada.

Reação leucemoide paraneoplásica

A reação leucemoide consiste em leucocitose acima de 50.000/mcL em sangue periférico. Geralmente ocorre predomínio de neutrófilos.

Está associada com diversas neoplasias sólidas, como melanoma, pâncreas, pulmão, hepatocarcinoma e rim, por exemplo.

Resulta da produção de interleucinas e fatores estimuladores de colônia pelo tumor para induzir o próprio crescimento, porém acabam apresentando ação de proliferação mieloide.[33]

Outros fatores podem contribuir para uma leucocitose excessiva, como infecções em atividade, uso de fatores estimuladores de colônia extrínsecos e uso de altas doses de corticosteroides, entre outros.

O prognóstico dos pacientes que apresentam reação leucemoide no longo prazo é ruim e chega a uma mortalidade de 78% em 3 meses.[34]

Não há tratamento específico e deve-se tratar a neoplasia causadora.

Aplasia pura de série vermelha

É uma síndrome paraneoplásica frequentemente associada aos timomas. Sua incidência chega a 10% entre os pacientes portadores da neoplasia.[35]

Consiste no ataque autoimune, por linfócitos T reativos, de precursores da eritropoiese isoladamente, sem ataque aos precursores megacariocíticos e granulocíticos. Dessa forma, ocorre anemia sem comprometimento das outras séries hematológicas.[35,36]

A timectomia apresenta um papel central no controle da aplasia e da doença. Quando possível, deve ser realizada. Há relatos na literatura sobre controle parcial da aplasia durante a quimioterapia específica para o timoma. Em razão da raridade da neoplasia e da síndrome paraneoplásica, não há protocolos bem estabelecidos de tratamento nestas situações.[35]

Terapias imunossupressoras devem ser utilizadas com cautela. Segundo relatos de casos, não há ganho de taxa de resposta com a associação do tratamento do timoma com essas terapias, podendo ainda causar complicações infecciosas.[35,37]

CONSIDERAÇÕES FINAIS

As síndromes paraneoplásicas podem ter apresentações clínicas muito amplas. Por isso, é necessário um olhar atento para não menosprezar os achados durante a avaliação das pacientes.

Além disso, é necessário lembrar que elas podem surgir anos antes do diagnóstico oncológico. Desse modo, é importante reconhecer quais doenças podem ser paraneoplásicas e, assim, manter o acompanhamento da paciente, mesmo quando esta não for diagnosticada com nenhuma neoplasia naquele momento.

REFERÊNCIAS BIBLIOGRÁFICAS

1. Soomro Z, Youssef M, Yust-Katz S, Jalali A, Patel A, Mandel J. Paraneoplastic syndromes in small cell lung cancer. Journal of Thoracic Disease. 2020;12(10):6253-6263.
2. Rinaldo A, Coca-Pelaz A, Silver C, Ferlito A. Paraneoplastic syndromes associated with laryngeal cancer. Advances in Therapy. 2019;37(1):140-54.
3. Khan F, Kleppel H, Meara A. Paraneoplastic musculoskeletal syndromes. Rheumatic Disease Clinics of North America. 2020;46(3):577-86.
4. Zupancic M, Annamalai A, Brenneman J, Ranatunga S. Migratory polyarthritis as a paraneoplastic syndrome. Journal of General Internal Medicine. 2008;23(12):2136-9.
5. Eggelmeijer F, Macfarlane J. Polyarthritis as the presenting symptom of the occurrence and recurrence of a laryngeal carcinoma. Annals of the Rheumatic Diseases. 1992;51(4):556-7.
6. Muller S, Hider S, Helliwell T, Partington R, Mallen C. The real evidence for polymyalgia rheumatica as a paraneoplastic syndrome. Reumatismo. 2018;70(1):23-34.
7. Wick M, Patterson J. Cutaneous paraneoplastic syndromes. Seminars in Diagnostic Pathology. 2019;36(4):211-28.
8. Didona D, Fania L, Didona B, Eming R, Hertl M, Di Zenzo G. Paraneoplastic dermatoses: a brief general review and an extensive analysis of paraneoplastic pemphigus and paraneoplastic dermatomyositis. International Journal of Molecular Sciences. 2020;21(6):2178.
9. Volc-Platzer B. Dermatomyositis – update. Der Hautarzt. 2015;66(8):604-10.
10. Martínez-Lavín M. Hypertrophic osteoarthropathy. Best Practice & Research Clinical Rheumatology. 2020;34(3):101507.
11. Yap F, Skalski M, Patel D, Schein A, White E, Tomasian A, et al. Hypertrophic osteoarthropathy: clinical and imaging features. Radiographics. 2017;37(1): 157-95.
12. Fonia A, Baran R. Cutaneous paraneoplastic syndromes with nail involvement. Dermatologic Clinics. 2021;39(2):175-82.
13. Das A, Datta D, Kassir M, Wollina U, Galadari H, Lotti T, et al. Acanthosis nigricans: a review. Journal of Cosmetic Dermatology. 2020;19(8):1857-65.
14. Kim J, Kim S. Paraneoplastic pemphigus: paraneoplastic autoimmune disease of the skin and mucosa. Frontiers in Immunology. 2019;10.
15. Ito Y, Makita S, Maeshima A, Hatta S, Suzuki T, Yuda S, et al. Paraneoplastic pemphigus associated with B-cell chronic lymphocytic leukemia treated with ibrutinib and rituximab. Internal Medicine. 2018;57(16):2395-8.
16. Nofal A, Abdelmaksoud A, Amer H, Nofal E, Yosef A, Gharib K, et al. Sweet's syndrome: diagnostic criteria revisited. Journal der Deutschen Dermatologischen Gesellschaft. 2017;15(11):1081-8.
17. Cunha D, Campos-do-Carmo G, Marujo J, Verardino G. Paraneoplastic Sweet's syndrome. 2018;93(4): 576-8.
18. Dimitriadis G, Angelousi A, Weickert M, Randeva H, Kaltsas G, Grossman A. Paraneoplastic endocrine syndromes. Endocrine-Related Cancer. 2017;24(6):R173-R190.
19. Asonitis N, Angelousi A, Zafeiris C, Lambrou G, Dontas I, Kassi E. Diagnosis, pathophysiology and management of hypercalcemia in malignancy: a review of the literature. Hormone and Metabolic Research. 2019;51(12):770-8.
20. Kosmidis P, Schrijvers D, Andre F, Rottey S. ESMO handbook of oncological emergencies. 2.ed. Switzerland: ESMO Press; 2016.
21. Mentrasti G, Scortichini L, Torniai M, Giampieri R, Morgese F, Rinaldi S, et al. Syndrome of inappropriate antidiuretic hormone secretion (SIADH): optimal management. Therapeutics and Clinical Risk Management. 2020;16:663-72.
22. Gade A, Olariu E, Douthit N. Carcinoid syndrome: a review. Cureus. 2020;12(3): e7186.
23. Ferrari A, Glasberg J, Riechelmann R. Carcinoid syndrome: update on the pathophysiology and treatment. Clinics. 2018;73(Suppl 1):e490s
24. Subramony S, Dürr A. Ataxic disorders. 3.ed. Edinburgh: Elsevier; 2012.

25. Loehrer P, Zieger L, Simon O. Update on paraneoplastic cerebellar degeneration. Brain Sciences. 2021;11(11):1414.
26. Altabakhi I, Babiker H. Paraneoplastic limbic encephalitis [Internet]. [Updated 2021 Jun 29]. In: StatPearls [Internet]. Treasure Island (FL): StatPearls Publishing; 2022. Disponível em: https://www.ncbi.nlm.nih.gov/books/NBK519523/
27. Budhram A, Leung A, Nicolle M, Burneo J. Diagnosing autoimmune limbic encephalitis. Canadian Medical Association Journal. 2019;191(19):E529-E534.
28. Gilhus N. Myasthenia gravis. New England Journal of Medicine. 2016;375(26):2570-81.
29. Marx A, Willcox N, Leite M, Chuang W, Schalke B, Nix W, et al. Thymoma and paraneoplastic myasthenia gravis. Autoimmunity. 2010;43(5-6):413-27.
30. Ikushima S, Ono R, Fukuda K, Sakayori M, Awano N, Kondo K. Trousseau's syndrome: cancer-associated thrombosis. Jpn J Clin Oncol. 2016;46(3):204-8.
31. Mackman N. Role of tissue factor in hemostasis, thrombosis, and vascular development. Arteriosclerosis, Thrombosis, and Vascular Biology. 2004;24(6):1015-22.
32. Key N, Bohlke K, Falanga A. Venous thromboembolism prophylaxis and treatment in patients with cancer: ASCO Clinical Practice Guideline Update Summary. J Oncol Pract. 2020;30(5):496-520.
33. Chakraborty S, Keenportz B, Woodward S, Anderson J, Colan D. Paraneoplastic leukemoid reaction in solid tumors. Am J Clin Oncol. 2015;38(3):326-30.
34. Granger J, Kontoyiannis D. Etiology and outcome of extreme leukocytosis in 758 nonhematologic cancer patients. Cancer. 2009;115(17):3919-23.
35. Thompson C. Pure red cell aplasia and thymoma. JTO. 2007;2(4):263-4.
36. Pelosof L, Gerber D. Paraneoplastic syndromes: an approach to diagnosis and treatment. Mayo Clinic Proceedings. 2010;85(9):838-54.
37. Lesire B, Durieux V, Grigoriu B, Girard N, Berghmans T. Management of thymoma associated autoimmune pure red cell aplasia: case report and systematic review of the literature. Lung Cancer. 2021;157:131-46.

CAPÍTULO 19

Terapia hormonal e câncer ginecológico

Luciano de Melo Pompei
César Eduardo Fernandes

INTRODUÇÃO

A relação entre esteroides sexuais e órgãos genitais femininos é absolutamente incontestável e, para vários deles, essencial para sua fisiologia. Assim, é natural imaginar que o emprego de terapêutica hormonal da menopausa (TH) possa ter influência sobre o risco de surgimento de neoplasias nestes órgãos e, também, preocupar-se com eventuais efeitos da TH no risco de recidivas de tumores destes órgãos já tratados. Importante considerar que, no tratamento do câncer ginecológico, frequentemente são empregados ooforectomia bilateral, quimioterapia e radioterapia que resultam em menopausa cirúrgica ou insuficiência ovariana prematura e, assim, a TH pode aparecer como uma possibilidade de tratamento para alívio de sintomas e melhora da qualidade de vida dessas mulheres.[1]

CÂNCER DE ENDOMÉTRIO

Terapia hormonal e risco de câncer de endométrio

É bem conhecido que estrogênio isolado possa aumentar o risco de hiperplasia e câncer de endométrio em mulheres previamente saudáveis. Muitos estudos foram feitos a este respeito, bem como metanálises. Uma delas, publicada em 1995 e contemplando 30 estudos, concluiu que estrogênio isolado se associava a risco relativo (RR) para câncer de endométrio de 2,3 com intervalo de confiança de 95% (IC95) de 2,1 a 2,5, em comparação a mulheres não usuárias de TH. Além disso, notou-se efeito tempo-dependente, com RR de 9,5 para usos de 10 anos ou mais. A mortalidade por câncer de endométrio revelou-se com tendência para aumento com uso de estrogênio isolado, com RR de 2,7 (IC95: 0,9 – 8,0), porém, sem significância estatística.[2]

Nesta metanálise, por outro lado, segundo os estudos de coorte agrupados, as mulheres que usaram TH composta por estrogênio e progestogênio, ou seja, TH combinada, tiveram risco reduzido de câncer de endométrio em relação às não usuárias (RR: 0,4), porém, os estudos caso-controle revelaram pequeno aumento (RR: 1,8).[2]

O Women's Health Initiative (WHI), estudo randomizado controlado por placebo e amplamente conhecido, que comparou ao placebo o uso de estrogênios conjugados por via oral em dose plena, associado ao acetato de medroxiprogesterona, não observou aumento do risco de desenvolver câncer de endométrio nas mulheres que receberam TH em comparação ao grupo placebo após 5,2 anos de tempo médio de intervenção, obtendo RR de 0,83 (IC95: 0,47 – 1,47).[3] Entretanto, as participantes do WHI continuaram a ser acompanhadas após o período de intervenção e, após totalizar 13 anos de seguimento mediano total, constataram-se menos casos de câncer de endométrio no grupo que havia recebido TH combinada, com RR de 0,65 (IC95: 0,48 - 0,89).[4]

Em uma revisão sistematizada publicada Sjögren et al. em 2016, concluiu-se que estrogênio isolado associa-se a acréscimo do risco de câncer de endométrio na maioria dos estudos mesmo em usos por menos do que 5 anos, e o acréscimo de risco permanece por mais de 10 anos após o fim do tratamento.[5] Contudo, esta revisão também visava a avaliar os efeitos dos diferentes regimes da TH combinada. Notaram ausência de aumento de risco quando a TH tinha sido do tipo combinada contínua, ou seja, com progestogênio administrado todos os dias, e 3 estudos mostraram até mesmo proteção. Para a TH sequencial, também chamada de cíclica, com progestogênio administrado em parte do mês, nenhum estudo encontrou redução do risco, porém 3 encontraram aumento de risco em comparação a não usuárias. Também foi observado que, com o aumento do número de dias de progestogênio no ciclo, o risco diminuía progressivamente.[5]

Em relação à tibolona, a mesma revisão informou que os 4 estudos observacionais avaliados revelaram aumento de risco para câncer de endométrio e 1 deles mostrou relação com a duração do uso.[5]

Mais recentemente, foi publicada uma nova revisão sistematizada incluindo resultados de 31 estudos somando mais de 21,3 mil casos reportados de câncer endometrial. Esta revisão reportou redução do risco de câncer de endométrio em mulheres usuárias de TH combinada contínua que continham progestogênios sintéticos em 10 de 19 estudos com *odds ratio* (OR) ou RR entre 0,24 e 0,71, tendo apenas 1 estudo revelando aumento de risco (Tabela 1).[6]

Com relação à TH combinada sequencial (ou cíclica) contendo progestogênios sintéticos, 6 estudos analisados revelaram aumento de risco, enquanto outros 6 não revelaram aumento, porém nenhum mostrou redução de risco global; contudo, 1 estudo mostrou redução de risco em um subgrupo de usuárias de curto prazo (menos de 5 anos), o mesmo para um subgrupo de mulheres com obesidade. O número de dias de progestogênio por mês também se mostrou relevante, com riscos maiores quando a duração da sequência progestogênica era menor do que 10 dias por mês. Como era de se esperar, estrogênio isolado se associou a aumento de risco na maioria dos estudos (Tabela 1).[6]

TABELA 1 Resultado de revisão sistematizada sobre efeitos dos diferentes tipos de TH sobre risco de câncer de endométrio. Os números indicam a quantidade de estudos encontrados apontando cada resultado[6]

Tipo de TH	Risco reduzido	Risco inalterado	Risco aumentado
Estrogênio isolado	9	10	0[a]
Combinada contínua	0[b]	6	6
Combinada sequencial (cíclica)	0	3	9

[a] Um estudo revelou aumento de risco apenas no subgrupo de uso prolongado (≥ 10 anos).
[b] Um estudo revelou redução de risco no subgrupo de uso por curto prazo (< 5 anos) e outro mostrou redução no subgrupo de mulheres com obesidade.

Um grande estudo sobre bancos de dados de registros nacionais de saúde da Dinamarca avaliou se os efeitos da TH no risco de câncer de endométrio diferiam para os tipos I e II da doença. Foram analisados 4.972 casos do tipo I e 500 casos do tipo II a partir de população de mais de 914 mil mulheres entre 50 e 79 anos no período de 1995 a 2009. Encontraram, para o tipo I, aumento do risco com estrogênio isolado e para a TH combinada sequencial (cíclica), mas não houve aumento para a TH combinada contínua. Para o tipo II, o risco tendeu a diminuição com a TH combinada contínua, enquanto com estrogênio isolado não houve efeito estatisticamente significante. Há que se considerar, porém, que o número de casos do tipo II foi muito menor do que o do tipo I, o que torna bem mais frágil o poder estatístico para avaliar o tipo II.[7]

Em relação à tibolona, conforme já mencionado, a revisão de Sjögren et al. relatou aumento de risco para câncer de endométrio.[5] O estudo dinamarquês sobre registros de saúde também revelou aumento do risco com RR de 3,56 (IC95: 2,94 - 4,32), todavia, o número de mulheres expostas à tibolona neste estudo foi bem menor do que expostas a outras formas de TH.[7]

Por outro lado, uma revisão sistematizada da Cochrane Library não concluiu que a tibolona aumente risco de câncer de endométrio, pois, apesar da OR de 2,04, que sugeriria aumento, não foi estatisticamente significante (IC95: 0,79 - 5,24), mas os autores ressalvaram que os estudos encontrados eram de baixa qualidade.[8]

Portanto, levando toda essa informação em consideração, pode-se dizer que mulheres com útero intacto devem ter um progestagênio em seu regime de TH a fim de proteger contra o risco de câncer endometrial e que a TH combinada contínua é mais eficaz nesta proteção do que a TH sequencial, não estando bem claro o efeito da tibolona.[9]

Terapia hormonal em mulheres previamente tratadas de câncer de endométrio

Uma revisão sistematizada da Cochrane Library vasculhou a literatura médica e encontrou apenas 1 estudo randomizado que avaliou os efeitos da TH em mulheres previamente tratadas de câncer de endométrio.[10] Os demais estudos existentes são do tipo observacional e geralmente de baixa qualidade.

O estudo encontrado foi publicado por Barakat et al. em 2006. Previa originalmente incluir mais de 2 mil mulheres tratadas de câncer de endométrio estádios I ou II, histerectomizadas e que receberiam terapêutica estrogênica isolada para alívio de sintomas climatéricos. Entretanto, em função da publicação dos resultados do estudo WHI em 2002, a inclusão de participantes caiu de forma relevante e os autores decidiram pelo encerramento antecipado do estudo. No final, acabaram sendo incluídas apenas 1.236 participantes com duração de tratamento de 3 anos.[11]

Neste estudo, a taxa de mulheres vivas, mas com recorrência da doença, foi de 1,5% no grupo TH e de 1,3% no grupo placebo (sem significância estatística). A taxa global de mortalidade ao longo do período de seguimento foi de 4,2% no grupo TH e 3,1% no grupo placebo, sendo que mortes relacionadas ao câncer de endométrio foram 0,8% e 0,6%, respectivamente (Figura 1). Entretanto, há que se considerar que a taxa global de recidivas neste estudo foi muito baixa, o que diminuiu o poder estatístico para comparações. Além disso, apenas 41% das mulheres do grupo TH aderiram ao tratamento por todo o tempo do estudo, e o número total de participantes ficou abaixo do objetivado, afetando o poder do estudo. Assim sendo, os próprios autores pontuam que este estudo não pode refutar ou suportar conclusivamente a segurança da estrogenioterapia a mulheres previamente tratadas de câncer de endométrio histerectomizadas.[11]

A revisão da Cochrane Library vai na mesma direção e afirma que atualmente não há evidência suficiente de alta qualidade que tenha avaliado efeitos da TH após câncer endometrial, mas que a melhor evidência existente não sugere haver risco significativo para mulheres com doença em estádios iniciais e tratadas com histerectomia.[10]

Uma metanálise que incluiu este estudo randomizado supracitado e outros 5 estudos observacionais não encontrou aumento de risco de recidiva do câncer associado ao uso da TH (OR: 0,53; IC95: 0,30 - 0,96).[12]

Um posicionamento conjunto entre a Society of Gynecologic Oncology (SGO) e a North American Menopause Society (NAMS) publicado em 2020 informa que, com base nas evidências disponíveis, o uso de estrogênio em pacientes tratadas de câncer endometrial em estádios I ou II apresenta razoabilidade, devendo ser individualizado para pacientes com sintomas significativos e com aconselhamento sobre riscos e benefícios do tratamento. Também afirmam não haver dados que apoiem o emprego da TH para mulheres tratadas da doença em estádios mais avançados; assim, a TH não está recomendada nesses casos. A TH também não é recomenda-

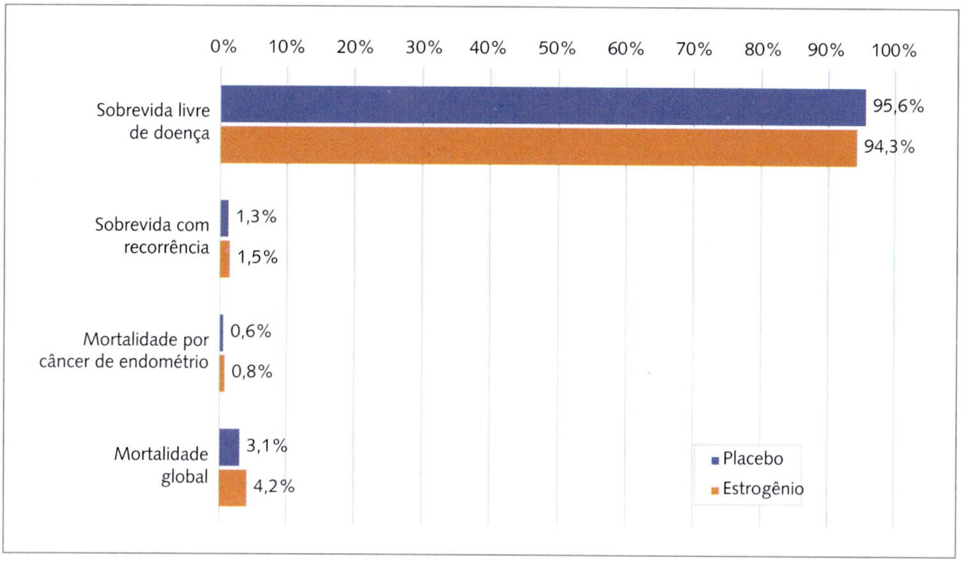

FIGURA 1 Representação gráfica dos principais desfechos de estudo randomizado que avaliou o uso de terapêutica estrogênica por mulheres tratadas de câncer de endométrio em comparação ao placebo.[11]

da após sarcomas uterinos, especialmente para aqueles que expressam receptores hormonais.[13]

Na mesma direção, a European Menopause and Andropause Society (EMAS) e a International Gynecologic Cancer Society (IGCS) consideram que os dados, embora limitados, sugerem que se possa considerar o uso de estrogênios sistêmicos ou tópicos para mulheres tratadas de câncer endometrial de baixo grau e estádios iniciais, porém, recomenda abordagens não hormonais para estádios mais avançados em geral ou para estádios iniciais de tumores de alto risco. Em relação aos sarcomas uterinos, informam não haver ensaios clínicos disponíveis para embasar o uso ou não da TH.[14]

CÂNCER DE OVÁRIO

Terapia hormonal e risco de câncer de ovário

Os efeitos da TH sobre o risco de desenvolver câncer de ovário são controversos, com metanálises que mostram tanto aumento quanto redução de risco. Por exemplo, uma de 1998 mostrou aumento de risco de carcinoma epitelial de ovário, com OR de 1,15 (IC95: 1,05 - 1,27) e risco maior com usos mais prolongados[15], enquanto outra, publicada em 2000, revelou ausência de aumento de risco estatisticamente significante, com OR de 1,1 (IC95: 0,9 - 1,3), mas destacou a heterogeneidade dos estudos incluídos na análise.[16]

Em 2007, uma nova metanálise contemplando 42 estudos encontrou RR de 1,28 (IC95: 1,18 - 1,40) para câncer de ovário em usuárias de terapêutica estrogênica isolada em comparação a não usuárias, e de 1,11 (IC95: 1,02 - 1,21) para usuárias de TH combinada, sugerindo que a TH estrogênica isolada poderia aumentar mais o risco do que a combinada. Também, curiosamente, os riscos eram maiores nos estudos europeus do que nos norte-americanos e não notaram diferenças conforme os subtipos histológicos do câncer.[17]

Um grande estudo de coorte na Dinamarca, com base em dados de registros de saúde nacionais, avaliou os efeitos da TH no risco de câncer de ovário. Com base em dados de mais de 909 mil mulheres de 50 a 79 anos no período entre 1995 e 2005, encontraram RR de 1,38 (IC95: 1,26 - 1,51) para todos os cânceres de ovário nas usuárias de TH e 1,44 (IC95: 1,30 - 1,58) para os cânceres epiteliais de ovários. Após a interrupção do uso da TH, o risco passava a diminuir.[18]

Por fim, o Collaborative Group on Epidemiological Studies of Ovarian Cancer publicou em 2015 uma metanálise de 52 estudos. Encontraram RR para câncer de ovário para usuárias atuais de TH de 1,43 (IC95: 1,31 - 1,56). Informaram ainda que o risco foi similar entre estudos prospectivos europeus e norte-americanos, assim como não mostraram diferenças entre TH estrogênica isolada ou estroprogestativa. Todavia, considerando os 4 tipos histológicos mais importantes, o risco aumentava apenas para os tumores serosos (RR:1,53; IC95: 1,40 - 1,66) e endometrioides (RR: 1,42; IC95: 1,20 - 1,67), os dois mais comuns, porém sem aumento para os tumores mucinosos e de células claras. Aliás, para os de células claras, houve até pequena redução de risco (RR: 0,75; IC95: 0,57 - 0,98) (Figura 2). Esses valores de RR são para os estudos prospectivos, ao incluir todos os tipos de estudo na análise; a taxa de aumento de risco é discretamente menor do que as apresentadas, porém continua estatisticamente significante. Também observaram que o risco foi diminuindo após a interrupção da TH.[19]

Naftolin et al.[20] fizeram algumas críticas a este trabalho, a saber:

- Foi reportada incidência e não prevalência e, segundo eles, a prevalência em populações não de alto risco não é conhecida e questionam se o aumento da incidência não poderia se dever meramente ao "procurar mais".
- Usaram incidências por idade na Inglaterra para estimar incidência em não usuárias, e também questionam o motivo de não terem usado os dados dos grupos controle desses estudos.

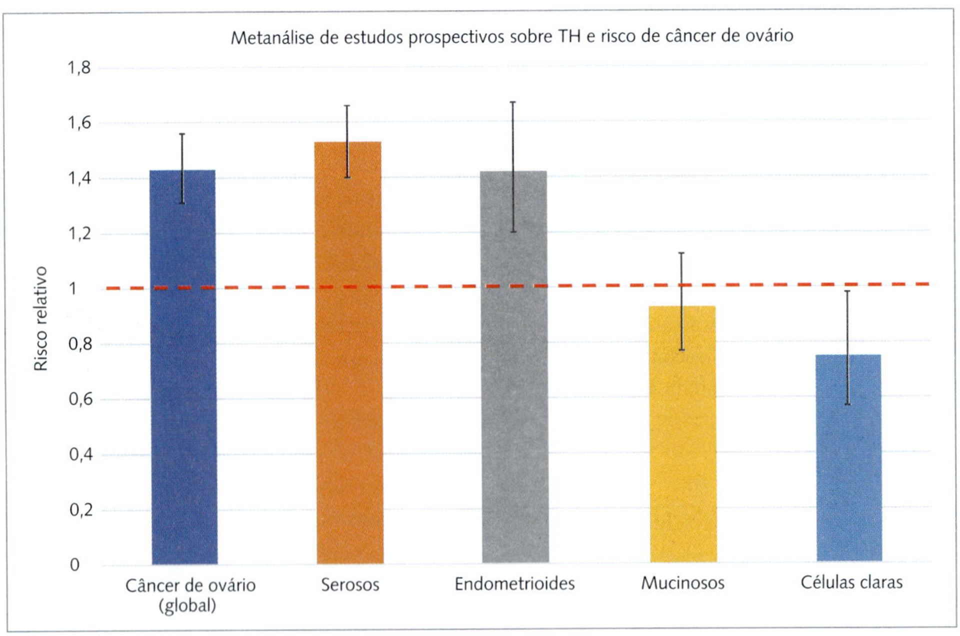

FIGURA 2 Representação gráfica de parte dos resultados de metanálise de estudos prospectivos sobre TH e risco de câncer de ovário.[19]

- Questionam o fato de, para estudos completados após 2006, haver exigência de terem reportado no mínimo 200 casos de câncer de ovário para serem incluídos na análise, mas essa exigência não havia antes de 2006, e parece que estudos com zero casos não foram incluídos, como o estudo de Nachtigall et al.[21]

Com isso, Natfolin et al.[20] informam que a exclusão de tais estudos de baixa incidência poderiam limitar a validade externa da análise feita pelo Collaborative Group On Epidemiological Studies Of Ovarian Cancer.

Com relação à tibolona, um grande estudo dinamarquês com base em dados de registros de saúde nacionais avaliou informações de mais de 988 mil mulheres entre 50 e 79 anos de idade. Encontrou que usuárias atuais de tibolona apresentavam um risco aumento para câncer de ovário com RR de 1,42 (IC95: 1,01 - 2,00), aparentemente maior para os tumores serosos (RR: 2,21; IC95: 1,48 - 3,32), sendo que o risco aumentou com a maior duração de uso.[22]

O Consenso Brasileiro de Terapêutica Hormonal da Menopausa da Associação Brasileira de Climatério (Sobrac), publicado em 2018, considera que o excesso de risco de câncer de ovário associado à TH é pequeno, com incidência de 2 casos extras em 10 mil usuárias acima de 5 anos de uso.[9]

Terapia hormonal em mulheres previamente tratadas de câncer de ovário

Infelizmente, há poucos estudos que avaliem a segurança do uso da TH em mulheres previamente tratadas de câncer de ovário, todavia, uma metanálise de 6 estudos, contemplando informações de 1.521 mulheres, das quais cerca de 30% haviam recebido TH, mostrou que a TH não influenciou no risco de recorrência do câncer, com OR de 0,71 (IC95: 0,45 - 1,14). Interessante notar que houve até mesmo redução da mortalidade relacionada a câncer (OR 0,47; IC95: 0,28 - 0,80), todavia, os autores ressalvam que tais resultados devem ser confirmados em virtude das deficiências metodológicas de parte dos estudos incluídos na análise.[23]

Claro que, em virtude da grande diversidade de tipos histológicos de câncer que podem se originar nos ovários, uma avaliação global pode ser muito complexa e difícil, entretanto, segundo Deli et al., cerca de 90% desses tumores são de origem epitelial e, conforme tais autores, nestes tumores, a TH parece não aumentar o risco de recorrência ou prejudicar a sobrevida. Assim, segundo esses autores, a TH poderia ser usada com segurança após a maioria dos tumores ovarianos. Possivelmente haveria maior risco para os tumores endometrioides e de células granulosas, o que gera recomendação de se evitar a TH nestes casos.[24]

Segundo SGO e NAMS, a terapêutica estrogênica pode ser prescrita para mulheres tratadas de câncer ovariano. Ressalvam a escassez de dados em relação a subtipos específicos de câncer epitelial, mas consideram que a TH não deva ser recomendada após câncer ovariano endometrioide e seroso de baixo grau, pois podem responder a tratamentos antiestrogênicos. Também informam não haver dados suficientes para recomendações em relação aos tumores *borderlines*.[13]

EMAS e IGCS vão na mesma linha e entendem não haver riscos para a TH sistêmica ou local em tumores ovarianos epiteliais não serosos ou de células germinativas, ressalvando que as evidências são limitadas.[14]

CÂNCER DO COLO UTERINO

Terapia hormonal e risco de câncer do colo uterino

O câncer de colo do útero não é considerado hormônio-dependente[14] e um estudo caso-controle da década de 1990 não revelou aumento de risco deste tipo de câncer pelo uso da TH e, com maior duração de uso, houve até mesmo redução.[25]

Por outro lado, é importante relembrar os dois principais tipos histológicos de câncer de colo do útero: o carcinoma de células escamosas (mais frequente) e o adenocarcinoma. Um pequeno estudo da década de 2000 revelou que a TH poderia se associar a algum aumento de risco dos adenocarcinomas, mas não do carcinoma escamoso.[26]

Com base em registro nacional de saúde da Finlândia, um grande estudo identificou quase 250 mil mulheres daquele país que haviam usado TH com idade a partir de 50 anos e comparou as incidências de câncer e de pré-câncer de colo do útero deste grupo com as da população geral. Não se observou efeito da TH no risco de lesões no colo do útero, todavia, ao separar os tipos histológicos, notou-se redução do risco de carcinoma de células escamosas com RR de 0,41 (IC95: 0,28 – 0,58) e aumento do risco para adenocarcinoma (RR: 1,31; IC95: 1,01 – 1,67) (Figura 3), e estes efeitos permaneceram para usos prolongados da TH acima de 5 anos.[27]

Uma revisão sistematizada da literatura publicada em 2021, e que incluiu 10 estudos que preencheram seus critérios de inclusão, pontuou que vários estudos informaram redução significativa de risco de carcinoma de células escamosas com o uso da TH, enquanto pequeno aumento no risco de adenocarcinoma foi observado.[28]

Importante lembrar que o carcinoma de células escamosas de colo do útero é o tipo histológico mais frequente dentre os cânceres de colo do útero, chegando a cerca de 80%.[24,29] Interessante notar que, mesmo com cerca de 40% dos adenocarcinomas de colo do útero podendo expressar receptores estrogênicos, isto parece não ter efeito nos desfechos oncológicos, portanto, a correlação entre estímulo hormonal e desenvolvimento deste tipo de câncer permanece incerta.[13,14,29]

Terapia hormonal em mulheres previamente tratadas de câncer de colo do útero

O carcinoma de células escamosas não é considerado hormônio-dependente. Infelizmente, há grande escassez de estudos que tenham avaliado os efeitos da TH após câncer de colo do útero. Ploch estudou 120 mulheres tratadas de câncer de colo do útero estádios I ou II, sendo que 80 receberam TH e 40 não. O tempo de

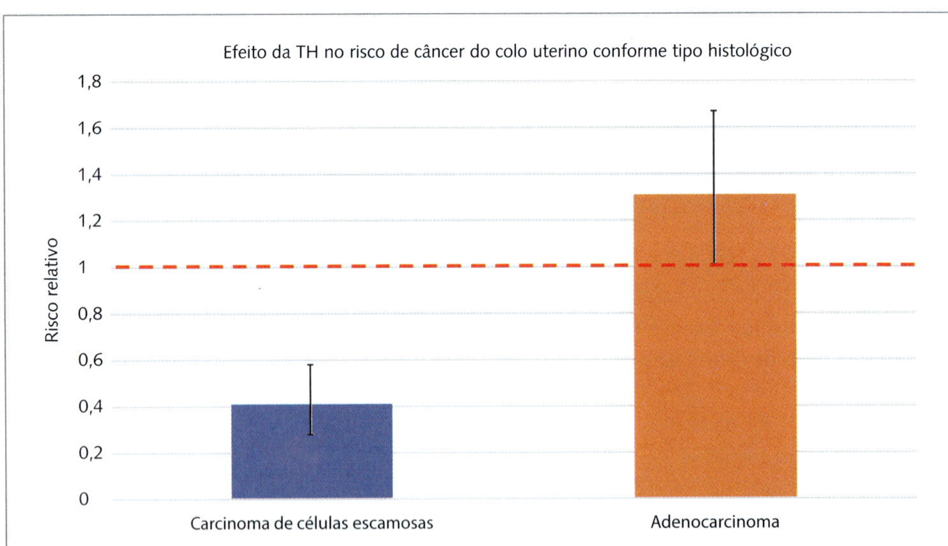

FIGURA 3 Representação gráfica do efeito da TH no risco de câncer do colo uterino conforme tipo histológico, de acordo com Jaakkola et al.[27]

observação foi de pelo menos 5 anos. Não foram observadas diferenças entre os grupos em termos de recorrência e de sobrevida.[30]

Os autores de uma revisão sistematizada de 2021, em sua discussão, consideraram não haver evidência de efeitos deletérios da TH nos desfechos do câncer de colo do útero, havendo, pelo contrário, vários benefícios, por exemplo, na melhora da qualidade de vida; assim sendo, concluíram que a TH deve ser oferecida para mulheres jovens tratadas de câncer de colo do útero a fim de manejar a menopausa precoce, consequência frequente do tratamento oncológico.[28]

Há, entretanto, autores considerando que, nos casos de adenocarcinoma, a TH deveria ser evitada, pois este subtipo poderia ser responsivo aos hormônios.[29]

SGO, NAMS, EMAS e IGCS não contraindicam a TH para mulheres que foram tratadas de câncer de colo do útero e, em seus posicionamentos, não mencionam diferenciação de recomendação conforme tipo histológico.[13,14] Os posicionamentos de SGO/NAMS e de EMAS/IGCS recomendam que, nos casos tratados com radioterapia e sem histerectomia, utilize-se a TH combinada (estroprogestativa), pois o tecido endometrial poderia persistir após a radioterapia.[13,14]

A Sobrac considera que a TH pode ser empregada em mulheres tratadas de carcinoma do colo uterino do tipo de células escamosas.[9]

REFERÊNCIAS BIBLIOGRÁFICAS

1. Kapoor E, Benrubi D, Faubion SS. Menopausal hormone therapy in gynecologic cancer survivors: a review of the evidence and practice recommendations. Clin Obstet Gynecol. 2018;61(3):488-95.
2. Grady D, Gebretsadik T, Kerlikowske K, Ernster V, Petitti D. Hormone replacement therapy and endometrial cancer risk: a meta-analysis. Obstet Gynecol. 1995;85(2):304-13
3. Rossouw JE, Anderson GL, Prentice RL, LaCroix AZ, Kooperberg C, Stefanick ML, et al. Risks and benefits of estrogen plus progestin in healthy postmenopausal women: principal results From the Women's Health Initiative randomized controlled trial. JAMA. 2002;288(3):321-33.
4. Chlebowski RT, Anderson GL, Sarto GE, Haque R, Runowicz CD, Aragaki AK, et al. Continuous combined estrogen plus progestin and endometrial cancer: the Women's Health Initiative randomized trial. J Natl Cancer Inst. 2015;108(3):djv350.
5. Sjögren LL, Mørch LS, Løkkegaard E. Hormone replacement therapy and the risk of endometrial cancer: A systematic review. Maturitas. 2016;91:25-35.
6. Tempfer CB, Hilal Z, Kern P, Juhasz-Boess I, Rezniczek GA. Menopausal hormone therapy and risk of endometrial cancer: a systematic review. Cancers (Basel). 2020;12(8):2195.
7. Mørch LS, Kjaer SK, Keiding N, Løkkegaard E, Lidegaard Ø. The influence of hormone therapies on type I and II endometrial cancer: a nationwide cohort study. Int J Cancer. 2016;138(6):1506-15.
8. Formoso G, Perrone E, Maltoni S, Balduzzi S, Wilkinson J, Basevi V, et al. Short-term and long-term effects of tibolone in postmenopausal women. Cochrane Database Syst Rev. 2016;10(10):CD008536.
9. Nahas EAP, Nahas Neto J. Quais os efeitos da terapêutica hormonal sobre os riscos de cânceres de endométrio, ovário e colo uterino? A terapêutica hormonal pode ser indicada após o tratamento desses cânceres. In: Pompei LM, Machado RB, Wender COM, Fernandes CE (eds.). Consenso brasileiro de terapêutica hormonal da menopausa – Associação Brasileira de Climatério (Sobrac). São Paulo: Leitura Médica; 2018. p.99-109.
10. Edey KA, Rundle S, Hickey M. Hormone replacement therapy for women previously treated for endometrial cancer. Cochrane Database Syst Rev. 2018;5(5):CD008830.
11. Barakat RR, Bundy BN, Spirtos NM, Bell J, Mannel RS, Gynecologic Oncology Group Study. Randomized double-blind trial of estrogen replacement therapy versus placebo in stage I or II endometrial cancer: a Gynecologic Oncology Group Study. J Clin Oncol. 2006;24(4):587-92.
12. Shim SH, Lee SJ, Kim SN. Effects of hormone replacement therapy on the rate of recurrence in endometrial cancer survivors: a meta-analysis. Eur J Cancer. 2014;50(9):1628-37.
13. Sinno AK, Pinkerton J, Febbraro T, Jones N, Khanna N, Temkin S, et al. Hormone therapy (HT) in women with gynecologic cancers and in women at high risk for developing a gynecologic cancer: A Society of Gynecologic Oncology (SGO) clinical practice statement: this practice statement has been endorsed by

The North American Menopause Society. Gynecol Oncol. 2020;157(2):303-6.

14. Rees M, Angioli R, Coleman RL, Glasspool R, Plotti F, Simoncini T, et al. European Menopause and Andropause Society (EMAS) and International Gynecologic Cancer Society (IGCS) position statement on managing the menopause after gynecological cancer: focus on menopausal symptoms and osteoporosis. Maturitas. 2020;134:56-61.
15. Garg PP, Kerlikowske K, Subak L, Grady D. Hormone replacement therapy and the risk of epithelial ovarian carcinoma: a meta-analysis. Obstet Gynecol. 1998;92(3):472-9.
16. Coughlin SS, Giustozzi A, Smith SJ, Lee NC. A meta-analysis of estrogen replacement therapy and risk of epithelial ovarian cancer. J Clin Epidemiol. 2000;53(4):367-75.
17. Greiser CM, Greiser EM, Dören M. Menopausal hormone therapy and risk of ovarian cancer: systematic review and meta-analysis. Hum Reprod Update. 2007;13(5):453-63.
18. Mørch LS, Løkkegaard E, Andreasen AH, Krüger-Kjaer S, Lidegaard O. Hormone therapy and ovarian cancer. JAMA. 2009;302(3):298-305.
19. Collaborative Group on Epidemiological Studies of Ovarian Cancer, Beral V, Gaitskell K, Hermon C, Moser K, Reeves G, et al. Menopausal hormone use and ovarian cancer risk: individual participant meta-analysis of 52 epidemiological studies. Lancet. 2015;385(9980):1835-42.
20. Naftolin F, Friedenthal J, Blakemore J, Nachtigall L. Hormone therapy and ovarian cancer. Lancet. 2015;386(9998):1037.
21. Nachtigall LE, Nachtigall RH, Nachtigall RD, Beckman EM. Estrogen replacement therapy II: a prospective study in the relationship to carcinoma and cardiovascular and metabolic problems. Obstet Gynecol. 1979;54(1):74-9.
22. Løkkegaard ECL, Mørch LS. Tibolone and risk of gynecological hormone sensitive cancer. Int J Cancer. 2018;142(12):2435-40.
23. Pergialiotis V, Pitsouni E, Prodromidou A, Frountzas M, Perrea DN, Vlachos GD.. Hormone therapy for ovarian cancer survivors: systematic review and meta-analysis. Menopause. 2016;23(3):335-42.
24. Deli T, Orosz M, Jakab A. Hormone replacement therapy in cancer survivors: review of the literature. Pathol Oncol Res. 2020;26(1):63-78.
25. Parazzini F, La Vecchia C, Negri E, Franceschi S, Moroni S, Chatenoud L, et al. Case-control study of oestrogen replacement therapy and risk of cervical cancer. BMJ. 1997;315(7100):85-8.
26. Lacey JV Jr., Brinton LA, Barnes WA, Gravitt PE, Greenberg MD, Hadjimichael OC, et al. Use of hormone replacement therapy and adenocarcinomas and squamous cell carcinomas of the uterine cervix. Gynecol Oncol. 2000;77(1):149-54.
27. Jaakkola S, Pukkala E, Lyytinen HK, Ylikorkala O. Postmenopausal estradiol-progestagen therapy and risk for uterine cervical cancer. Int J Cancer. 2012;131(4):E537-43.
28. Vargiu V, Amar ID, Rosati A, Dinoi G, Turco LC, Capozzi VA, et al. Hormone replacement therapy and cervical cancer: a systematic review of the literature. Climacteric. 2021;24(2):120-7.
29. Harris BS, Bishop KC, Kuller JA, Ford AC, Muasher LC, Cantrell SE, et al. Hormonal management of menopausal symptoms in women with a history of gynecologic malignancy. Menopause. 2020;27(2):243-8.
30. Ploch E. Hormonal replacement therapy in patients after cervical cancer treatment. Gynecol Oncol. 1987;26(2):169-77.

CAPÍTULO 20

Noções de quimioterapia

Gabriela Fredo Manara
Fernando Cotait Maluf

INTRODUÇÃO

Tumores ginecológicos incluem as histologias epiteliais e os tumores de linhagens germinativas de ovários, tubas uterinas, útero, colo uterino, canal vaginal e vulva. São responsáveis por aproximadamente 20% dos diagnósticos de câncer entre as mulheres.

A utilização de quimioterapia, em conjunto com estratégias cirúrgicas e radioterapia, é fundamental na terapêutica das neoplasias malignas.

As medicações quimioterápicas atuam indistintamente, agindo em diversas fases do ciclo celular, e, por este conceito, as células em divisão contínua são mais sensíveis a tais medicações. Também é por esse motivo que inúmeras neoplasias são tratadas com poliquimioterapia citostática, em que uma combinação de drogas de classificação farmacológica diferente age de forma abrangente contra uma determinada doença.[1]

A utilização de quimioterapia em diversos momentos no contexto da história natural da doença deve ser definida conforme sua finalidade a ser aplicada:[2]

1. Neoadjuvante: a quimioterapia é utilizada antes do tratamento definitivo, por exemplo, abordagem cirúrgica. Tem como objetivo principal diminuir o volume tumoral para possibilitar um tratamento definitivo com menor morbidade.
2. Adjuvante: é administrada posteriormente ao tratamento definitivo. Tem a finalidade de erradicar micrometástases e eliminar a doença residual indetectável aos exames de imagem.
3. Paliativa: tem como finalidade diminuir ou minimizar possíveis sintomas do crescimento tumoral, com melhora da sobrevida e qualidade de vida. Deve ser administrada visando à boa resposta ao tratamento com menos efeitos adversos ao paciente.
4. Radiossensibilizadora: é a estratégia de uso de quimioterapia em conjunto com a radioterapia, potencializando o efeito radioterápico local em busca de maior taxa de resposta.

EPIDEMIOLOGIA E FATORES DE RISCO

Os tumores de linhagem germinativa derivam das células primordiais ovarianas e correspondem a 1% de todos os tumores ovarianos. Ocorrem em mulheres entre a 2ª e 3ª décadas de vida, por isso, sempre que factível, deve-se discutir a possibilidade de tratamento com preservação de fertilidade.

Já os tumores epiteliais ovarianos têm a maior taxa de letalidade dentre as neoplasias ginecológicas, correspondendo a 3 a 5% dos tumores malignos entre as mulheres e 6% dos óbitos por câncer. O tratamento padrão varia de acordo com estadiamento, porém, via de regra, o tratamento padrão é a citorredução, incluindo salpingo-ooforectomia bilateral e histerectomia total, seguida de quimioterapia baseada em platina.

Em meados do século XIX, foi proposto que os tumores de colo uterino estariam relacionados ao comportamento sexual de suas portadoras. Após décadas de pesquisa, foram descobertos diversos vírus da família dos *Papilomaviridae*, que atualmente são responsáveis por 99% dos diagnósticos de câncer de colo de útero, além de 50% dos cânceres de pênis, 88% dos cânceres de canal anal, 43% dos cânceres de vulva, 78% dos cânceres vaginais e do crescente número de diagnósticos de tumores de cabeça e pescoço.[1]

RASTREAMENTO E DIAGNÓSTICO

Apesar de todos os esforços em desenvolvimento e pesquisa sobre a biologia tumoral nos tumores ginecológicos, ainda é considerado de grande valor prognóstico o diagnóstico em estádios clínicos precoces, o melhor tratamento empregado a cada histologia e a característica da doença, além da exposição a novos tratamentos-alvo.

TRATAMENTO

Quimioterapia

Platina

Agentes platinantes são a classe de quimioterápicos aplicados em tratamento sistêmico para diversas histologias e diversos tumores ginecológicos. Podem ser utilizados em monoterapia ou combinados a outras drogas.

São classificados como agentes citotóxicos, gerando dano direto ao DNA celular. A droga promove distorções na dupla hélice de DNA, causando perda de sua estrutura, gerando apoptose e necrose celular.

Particularmente em tumores ginecológicos, entre eles as neoplasias de ovário, leva-se em consideração o conceito de sensibilidade à platina. Dessa forma, são classificados como:

- Refratários: progressão da doença clínica ou em imagens em até 4 semanas do início da quimioterapia baseada em platina.
- Resistentes: progressão clínica ou em imagens em até 6 meses desde a última exposição a quimioterapia baseada em platina.
- Sensíveis: progressão de doença em intervalo maior que 6 meses desde a última exposição a quimioterapia baseada em platina.

Quando há a recorrência da neoplasia de ovário dentro dos 6 meses da última exposição à platina, o padrão terapêutico é a monoterapia com agente citotóxico. Dentre as opções, 4 drogas são consideradas para tal situação: doxorrubicina lipossomal, paclitaxel semanal, gencitabina ou topotecano. Em estudo comparativo, demostraram taxa de resposta semelhantes, assim como sobrevida livre de progressão e sobrevida global. A escolha da droga deve incluir a experiência do prescritor, o perfil de toxicidades e a tolerância ao tratamento.

Para as neoplasias de colo de útero, a quimiorradioterapia de sensibilização, ou seja, em conjunto com a cisplatina, é considerada a principal estratégia de tratamento definitivo para pacientes com doença localmente avançada (estádio clínico IIB a IVA). Diversos estudos randomizados demonstram a evidência de que, mesmo pacientes com diagnósticos de doenças de grande volume, têm chance de cura significativa, com diminuição do risco de recorrência em até 50%.

Para aquelas pacientes selecionadas para tratamento definitivo com cirurgia (histerectomia), o estudo GOG comparou a estratégia de quimiorradioterapia com cisplatina e 5-fluorouracil adjuvante *versus* somente radioterapia. Foi demonstrado importante ganho de sobrevida livre de doença para as pacientes de alto risco, definidas como aquelas com linfonodo positivo, margens cirúrgicas positivas e envolvimento parametrial.[3]

Taxanos

São agentes antimicrotúbulos. Microtúbulos são estruturas celulares envolvidas em inúmeras funções de divisão celular, sinalização e transporte de vesículas, por isso, são importantes como mecanismo de ação de drogas antineoplásicas. Os principais agentes dessa classe são paclitaxel e docetaxel.

Têm como efeito colateral principal a neuropatia periférica, que é dose-dependente e progressiva ao longo da terapia empregada, além de mielotoxicidade, náuseas e fadiga.

Antimetabólitos

Fluoropirimidinas

São antimetabólitos citotóxicos que atuam em inúmeros mecanismos de divisão celular, incluindo inibição da transcrição, incorporação no RNA e DNA, gerando estresse celular com evolução para morte celular programada. As toxicidades dessa classe são dose-dependentes, sendo as mais frequentes diarreia, mucosite e mielossupressão. Em raros casos, principalmente em pacientes cardiopatas, a droga pode causar vasoespasmo coronariano e dor torácica.

Gencitabina

É um antimetabólico de ampla atuação na oncologia. Age na interrupção da síntese de DNA, inibindo diretamente as DNA-polimerases. É geralmente bem tolerada, sendo seu principal efeito colateral limitante a mielossupressão, em especial a trombocitopenia. Alterações transitórias, como aumento de transaminases e fadiga, podem ocorrer, em especial quando a droga é utilizada em combinação com outro agente quimioterápico.

Inibidores da topoisomerase

Topotecano e irinotecano

São drogas extensamente utilizadas por inibirem a enzima topoisomerase, responsável pelo complexo mecanismo de clivagem do DNA.

Náuseas, vômitos e diarreia estão listados como os principais efeitos colaterais da classe, além de mielossupressão, em especial nos pacientes expostos previamente a rádio ou quimioterapia.

Antracíclicos

São inibidores seletivos da topoisomerase II. Nesta classe, destacam-se na oncologia ginecológica a doxorrubicina inclusive em sua forma peguilhada/conjugada, chamada doxorrubicina lipossomal. Esta formulação permite maior biodisponibilidade da droga com menor ocorrência de efeitos colaterais, sendo que os principais envolvem mielossupressão, mucosite, alopecia, náuseas e vômitos. Todos os pacientes devem utilizar antieméticos profilaticamente à infusão. A cardiotoxicidade relacionada a classe está mais associada a doxorrubicina, é dose-dependente e progressiva, principalmente em pacientes que receberam doses acima de 500 mg/m^2.[4]

Alquilantes

São compostos quimioterápicos capazes de causar alterações na cadeia de DNA, impedindo sua replicação em qualquer fase do ciclo celular, tanto em repouso quanto em divisão ativa. O principal medicamento desta classe utilizado para tratamento de neoplasias ginecológicas é a ifosfamida. Os principais efeitos colaterais da classe incluem mielossupressão, alopecia e mucosite. São drogas que podem ter como efeito tardio o desenvolvimento de segunda neoplasia primária, além de diminuição de fertilidade.

Terapia-alvo

Inibidores de PARP

As anormalidades no mecanismo de reparo de DNA são identificadas em inúmeras neoplasias epiteliais, sendo os tumores ginecológicos – sobretudo os ovarianos – extensamente explorados para uso de tais drogas.

Combinações de inibidores da poliadenosina-difosfato ribose polimerase (PARP) com quimioterapia baseada em platina têm sido aplicadas em pacientes com mutações do *BRCA*, além de tumores com deficiência de recombinação homóloga, principalmente tumores serosos de ovário e tumores de mama triplo-negativos. Uma vez que ocorre a ligação entre a platina e o DNA celular, gerando lesão irreversível à dupla fita, o mecanismo de reparo celular deve ser capaz de repará-la a fim de sobreviver. Caso tal mecanismo de reparo seja inibido, por exemplo, pelo emprego de inibidores de PARP, ocorre a morte celular programada.

Aproximadamente 5 a 10% das pacientes com tumores ovarianos carregam mutações germinativas.[5]

Antiangiogênicos

Bevacizumabe

São classificados como antagonistas de fatores de crescimento ligados ao endotélio (proteínas VEGF). A expressão de tais proteínas de membrana é inversa à pressão de oxigênio vascular. Drogas antagonistas de VEGF-a agem diminuindo a vascularização no microambiente tumoral, gerando consequente apoptose celular.[2]

São utilizadas em conjunto com a quimioterapia para maior taxa de resposta e melhor controle de doença.

Sua principal toxicidade é relacionada a cicatrização de feridas, aumento da pressão arterial, proteinúria, discreto aumento do risco de sangramento e trombose. Em pacientes submetidas a cirurgia de citorredução ou cirurgias abdominopélvicas, o uso de antiangiogênicos está relacionado ao aumento da incidência de complicações cirúrgicas, como formação de fístulas e abdome agudo perfurativo.

O tratamento de neoplasia de colo de útero com uso de antiangiogênicos em combinação com quimioterapia de primeira linha aumentou a sobrevida livre de progressão e sobrevida global em pacientes com doença avançada ou recorrente.[6]

No tratamento de neoplasias de ovários, apesar de estudos fase III demostrarem aumento de sobrevida livre de progressão em primeira linha[7,8] ou pós-progressão à primeira linha em pacientes consideradas platino-sensíveis[9], a utilização de bevacizumabe ainda permanece controversa.

RECOMENDAÇÕES

Em especial para os tumores ovarianos, o estudo MRC OV05 investigou o tratamento sistêmico com quimioterapia em pacientes após exposição à primeira linha com platina a partir da elevação isolada do marcador CA125. Foram randomizadas 1.442 pacientes em dois grupos: tratamento precoce baseado em aumento do marcador acima de 2 vezes o valor da normalidade e tratamento baseado em progressão clinicorradiológica. Não houve diferença em sobrevida daquelas pacientes que receberam tratamento precoce baseado somente na elevação de marcador tumoral CA125.[10]

CONSIDERAÇÕES FINAIS

O desafio no tratamento de neoplasias ginecológicas inclui a escolha das melhores modalidades terapêuticas individualizadas para cada paciente e seu diagnóstico. É preciso considerar idade, desempenho, comorbidades e desejo reprodutivo de cada uma. A despeito do avanço em pesquisas de novas drogas na oncologia, principalmente para terapia individualizada e drogas-alvo, a quimioterapia continua sendo o principal tratamento para neoplasias ginecológicas. Em um futuro próximo, combinações de quimioterapia citotóxica e terapia-alvo serão a escolha para melhor manejo de tais doenças.

REFERÊNCIAS BIBLIOGRÁFICAS

1. DeVita Jr. VT, Lawrence TS, Rosenberg SA (eds.). Devita, Hellman, and Rosenberg's cancer: principles & practice of oncology. 10.ed. Philadelphia: Wolters Kluwer Health; 2015.
2. Bertino JR. Encyclopedia of cancer. 2.ed. Academic Press; 2007.
3. Peters WA 3rd, Liu PY, Barrett RJ II, Stock RJ, Monk BJ, Berek JS, et al. Concurrent chemotherapy and pelvic radiation therapy compared with pelvic radia-

tion therapy alone as adjuvant therapy after radical surgery in high-risk early-stage cancer of the cervix. J Clin Oncol 2000;18:1606-13.
4. Felix CA, Kolaris CP, Osheroff N. Topoisomerase II and the etiology of chromosomal translocations. DNA Repair. 2006;5:1093-108.
5. Ford D, Easton DF, Bishop DT, Narod SA, Goldgar DE. Risks of cancer in BRCA1-mutation carriers. Breast Cancer Linkage Consortium. Lancet 1994;343:692-5.
6. Tewari KS, Sill MW, Long HJ 3rd, Penson RT, Huang H, Ramondetta LM, et al. Improved survival with bevacizumab in advanced cervical cancer. N Engl J Med. 2014;370(8):734-43.
7. Tewari KS, Burger RA, Enserro D, Norquist BM, Swisher EM, Brady MF, et al. Final overall survival of a randomized trial of bevacizumab for primary treatment of ovarian cancer. J Clin Oncol. 2019;37(26):2317-28.
8. Perren TJ. A phase 3 trial of bevacizumab in ovarian cancer. N Engl J Med. 2011;365:2484-96.
9. Aghajanian C, Blank SV, Goff BA, Judson PL, Teneriello MG, Husain A, et al. OCEANS: a randomized, double-blind, placebo-controlled phase III trial of chemotherapy with or without bevacizumab in patients with platinum-sensitive recurrent epithelial ovarian, primary peritoneal, or fallopian tube cancer. J Clin Oncol. 2012;30(17):2039-45.
10. Morris RT, Monk BJ. Early versus delayed treatment of relapsed ovarian cancer (MRC OV05/EORTC 55955): a randomised trial. Lancet. 2010;376(9747):1120-2.

BIBLIOGRAFIA

1. Friedlander M, Trimble E, Tinker A, Alberts D, Avall-Lundqvist E, Brady M, et al. Clinical trials in recurrent ovarian cancer. Int J Gynecol Cancer. 2011;21(4):771-5.
2. Koberle B, Grimaldi K, Sunters A, Hartley JA, Kelland LR, Masters JR. DNA repair capacity and cisplatin sensitivity of human testis tumour cells. Int J Cancer. 1997;70(5):551-5.
3. Ledermann A, Raja FA, Fotopoulou C, Gonzalez--Martin A, Colombo N, Sessa C, et al. Newly diagnosed and relapsed epithelial ovarian carcinoma: ESMO Clinical Practice Guidelines for diagnosis, treatment and follow-up. Ann Oncol. 2013;24 Suppl 6:vi24-32.

CAPÍTULO 21

Noções de radioterapia

Heloisa de Andrade Carvalho

INTRODUÇÃO

O objetivo deste capítulo é fornecer informações básicas ao não especialista sobre radioterapia, permitindo melhor compreensão dos processos, efeitos e indicações da radioterapia, principalmente no contexto da ginecologia.

Radioterapia é a especialidade médica que utiliza radiações ionizantes para tratamento, com o objetivo de causar morte celular. Entende-se por morte celular causada pela radiação a incapacidade de duplicação celular em algum momento, mesmo depois de uma ou duas duplicações. Cerca de 50% dos pacientes com câncer irão receber radioterapia em algum momento do seu tratamento[1], seja com intuito curativo ou paliativo, tornando essa modalidade um dos tripés do tratamento oncológico junto com a cirurgia e a quimioterapia. No entanto, além de neoplasias malignas que representam a grande maioria das indicações da radioterapia, algumas doenças proliferativas benignas, incluindo tumores benignos, e doenças inflamatórias também podem ser tratadas com radioterapia.

As radiações ionizantes estão presentes na natureza pelo decaimento de isótopos radioativos, mas podem também ser produzidas artificialmente pelos equipamentos de raios X ou aceleradores lineares. Dentro do espectro da luz visível, essas radiações são de alta energia, acima da dos raios ultravioleta (acima de 10 kV), e são capazes de ionizar átomos por meio do deslocamento de elétrons das camadas mais externas. Essas radiações podem ter massa, chamadas então de particulares ou corpusculares (p. ex., elétrons, radiações alfa, prótons, nêutrons), ou ser compostas apenas por energia ou ondas eletromagnéticas (p. ex., raios X, raios gama). A propriedade de ionização dessas radiações é que vai promover seu efeito biológico.

EFEITO BIOLÓGICO DAS RADIAÇÕES

O efeito das radiações sobre os tecidos ocorre por um mecanismo físico-químico direto ou indireto na célula. A lesão direta é a que provoca ionização da molécula do DNA, com alteração ou ruptura desta, levando à morte celular. O efeito indireto é provocado pela ionização de diversas moléculas intracelulares, especialmente a molécula de água, com liberação de íons no ambiente intracelular, principalmente a hidroxila (OH^-). Este radical então pode se ligar a outras moléculas, causando sua oxidação e, finalmente, levando à morte celular. A presença de oxigênio no meio facilita a oxidação de moléculas com consequente lesão celular. Dessa forma, anemia, infecção e necrose tumoral são situações clínicas em que pode haver uma pior resposta ao tratamento, em virtude da menor oxigenação local. O efeito indireto pode ser subletal, que depende de acúmulo de lesões para levar à morte celular, ou potencialmente letal, em que a lesão vai se manifestar de acordo com as características do ambiente, como temperatura e pH, para finalmente levar à morte celular.

Esses efeitos da radiação são inespecíficos e não seletivos. Dessa forma, tanto os tecidos normais quanto os tumorais são atingidos indiscriminadamente. O grande desafio da radioterapia é, portanto, causar a morte celular do tumor ou tecidos "doentes" com lesão mínima dos tecidos normais adjacentes. Para isso, utiliza-se a estratégia de fracionar a dose ao longo do tempo e associar esse recurso radiobiológico com as diferentes técnicas de tratamento. O fracionamento permite que ocorra um **r**eparo celular, **r**edistribuição das células dentro do ciclo celular, **r**eoxigenação e **r**epopulação (os chamados quatro "Rs" da radioterapia), que estão relacionados à **r**adiossensibilidade ou **r**adiorresistência (o quinto R) das células e tecidos. O balanço entre esses efeitos nos tecidos normais e no tumor define a taxa terapêutica, em que idealmente o efeito do tratamento deve ser maior na lesão que nos tecidos normais (Figura 1).

A radiossensibilidade ou radiorresistência dos tecidos depende do seu tipo celular, função, volume, localização topográfica e da dose recebida ao longo de um determinado tempo. Dessa forma, tecidos germinativos e hematopoiéticos são os mais sensíveis, seguidos dos tecidos de revestimento ou epiteliais, tecido nervoso e finalmente os mesenquimais, de sustentação, são os mais resistentes à radiação. Paralelamente, neoplasias derivadas dessas linhagens celulares seguem uma sensibilidade similar à radiação, com os tumores germinativos e hematológicos sendo mais sensíveis, carcinomas com sensibilidade intermediária e sarcomas mais resistentes.

O fracionamento convencional da dose em radioterapia compreende frações diárias, 5 vezes/semana, durante 4 a 8 semanas, com dose de 2 Gy/dia*. Outros esquemas de fracionamento são também utilizados, como o hiperfracionamento, mais que 1 fração/dia com dose menor que 2 Gy cada, com tempo total de tratamento igual ou menor ao do fracionamento convencional; e o hipofracionamento, dose/dia maior que 2 Gy e

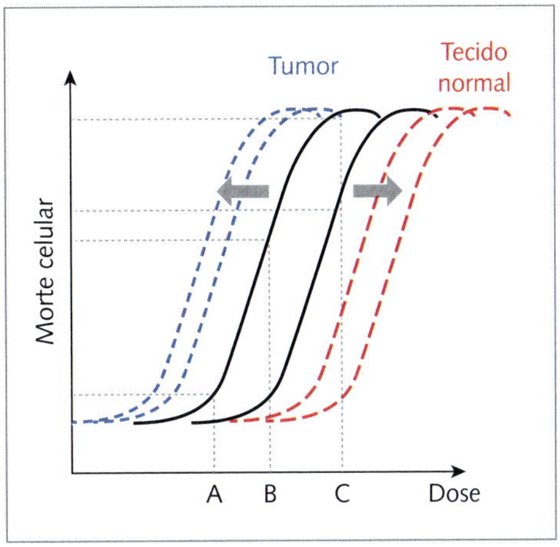

FIGURA 1 Taxa terapêutica. A morte celular ocorre de acordo com uma curva sigmoide específica para cada tecido. O gráfico representa esse comportamento, com a dose de radiação expressa no eixo x e morte celular em y. Com baixas doses de radiação, em geral, pouco efeito ou dano celular vai ocorrer (ponto A do eixo x). Com pequeno incremento de dose (ponto B do eixo x), pode haver grande efeito da radiação, dentro de um intervalo em que a curva é mais íngreme e, nesse intervalo, pequenas variações de dose levam a grandes variações na morte celular. A partir de determinada dose mais alta C (eixo x), incrementos de dose não produzem grandes ganhos em relação à morte celular. Para uma taxa terapêutica adequada, idealmente, a curva representativa da resposta tumoral deve estar à esquerda e a do tecido normal, à direita. Quanto mais as curvas se afastam (flechas), melhor a taxa terapêutica (maior morte tumoral e melhor preservação dos tecidos normais). Caso as curvas se aproximem, as chances de um tratamento efetivo e sem complicações vão diminuindo, podendo chegar a um tratamento inviável se há inversão da posição.

* Gy = Gray, unidade de dose de radiação. Corresponde a Joule/kg ou energia absorvida por unidade de massa. Muito frequentemente, utiliza-se o cGy = centiGray (Erg/g), antigo rad, e 1 Gy = 100 cGy. A dose de 1 Gy é capaz de causar cerca de 2×10^5 ionizações/célula. Para contextualização, em uma radiografia simples de tórax, por exemplo, a dose absorvida é menor que 0,5 mGy.

menor tempo total de tratamento. Há uma tendência global, com o auxílio da tecnologia mais avançada, de cada vez mais se utilizar esquemas hipofracionados, chamados de moderados ou extremos, conforme se aumenta a dose/dia e se reduz o número total de frações.

Com diferentes esquemas de tratamento e considerando a variação dos efeitos biológicos da radiação, é necessário fazer uma equivalência de doses para se comparar tratamentos. Para isso, um modelo matemático foi desenvolvido considerando a dose/dia, dose total e a radiossensibilidade dos tecidos, definido como Dose biologicamente efetiva (do inglês, *biologically effective dose* – BED).[2,3] O BED é calculado pela fórmula a seguir e o esquema padrão com o qual são feitas todas as comparações é o que utiliza 2 Gy/dia.

$$BED = D\ (1+d/(\alpha/\beta))$$

em que D = dose total; d = dose/fração e α/β = constante de radiossensibilidade dos tecidos.

Como exemplo, um tratamento com 40 Gy em 20 frações, 2 Gy/dia, não é equivalente a um tratamento de 40 Gy em 9 frações, 5 Gy/dia em termos de efetividade biológica. A mesma dose total de 40 Gy, se administrada em 9 frações equivale a 67,5 Gy, ou seja, 65 a 70% a mais da dose em frações de 2 Gy, aplicando-se a fórmula da BED com a constante α/β = 10 Gy definida para tumores e tecidos de proliferação rápida.

Dessa forma, em radioterapia, para se avaliar um tratamento, não basta apenas uma informação em relação ao tratamento, como por exemplo, o número de frações. É necessária a informação da dose total, dose/fração, número de frações/semana e tempo total de tratamento.

TIPOS DE RADIOTERAPIA

Além das estratégias radiobiológicas, recursos técnicos são utilizados para garantir um tratamento seguro e de qualidade. Divide-se, assim, a radioterapia em duas grandes áreas: teleterapia, em que a fonte de radiação fica à distância do paciente, e braquiterapia, em que a fonte de radiação fica em proximidade ou contato direto com a lesão. A teleterapia é geralmente utilizada para tratamento de grandes volumes com dose homogênea, e a braquiterapia, pequenos volumes com alto gradiente de dose.

Teleterapia

Existem diversas técnicas de teleterapia e vários tipos de equipamentos para os tratamentos. Aparelhos cuja fonte de radiação é um isótopo radioativo como o cobalto-60, que emite raios gama, foram gradualmente substituídos pelos aceleradores lineares, nos quais a radiação é produzida artificialmente na forma de raios X de diferentes energias.

A complexidade técnica dos tratamentos está ligada à tecnologia disponível em cada equipamento. Dessa forma, há a radioterapia conhecida como "convencional" ou bidimensional (2D), em que apenas radiografias simples são utilizadas para a programação da radioterapia, que é feita com base em referências anatômicas ósseas, visíveis nas radiografias simples. Com o advento da tomografia computadorizada (TC) e da evolução dos sistemas de computação e informática, desenvolveu-se a técnica tridimensional (3D) conformada, que permitiu uma melhor adequação dos campos de irradiação aos volumes alvos com visualização dos órgãos e anatomia do paciente permitindo a quantificação dos volumes tumorais e de órgãos ou tecidos normais que recebem uma determinada dose de radiação. Com isso, conseguiu-se melhor proteção dos tecidos normais e melhores resultados terapêuticos com menores complicações. No mundo, muitos centros ainda utilizam a técnica 2D, principalmente em países de renda média ou baixa. Apesar de igualmente eficaz em relação à dose administrada no tumor quando comparada com técnicas mais avançadas, sempre que disponível, a técnica mínima a ser utilizada é a 3D conformada, que permite melhor proteção dos tecidos normais adjacentes, diminuindo a toxicidade. A Figura 2 apresenta uma comparação de tratamento com

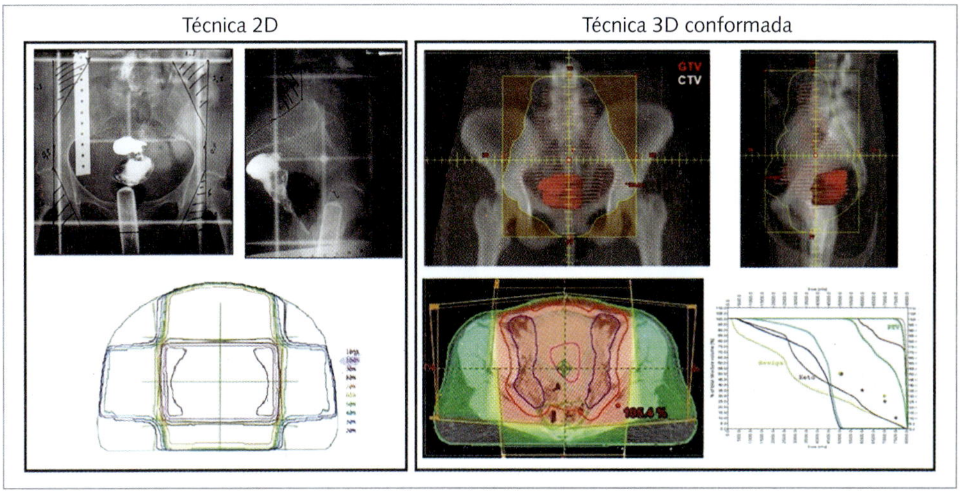

FIGURA 2 Comparação entre a técnica 2D e 3D conformada para o tratamento de um câncer do colo uterino. Na técnica 2D (convencional), são realizadas radiografias ortogonais (anteroposterior e laterolateral) para definição dos campos de radioterapia. Abaixo, a respectiva representação das doses administradas, em um plano axial. Nessas radiografias, além das referências ósseas para delimitação dos campos de irradiação, foi colocado um marcador radiopaco na vagina e contraste no reto para visualização indireta dessas estruturas. Ao lado, o mesmo caso planejado com a técnica 3D conformada. Visualizam-se radiografias ortogonais reconstruídas digitalmente e os volumes de tratamento delineados em vermelho (sólido = tumor; listrado = drenagem linfática) nas imagens da tomografia de planejamento. Abaixo, a distribuição de dose em um plano axial sobre o corte tomográfico; cores mais quentes (vermelho, rosa) representam as doses de tratamento e cores frias (verde), doses menores ao redor dos alvos delineados em vermelho e roxo). Ao lado, o gráfico ou histograma dose-volume que permite a correlação e a quantificação das doses administradas em determinados volumes do tumor e órgãos adjacentes.
Fonte: acervo da autora.

técnica 2D e 3D da região pélvica, em um caso de paciente com câncer do colo uterino.

A técnica 3D foi base para os demais avanços tecnológicos da radioterapia, como radioterapia com modulação da intensidade do feixe (IMRT), radioterapia com arco volumétrico modulado (VMAT), radioterapia em quatro dimensões (4D), que considera a movimentação ou tempo como a quarta dimensão. Essas técnicas permitem uma conformidade ainda maior aos volumes alvos em relação à técnica 3D, levando a menor toxicidade e risco de complicações. A Figura 3 compara um tratamento da região pélvica utilizando técnica 3D com IMRT.

Existem outras técnicas definidas como de alta precisão e que são chamadas de radiocirurgia (tratamento em até 5 frações com doses altas), que pode ser craniana ou extracraniana (corporal), esta conhecida como radioterapia estereotática ablativa ou radioterapia estereotática corporal (do inglês *stereotactic ablative body radiotherapy* – SABR ou *stereotactic body radiation therapy* – SBRT). Em razão das doses extremamente elevadas utilizadas nesses tratamentos, essas técnicas são indicadas para lesões pequenas (em geral menores que 5 cm). Sua utilização vem crescendo ao longo dos anos, principalmente pelos bons resultados terapêuticos

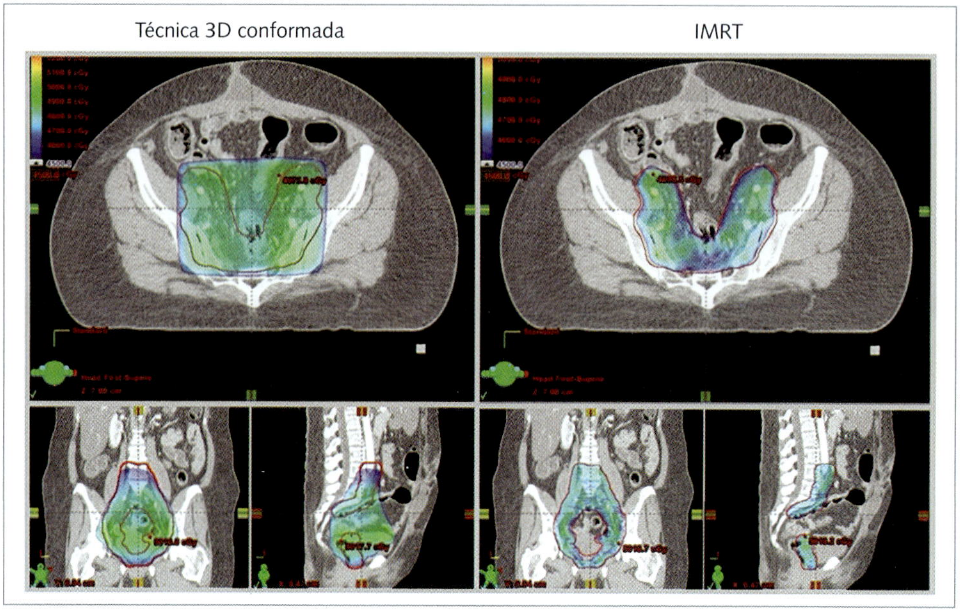

FIGURA 3 Exemplo de tratamento da região pélvica (drenagens linfáticas) de paciente operada por câncer do endométrio, respectivamente com a técnica 3D e IMRT, nos planos axial, coronal e sagital das imagens tomográficas. Notar que a dose de tratamento (cor verde azulada) engloba adequadamente o alvo delineado nas imagens de tomografia (vermelho) em ambas as situações. No entanto, IMRT permite uma conformidade maior com o volume alvo, obedecendo às convexidades e concavidades anatômicas, protegendo melhor estruturas como alças intestinais e bexiga urinária.
Fonte: acervo da autora.

tanto com intuito curativo, quanto paliativo em casos selecionados, principalmente na doença oligometastática.[4] Além disso, a radioterapia, sobretudo em doses altas por fração, pode ter um efeito imunológico favorecendo os melhores desfechos dos pacientes, área ainda em investigação.[5,6] A Figura 4 ilustra um exemplo de tratamento de lesão intracraniana comparando as diferentes técnicas de radioterapia.

Quanto mais se apuram as técnicas de radioterapia melhorando sua precisão e aumentando-se as doses de tratamento, imagens de verificação em tempo real do posicionamento do paciente e do tumor são necessárias. Essas estão disponíveis nos diferentes equipamentos na forma de radiografias simples ou de TC de feixe cônico (*cone-beam computed tomography* – CBCT), acessórios que permitem a realização de imagens no próprio aparelho de radioterapia, no momento do tratamento, para garantir a sua precisão. É o que se chama de radioterapia guiada por imagem (*image-guided radiotherapy* – IGRT), fundamental para os tratamentos de alta precisão.

Outra opção terapêutica é a radioterapia intraoperatória, realizada durante o ato cirúrgico, indicada para áreas de tumor residual irressecável ou como tratamento local do leito tumoral. Mais popular para o tratamento do câncer de mama e tumores abdominais, requer uma logística mais trabalhosa e seleção adequada dos casos para o procedimento.

Processo da teleterapia

Independentemente da técnica utilizada, a programação da radioterapia/teleterapia envolve

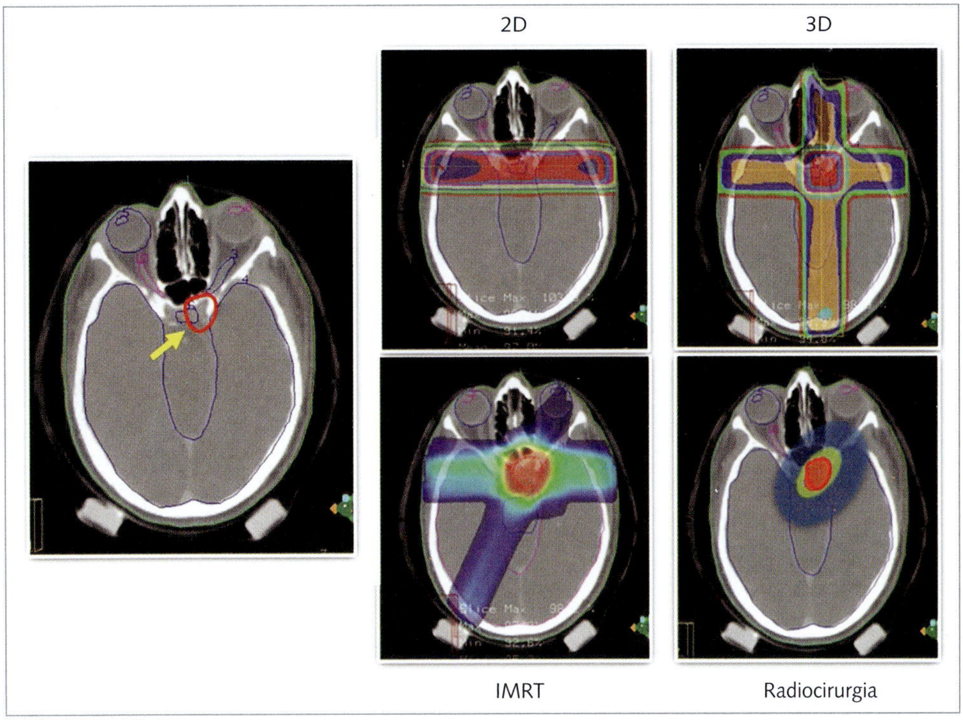

FIGURA 4 Corte axial de TC de crânio demonstrando pequena lesão (seta) intracraniana, junto ao quiasma óptico (delineada em vermelho). Cada imagem ilustra a distribuição de dose com as diferentes técnicas de radioterapia. Com todas as técnicas, é possível administrar a dose terapêutica na região de interesse. No entanto, para esse caso, a radiocirurgia é a mais conformada e precisa, permitindo melhor preservação das estruturas normais adjacentes.
Fonte: cortesia Prof. Eduardo Weltman, modificada pela autora.

um processo que requer tempo para que o tratamento seja iniciado. Esse processo começa pela consulta inicial com o médico radioterapeuta (ou radioncologista) que, uma vez indicado o tratamento, agenda a simulação para o planejamento do tratamento para só depois iniciá-lo.

Na simulação do tratamento, como o próprio nome já diz, o paciente é posicionado do mesmo modo em que será realizado o tratamento. Normalmente, a simulação é feita em decúbito dorsal sobre uma mesa plana e o posicionamento varia conforme a região de tratamento. Podem ser utilizados moldes, máscaras, apoios de pernas e outros acessórios de fixação da posição do paciente a fim de garantir a imobilização, precisão e reprodutibilidade diária. Nessa etapa, são definidas coordenadas de localização da região de tratamento, que são demarcadas na pele do paciente. Nos tratamentos 2D, um simulador ou equipamento de raios X pode ser utilizado. Para todas as demais técnicas, utiliza-se a TC para a simulação e posterior planejamento do tratamento. Importante notar que, mesmo que o paciente já possua diversos outros exames diagnósticos (tomografia inclusive), estes não substituem a tomografia de simulação, uma vez que a posição do paciente pode ser diferente, com necessidade do uso de acessórios específicos de posicionamento, a mesa do tomógrafo deve ser plana (nos tomógrafos para diagnóstico, a mesa é côncava) e todo o contorno do paciente deve estar incluído nas imagens para o cálculo do tratamento. Além disso, diferentes protocolos de imagem podem estar indicados para a radioterapia em relação ao diagnóstico. Exames como ressonância magnética (RM), PET ou PET-TC, entre outros, podem ser utilizados como auxiliares na definição dos volumes de interesse, mas não para o planejamento propriamente dito da radioterapia.

Após a realização da tomografia, as imagens são transferidas para um sistema de planejamento computadorizado onde o médico vai definir e desenhar, corte a corte, todos os volumes de interesse: tumor, locais de doença subclínica, órgãos normais. Em seguida, começa o planejamento, que consiste na definição das entradas da radiação (ou campos de tratamento) pelo físico-médico e cálculo da distribuição de dose que deve ser o mais homogênea possível dentro dos volumes alvos e a menor possível nos órgãos normais adjacentes. Em seguida, o médico avalia o planejamento e, se aprovado, o paciente pode então iniciar o tratamento. Vale mencionar que, para técnicas mais avançadas (IMRT ou mais) e com altas doses, sempre é realizado um controle de qualidade dosimétrico pela equipe de física médica, antes do início do tratamento, para verificar se o que foi programado pelo sistema de planejamento será reproduzido e realizado pelo equipamento de tratamento.

Todo esse processo é trabalhoso, demorado e sempre feito com muito cuidado. Dessa forma, deve-se prever alguns dias para início do tratamento depois da consulta com o radioncologista, a partir do agendamento da simulação. Em geral, após a simulação, pelo menos 5 a 7 dias são necessários para que tudo fique pronto, variando conforme a disponibilidade e demanda de cada serviço.

O tratamento então será diário, em dias úteis consecutivos, durando em média 4 a 6 semanas. O tempo de irradiação é de poucos minutos, porém o tempo dentro da sala de tratamento é um pouco maior (10 a 20 min) para que todo o preparo, posicionamento e checagem do tratamento seja realizado. A Figura 5 apresenta o fluxo que o paciente deve seguir até o início da radioterapia.

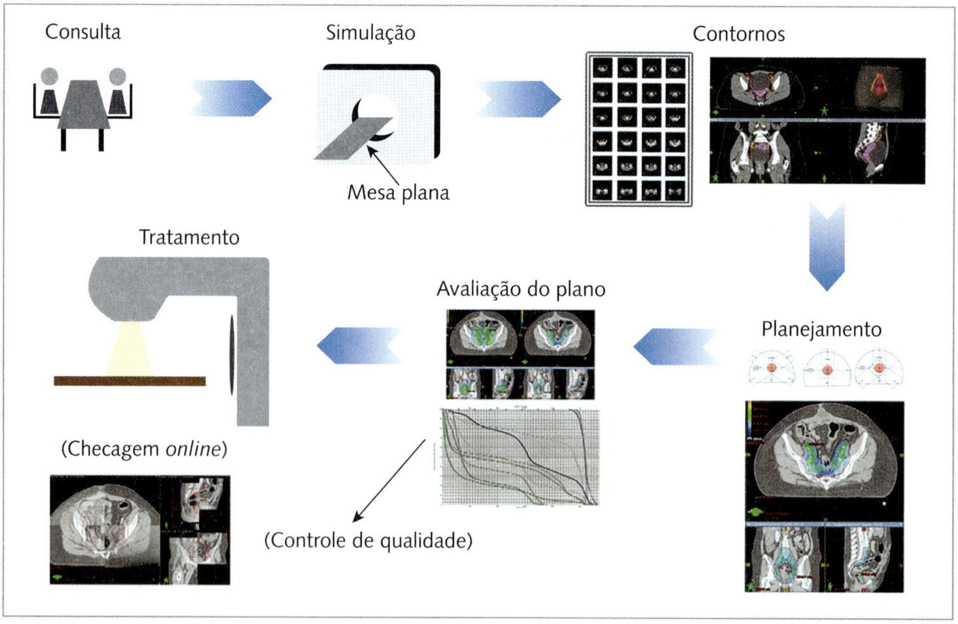

FIGURA 5 Fluxograma do processo da radioterapia, desde a consulta inicial até o início do tratamento.
Fonte: produzida pela autora, imagens de acervo próprio.

Braquiterapia

A braquiterapia, tratamento que utiliza material radioativo em proximidade ou contato direto com a lesão, pode ser associada ou não à teleterapia. De acordo com a permanência ou não do material radioativo no paciente, pode ser definitiva ou temporária. São utilizados moldes, agulhas e cateteres em que o material será alocado para o tratamento. É classificada em braquiterapia intracavitária, endoluminal ou intersticial de acordo com tipo de tratamento realizado. É também classificada de acordo com a taxa de dose, ou seja, o tempo que leva para dar uma determinada dose. Dessa forma, há a baixa taxa de dose, em que o tratamento dura horas ou dias, em geral em uma única fração e requer internação; e a média e alta taxa de dose, em que o tratamento dura minutos, pode ser ambulatorial e é fracionado.

Da mesma forma que para teleterapia, várias técnicas de tratamento estão disponíveis, tanto baseadas em radiografias (técnica 2D) quanto em exames que dão informações anatômicas volumétricas (3D). Entre suas principais aplicações e indicações, predominam os tumores ginecológicos, seguidos pelos de próstata.

Pelo alto gradiente de dose inerente ao método, é muito utilizada como um reforço de dose à teleterapia, permitindo altas doses no tumor e maior proteção dos tecidos normais adjacentes. A braquiterapia nos tumores ginecológicos pode ser realizada durante ou ao término da radioterapia.[7-9]

Diferentes aplicadores estão disponíveis comercialmente, porém é possível a individualização ou confecção de aplicadores específicos, se indicado. Para pacientes com tumores do colo uterino principalmente, é colocada uma sonda intrauterina onde são acoplados ovoides vaginais ou um anel vaginal que encosta no colo uterino. Ou ainda, em pacientes operadas com vagina em fundo cego, cilindros de diversos diâmetros estão disponíveis para o tratamento. Os aplicadores são colocados preferencialmente sob sedação ou anestesia, é realizado o cálculo da dose prescrita e a paciente é então tratada.

A Figura 6 ilustra um aplicador do tipo sonda e anel posicionado na paciente e as imagens para um planejamento 2D ou 3D, e a Figura 7 mostra um tratamento com cilindro vaginal em paciente operada.

Já de longa data, sabe-se que a braquiterapia é fundamental para a melhor evolução das pacientes com câncer do colo uterino submetidas a radioquimioterapia ou radioterapia isolada.[10] Em geral, utilizam-se de 4 a 5 frações de braquiterapia de alta taxa de dose, 1 a 2 vezes/semana.[7,8]

Para os tumores do endométrio, a braquiterapia também pode ser utilizada como adjuvante à cirurgia, de maneira exclusiva nas pacientes de risco intermediário baixo[11], ou associada à teleterapia nas pacientes de alto risco.[12]

EFEITOS COLATERAIS E COMPLICAÇÕES

Apesar das inúmeras tecnologias disponíveis e cuidados com a preservação dos órgãos e tecidos normais, a radioterapia apresenta efeitos colaterais que podem ou não levar a complicações. Os efeitos são chamados de agudos quando ocorrem durante ou até 3 meses após o tratamento e tardios após esse período.

Os efeitos colaterais da radioterapia estão relacionados ao local do tratamento, volume irradiado, dose, sensibilidade inerente dos tecidos e do próprio paciente. Os tecidos de proliferação rápida, como pele, mucosas e tecidos hematopoiéticos, sofrem mais os efeitos agudos da irradiação. Já os de proliferação lenta, principalmente órgãos sólidos, podem vir a sofrer efeitos tardios que, dependendo da intensidade, podem levar a complicações mais ou menos graves. Dessa forma, sintomas relacionados à mucosite, como odinofagia, disfagia, diarreia, xerostomia, mucosite oral, sintomas de cistite, retite, entre outros, podem ocorrer. A pele e seus anexos também apresentam efeitos agudos da irradiação, com alopecia, transitória ou não, descamação seca ou úmida e até ulceração nas formas mais graves. A lesão causada pela irradiação leva agudamente a um processo inflama-

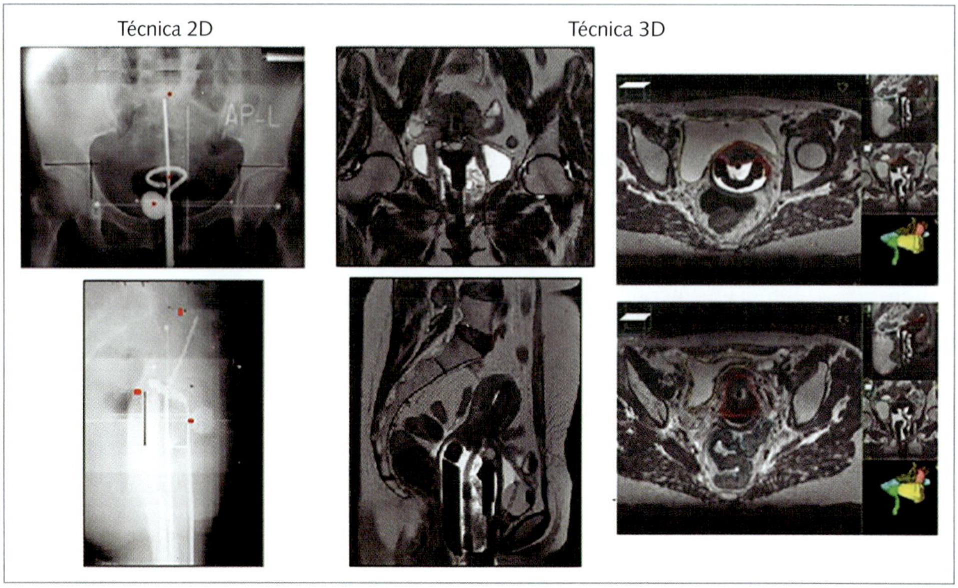

FIGURA 6 Aplicador ginecológico tipo "sonda e anel" posicionado para o tratamento de um câncer do colo uterino. Radiografias ortogonais são utilizadas para o planejamento 2D, com base em pontos de cálculo assinalados em vermelho, ou imagens volumétricas como de RM (ou TC), apresentadas nos planos coronal, sagital e axial à direita, com as estruturas de interesse delineadas e respectiva reconstrução tridimensional são utilizadas para o planejamento 3D da distribuição de dose.
Fonte: acervo da autora.

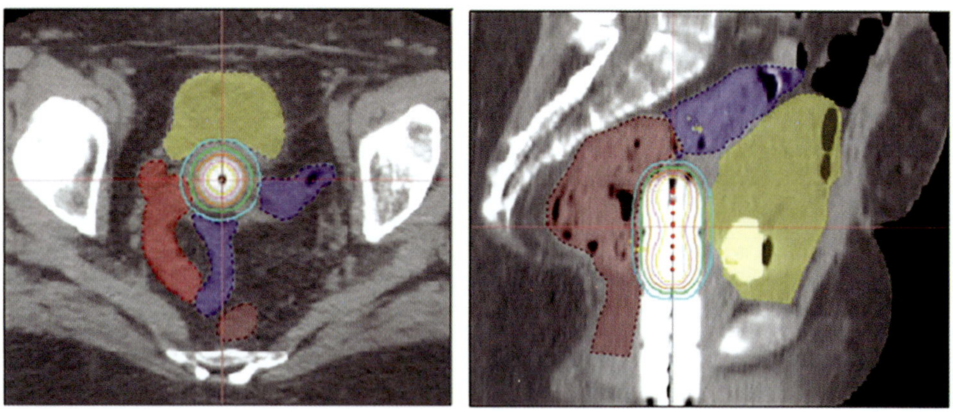

FIGURA 7 Corte axial e sagital de TC de paciente com cilindro vaginal posicionado, estruturas de interesse delineadas e a respectiva distribuição de dose.
Fonte: acervo da autora

tório local que pode se cronificar e levar a um processo cicatricial quando da sua resolução. São as fibroses tardias que podem ser mais ou menos severas. Com as doses de tolerância dos órgãos e tecidos estabelecidas e respeitadas nos tratamentos, espera-se uma incidência menor que 5% de efeitos tardios graves. Para o tratamento dos efeitos colaterais, são indicados cuidados locais, sintomáticos e, eventualmente, anti-inflamatórios não hormonais e até corticosteroides. Para complicações tardias graves, como ulcerações de mucosas (p. ex., retites) ou estenoses importantes, cirurgia pode ser necessária.

Em pacientes com tumores ginecológicos, muitas vezes a mucosa vaginal é uma região de elevada incidência de fibrose que pode ser minimizada com melhorias nas técnicas de tratamento, cuidados locais e orientações de reabilitação ginecológica pós-tratamento.[13]

PRINCIPAIS INDICAÇÕES DA RADIOTERAPIA EM GINECOLOGIA

Em praticamente todos os tipos de tumores ginecológicos, a radioterapia tem um papel fundamental no tratamento curativo, associada ou não às outras modalidades de tratamento, como cirurgia ou terapia sistêmica. A Tabela 1 apresenta as principais indicações de acordo com o estadiamento da doença. Apenas para os tumores de ovário, nos quais a cirurgia e a quimioterapia preponderam, o papel da radioterapia é mais restrito a situações de paliação, embora também sejam sensíveis à radioterapia.

TABELA 1 Indicações de radioterapia em tumores ginecológicos de acordo com o estadiamento. Exceto nos tumores de vulva, as demais indicações geralmente incluem a associação de teleterapia com braquiterapia (BT). Braquiterapia exclusiva pode ser utilizada em casos de tumores iniciais não operados ou adjuvante à cirurgia para as neoplasias de endométrio

<table>
<tr><th>Estádio</th><th>Colo uterino</th><th>Endométrio</th><th>Vulva[14]</th><th>Vagina[14]</th></tr>
<tr><td>I</td><td>RT ± BT adjuvante à cirurgia nos casos de risco intermediário alto ou alto risco[15-18] associada ou não à quimioterapia
Estádios IA podem ser tratados com BT exclusiva se não operados</td><td>Risco intermediário: BT adjuvante à cirurgia[11,19-21]
Alto risco: RT ± BT adjuvantes à cirurgia ± QT[12]</td><td rowspan="2">RT adjuvante à cirurgia: margens < 8 mm (≤ 5 mm), invasão > 5 mm, IAL[22,23]</td><td>Tratamento conservador: < 5 mm espessura, ≤ 2 cm, baixo grau: BT exclusiva (se não operada);
> 5 mm espessura, > 2 cm, alto grau: RT + BT exclusivas ou adjuvantes à cirurgia[24-26]</td></tr>
<tr><td>II</td><td>RT + BT + QT[27-29]
IIA1 operado: RT ± BT ± QT adjuvante à cirurgia de acordo com fatores de risco[15-17]</td><td rowspan="2">RT ± BT adjuvantes à cirurgia, após QT[12,30]</td><td>RT + BT[24-26]</td></tr>
<tr><td>III</td><td>RT + BT + QT[27-29,31]</td><td rowspan="2">RT adjuvante à cirurgia: espessura ou invasão > 5 mm, IAL, LN comprometidos[32-35]
RT neoadjuvante ou exclusiva, ±QT[36-38]</td><td rowspan="2">RT + BT (com quimioterapia)[24,25]</td></tr>
<tr><td>IV</td><td>RT + BT + QT[27-29,31]
(IVB: RT ± BT para controle local)</td><td>RT ± BT adjuvantes, após QT[12,39]</td></tr>
</table>

RT: radioterapia/teleterapia; BT: braquiterapia; QT: quimioterapia; IAL: invasão angiolinfática; LN: linfonodos.

CONSIDERAÇÕES FINAIS

A radioterapia é uma especialidade única que, além de interagir com todas as demais especialidades médicas, envolve diferentes áreas da saúde, como enfermagem, reabilitação, psicologia, serviço social, nutrição e medicina bucal, além de áreas de engenharia, física médica e de tecnólogos. Configura-se como uma especialidade multidisciplinar e multiprofissional voltada para o tratamento do câncer e outras doenças benignas também.

Em razão da grande diversidade de apresentação e tipos histológicos dos tumores, as indicações da radioterapia devem ser discutidas com o especialista e, idealmente, de maneira multidisciplinar.

REFERÊNCIAS BIBLIOGRÁFICAS

1. Delaney GP, Barton MB. Evidence-based estimates of the demand for radiotherapy. Clin Oncol (R Coll Radiol). 2015;27(2):70-6.
2. Barendsen GW. Dose fractionation, dose rate and iso-effect relationships for normal tissue responses. Int J Radiat Oncol Biol Phys. 1982;8(11):1981-97.
3. Fowler JF. A review: the linear quadratic formula and progress in fractionated radiotherapy. Br J Radiol. 1989;62(740):679-5.
4. Chen H, Louie AV, Higginson DS, Palma DA, Colaco R, Sahgal A. Stereotactic radiosurgery and stereotactic body radiotherapy in the management of oligometastatic disease. Clin Oncol (R Coll Radiol). 2020;32(11):713-27.
5. Carvalho HA, Villar RC. Radiotherapy and immune response: the systemic effects of a local treatment. Clinics (Sao Paulo). 2018;73(suppl 1):e557s.
6. Ladbury C, Germino E, Novak J, Liu J, Horne Z, Dyer B, et al. Combination radiation and immunotherapy in gynecologic malignancies-a comprehensive review. Transl Cancer Res. 2021;10(5):2609-19.
7. Viswanathan AN, Beriwal S, De Los Santos JF, Demanes DJ, Gaffney D, Hanse J, et al. American Brachytherapy Society consensus guidelines for locally advanced carcinoma of the cervix. Part II: high-dose-rate brachytherapy. Brachytherapy. 2012;11(1):47-52.
8. American Brachytherapy Society Cervical Cancer Recommendations Committee; American Brachytherapy Society. American Brachytherapy Society consensus guidelines for locally advanced carcinoma of the cervix. Part I: general principles. Brachytherapy. 2012;11(1):33-46.
9. Carvalho HA, Mendez LC, Stuart SR, Guimarães RGR, Ramos CCA, Paula LA, et al. Implementation of image-guided brachytherapy (IGBT) for patients with uterine cervix cancer: a tumor volume kinetics approach. J Contemp Brachytherapy. 2016;8(4):301-7.
10. Lanciano RM, Won M, Coia LR, Hanks GE. Pretreatment and treatment factors associated with improved outcome in squamous cell carcinoma of the uterine cervix: a final report of the 1973 and 1978 patterns of care studies. Int J Radiat Oncol Biol Phys. 1991;20(4):667-76.
11. Nout RA, Smit VT, Putter H, Jürgenliemk-Schulz IM, Jobsen JJ, Lutgens LCHW, et al. Vaginal brachytherapy versus pelvic external beam radiotherapy for patients with endometrial cancer of high-intermediate risk (PORTEC-2): an open-label, non-inferiority, randomised trial. Lancet. 2010;375(9717):816-23.
12. de Boer SM, Powell ME, Mileshkin L, Katsaros D, Bessette P, Haie-Meder C, et al. Adjuvant chemoradiotherapy versus radiotherapy alone for women with high-risk endometrial cancer (PORTEC-3): final results of an international, open-label, multicentre, randomised, phase 3 trial. Lancet Oncol. 2018;19(3):295-309.
13. Miles T. International Guidelines on Vaginal Dilation after Pelvic Radiotherapy. Disponível em: www.stressnomore.co.uk/downloads/instructions/80094-I-FUS_1.pdf.
14. Saito T, Tabata T, Ikushima H, Yanai H, Tashiro H, Niikura H, et al. Japan Society of Gynecologic Oncology guidelines 2015 for the treatment of vulvar cancer and vaginal cancer. Int J Clin Oncol. 2018;23(2):201-34.
15. Sedlis A, Bundy BN, Rotman MZ, Lentz SS, Muderspach LI, Zaino RJ. A randomized trial of pelvic radiation therapy versus no further therapy in selected patients with stage IB carcinoma of the cervix after radical hysterectomy and pelvic lymphadenectomy: a Gynecologic Oncology Group Study. Gynecol Oncol. 1999;73(2):177-83.
16. Peters WA 3rd, Liu PY, Barrett RJ 2nd, Stock RJ, Monk BJ, Berek JS, et al. Concurrent chemotherapy and pelvic radiation therapy compared with pelvic radiation therapy alone as adjuvant therapy after radical surgery in high-risk early-stage cancer of the cervix. J Clin Oncol. 2000;18(8):1606-13.
17. Rotman M, Sedlis A, Piedmonte MR, Bundy B, Lentz SS, Muderspach LI, et al. A phase III randomized

trial of postoperative pelvic irradiation in Stage IB cervical carcinoma with poor prognostic features: follow-up of a Gynecologic Oncology Group study. Int J Radiat Oncol Biol Phys. 2006;65(1):169-76.
18. Mauro GP, Kleine RT, da Costa SCS, Carvalho HA. Vaginal cuff brachytherapy in the adjuvant setting for patients with high-risk early-stage cervical cancer. Brachytherapy. 2019;18(6):747-52.
19. ASTEC/EN.5 Study Group, Blake P, Swart AM, Orton J, Kitchener H, Whelan T, et al. Adjuvant external beam radiotherapy in the treatment of endometrial cancer (MRC ASTEC and NCIC CTG EN.5 randomised trials): pooled trial results, systematic review, and meta-analysis. Lancet. 2009;373(9658):137-46.
20. Kong A, Simera I, Collingwood M, Williams C, Kitchener H; Cochrane Gynaecological Cancer Group. Adjuvant radiotherapy for stage I endometrial cancer: systematic review and meta-analysis. Ann Oncol. 2007;18(10):1595-604.
21. Keys HM, Roberts JA, Brunetto VL, Zaino RJ, Spirtos NM, Bloss JD, et al. A phase III trial of surgery with or without adjunctive external pelvic radiation therapy in intermediate risk endometrial adenocarcinoma: a Gynecologic Oncology Group study. Gynecol Oncol. 2004;92(3):744-51.
22. Barlow EL, Jackson M, Hacker NF. The prognostic role of the surgical margins in squamous vulvar cancer: a retrospective Australian study. Cancers (Basel). 2020;12(11):3375.
23. Viswanathan AN, Pinto AP, Schultz D, Berkowitz R, Crum CP. Relationship of margin status and radiation dose to recurrence in post-operative vulvar carcinoma. Gynecol Oncol. 2013;130(3):545-9.
24. Ikushima H, Wakatsuki M, Ariga T, Kaneyasu Y, Tokumaru S, Isohashi F, et al. Radiotherapy for vaginal cancer: a multi-institutional survey study of the Japanese Radiation Oncology Study Group. Int J Clin Oncol. 2018;23(2):314-20.
25. Mock U, Kucera H, Fellner C, Knocke TH, Pötter R. High-dose-rate (HDR) brachytherapy with or without external beam radiotherapy in the treatment of primary vaginal carcinoma: long-term results and side effects. Int J Radiat Oncol Biol Phys. 2003;56(4):950-7.
26. Dimopoulos JC, Schmid MP, Fidarova E, Berger D, Kirisits C, Pötter R. Treatment of locally advanced vaginal cancer with radiochemotherapy and magnetic resonance image-guided adaptive brachytherapy: dose-volume parameters and first clinical results. Int J Radiat Oncol Biol Phys. 2012;82(5):1880-8.
27. Green JA, Kirwan JM, Tierney JF, Symonds P, Fresco L, Collingwood M, et al. Survival and recurrence after concomitant chemotherapy and radiotherapy for cancer of the uterine cervix: a systematic review and meta-analysis. Lancet. 2001;358(9284):781-6.
28. Lukka H, Hirte H, Fyles A, Thomas G, Elit L, Johnston M, et al. Concurrent cisplatin-based chemotherapy plus radiotherapy for cervical cancer--a meta-analysis. Clin Oncol (R Coll Radiol). 2002;14(3):203-12.
29. Chemoradiotherapy for Cervical Cancer Meta-Analysis Collaboration. Reducing uncertainties about the effects of chemoradiotherapy for cervical cancer: a systematic review and meta-analysis of individual patient data from 18 randomized trials. J Clin Oncol. 2008;26(35):5802-12.
30. Hogberg T, Signorelli M, de Oliveira CF, Fossati R, Lissoni AA, Sorbe B, et al. Sequential adjuvant chemotherapy and radiotherapy in endometrial cancer--results from two randomised studies. Eur J Cancer. 2010;46(13):2422-31.
31. Fachini AMD, Zuliani AC, Sarian LO, Teixeira JC, Esteves SCB, Machado HC, et al. Long-term outcomes of concomitant cisplatin plus radiotherapy versus radiotherapy alone in patients with stage IIIB squamous cervical cancer: a randomized controlled trial. Gynecol Oncol. 2021;160(2):379-83.
32. Oonk MH, van Hemel BM, Hollema H, Hullu JA, Ansink AC, Vergote I, et al. Size of sentinel-node metastasis and chances of non-sentinel-node involvement and survival in early stage vulvar cancer: results from GROINSS-V, a multicentre observational study. Lancet Oncol. 2010;11(7):646-52.
33. Mahner S, Jueckstock J, Hilpert F, Neuser P, Harter P, Gregorio N, et al. Adjuvant therapy in lymph node-positive vulvar cancer: the AGO-CaRE-1 study. J Natl Cancer Inst. 2015;107(3):dju426.
34. Oonk MHM, Slomovitz B, Baldwin PJW, van Doorn HC, van der Velden J, Hullu JA, et al. Radiotherapy versus inguinofemoral lymphadenectomy as treatment for vulvar cancer patients with micrometastases in the sentinel node: results of GROINSS-V II. J Clin Oncol. 2021;39(32):3623-32.
35. Stehman FB, Bundy BN, Thomas G, Varia M, Okagaki T, Roberts J, et al. Groin dissection versus groin radiation in carcinoma of the vulva: a Gynecologic Oncology Group study. Int J Radiat Oncol Biol Phys. 1992;24(2):389-96.
36. Moore DH, Ali S, Koh WJ, Michael H, Barnes MN, McCourt CK, et al. A phase II trial of radiation therapy and weekly cisplatin chemotherapy for the treat-

ment of locally-advanced squamous cell carcinoma of the vulva: a Gynecologic Oncology Group study. Gynecol Oncol. 2012;124(3):529-33.

37. Montana GS, Thomas GM, Moore DH, Saxer A, Mangan CE, Lentz SS, et al. Preoperative chemo--radiation for carcinoma of the vulva with N2/N3 nodes: a Gynecologic Oncology Group study. Int J Radiat Oncol Biol Phys. 2000;48(4):1007-13.
38. Stecklein SR, Frumovitz M, Klopp AH, Gunther JR, Eifel PJ. Effectiveness of definitive radiotherapy for squamous cell carcinoma of the vulva with gross inguinal lymphadenopathy. Gynecol Oncol. 2018;148(3):474-9.
39. Spirtos NM, Enserro D, Homesley HD, Gibbons SK, Cella DC, Morris RT, et al. The addition of paclitaxel to doxorubicin and cisplatin and volume-directed radiation does not improve overall survival (OS) or long-term recurrence-free survival (RFS) in advanced endometrial cancer (EC): a randomized phase III NRG/Gynecologic Oncology Group (GOG) study. Gynecol Oncol. 2019;154(1):13-21.

CAPÍTULO 22

Noções de imunoterapia

Flávio Silva Brandão
Angélica Nogueira-Rodrigues

INTRODUÇÃO

A imunoterapia do câncer é uma estratégia de tratamento que objetiva fortalecer ou desencadear a própria resposta imunológica do paciente contra células tumorais.[1] A estratégia existe há algum tempo com o uso de vacinas e citocinas, mas ganhou força com a descoberta de diversos mecanismos inibitórios da resposta imune[2] e o desenvolvimento de anticorpos monoclonais para bloquear estes mecanismos e permitir uma adequada reposta imune às neoplasias. Estas drogas são conhecidas como inibidores de *checkpoint.*

Neste capítulo, serão discutidos os mecanismos de ação, o papel dos biomarcadores, as estratégias de avaliação de resposta, o manejo de toxicidade e as principais indicações dos imunoterápicos para as neoplasias ginecológicas.

INIBIDORES DE *CHECKPOINT* IMUNE

O primeiro inibidor de *checkpoint* que teve sua eficácia comprovada, levando a significativo ganho de sobrevida, e o primeiro aprovado para uso clínico foi um inibidor de CTLA-4, o ipilimumabe[3], na indicação de tratamento de melanoma metastático. Nos últimos 7 anos, 7 drogas desta classe foram aprovadas pela Food and Drug Administration (FDA) para mais de 85 indicações oncológicas (Tabela 1).[4] Diversos outros imunoterápicos estão em desenvolvimento, a maioria deles com mecanismos de ação, atividade clínica e perfil de toxicidade similares, mas estudos de comparação direta entre eles são escassos.

As neoplasias ginecológicas receberam indicações de inibidores de *checkpoint* para seus tratamentos mais recentemente, em princípio de maneira agnóstica[5-8], seguido de indicações específicas.[9,10]

MECANISMO DE AÇÃO

O princípio da imunoterapia é o estímulo da resposta imune contra células neoplásicas. Este conceito é baseado em estudos de modelos murinos e observacionais que demonstravam uma clara interação entre o sistema imunológico e o câncer, inclusive com associação prognóstica.[11] As células tumorais possuem uma capacidade intrínseca de evasão da resposta imunológica por meio de expressão de proteínas de superfície inibidoras de resposta imune, como PD-L1, indução de expressão de moléculas inibitórias em linfócitos T ativados, como o PD-1 e o CTLA-4, produção de citocinas imunossupressoras ou recrutamento de células imunossupressoras.[5] Estas interações são extremamente complexas, mas foi descoberto que o bloqueio de algumas delas pode produzir respostas duradouras em diversos tipos de neoplasia. Como dito, o PD-1

TABELA 1 Drogas aprovadas pela Anvisa para diversas indicações oncológicas

Droga	Alvo	Indicações aprovadas pela Anvisa (fevereiro/2022)
Ipilimumabe	CTLA-4	Melanoma, câncer de rim
Nivolumabe	PD-L1	Melanoma, câncer de rim, câncer de pulmão não pequenas células, linfoma de Hodgkin, câncer de cabeça e pescoço, carcinoma urotelial, câncer de esôfago, carcinoma hepatocelular, mesotelioma pleural maligno, câncer gástrico
Pembrolizumabe	PD-1	Melanoma, câncer de rim, câncer de pulmão não pequenas células, câncer de cólon, carcinoma urotelial, câncer gástrico, câncer de cabeça e pescoço, câncer de esôfago, câncer de endométrio
Atezolizumabe	PD-L1	Câncer de pulmão não pequenas células e pequenas células, carcinoma urotelial, câncer de mama
Avelumabe	PD-L1	Carcinoma urotelial, carcinoma de células de Merckel, câncer de rim
Durvalumabe	PD-L1	Câncer de pulmão não pequenas células, câncer de pulmão pequenas células, carcinoma urotelial
Dostarlimabe	PD-1	Ainda não aprovada
Cemiplimabe	PD-1	Carcinoma basocelular de pele, carcinoma de células escamosas de pele

encontra-se na superfície dos linfócitos T ativados, tanto CD4 quanto CD8, e interagem com as moléculas de PD-L1 e PD-L2, localizadas nas células tumorais e nas células apresentadoras de antígenos.[12] Esta interação inativa os linfócitos T e evita que as células tumorais sejam atacadas. Inibindo esta interação por meio de anticorpos monoclonais direcionados ao PD-1 ou PD-L1, os linfócitos T têm o potencial de permanecerem ativos e induzirem uma resposta imune antitumoral bastante efetiva.

O CTLA-4 e o CD28 são receptores homólogos expressados pelos linfócitos T CD4 e CD8.[13] Ambos os receptores interagem com ligantes expressos nas células apresentadoras de antígenos, o CD80 e CD86. O CD28 induz uma resposta estimuladora do linfócito T, enquanto o CTLA-4, que interage com ambos os receptores com alta afinidade, inibe a resposta do linfócito T. A inibição desta interação mostrou-se clinicamente relevante, produzindo respostas antitumorais duradouras.[3]

BIOMARCADORES

O papel de biomarcadores como preditores de benefício da imunoterapia é controverso e varia de acordo com a origem da neoplasia. A expressão de PD-L1, a deficiência do reparo de incompatibilidade (*mismatch repair deficiency* – dMMR)/instabilidade de microssatélites (*microsatellite instability* – MSI) e a carga mutacional tumoral (*tumor mutational burden* –TMB) têm sido extensivamente explorados como biomarcadores prognósticos e preditivos de resposta à imunoterapia em câncer de endométrio.

PD-L1

Existem três plataformas diagnósticas diferentes aprovadas pelo FDA para a detecção da expressão de PD-L1. Não existe consenso se estes diferentes testes conseguem identificar o mesmo grupo de pacientes, e a maioria das indicações de inibidores de *checkpoints* foi aprovada em populações não selecionadas pelo *status* de PD-L1.[4]

O estudo Keynote-826[10], em análise de subgrupo, sugere que as pacientes com câncer de colo uterino e PD-L1 ≥ 1% foram as que mais se beneficiaram do acréscimo do anti-PD1 pembrolizumabe à quimioterapia em termos de sobrevida global e sobrevida livre de progressão. Neste estudo, a expressão de PD-L1 foi avaliada pela plataforma PD-L1 IHC 22C3 pharmDx.

A expressão de PD-L1 em células do câncer de endométrio varia de 25 a 100%, com significativa variação de acordo com os subtipos moleculares.[14] A expressão é mais frequente em tumores com mutação de *POLE* e MSI.

O Keynote-146[15] foi um estudo de fase 2 que avaliou o papel da combinação de pembrolizumabe e lenvatinibe no tratamento do câncer de endométrio. Neste estudo, não houve diferença na taxa de resposta entre pacientes com PD-L1 positivo ou negativo. O estudo Keynote 775[9], estudo de fase 3 que comparou a mesma combinação à quimioterapia, ainda não publicou dados sobre a diferença de benefício entre pacientes com baixa ou alta expressão de PD-L1.

Mais estudos são necessários para avaliar o real papel do PD-L1 como preditor de benefício da imunoterapia para neoplasias ginecológicas.

dMMR/MSI

A dMMR/MSI tem papel bem definido como biomarcador preditor de resposta à imunoterapia no câncer, incluindo o câncer ginecológico. O estudo Keynote 158, fase II, tipo *basket*, incluiu pacientes com diversos tipos de tumores com MSI/dMMR, entre eles 49 com câncer de endométrio, 15 de ovário e 6 de colo de útero.[6] As pacientes já haviam progredido a pelo menos uma linha de quimioterapia e foram submetidas a imunoterapia com pembrolizumabe. Elas apresentaram resposta objetiva de 34,3%, sobrevida livre de progressão mediana de 4,1 meses e sobrevida global mediana de 23,5 meses, dados que levaram à aprovação de pembrolizumabe com indicação agnóstica por várias agências regulatórias no mundo.

Em câncer de endométrio, dMMR e MSI mostraram-se eficientes preditores de resposta aos anti-PD1s, pembrolizumabe na subcoorte do já citado Keynote 158 e para dostarlimabe no estudo GARNET.[16]

Tumor mutational burden (TMB)

O TMB é definido como o número de mutações por área codificadora dentro do genoma tumoral.[14] Ele pode ser determinado na prática clínica pelo sequenciamento de nova geração (*next-generation sequencing* – NGS) em alguns painéis de genes selecionados. Neoplasias com dMMR e mutação em *POLE* costumam apresentar alto TMB em razão da deficiência de reparo do DNA. Este acúmulo de mutações do DNA pode originar antígenos que são apresentados na superfície tumoral e podem ser reconhecidos pelo sistema imune. Estudo retrospectivo mostrou redução de quase 50% no risco de mortalidade para pacientes com diversos tipos de neoplasias que apresentavam TMB elevado[17], sendo, portanto, um biomarcador prognóstico.

O estudo Keynote-158 também avaliou, entre outros fatores, o papel do TMB como preditor de resposta em pacientes com diversos tumores tratados com pembrolizumabe.[18] O TMB foi determinado pela plataforma FoundationOne e foi considerado TMB alto a presença de mais de 10 mutações por megabase; 76% dos pacientes foram avaliados para TMB e destes, 13% foram considerados como TMB alto. A taxa de resposta objetiva foi de 29% para pacientes com TMB alto comparada com 6% nos outros pacientes. Com base nestes achados, o FDA aprovou o uso de pembrolizumabe para qualquer neoplasia que tenha o TMB alto. Neste estudo, foram testadas para TMB 75 pacientes com câncer de colo uterino (21% com TMB alto), 82 com câncer de endométrio (18% com TMB alto) e 71 com câncer de vulva (17% com TMB alto). A taxa de resposta objetiva foi claramente superior entre as pacientes com neoplasias ginecológicas que tinham TMB alto: 31% *vs.* 11% para colo uterino, 46% *vs.* 5% para endométrio e 16% *vs.* 3% para vulva.[18]

AVALIAÇÃO DE RESPOSTA

Os tumores respondem diferentemente à imunoterapia em comparação com os quimioterápicos, que apresentam efeito mais citotóxico direto.[19] No caso da imunoterapia, a ativação de linfócitos T e consequente recrutamento destas células no tecido peritumoral pode produzir padrões de reposta pouco usuais. Os estudos iniciais com pacientes com melanoma metastático mostraram pacientes que preenchiam critérios de progressão pelo RECIST, mas posteriormente apresentavam respostas tardias profundas e duradouras. Esta situação foi denominada pseudoprogressão. O iRECIST foi desenvolvido para atender a esta peculiaridade e incluiu o conceito de doença progressiva não confirmada (*unconfirmed progressive disease* - iUPD) e doença progressiva confirmada (*confirmed progressive disease* - iCPD).[19] O iRECIST define a iUPD com base nos princípios do RECIST 1.1[20], mas é necessária uma confirmação da progressão baseada em novo aumento no tamanho das lesões alvo ou aumento do número de novas lesões. Neste caso, a classificação muda para iCPD e o tratamento deve ser modificado. Em geral, o iRECIST recomenda avaliações por imagem a cada 6 a 12 semanas. A reavaliação de uma iUPD deve ser feita entre 4 e 8 semanas. Se a progressão não for confirmada, as reavaliações devem seguir o critério anterior de avaliação.

TOXICIDADE

A Sociedade Americana de Oncologia Clínica (ASCO) publicou em 2021 uma diretriz para o manejo de eventos adversos imunomediados de inibidores de *checkpoint*.[12]

Os pacientes devem ser orientados quanto a possíveis efeitos colaterais e deve haver um alto nível de suspeição para qualquer novo sintoma apresentado por pacientes submetidos ao tratamento.

Embora o manejo varie de acordo com o sistema afetado, em geral, a terapia deve ser continuada com monitoramento cuidadoso para toxicidades de grau 1, exceto para algumas toxicidades neurológicas, hematológicas e cardíacas.

A terapia pode ser suspensa para a maioria das toxicidades de grau 2, com consideração de retomar quando os sintomas reverterem para grau 1. Nesta situação, corticosteroides podem ser administrados. Toxicidades de grau 3 geralmente justificam a suspensão dos imunoterápicos e o início de altas doses de corticosteroides. Os corticosteroides devem ser reduzidos ao longo de pelo menos 4 a 6 semanas. Alguns casos refratários podem exigir outras terapias imunossupressoras. Em geral, a descontinuação permanente de ICPis é recomendada com toxicidade grau 4, exceto para endocrinopatias que forem controladas por reposição hormonal.

A Tabela 2 mostra os eventos adversos mais comuns e o manejo adequado.

PRINCIPAIS EVIDÊNCIAS PARA O USO DE IMUNOTERAPIA EM CÂNCER GINECOLÓGICO

Câncer de endométrio

Estudo de fase Ib/II com pacientes portadores de tumores sólidos selecionados avaliou o papel de lenvatinibe 20 mg/dia por via oral associado a pembrolizumabe 200 mg por via intravenosa a cada 21 dias.[15] O objetivo primário era taxa de resposta em 24 semanas. Neste estudo, 108 pacientes eram portadoras de carcinoma endometrial previamente tratadas. A taxa de resposta em 24 semanas foi de 38%; no grupo com dMMR/MSI-H, a taxa de reposta foi de 63,6% e no grupo proficiente em MMR/não MSI-H, a taxa de resposta foi de 36,2%. O estudo de fase III Keynote-775[9] selecionou pacientes com neoplasia de corpo uterino, incluindo tumores de células claras e carcinossarcoma e que já haviam recebido pelo menos uma linha de quimioterapia baseada em platina. As pacientes foram randomizadas para pembrolizumabe 200 mg a cada 3 semanas por, no máximo, 24 meses, associado a levantinibe 20 mg/dia via oral *vs.* quimioterapia escolhida pelo investigador (doxorrubicina lipossomal ou paclitaxel). Os desfechos obtidos com o tratamento no braço investigacional do estudo foram: sobrevida global mediana de 18,3 meses *vs.* 11,4 meses, HR 0,62, IC 95% 0,51-0,75, p < 0,0001; sobrevida livre de progressão mediana 7,2 meses *vs.* 3,8 meses, HR 0,56, IC 95% 0,47-0,66, p < 0,0001; taxa de resposta objetiva 32% *vs.* 15%, p < 0,0001. O benefício ocorreu

TABELA 2 Eventos adversos mais comuns e manejo adequado

Sistema	Evento	Graduação	Manejo
Respiratório	Pneumonite	G1: assintomático, confinada a um lobo ou < 25% do parênquima	Interromper imunoterápico ou observar com monitoramento semanal. Repetir imagem torácica em 3-4 semanas ou antes, se houver sintomas. Reiniciar se houver sinais de melhora ou resolução radiológica. Se não houver melhora, tratar como G2
		G2: sintomático; envolve mais que um lobo ou 25-50% do parênquima; intervenção indicada, limitação de atividades diárias	Interromper imunoterápico até melhora para G1. Prednisona 1-2 mg/kg/dia e descalonamento por 4-6 semanas. Considerar broncoscopia com LBA +- biópsia transbrônquica Considerar antibióticos se houver suspeita de infecção. Monitorar semanalmente com história e exame físico, considerar imagem; se não houver melhora em 48-72 horas de prednisona, tratar como G3
		G3: sintomas graves, necessidade de hospitalização; envolve todos os lobos ou > 50% do parênquima, limitação de cuidados próprios, indicação de suplementação de oxigênio	Descontinuar o imunoterápico permanentemente. Antibióticos empíricos devem ser considerados. Metilprednisolona IV 1-2 mg/kg/dia Se não houver melhora após 48 horas, adicionar agente imunossupressor como infliximabe, micofenolato ou ciclofosfamida
		G4: comprometimento respiratório grave, intervenção urgente indicada (intubação)	Considerar broncoscopia com LAB +- biópsia transbrônquica se a paciente tolerar
Digestivo	Colite imunomediada	G1: aumento < 4 evacuações/dia ou aumento leve da eliminação por ostomia	Continuar imunoterápico. Avaliar loperamida se infecção tiver sido afastada. Orientar hidratação e mudança dietética
		G2: aumento 4-6 evacuações/dia ou aumento moderado da eliminação por ostomia	Interromper imunoterápico até recuperação para G1. Considerar medicamentos de suporte. Considerar avaliação da gastroenterologia e endoscopia/colonoscopia. Iniciar prednisona 1 mg/kg/dia até melhora para G1, reduzir a dose em 4-6 semanas depois. Avaliar infliximabe ou vedolizumabe em caso de persistência da intensidade por mais de 72h Reiniciar o imunoterápico após melhora dos sintomas para G1 e o corticosteroide esteja suspenso

(continua)

TABELA 2 Eventos adversos mais comuns e manejo adequado (*continuação*)

Sistema	Evento	Graduação	Manejo
Digestivo	Colite imunomediada	G3: aumento > 6 evacuações/dia, incontinência, aumento intenso da eliminação por ostomia, indicação de hospitalização, limitação de atividades diárias	Mesma recomendação para G2, mas a dose da prednisona pode chegar a 2 mg/kg/dia; considerar metilprednisolona IV se houver sinais de inflamação de trato intestinal superior. Considerar introdução precoce de infliximabe ou vedolizumabe se sinais de alto risco na endoscopia ou resposta inadequada ao corticosteroide. Considerar hospitalização para hidratação de avaliação de eletrólitos Considerar suspensão permanente de inibidores CTLA-4
		G4: instabilidade, intervenção urgente indicada	Mesmas recomendações para G2 e G3. Descontinuar o tratamento permanentemente. Internar o paciente. Continuar imunoterápico, considerar outras etiologias. Monitorar a função hepática 1-2 vezes/semana
Cutâneo	*Rash*	G1: < 10% da superfície corporal afetada, pode estar associado a prurido ou parestesia	Tratar com emolientes tópicos e corticosteroides tópicos de leve/moderada potência. Continuar imunoterapia
		G2: 10-30% da superfície corporal com ou sem sintomas; limitação das atividades diárias; > 30% sem sintomas ou sintomas leves	Considerar interrupção do imunoterápico. Monitoramento semanal. Se não houver melhora em 4 semanas, regraduar para G3. Adicionar anti-histamínico oral e corticosteroides tópicos com moderada a alta potência. Considerar início de prednisona 0,5-1 mg/kg com titulação da dose por 4 semanas. Considerar medicamentos para alívio de prurido em pacientes sem *rash* (mentol ou pramoxina)
		G3: > 30% com sintomas moderados a intensos; limitação de atividades diárias	Interromper imunoterápico. Avaliação dermatológica. Emolientes tópicos, anti-histamínicos orais e corticosteroide tópico de alta potência. Considerar fototerapia. Prednisona oral 1 mg/kg/dia, titulação em 4 semanas. Avaliar reinício após redução do grau para pelo menos 1 e a prednisona esteja pelo menos 10 mg/dia. Em paciente com prurido sem *rash*, avaliar gabapentina, pregabalina, apreptanto
		G4: complicações graves necessitando de hospitalização ou intervenção urgente	Interromper imunoterápico imediatamente. Hospitalização. Metilprednisolona IV, 1-2 mg/kg com redução lenta quando houver resolução da toxicidade. Considerar tratamento oncológico alternativo se não houver resolução para pelo menos G1 ou reiniciar com muita cautela se não houver outras opções

em todos os subgrupos pré-especificados, independentemente de histologia, terapias anteriores ou *status* MMR. Não foi publicada a associação de benefício com a presença de PD-L1. Este estudo levou à aprovação desta combinação pelo FDA e recentemente pela Anvisa, sendo esta a primeira aprovação de um imunoterápico para o tratamento do câncer ginecológico no Brasil.

O estudo Keynote-158[6], anteriormente citado, foi um estudo de fase 2, *basket*, que selecionou pacientes com diversas neoplasias que tinham presença de dMMR/MSI-H para o tratamento com o agente anti-PD1 pembrolizumabe. Destes pacientes, 49 tinham diagnóstico de neoplasia de endométrio, excluindo-se pacientes com neoplasia mesenquimal e sarcomatosa. A análise de dMMR/MSI-H foi feita por imuno-histoquímica ou pela análise de microssatélites por reação de cadeia de polimerase (*polymerase chain reaction* – PCR). A taxa de resposta para estas pacientes foi de 57,1%, a sobrevida livre de progressão mediana foi de 25,7 meses, sendo que a sobrevida global mediana ainda não foi reportada. Este estudo levou à aprovação do pembrolizumabe para qualquer neoplasia com dMMR/MSI-H. A Anvisa ainda não homologou tal aprovação. O Keynote-158 também avaliou o papel do pembrolizumabe para pacientes com TMB alto e mostrou altas taxas de resposta nesta população em comparação com pacientes sem TMB alto.[19] Para câncer de endométrio, a taxa de resposta foi de 46% para quem tinha TMB alto e 5% para quem não tinha.

O estudo GARNET é um estudo de fase Ib que avaliou o uso de dostarlimabe, um inibidor de PD-1, em vários tumores sólidos, entre eles duas coortes de pacientes com câncer de endométrio.[16] Todos os tipos histológicos foram aceitos, exceto sarcomas e carcinossarcoma. As pacientes deveriam ter progredido a pelo menos uma linha de quimioterapia baseada em platina para serem elegíveis. A coorte A1 recrutou pacientes com dMMR/MSI-H e a coorte A2 incluiu pacientes com estabilidade de microssatélites (*microsatellite stability* – MSS) ou proficiência do reparo de incompatibilidade (*mismatch repair proficient* – MMRp). As pacientes receberam dostarlimabe 500 mg a cada 3 semanas por 4 ciclos e depois 1000 mg a cada 6 semanas até progressão de doença. A taxa de resposta para a coorte A1 foi de 43,5% (IC 95% 34,0%-53,4%), e na coorte A2 foi de 14,1% (IC 95% 9,1%-20,6%). A duração mediana das respostas não foi atingida em nenhuma coorte. O dostarlimabe foi aprovado pelo FDA para qualquer tumor sólido que apresente dMMR/MSI-H.

Câncer do colo uterino

O estudo Keynote-826[10] foi um estudo de fase 3 que selecionou pacientes com neoplasia de colo do útero, histologia escamosa, adenoescamosa ou adenocarcinoma, metastático, recorrente ou persistente que não fossem candidatas a terapia curativa local e não tinham recebido terapia sistêmica neste contexto. As pacientes foram estratificadas de acordo com presença de doença metastática ao diagnóstico, uso do bevacizumabe e escore do PD-L1 combinado (< 1; $1 a < 10$; ≥ 10). Foram randomizadas para pembrolizumabe 200 mg a cada 3 semanas ou placebo por até 35 ciclos associado a quimioterapia baseada em platina com ou sem bevacizumabe (a critério do investigador). As pacientes que tinham escore de PD-L1 combinado (CPS) de pelo menos 1 tiveram a sobrevida livre de progressão mediana de 10,4 meses para o grupo que recebeu pembrolizumabe e 8,2 meses para o grupo placebo, HR 0,62, IC 95% 0,50-0,77, $p < 0,001$. A sobrevida global em 24 meses foi de 53,0% no grupo do pembrolizumabe e 41,7% no grupo placebo, HR 0,64, IC 95%0,50-0,81, $p < 0,001$. Em análise de subgrupo, pacientes que apresentaram PD-L1 CPS < 1 não tiveram benefício com o uso de pembrolizumabe. Esta indicação foi aprovada pelo FDA, mas ainda não foi aprovada pela Anvisa.

O estudo *basket* Keynote-158 também incluiu 98 pacientes com câncer de colo uterino, como anteriormente apresentado.[21] Destas pacientes, 83,7% tinham CPS PD-L1 ≥ 1; 12 pacientes responderam (12,2%), todas apresentavam CPS PD-L1 ≥ 1. A taxa de resposta para pacientes com PD-L1 ≥ 1 foi de 14,6%. Neste estudo, 6 pacientes com câncer de colo uterino tinham dMMR/MSI[6], mas não foi divulgada a taxa de resposta especificamente desta população em razão do baixo número de pacientes. Apesar disso, esta indicação está aprovada pelo FDA, com base em sua aprovação agnóstica.

O papel do TMB em câncer de colo do útero também foi avaliado no estudo Keynote-158.[19] Neste estudo, foram testadas 75 pacientes com câncer de colo uterino e 21% tinham o TMB alto. A taxa de resposta objetiva foi superior entre estas pacientes: 31% *vs.* 11%. Estes dados também levaram à aprovação pelo FDA do pembrolizumabe nesta indicação.

O estudo EMPOWER-Cervical 1/GOG-3016/ENGOT-cx9 é um estudo de fase 3 que avaliou o cemiplimabe, um anti-PD-1, 350 mg EV a cada 3 semanas ou quimioterapia à escolha do investigador (pemetrexede, vinorelbina, gencitabina, irinotecano ou topotecano) em pacientes com câncer de colo uterino que progrediram a uma linha de tratamento baseada em platina.[22] A sobrevida global mediana foi de 12 meses para o grupo de cemiplimabe e 8,5 meses para o grupo da quimioterapia, HR 0,69, IC 95% 0,56-0,84, p < 0,001. O benefício ocorreu tanto no grupo de pacientes com histologia de células escamosas como em adenocarcinoma e adenoescamoso. Esta indicação aguarda aprovação pelas agências regulatórias.[22]

Câncer de ovário

Até o momento, os resultados com imunoterapia em câncer de ovário não são encorajadores. Os estudos Javelin que exploravam o anti-PD-L1 avelumabe em diferentes contextos do câncer de ovário tiveram seu curso de desenvolvimento interrompido por falta de eficácia.[21,23] O estudo de fase III Imagyn50 avaliou o uso de atezolizumabe combinado à quimioterapia e em manutenção no câncer epitelial de ovário tratamento *frontline*, não tendo sido demonstrado benefício do acréscimo do anti-PD-L1 em desfechos de sobrevida, independentemente do estudo de PD-L1.[24] O estudo Keynote-158[6] incluiu 15 pacientes com neoplasia de ovário e dMMR/MSI. A taxa de resposta com o uso do pembrolizumabe foi de 33,3%, a sobrevida livre de progressão mediana foi de 2,3 meses e a sobrevida mediana não foi alcançada.

A análise de pacientes testados para TMB do Keynote-158 não descreve pacientes com câncer de ovário[18], mas a aprovação do FDA para o uso de pembrolizumabe para pacientes com TMB alto vale para qualquer origem tumoral (indicação agnóstica). Duas pacientes com câncer de ovário e dMMR/MSI-H foram incluídas no estudo GARNET.[25] Uma paciente apresentou resposta ao uso de dostarlimabe e a outra apresentou doença estável.

Câncer de vulva

O estudo Keynote-158 incluiu 71 pacientes com câncer de vulva (17% com TMB alto)[18] submetidas a pembrolizumabe isolado após progressão a esquema com platina. A taxa de resposta objetiva foi de 16% para quem tinha TMB alto e 3% para quem tinha TMB baixo. Esta indicação está aprovada pelo FDA.

Este estudo também incluiu uma paciente com câncer de vulva e dMMR/MSI-H[6], mas não há menção no estudo sobre a resposta desta paciente.

Neoplasia trofoblástica gestacional

Estudo recente avaliou o uso do agente anti-PDL-1 avelumabe para tratamento de segunda linha em 15 pacientes com NTG de risco baixo com quimiorresistência a metotrexato (14 pacientes) ou actinomicina D (apenas 1).[26] As mulheres tratadas com esse imunoterápico obtiveram remissão sustentada (sem evidência de recidiva após 29 meses) em 53% (8 de 15 casos), sinalizando uma janela de oportunidade terapêutica promissora, inclusive sob o ponto de vista reprodutivo futuro, já consignada uma gravidez nesse grupo estudado.

CONSIDERAÇÕES FINAIS

Os significativos avanços recentes na compreensão dos mecanismos regulatórios do sistema imune humano têm viabilizado o desenvolvimento de eficazes agentes imunoterápicos contra o câncer. No câncer de endométrio, agentes anti-PD-1 apresentam altas e duradouras taxas de resposta na população com dMMR/MSI, e, no câncer do colo do útero avançado, agentes anti-PD-1 combinados à quimioterapia na 1ª linha ou isolados na 2ª linha trazem significativo impacto à sobrevida global, passando a compor a melhor evidência atual de tratamento para estas pacientes. Há muitos estudos com imunoterápicos em andamento com significativo potencial de impactar o tratamento de diversos contextos clínicos do câncer ginecológico no curto prazo.

REFERÊNCIAS BIBLIOGRÁFICAS

1. Kagabu M, Nagasawa T, Sato C, Fukagawa Y, Kawamura H, Tomabechi H, et al. Immunotherapy for uterine cervical cancer using checkpoint inhibitors: future directions. International Journal of Molecular Sciences. Vol. 21. MDPI AG; 2020.
2. Keir ME, Butte MJ, Freeman GJ, Sharpe AH. PD-1 and its ligands in tolerance and immunity. Annual Review of Immunology. 2008;26:677-704.
3. Stephen Hodi F, O SJ, McDermott DF, Weber RW, Sosman JA, Haanen JB, et al. Improved survival with ipilimumab in patients with metastatic melanoma. N Engl J Med. 2010;8:711-34.
4. Beaver JA, Pazdur R. The wild west of checkpoint inhibitor development. N Engl J Med. 2022;386(14): 1297-301.
5. Berton D, Banerjee SN, Curigliano G, Cresta S, Arkenau H-T, Abdeddaim C, et al. Antitumor activity of dostarlimab in patients with mismatch repair--deficient/microsatellite instability–high tumors: a combined analysis of two cohorts in the GARNET study. Journal of Clinical Oncology. 2021;39(15_suppl):2564.
6. Marabelle A, Le DT, Ascierto PA, Giacomo AM, Jesus-Acosta A, Delord J-P, et al. Efficacy of pembrolizumab in patients with noncolorectal high microsatellite instability/ mismatch repair-deficient cancer: results from the phase II KEYNOTE-158 Study. J Clin Oncol. 2020;38(1):1-10.
7. Le DT, Durham JN, Smith KN, Wang H, Bartlett BR, Aulakh LK, et al. Mismatch repair deficiency predicts response of solid tumors to PD-1 blockade. Science. 2017;357(6349):409-13.
8. Le DT, Uram JN, Wang H, Bartlett BR, Kemberling H, Eyring AD, et al. PD-1 Blockade in Tumors with Mismatch-Repair Deficiency. N Engl J Med. 2015;372(26):2509-20.
9. Makker V, Colombo N, Casado Herráez A, Santin AD, Colomba E, Miller DS, et al. Lenvatinib plus pembrolizumab for advanced endometrial cancer. N Engl J Med. 2022;386(5):437-48.
10. Colombo N, Dubot C, Lorusso D, Caceres MV, Hasegawa K, Shapira-Frommer R, et al. Pembrolizumab for persistent, recurrent, or metastatic cervical cancer. N Engl J Med. 2021;385(20):1856-67.
11. Nishio H, Iwata T, Aoki D. Current status of cancer immunotherapy for gynecologic malignancies. Japanese Journal of Clinical Oncology. 2021;51(2):167-72.
12. Yaguchi T, Kawakami Y. Cancer-induced heterogeneous immunosuppressive tumor microenvironments and their personalized modulation. International Immunology. 2016;28(8):393-9.
13. Rowshanravan B, Halliday N, Sansom DM. Review Series THERAPEUTIC ANTIBODIES CTLA-4: a moving target in immunotherapy [Internet]. Vol. 131. 2018. Available from: http://ashpublications.org/blood/article-pdf/131/1/58/1367947/blood741033.pdf
14. Cao W, Ma X, Fischer JV, Sun C, Kong B, Zhang Q. Immunotherapy in endometrial cancer: rationale, practice and perspectives. Biomarker Research. 2021;9(1):49.
15. Makker V, Taylor MH, Aghajanian C, Oaknin A, Mier J, Cohn AL, et al. Lenvatinib plus pembrolizumab in patients with advanced endometrial cancer. J Clin Oncol. 2020;38(26):2981-92.
16. Oaknin A, Gilbert L, Tinker AV, Brown J, Mathews C, Press J, et al. Safety and antitumor activity of dostarlimab in patients with advanced or recurrent DNA mismatch repair deficient/microsatellite instability-high (dMMR/MSI-H) or proficient/stable (MMRp/MSS) endometrial cancer: interim results from GARNET—a phase I, single-arm study. J Immunother Cancer. 2022;10(1):e003777.
17. Samstein RM, Lee CH, Shoushtari AN, Hellmann MD, Shen R, Janjigian YY, et al. Tumor mutational load predicts survival after immunotherapy across multiple cancer types. Nature Genetics. 2019;51:202-6.
18. Marabelle A, Fakih M, Lopez J, Shah M, Shapira--Frommer R, Nakagawa K, et al. Association of tumour mutational burden with outcomes in pa-

tients with advanced solid tumours treated with pembrolizumab: prospective biomarker analysis of the multicohort, open-label, phase 2 KEYNOTE-158 study. The Lancet Oncology. 2020;21(10):1353-65.

19. Seymour L, Bogaerts J, Perrone A, Ford R, Schwartz LH, Mandrekar S, et al. iRECIST: guidelines for response criteria for use in trials testing immunotherapeutics. The Lancet Oncology. 2017;18:e143-52.
20. Schwartz LH, Litière S, de Vries E, Ford R, Gwyther S, Mandrekar S, et al. RECIST 1.1 - Update and clarification: From the RECIST committee. European Journal of Cancer. 2016;62:132-7.
21. Tewari KS, Monk BJ, Vergote I, Miller A, de Melo AC, Kim HS, et al. VP4-2021: EMPOWER-Cervical 1/GOG-3016/ENGOT-cx9: interim analysis of phase III trial of cemiplimab vs. investigator's choice (IC) chemotherapy (chemo) in recurrent/metastatic (R/M) cervical carcinoma. Annals of Oncology. 2021;32(7):940-1.
22. Monk BJ, Colombo N, Oza AM, Fujiwara K, Birrer MJ, Randall L, et al. Chemotherapy with or without avelumab followed by avelumab maintenance versus chemotherapy alone in patients with previously untreated epithelial ovarian cancer (JAVELIN Ovarian 100): an open-label, randomised, phase 3 trial. The Lancet Oncology. 2021;22(9):1275-89.
23. Pujade-Lauraine E, Fujiwara K, Ledermann JA, Oza AM, Kristeleit R, Ray-Coquard IL, et al. Avelumab alone or in combination with chemotherapy versus chemotherapy alone in platinum-resistant or platinum-refractory ovarian cancer (JAVELIN Ovarian 200): an open-label, three-arm, randomised, phase 3 study. The Lancet Oncology. 2021;22(7):1034-46.
24. Moore KN, Bookman M, Sehouli J, Miller A, Anderson C, Scambia G, et al. Atezolizumab, bevacizumab, and chemotherapy for newly diagnosed stage III or IV ovarian cancer: placebo-controlled randomized phase III trial (IMagyn050/GOG 3015/ENGOT-OV39). J Clin Oncol. 2021;39(17):1842-55.
25. Andre T, Berton D, Curigliano G, Ellard S, Pérez JMT, Arkenau H-T, et al. Safety and efficacy of anti–PD-1 antibody dostarlimab in patients (pts) with mismatch repair-deficient (dMMR) solid cancers: results from GARNET study. Journal of Clinical Oncology. 2021;39(3_suppl):9-9.
26. You B, Bolze P-A, Lotz J-P, Massardier J, Gladieff L, Joly F, et al. Avelumab in patients with gestational trophoblastic tumors with resistance to single-agent chemotherapy: cohort A of the TROPHIMMUN Phase II Trial. J Clin Oncol. 2020;38:3129-37.

BIBLIOGRAFIA

1. Schneider BJ, Naidoo J, Santomasso BD, Lacchetti C, Adkins S, Anadkat M, et al. Management of immune-related adverse events in patients treated with immune checkpoint inhibitor therapy: ASCO Guideline Update. J Clin Oncol 2021;39(36):4073-126.
2. Chung HC, Ros W, Delord J-P, Perets R, Italiano A, Shapira-Frommer R, et al. Efficacy and safety of pembrolizumab in previously treated advanced cervical cancer: results from the phase II KEYNOTE-158 Studyternet]. J Clin Oncol. 2019;37(17):1470-8.

CAPÍTULO 23

Cuidados paliativos

Juliana Beraldo Ciorlia

INTRODUÇÃO

Conforme definido pela Organização Mundial da Saúde (OMS),

> *Cuidado Paliativo é a abordagem que promove qualidade de vida a pacientes e seus familiares diante de doenças que ameaçam a continuidade da vida, através de prevenção e alívio do sofrimento, através da identificação precoce, avaliação e tratamento impecável da dor e outros problemas de natureza física, psicossocial e espiritual.*[1]

A prática desta modalidade de assistência implica o entendimento do sofrimento humano como multidimensional e passível de alívio em suas esferas física, psicológica, social, econômica e espiritual, por meio de abordagem holística e baseada em evidências científicas, permeada pela tomada de decisões, respaldadas em princípios bioéticos.[2]

Anteriormente entendida como destinada a prestar cuidados apenas a portadores de doenças incuráveis, ao longo dos últimos anos, teve sua compreensão estendida para cuidados com o sofrimento oriundo de doenças, não somente inexoravelmente evolutivas, como também as crônico-degenerativas, próprias do envelhecimento patológico, assim como em fases iniciais de enfermidades que, mesmo passíveis de tratamento, podem gerar alta carga de sintomas e piora na qualidade de vida de seus portadores.[2]

Esta talvez seja a grande mudança de paradigma sobre os cuidados paliativos: que não devem ser reservados apenas para aqueles que estão absolutamente fora de possibilidades terapêuticas, mas que são perfeitamente desejáveis em associação a estas terapêuticas, sempre que existir sofrimento humano envolvido, e que profissionais de outras especialidades podem e devem contar com o apoio das equipes que se dedicam ao alívio de sintomas, ou necessidades geradas pela enfermidade, ou por outros fatores próprios da história individual de cada paciente.[3]

Exercidos como ferramenta que faculta dignidade e alívio do sofrimento humano por meio da combinação de controle sintomático ativo e primoroso e destrezas de comunicação para resolução de pendências, com respeito à autonomia e valores culturais e religiosos de cada paciente que é assistido, os cuidados paliativos configuram-se como prática clínica desejável e humanizada.[2]

São entendidos atualmente como direito humano, dever profissional e propiciadores de menores custos em saúde, menor carga de hospitalizações em cenários inadequados e medidas invasivas desproporcionais, respaldados por resoluções legais internacionais e nacionais que resguardam pacientes e profissionais contra a prática da distanásia, e promovem o entendimento de escolhas terapêuticas que são individualizadas e não agressivas, bem como facultam a assistência à morte com a compreensão de que o desfecho pode e deve ser acompanhado de conforto e significado condizente com a biografia de cada indivíduo e seus familiares.[3-5]

Na América Latina, a maior frequência de equipes de cuidados paliativos concentra-se na Argentina, seguida por Chile e Brasil, embora, quando se analisa a taxa por milhão de habitantes, a disponibilidade seja maior no Uruguai, seguido por Chile, Costa Rica e Panamá.[6]

No Brasil, houve uma expansão gradativa dos cuidados paliativos nos últimos anos, com aumento no número de *hospices* e na prestação de assistência em pediatria, porém a maioria dos serviços que disponibilizam esses cuidados concentra-se na região Sudeste. São necessárias mais políticas públicas de saúde e diversificação nos níveis de atendimento (atualmente com os cuidados paliativos sendo concentrados em hospitais de alta complexidade) com ampliação da capacitação de equipes até a atenção primária, onde devem ser detectados pacientes que necessitem desta modalidade de assistência.[7]

Mesmo na área hospitalar, ainda se está aquém da provisão de cuidados paliativos: somente 5% dos 2.500 hospitais com mais de 50 leitos disponibilizam equipe especializada, conforme dados de 2019. Acresce-se a isso a dificuldade de acesso a medicações como opioides, pilares no manejo adequado da dor.[7]

Os países mais bem colocados no *ranking* mundial de qualidade de morte conforme o The Quality of Death Index da publicação The Economist em 2015 foram Reino Unido, Austrália e Nova Zelândia. O Brasil ocupava a 42ª posição, num *ranking* que continha 80 países.[8]

Os primeiros relatos de cuidados com intenção de paliar (isto é, tornar menos intenso; abrandar, amenizar, atenuar) datam da Antiguidade e descrevem a atenção dispensada em abrigos e instituições em geral de cunho religioso, que recebiam e atendiam indivíduos socialmente vulneráveis, parturientes, órfãos, portadores de doenças como tuberculose, hanseníase e câncer, peregrinos e moribundos.[2]

Desde o século V, no Porto de Roma, até o surgimento dos *hospices* medievais e posteriormente instituições de caridade no século XVII, prestavam-se cuidados geralmente sem conhecimento técnico específico, mas com medidas para mitigar a fome, a dor, as mazelas sociais e espirituais.[2]

Foi apenas em meados do século XX, pelos escritos e trabalhos da médica Cicely Saunders, que se estabeleceram as bases para o movimento *hospice* moderno e a medicina paliativa como é conhecida atualmente.

Cicely Saunders fundou em 1967 o Saint Christopher's Hospice em Londres (Inglaterra), e dedicou-se a estudar o controle da dor e a propagar o inconformismo com o sofrimento humano, estabelecendo os conceitos que são pilares da prática paliativa até os dias presentes. Propôs o conceito de dor total e a compreensão de atuação em equipe multidisciplinar como excelência na abordagem das muitas dimensões de enfermidades graves e incuráveis; dedicou-se a ensino e pesquisa e inspirou profissionais de inúmeros países a seguirem seus passos.[2,3]

A partir de 1982, a OMS passou a adotar o termo cuidados paliativos e a trabalhar em políticas que objetivavam o alívio da dor e regulamentavam cuidados do tipo *hospice* para doentes com câncer, recomendáveis a todos os países. Desde então, a oferta de cuidados paliativos tornou-se progressivamente recomendada para pacientes portadores de outras doenças: cardiopatias, nefropatias e pneumopatias graves, síndromes demenciais e outras enfermidades geriátricas avançadas, HIV/Aids e pacientes pediátricos, entre outras.[3]

Desde a década de 1990, ocorreu maior disseminação dos princípios dos cuidados paliativos, com sua inclusão no ensino médico e multidisciplinar formal, desde a graduação até o reconhecimento como especialidade médica e o crescimento dos programas de residências médicas e multidisciplinares.[2]

OBJETIVOS DOS CUIDADOS PALIATIVOS

Deve ser ressaltado que a prestação de cuidados paliativos é exercida por diferentes especialidades médicas e multidisciplinares, e que os objetivos não são prerrogativa de nenhuma em detrimento da outra, mas sim compartilhados pelo bem da unidade de tratamento, composta de paciente e família e alvo principal de atenção e zelo. A Tabela 1 apresenta os principais objetivos dos cuidados paliativos.

Os cuidados paliativos buscam aliviar sintomas físicos, sofrimentos psicológico e espiritual, ou quaisquer outros que representem um fardo para o paciente ou seus familiares. Possibilitam planejar e executar ações que promovam a manutenção da vida com qualidade pelo tempo possível, com a compreensão de que a morte, em certas situações, é o desfecho completamente esperado de enfermidades gravemente evolutivas e incuráveis. Promovem ações terapêuticas e de reabilitação proporcionais a cada fase da doença de um indivíduo, de forma que a sobrevida seja buscada quando representar benefício ao paciente, sem aumentar a carga de dificuldades e sintomas por tratamentos prescritos. Tomam como um dos elementos a tratar os sintomas e as necessidades de natureza psicológica e existencial, levando em conta que são esferas integradas às necessidades físicas próprias do adoecimento. Priorizam a assistência que promova a prescrição de medicações e procedimentos visando sempre à manutenção de funcionalidade e cognição, exceto em situações de sofrimento refratário a todas as medidas disponíveis, quando eventualmente será indicada sedação paliativa.

Os cuidados paliativos objetivam também criar uma rede de profissionais, amigos e voluntários que, por meio de uma boa comunicação e disponibilidade, promova a compreensão das situações que sucedem e o preparo para a morte e o luto adequados, com assistência e humanização. Buscam disponibilizar as ferramentas de controle de sintomas, investigação diagnóstica e plano de cuidados mesmo quando ainda há terapêuticas específicas disponíveis (p. ex., quimioterapia, radioterapia, cirurgias), com a finalidade de melhorar a qualidade de vida e o próprio enfrentamento das dificuldades trazida pelos tratamentos, visando a manter a funcionalidade e a identidade de cada unidade de tratamento. Utilizar equipe multidisciplinar para atender às necessidades do paciente e seus familiares, inclusive prover aconselhamento e cuidados com o luto.[2-5]

TABELA 1 Objetivos dos cuidados paliativos

Promover o alívio de dor e outros sintomas geradores de sofrimento
Reafirmar a vida e encarar a morte como um processo natural
Não antecipar ou postergar a morte
Integrar aspectos psicossociais e espirituais ao cuidado
Oferecer um sistema de suporte que auxilie o paciente viver o mais ativamente possível até a sua morte
Oferecer um sistema de suporte que proporcione cuidado e atenção às famílias e entes queridos
Iniciar no tempo oportuno, em concomitância com outras modalidades de assistência
Aumentar a qualidade de vida e influenciar positivamente no curso evolutivo da doença
Utilizar equipe multidisciplinar

INDICAÇÕES DE CUIDADOS PALIATIVOS

Os cuidados paliativos são indicados concomitantes a outras terapêuticas nos casos de doenças ativas, progressivas e ameaçadoras à continuidade da vida, em diferentes fases de evolução.[2,4,9] O momento oportuno de introdução destes cuidados será variável conforme a natureza da enfermidade.

Em enfermidades de avanço lento, como as neurológicas degenerativas (p. ex., doenças de Alzheimer e Parkinson, esclerose lateral amiotrófica, dentre outras) e insuficiências orgânicas progressivas (p. ex., insuficiências cardíaca e renal, doença pulmonar obstrutiva crônica), deve-se ofertar cuidados paliativos em concomitância ao tratamento para alentecer a evolução da enfermidade, com base nas necessidades de cada paciente, no alívio de sintomas como dor, dispneia e obstipação, manejo de crises de declínio clínico, bem como na preservação da funcionalidade e independência pelo maior tempo possível.[2,3]

Nas doenças oncológicas, de evolução mais previsível, sempre que houver dificuldades de enfrentamento (aceitação do diagnóstico, formulação de plano de cuidados individualizado, etc.) e sintomas a controlar (em especial a dor, frequente em até 90% dos portadores de câncer), os cuidados paliativos estão indicados. Em situações em que a doença oncológica avança e torna-se incurável, fora de possibilidade terapêutica, ocorre a máxima necessidade de acompanhamento rigoroso com cuidados paliativos que priorizem o conforto do paciente e sua família até os momentos que precedem o óbito, a assistência ao óbito e cuidados relativos ao luto.[2-4]

Pacientes com graus elevados de dependência, em situação de imobilidade definitiva, são candidatos mandatórios a cuidados paliativos, com foco em controle de dor, conforto e posicionamento no leito, cuidados com a pele e prevenção de úlceras de pressão e manejo não invasivo de hipersecretividade de vias aéreas; a família deve ser encarada como parte da equipe de cuidados, a ser capacitada e incluída na tomada de decisões.[3]

Em quaisquer destas situações, a equipe deverá conduzir a unidade de tratamento pelo caminho menos árido possível, com presença terapêutica, fácil e adequado acesso a informações verazes, além de facilitação da compreensão da evolução da doença em suas diversas fases, cada qual com suas necessidades.

PRINCÍPIOS BIOÉTICOS E DESAFIOS AO FIM DA VIDA

A atuação em saúde pressupõe conhecimento e respaldo de princípios bioéticos, que forneçam arcabouço sólido para a tomada de decisões que frequentemente envolvem valores morais, questões culturais e sociais. Os princípios básicos que permeiam a prática de cuidados paliativos encontram-se na Tabela 2.

TABELA 2 Princípios bioéticos aplicados aos cuidados paliativos

Princípio	Aplicação
Autonomia	Deve-se respeitar que as pessoas possam gerir a própria vida e tomar decisões a respeito de suas vidas e enfermidades
Beneficência	Deve-se promover o bem-estar das pessoas, buscando que realizem seu próprio projeto de vida e felicidade na medida do possível
Não maleficência	Evitar realizar dano físico, psíquico ou moral às pessoas, evitar a realização de intervenções diagnósticas ou terapêuticas incorretas ou contraindicadas do ponto de vista científico e clínico, inseguras ou sem evidências suficientes, e proteger a integridade física e a intimidade do paciente
Relatividade	Postula que a vida não é um bem absoluto, e a morte não é um mal absoluto; não existe uma obrigação de empregar tratamentos quando seu uso signifique um prolongamento da agonia
"Duplo efeito"	Um tratamento paliativo com efeitos adversos significativos é ética e legalmente aceitável se o objetivo é fazer o bem, aliviando o sofrimento
Justiça	Procurar uma divisão equitativa dos benefícios e cargas, facilitando acesso não discriminatório adequado e suficiente das pessoas aos recursos disponíveis e ao uso eficiente destes

Facilitar a tomada de decisões, sempre que possível compartilhadas e esclarecidas, entre todos os envolvidos nos cuidados, representa um dos grandes desafios nos cuidados da unidade de tratamento. Entretanto, a aplicação de tais princípios pode nortear decisões possivelmente mais acertadas e condizentes com os desejos e preferências de pacientes e suas famílias, além de promover alinhamento entre o saber científico da equipe e o saber cotidiano de doentes e seus entes queridos.

Há que se considerar ainda que, dentre as atribuições dos profissionais que atuam em cuidados paliativos, está estimular a formação de Diretivas Antecipadas de Vontade (Resolução CFM n. 1.995/2012), determinações pelas quais pacientes deixam determinado o que é aceitável, o que não condiz com seus desejos e quem poderá responder como procurador de saúde em seu lugar (em caso de sua incapacidade), quando envolvidos em processos diagnósticos e terapêuticos relativos ao manejo de doenças ou condições ameaçadoras da vida. As Diretivas Antecipadas de Vontade podem ser mais bem expressas via documentos legais conhecidos como testamento vital e mandato duradouro.

Representam outros desafios ao fim da vida que, dentre as atribuições técnicas de profissionais que lidam com o sofrimento humano, seja necessário engajar-se afetivamente na experiência do cuidar, inclusive com reflexões acerca de sua própria finitude; a necessidade de múltiplos encontros para a formação de vínculo terapêutico; a necessidade de abordagem com sensibilidade humanística; a flexibilidade para adaptar-se às mudanças constantes em planos terapêuticos iniciais; as habilidades requeridas para manejar conflitos que surgem quando famílias se encontram diante de enfermidades graves.[10]

ATUAÇÃO EM EQUIPE

Considerando que o processo de adoecer deve ser compreendido como multidimensional, envolvendo esferas física, psicológica, social e espiritual, admite-se que a melhor modalidade de cuidados é prestada por equipe interdisciplinar, em que profissionais de diferentes campos do saber em saúde contribuem, cada qual com os conhecimentos de seu campo, para que a maior parte dos agravos em saúde seja atendida.[2,3]

O entendimento do enfermo como ser único, portador de história de vida que não pode ser replicada em outro enfermo, reforça a necessidade de abordagem também multidimensional, a fim de individualizar o cuidado de acordo com as preferências pessoais e familiares, seguindo preceitos universais, porém respeitando valores culturais e espirituais da unidade de tratamento, que deve estar no centro do cuidado e das atenções.[9]

São profissionais envolvidos na prestação de cuidados paliativos: médicos, enfermeiros, assistentes sociais, fisioterapeutas, psicólogos, nutricionistas, musicoterapeutas, fonoaudiólogos, farmacêuticos, terapeutas ocupacionais, capelães, arteterapeutas e odontólogos. Eventualmente, quando pertinente, profissionais com conhecimento em procedimentos anestésicos e cirúrgicos serão envolvidos.[3]

Ao trabalharem em equipe, tais profissionais devem idealmente dividir um plano terapêutico com objetivos e metas comuns, como também capacidades que são compartilhadas entre os membros da equipe: empatia, habilidades de comunicação, princípios de humanização, disponibilidade e cooperação.[3]

COMUNICAÇÃO

A comunicação em saúde pressupõe a transmissão de informação (mensagem) entre um emissor (o profissional) e um receptor (o paciente e seus familiares). Diante de notícias ruins, oriundas de agravos em saúde e condições que podem terminar a vida humana, a transmissão destas mensagens torna-se de suma importância.

As destrezas necessárias para uma boa comunicação em saúde, que facilite a formação de vínculos terapêuticos de confiança e melhore os desfechos clínicos, compreendem: escuta ativa, empatia e aceitação.

Entende-se por escuta ativa a disponibilidade de ouvir o outro em seus próprios termos, sem interrupções, com atenção plena ao que o paciente manifesta, com o intuito de identificar necessidades expressas e latentes, obter informações úteis para o diagnóstico, compreender o que importa mais ao paciente, promover a expressão de angústias para alívio de ansiedade e outros transtornos de humor e auxiliar no raciocínio técnico envolvido na formulação do plano terapêutico.

A empatia é o ato de mostrar-se próximo a outra pessoa no que ela sente, buscando acomodação, apoio, conexão, identificação e validação de emoções como elementos a serem considerados no conjunto de assuntos a tratar, preferencialmente por meio de perguntas abertas, que deem ao outro a liberdade de se expressar.

A aceitação é a atitude de paz interior e paciência por parte do profissional para colocar-se disponível para o outro.[3]

CONTROLE DE SINTOMAS

O controle de sintomas de forma impecável e com base em evidências científicas é objetivo primordial dos cuidados paliativos, dado que sintomas descontrolados implicam sofrimento físico e psicológico intensos para a unidade de tratamento e angústia e frustração para equipe assistencial. São princípios fundamentais do controle de sintomas em cuidados paliativos:

- Avaliação minuciosa com anamnese e exame físico adequados.
- Manejo que envolva a adoção de estratégias adequadas com base em melhores práticas, de maneira multimodal (medidas não farmacológicas e farmacológicas).
- Atenção aos detalhes, disponibilidade com explicações adequadas sobre os sintomas e monitoração frequente destes.
- Reavaliação regular do plano terapêutico e medidas instituídas.

Os sintomas mais frequentes em doenças avançadas são: dor (o sintoma mais temido e mais compartilhado por diferentes patologias, em todas as idades da existência humana), dispneia (e hipersecreção pulmonar em fases finais de vida), náuseas e vômitos, obstipação, *delirium*, convulsões, anorexia, xerostomia, perda ponderal, astenia, transtornos de sono e de humor e sofrimento existencial.

Sintomas podem advir da própria evolução da enfermidade, mas também de exames diagnósticos, tratamentos prescritos e seus efeitos adversos. Desta maneira, a avaliação deve contemplar medidas destinadas a reverter, quando possível, as causas dos sintomas que surgem ao longo da assistência ao paciente, sem negligenciá-las nem tampouco adotar medidas desproporcionais às distintas fases da enfermidade.

Para cada sintoma, existem protocolos validados que incluem ações de investigação e atuação de diferentes membros da equipe interdisciplinar e que, quando bem executados, são capazes de aliviar a maior parte do volume de sofrimentos que acompanham as enfermidades graves, mesmo em fases finais de vida, quando o prognóstico limita-se a dias ou horas de sobrevida, tornando mais intensa a atenção às necessidades do paciente e seus familiares.[2,5,11]

Dentre os sintomas mais frequentemente encontrados em portadoras de neoplasias ginecológicas, está o sintoma dor: a vasta maioria de pacientes experimenta dor moderada a intensa durante o curso da enfermidade, frequentemente subtratada e geradora de importante sofrimento físico e emocional.[10]

De forma geral, a dor pode e deve ser avaliada e bem controlada por meio de analgesia de amplo espectro, que implica associação de analgésicos simples, adjuvantes e opioides, levando em conta os mecanismos fisiopatológicos implicados em cada situação (dor nociceptiva somática ou visceral, dor neuropática, dores mistas).

Os princípios de tratamento da dor em portadoras de câncer ginecológico seguem aqueles determinados pela OMS e passam pelo uso da escada analgésica, que prevê o uso de analgésicos simples para as dores leves; opioides fracos (codeína e tramadol) para as dores moderadas (embora, mais recentemente, seja recomendado o uso de opioides fortes em baixas doses para as dores consideradas de média intensidade); opioides fortes (morfina, metadona, fentanil e buprenorfina transdérmicos, oxicodona) para as dores intensas, além do uso de adjuvantes (anticonvulsivantes, antidepressivos tricíclicos ou inibidores de recaptação de serotonina e noradrenalina) e anti-inflamatórios (ibuprofeno, naproxeno, cetorolaco, diclofenaco) em qualquer intensidade de dor, se oportunos conforme anamnese e classificação fisiopatológica da dor.[12]

Quando instituído o tratamento adequado para dor, é necessário atentar para possíveis efeitos adversos das medicações em uso, manejando-os oportunamente, por exemplo: introduzir laxativos de horário durante o uso de opioides, que podem induzir ou agravar constipação; antieméticos para náuseas e vômitos; medidas adequadas à retenção urinária, sonolência, tontura (que incluem o início de opioides em doses baixas, titulação lenta e manutenção de níveis adequados de hidratação).

De forma sistematizada, a analgesia deve ser instituída de horário (e não sob demanda) e a via oral é sempre a preferencial, quando possível. A morfina por via oral é considerada a analgesia de primeira linha nas portadoras de neoplasias oncológicas, associada ou não a outras medidas de analgesia, conforme já descrito.

Em todos os casos de dor, é recomendável avaliar a possibilidade de incluir medidas não farmacológicas de controle (associadas às farmacológicas), adequadas aos costumes e valores culturais de cada paciente, e com seu consentimento e preferências expressas: suporte emocional, massagens, musicoterapia, arteterapia, técnicas de relaxamento, meditação, oração, acupuntura, entre outras.[10,12,13]

Outros sintomas e problemas comuns em portadoras de câncer ginecológico incluem: sangramentos, corrimento vaginal, fístulas, náuseas, vômitos, constipação, diarreia, hiporexia e perda ponderal, astenia, edemas, úlceras de pressão, ansiedade, depressão, dispneia, incontinências urinária e/ou fecal.[13]

Os sintomas ginecológicos de sangramentos, corrimentos e fístulas são de especial importância por causarem angústia, tristeza, vergonha e, não raramente, isolamento social, devendo ser abordados com higiene local e, eventualmente, uso de antibióticos e antifúngicos locais ou sistêmicos, tanto em ambiente hospitalar como domiciliar (nesses casos, é frequente a necessidade de contar com prestadores em saúde da atenção primária, bem como prestar suporte emocional via rede de apoio e profissionais de psicologia quando os sintomas de humor forem geradores de muito sofrimento). Sangramentos menores podem ser tratados com compressão e aplicação de adrenalina tópica. Quando moderados ou graves, podem requerer o uso de ácido tranexâmico, radioterapia hemostática ou embolização tumoral por técnicas de radiologia intervencionista, e quando relevantes para alívio sintomático, podem ser realizadas hemotransfusões.[13]

Dispneia ou sensação de "fome de ar" podem ocorrer por infecções, anemia grave, derrames pleurais, metástases pulmonares e insuficiência cardíaca. Podem ser mais adequadamente manejados com o uso de morfina, ambientes ventilados com ventilador próximo ao rosto da paciente, suporte de oxigenioterapia suplementar por cateter nasal ou máscara, em caso de hipoxemia. Se houver ansiedade, o manejo adequado por via farmacológica e não farmacológica pode proporcionar alívio adequado da dispneia.

Sintomas de cunho emocional e psicológico estão quase sempre presentes, geram sofrimento pessoal e familiar e podem exacerbar ou dificultar o controle de sintomas físicos. Medo, alterações da percepção da autoimagem, prejuízo da vida sexual, depressão, ansiedade e insônia são comuns, relacionados ao profundo impacto sobre a feminilidade e a identidade das portadoras de câncer ginecológico. Conduzir essas questões com sensibilidade e respeito é dever da equipe de saúde que as assiste, de maneira individualizada e adaptada aos valores pessoais e culturais de cada paciente.

Em portadoras de neoplasias ginecológicas avançadas, também podem ocorrer hipercalcemia maligna, hemorragias graves, síndrome de compressão de veia cava superior e compressão medular, cujo manejo configura-se como urgência e cujo tratamento deve ser imediato, levando em conta riscos e potenciais benefícios conforme a sobrevida estimada de cada paciente.[10,12,13]

CONSIDERAÇÕES FINAIS

Considerando as mudanças no perfil de envelhecimento populacional, com crescentes demandas de cuidados para portadores de doenças crônico-degenerativas, evolutivas e/ou incuráveis, geradoras de alta carga de sintomas para pacientes e suas famílias, bem como a necessidade de criar novos paradigmas de humanização, gestão adequada de recursos em saúde e atuação de equipes interdisciplinares, que se prestem a mitigar o impacto destas enfermidades nas múltiplas dimensões do sofrimento humano, os cuidados paliativos apresentam-se como modalidade de assistência que pode ser integrada a outras especialidades, agregando dignidade e técnicas baseadas em evidências, capazes de contribuir com o nobre objetivo do cuidar até o derradeiro momento da existência humana.

REFERÊNCIAS BIBLIOGRÁFICAS

1. Davies E, Higginson IJ, World Health Organization (WHO). Better palliative care for older people. Copenhagen: WHO Regional Office for Europe; 2004.
2. Floriani CA, Schramm FR. Cuidados paliativos: interfaces, conflitos e necessidades. Ciência & Saúde Coletiva. 2008;13:2123-32.
3. D'Alessandro MPS, Pires CT, Forte DN. Manual de cuidados paliativos. São Paulo: Hospital Sírio-Libanês; 2020.
4. Pastrana T, Lima L, Centeno C, Wenk R, Eisenchlas J, Monti C, et al. Atlas de cuidados paliativos en Latinoamérica. Houston: IAHPC Press; 2012.
5. Dowla R. C07-B The 2015 Quality of Death Index – Why we rank second last? Journal of Pain and Symptom Management. 2016;52(6):e23-e4.
6. Hanks G, Cherny NI, Christakis NA, Kaasa S. Oxford textbook of palliative medicine. Oxford: Oxford University Press; 2011.
7. Carvalho RT, Parsons HA. Manual de cuidados paliativos ANCP. São Paulo: Academia Nacional de Cuidados Paliativos (ANCP); 2012.
8. Maciel MGS. A terminalidade da vida e os cuidados paliativos no Brasil: considerações e perspectivas. Prática Hospitalar. 2006;47(8):64-49.
9. Neto IG. Princípios e filosofia dos cuidados paliativos. Manual de cuidados paliativos. 2006;2.
10. World Health Organization (WHO). Comprehensive cervical cancer control: a guide to essential practice. 2.ed. Geneva: WHO; 2014. Practice sheets. Disponível em: https://www.ncbi.nlm.nih.gov/books/NBK269606/.
11. Santos AFJ, Ferreira EAL, Guirro UBP. Atlas dos cuidados paliativos no Brasil 2019. São Paulo: Academia Nacional de Cuidados Paliativos (ANCP); 2020.
12. World Health Organization (WHO). Comprehensive cervical cancer control: a guide to essential practice. 2.ed. Geneva: World Health Organization; 2014. 7, Palliative care. Disponível em: https://www.ncbi.nlm.nih.gov/books/NBK269626/.
13. Kibel SM, Cain JM. Palliative care in gynecological cancer. International Journal of Gynecology & Obstetrics. 2015;131:S167-S171.

BIBLIOGRAFIA

1. Twycross RG. Introducing palliative care. Radcliffe Publishing; 2003.

CAPÍTULO 24

Manejo da dor em pacientes oncológicos

Walquíria Quida Salles Pereira Primo
Francisco José Candido dos Reis

INTRODUÇÃO

O controle adequado da dor é essencial em ginecologia oncológica. A dor é um sintoma muito frequente na paciente com neoplasia maligna genital. Pode estar relacionada à própria lesão tumoral ou ser decorrente de modalidades terapêuticas empregadas. A prevalência geral de dor diretamente relacionada ao câncer é de aproximadamente 65% em pacientes com metástase ou doença avançada, 60% durante o tratamento e 35% como sequela de tratamento curativo.[1]

O manejo da dor em oncologia é bastante enfatizado na literatura especializada no cuidado de pacientes com câncer, no entanto, há evidências de que um número substancial de pacientes não recebe o adequado cuidado neste tópico. Entre 25 e 80% das pacientes com dor relacionada ao câncer não são tratadas adequadamente.[1-4]

Neste capítulo, serão discutidos os conceitos essenciais em dor oncológica e os mecanismos biológicos envolvidos na dor, e a abordagem das pacientes será dividida de acordo com dois tipos frequentes de dor associadas aos tumores ginecológicos: dor relacionada ao câncer e dor crônica como consequência do tratamento.

CONCEITOS ESSENCIAIS EM DOR ONCOLÓGICA

A dor é definida atualmente como "uma experiência sensorial e emocional desagradável associada ou semelhante àquela associada a dano tecidual real ou potencial". Esta definição da International Association for the Study of Pain é expandida para 6 conceitos essenciais:

1. A dor é sempre uma experiência pessoal, influenciada em graus variados por fatores biológicos, psicológicos e sociais.
2. Dor e nocicepção são fenômenos distintos, a atividade exclusiva nos neurônios sensoriais é insuficiente para explicar a dor em sua totalidade.
3. O conceito de dor é aprendido pelas pessoas por meio de suas experiências de vida.
4. O relato pessoal de uma experiência como dor deve ser respeitado.
5. Embora a dor geralmente tenha um papel adaptativo, ela pode ter efeitos adversos na função e no bem-estar social e psicológico.
6. A descrição verbal é apenas um dos vários comportamentos para expressar dor; a incapacidade de se comunicar não nega a possibilidade da pessoa sentir dor.[5]

As experiências pessoais e o ambiente interagem de modo significativo com a percepção e a expressão da dor, o que torna essencial compreender sua multidimensionalidade. A dor que envolve três dimensões principais: a lesão tecidual ou causa orgânica específica; a sensorial, ou seja, o mecanismo fisiológico da percepção, o qual não é diretamente proporcional ao estímulo;

e a emocional, que envolve o afeto, a cognição e o comportamento. Assim, os componentes da experiência de dor podem ser divididos em:

1. Sensório-discriminativo: mapeia a intensidade, a localização, a distribuição e a duração do estímulo doloroso.
2. Afetivo-emocional: associa respostas emocionais, a ansiedade, a raiva, o medo e a expectativa de limitar a duração e a intensidade da dor.
3. Cognitivo-interpretativo: relaciona a dor ao contexto e o significado biopsicossocial. Compara com experiências anteriores e estratégias de enfrentamento.

Essas três categorias de atividade interagem entre si para proporcionar as informações perceptivas sobre a localização, a magnitude e as propriedades temporoespaciais da dor. O processo de dor não começa apenas com a estimulação dos receptores. A lesão produz sinais nervosos que penetram no sistema nervoso, o qual é o substrato das experiências pregressas, da cultura, de ansiedade e de depressão.[6]

É essencial ainda diferenciar os conceitos de dor aguda e dor crônica. A dor aguda é provocada por uma doença ou lesão específica, serve a um propósito biológico útil, está associada a espasmo do músculo esquelético e ativação do sistema nervoso simpático e é autolimitada. Por outro lado, a dor crônica é uma condição patológica por si. A dor crônica dura além do tempo de cura da doença primária. A dor crônica pode surgir de estados psicológicos, não serve a nenhum propósito biológico e não tem desfecho reconhecível. Não há um limite temporal preciso estabelecido para diferenciar dor aguda e crônica, variando entre 3 e 6 meses. A terapia da dor aguda visa a tratar a causa subjacente e interromper os sinais nociceptivos. A terapia da dor crônica deve contar com uma abordagem multidisciplinar e deve envolver mais de uma modalidade terapêutica.[7]

MECANISMOS BIOLÓGICOS DA DOR

A nocicepção, definida como a percepção corporal da dor, refere-se aos mecanismos neurológicos desencadeados por uma lesão. Os principais componentes de sua base neural são: mecanismos periféricos, mecanismos centrais de transmissão, centros de processamento e modulação da dor.[8]

Os mecanismos periféricos são o primeiro passo na sequência de eventos que originam o fenômeno sensitivo-doloroso. São a transformação dos estímulos lesivos em potenciais de ação, que serão transmitidos ao sistema nervoso central através das fibras nervosas periféricas. Os nociceptores são terminações nervosas livres ou não encapsuladas de fibras aferentes primárias que conduzem o estímulo original até a medula espinal. As fibras aferentes primárias que inervam o abdome e a pelve têm corpos celulares localizados no gânglio da raiz dorsal dos nervos espinhais (neurônios de primeira ordem). As fibras nociceptivas aferentes viscerais são as fibras mielínicas finas Aδ e amielínicas C. As fibras Aδ conduzem a estimulação mecânica e térmica e as C conduzem a estimulação mecânica, térmica e química. A lesão primária provoca a liberação de substâncias algogênicas, que sensibilizam ou ativam os nociceptores. Essas substâncias são: bradicinina, serotonina, histamina, leucotrieno, substância P, prostaglandinas, interleucinas, acetilcolina, íons, óxido nítrico, dentre outras.

Os mecanismos centrais iniciam-se com a ativação dos neurônios nociceptivos localizados na substância cinzenta do corno dorsal da medula espinal (neurônios de segunda ordem), os quais são divididos em: neurônios de projeção, que transmitem o estímulo nociceptivo a centros mais elevados; interneurônios excitatórios, responsáveis pela propagação da informação a outros neurônios; e interneurônios inibitórios, que controlam a transmissão sensorial. Os neurônios de segunda ordem estão localizados nas lâminas de Rexed, que são laminações da substância cinzenta do corno dorsal medular com diferentes constituições. As mais envolvidas na via nociceptiva são as lâminas I e V a VIII. O sistema ascendente nociceptivo é constituído por tratos medulares. Os principais são: espinotalâmicos, espinorreticular e espinomesencefálico. A inter-relação entre neurônio espinal, excitabilidade e inibição determina a mensagem transmitida para os centros supraespinais (tálamo, substância reticular, sistema límbico e córtex). A substância P, o glutamato, o aspartato e a neurocinina são os neurotransmissores excitatórios do corno dorsal da medula espinal, e os inibitórios são a encefalina, a serotonina, a noradrenalina, o ácido gama-aminobutírico (GABA), a glicina e a acetilcolina. O glutamato e o aspartato atuam no receptor N-metil-D-aspartato (NMDA). O alfa-amino-3-hidróxi-5-metilisoxazol-4-ácido propiônico (AMPA) e os receptores cainatos são acionados após a liberação de aminoácidos excitatórios e estão envolvidos no mecanismo de localização temporoespacial e de quantificação da dor. Os estímulos que chegam à medula espinal, além de ativarem o segundo neurônio da dor, ativam os neurônios do sistema simpático e motor, ocasionando vasoconstrição e contratura muscular.

Nos centros de processamento, a dor é detectada quando a informação nociceptiva alcança as estruturas nervosas superiores (neurônios de terceira ordem), compostas pela formação reticular, tálamo, hipotálamo, sistema límbico e córtex. A integração e o processamento do estímulo doloroso envolvem os componentes discriminativos, afetivos e da memória da dor. O componente discriminativo permite que o cérebro defina a localização dos estímulos dolorosos. Já o componente afetivo associa respostas emocionais, e o componente da memória da dor compara com as experiências anteriores.

A modulação da dor envolve mecanismos inibitórios e facilitatórios. A modulação ocorre nos níveis medular e controle descendente supramedular. A modulação medular envolve três mecanismos: o bloqueio dos receptores das substâncias neurotransmissoras liberadas pelas fibras aferentes primárias, a inibição da liberação dos neurotransmissores e o impedimento dos processos de transmissão nociceptiva. As estruturas envolvidas na modulação descendente da dor são o hipotálamo anterior, a área septal inferior, o núcleo centro-mediano do tálamo, a cápsula interna, a substância cinzenta periaquedutal e o núcleo da rafe. A formação reticular apresenta o controle eferente da sensibilidade, modulando a passagem dos impulsos nervosos nas vias aferentes específicas, destacando-se as fibras que inibem a penetração dos impulsos dolorosos no SNC. Os neurotransmissores envolvidos na modulação da dor são constituídos pela acetilcolina, pelas catecolaminas e pela serotonina. Os peptídios opioides endógenos foram identificados em várias regiões do sistema nervoso, principalmente mesencéfalo, ponte, bulbo e medula espinal, os quais também estão envolvidos no mecanismo de supressão da dor. Entre eles, destaca-se a betaendorfina, que exerce atividade supressora nas terminações nervosas teciduais. O estresse, a própria dor e a sugestão também são capazes de ativá-los.[2-4]

A dor pode ser nociceptiva ou neuropática. A dor nociceptiva é resultante da ativação dos nociceptores, que são as fibras Aδ e C, e pode ser somática, isto é, sensação dolorosa rude, exacerbada ao movimento, bem localizada e variável, conforme a lesão básica ou visceral: mal localizada, profunda, opressiva e constritiva. Os estímulos que provocam dor visceral decorrem de espasmos musculares, contrações, distensões, desenvolvimento de isquemia, estímulo mecânico ou químico aplicado à mucosa, tração, compressão e torção. A dor neuropática é classificada como central ou periférica, dependendo do local da lesão que está ocasionando a dor, que pode ser resultado da lesão ou de disfunção do SNC ou SNP. A dor neuropática manifesta-se como queimação, agulhadas, choques, formigamento ou adormecimento. É uma situação comum na prática clínica e pode ser difícil quantificá-la por ser também difícil defini-la e avaliá-la.[6,9,10]

DOR ASSOCIADA AO CÂNCER GINECOLÓGICO

A dor é relatada por mais de 70% dos pacientes com câncer. O seu correto manejo é, ao memo tempo, essencial para a efetiva linha de cuidados em ginecologia oncológica e desafiador pela heterogeneidade de sua apresentação. As principais causas de dor entre estas pacientes são: a própria neoplasia; procedimentos terapêuticos ou diagnósticos invasivos (cirurgia, quimioterapia e radioterapia); infecções; outras doenças concomitantes ao câncer; e dores musculares ocasionadas por atividade física limitada.[11]

As neoplasias malignas do trato genital feminino, ao longo de sua evolução e tratamento, podem associar-se a síndromes dolorosas agudas ou crônicas. As síndromes de dor mais comuns estão diretamente relacionadas ao tumor. As síndromes de dor neuropática podem envolver lesões relacionadas ao câncer em algum nível do SNP. As síndromes dolorosas relacionadas ao tratamento podem seguir qualquer tipo de terapia antineoplásica.[12]

Cerca de 2 em cada 3 casos de tumores avançados apresentam dor grave, e mais da metade dessas pacientes queixa-se de dificuldade no controle da dor. Os mecanismos principais pelo qual os tumores malignos produzem dor aguda não são bem compreendidos, mas acredita-se que dois fatores estejam implicados de forma mais importantes: a destruição tecidual pela invasão do próprio tumor e a liberação de fatores que medeiam a resposta aguda na forma de dor. Nem sempre a quantidade ou a intensidade da dor está diretamente relacionada ao volume tumoral. A dor aguda pode ocorrer como manifestação inicial ou como sinal de progressão da doença.[13]

A dor crônica no abdome e na pelve, após tratamento por câncer ginecológico, é bastante frequente e pode estar relacionada a diversos mecanismos. As cirurgias radicais podem evoluir com dor crônica associadas principalmente a alterações musculoesqueléticas, por exemplo, dor miofascial por lesões de nervos da parede abdominal ou de nervos pélvicos. Outro fator relevante é a radioterapia. A ocorrência de lesões actínicas, em sua maioria cistites e uretrites, que cursam consecutivamente ao tratamento radioterápico da pelve é bastante comum. Estas alterações produzem dor crônica debilitante que, muitas vezes, compromete a qualidade de vida das pacientes.

Mudanças neuroplásticas ocorrem no corno posterior da medula espinal, subsequentes a alterações eletrofisiológicas, bioquímicas e metabólicas promovidas pelo estímulo nocivo inicial, e levam à inflamação neurológica pela liberação de fator de crescimento neural e substância P na periferia, local de origem do estímulo, exacerbando-o. Sensibilidade cruzada entre vísceras que compartilham uma mesma inervação (reflexo viscerovisceral) e desenvolvimento de um reflexo visceromuscular podem culminar não só em repercussões disfuncionais, como dificuldade miccional ou incontinência urinária, mas também em desenvolvimento de síndrome miofascial e geração de novos pontos de dor.[14]

AVALIAÇÃO DA DOR EM GINECOLOGIA ONCOLÓGICA

A avaliação da paciente com dor relacionada no contexto da ginecologia oncológica idealmente deve incluir a investigação ativa do sintoma e a mensuração da intensidade da dor quando presente. Os passos essenciais desta avaliação estão representados na Tabela 1.[8]

A investigação ativa do sintoma e o esclarecimento para que a paciente informe o sintoma o mais precocemente possível, independentemente de sua intensidade, é essencial para o correto manejo desta condição debilitante. A mensuração sistemática da intensidade da dor por meio de ferramentas adequadas permite a decisão terapêutica inicial e o monitoramento da resposta ao tratamento instituído.

Existem diversas escalas para a mensuração da intensidade da dor, e evidências mostram que elas são efetivas, com suas características, mensurações e precisão sendo adequadas para mensurações ao longo do tempo.[15]

TABELA 1 Aspectos essenciais da avaliação da dor em ginecologia oncológica

Avaliação	Componentes
Padrão temporal	Quando começou? Com que frequência ocorre? Mudou a intensidade?
Localização	Onde é sentida? Há mais de uma localização?
Descrição	Que palavra usaria para descrevê-la?
Intensidade	Escala numérica: varia de 0 (nenhuma dor) até 10 (pior dor que possa ter sentido). Que "nota" daria para os períodos de menor dor?
Comportamento da dor	Quais são os fatores de alívio? Quais são os fatores de piora?
Tratamento	Quais os tratamentos já utilizados?
Aspectos físicos e psicossociais	Como a dor afeta sua função física e social? Efeito e grau de compreensão do diagnóstico do câncer e do seu tratamento Episódios passados de dor e seu significado para o paciente e sua família Respostas típicas do paciente à tensão e à dor Conhecimento dos interesses, preferências e expectativas do paciente acerca dos métodos para o manejo da dor Opinião do paciente sobre opioides, ansiolíticos e estimulantes Impacto econômico da dor e seu tratamento

A escala de gradação numérica consiste em uma série de números que variam de 0 a 10, com as extremidades representando os extremos possíveis da experiência dolorosa, ou seja, zero corresponde a "sem dor" e 10 a "pior dor possível". O paciente escolhe o número que melhor indique a sua intensidade de dor, ou melhor, o quanto de dor ele está sentindo. A dor pode ser leve (de 1 a 4), moderada (entre 4 e 7) e acentuada (de 7 a 10). A escala de quantificação numérica é um dos instrumentos de escolha para avaliar a dor, demonstrando confiabilidade e validade.

A escala visual analógica (EVA) de dor é muito utilizada na prática clínica, pela rapidez e facilidade de aplicação. Esta escala consiste em uma linha ininterrupta de 10 cm de extensão na qual a paciente é orientada a marcar o ponto que corresponde à dor referida, lembrando que o início da escala (0) corresponde à ausência de dor e o término da escala (10) corresponde à pior dor já vivenciada ou imaginada. Para a classificação da dor segundo a EVA, considera-se dor leve de 1 a 3 cm, dor moderada de 4 a 6 cm e dor intensa > 6 cm. Esta caracterização é fundamental para orientar a abordagem terapêutica.

As Figuras 1 e 2 mostram dois exemplos de escalas que podem ser utilizadas com objetivo de sistematização e avaliações seriadas comparativas.

TERAPÊUTICA DA DOR EM GINECOLOGIA ONCOLÓGICA

A complexa relação entre o sistema nervoso e a presença do câncer implica que a abordagem terapêutica bem sucedida da dor aguda necessita de uma abordagem múltipla e personalizada,

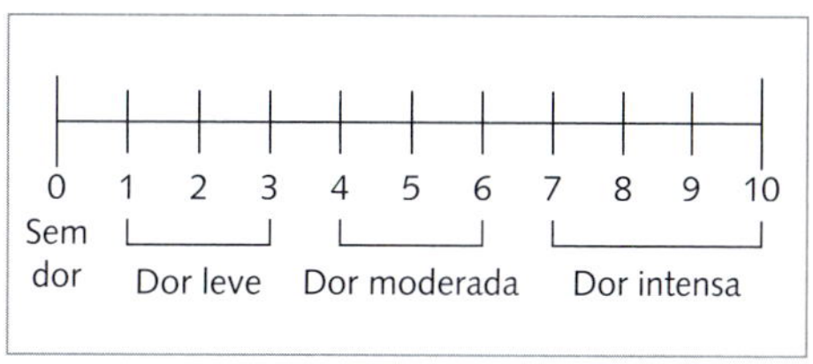

FIGURA 1 Escala numérica.

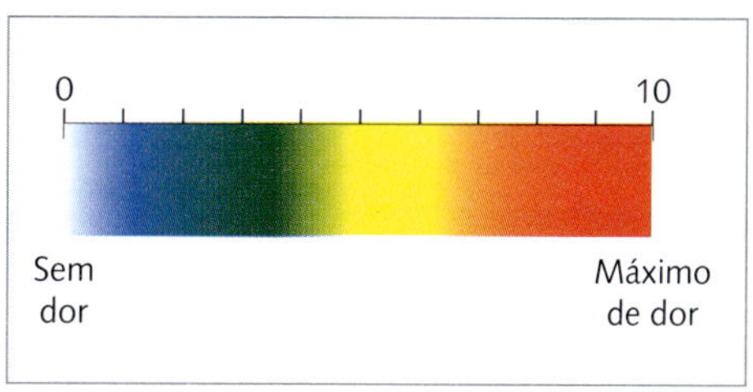

FIGURA 2 Escala visual analógica.

incluindo medidas farmacológicas e não farmacológicas.[13]

Os melhores benefícios são obtidos com prescrição de analgésico de forma regular, não sob demanda apenas; priorização do uso oral e/ou vias de fácil acesso; otimização de doses para resgatar eficazmente de crises de intensificação; tratamento vigoroso da insônia, pois a dor se intensifica a noite; além do uso de drogas adjuvantes, como antidepressivos, ansiolíticos, corticosteroides e neurolépticos, quando indicados.

A abordagem multidisciplinar auxilia na identificação e na modulação de elementos que reduzem os limiares de dor, como insônia, fadiga, ansiedade, medo, depressão, tédio, raiva, introversão, abandono e isolamento mental.[16]

Segundo a recomendação da OMS, o manejo da dor em oncologia deve ser feito considerando a sua intensidade.[17] As recomendações e suas evidências segundo a intensidade da dor são:

1. Dor leve (escore < 3 em escala de 0 a 10): paracetamol ou anti-inflamatório não esteroidal (AINE). Os AINE e paracetamol não causam tolerância; combinar dois ou mais AINE ou usar doses acima da dose máxima recomendada não aumenta o efeito analgésico, mas se associa a aumento significativo da toxicidade (recomendação A, evidência I). A Tabela 2 apresenta os detalhes do uso de analgésicos não opioides para o controle da dor no câncer ginecológico. A maioria deles tem um tempo de início de resposta que varia entre 15 e 30 minutos. Os riscos associados ao uso dos AINE que devem ser rigorosamente monitorados são sangramento gastrintestinal, disfunção plaquetária e insuficiência renal. A doença cardiovascular tromboembólica é um risco adicional dos inibidores seletivos da COX-2. O ibuprofeno é o de menor risco gastrintestinal. O uso de inibidores da bomba de prótons é indicado e não há evidências de superioridade entre as diferentes drogas disponíveis no mercado (evidência A).
2. Dor leve a moderada (escore 4 a 6 em escala de 0 a 10): opioide franco (codeína, di-hidrocodeína, tramadol) ± paracetamol ou AINE. A eficácia dos opioides fracos é em geral inferior a 40 dias e podem estar associados a efeitos colaterais significativos (recomen-

TABELA 2 Analgésicos não opioides para tratamento da dor leve relacionada ao câncer e recomendados pela OMS

Substância	Precaução	Dose diária máxima recomendada
Acetaminofeno/paracetamol	Hepatotoxicidade	4 × 1.000 mg
Ácido acetilsalicílico	Alergia Toxicidade gastrintestinal Inibição da agregação plaquetária	3 × 1.000 mg
Ibuprofeno	Toxicidade gastrintestinal Toxicidade renal	4 × 600 mg ou 3× 800 mg
Cetoprofeno	Toxicidade gastrintestinal Toxicidade renal	4 × 75 mg; 2 × 200 mg
Diclofenaco	Toxicidade gastrintestinal Toxicidade renal	4 × 50 mg; 2 × 100 mg
Ácido mefenâmico	Toxicidade gastrintestinal Toxicidade renal	4 × 500 mg
Naproxeno	Toxicidade gastrintestinal Toxicidade renal	2 × 500 mg

Fonte: adaptada de Ripamonti et al., 2012.[19]

dação B, evidência I).[20] Há uma tendência a pular esta etapa ou usá-la temporariamente como regime de transição para a próxima proposta. A Tabela 3 apresenta os detalhes de posologia dos opioides fracos.

3. Dor moderada a grave (escore > 6 em 1 escala de 0 a 10): opioide forte (morfina, metadona, oxicodona, hidromorfina, fentanil, buprenorfina) ± paracetamol ou AINE. O uso destas drogas é um dos pilares mais importantes para o controle efetivo da dor severa no câncer ginecológico. Morfina, hidromorfina, oxicodona e metadona têm eficácia similar (recomendação A, evidência I).[21] A morfina é considerada o padrão-ouro e a primeira escolha por sua versatilidade posológica (oral, retal, subcutânea, endovenosa, intramuscular, intratecal), segurança, preço (recomendação D, evidência IV).[22] A oxicodona por ser utilizada em combinação com naloxona (dose 160/80 mg/dia) mantendo a eficácia no controle da dor e reduzindo significativamente os efeitos colaterais intestinais do opioide (recomendação B, evidência I).[23] A Tabela 4 apresenta os detalhes de posologia dos opioides fortes.

Diversos manuais recomendam rotacionar o uso dos opioides, mesmo sem evidências de estudos clínicos randomizados. Caso se opte por esta prática, é necessária muita atenção no cálculo das doses equivalentes entre os fármacos.[24] A morfina, a hidromorfina e a oxicodona possuem eficácia similar (recomendação A, evidência I). O fentanil transdérmico pode ser uma alternativa

TABELA 3 Analgésicos opioides fracos para tratamento da dor leve a moderada no câncer ginecológico

Substância	Duração média do efeito (h)	Dose diária máxima recomendada	Dose inicial sugerida
Di-hidrocodeína	12	240 mg	60-120 mg
Codeína	4-6	360 mg	15-60 mg
Tramadol	2-12	400 mg	50-100 mg

Fonte: adaptada de Ripamonti et al., 2012.[19]

TABELA 4 Analgésicos opioides fortes para tratamento da dor moderada a severa relacionada ao câncer ginecológico

Substância	Via	Efetividade*	Dose diária máxima recomendada	Dose inicial sugerida
Sulfato de morfina	Oral	1	Sem limite superior	20-40 mg
Morfina	Endovenosa	3	Sem limite superior	5-10 mg
Oxicodona	Oral	1,5-2	Sem limite superior	20 mg
Hidromorfina	Oral	7,5	Sem limite superior	8 mg
Fentanil transdérmico	TTS	+4	Sem limite superior	12 mcg/h
Buprenorfina	Oral	75	4 mg	0,4 mg
Buprenorfina	Endovenosa	100	3 mg	0,3-0,6 mg
Buprenorfina transdérmica	Transdérmica	+4	140 mcg/h	17,5-35 mcg/h
Metadona	Oral	4-8-12#	Sem limite superior	10 mg

* comparada à morfina oral. # dose-dependente.
Fonte: adaptada de Ripamonti et al., 2012.[19]

ao uso de outros opioides orais (recomendação A, evidência II) e tem boa aceitação (recomendação B, evidência I). Opioides fortes podem ser combinados com analgésico não opioides, mas as evidências são insuficientes para suportar o uso de combinações de opioides (recomendação B, evidência II). Em pacientes com insuficiência renal, a buprenorfina parece ser a mais segura (recomendação C, evidência IV).

Pacientes com dor óssea podem ser beneficiadas por radioterapia antiálgica e/ou por uso de bisfosfonatos. A radioterapia é indicada para tratamento das metástases ósseas de difícil controle com terapia farmacológica (recomendação B, evidência II).[25]

Os bisfosfonatos podem ser usados como adjuvante ou como primeira linha de tratamento para metástases ósseas (recomendação B, evidência II).[26]

No caso específico de dor neuropática, recomenda-se a associação de drogas antidepressivas ou anticonvulsivantes ou bloqueios anestésicos (recomendação A, evidência I). A Tabela 5 apresenta as alternativas e os detalhes de posologia do uso de drogas adjuvantes para o uso na dor neuropáticas.

Em situações extremas, pacientes com dor intratável são candidatas ao uso de doses subanestésicas de quetamina, um antagonista de N-metil-D-aspartato (NMDA), mesmo com evidências limitadas.[27]

De um modo geral, no tratamento da dor oncológica, deve-se dar sempre preferência ao tratamento mais simples e menos invasivo, sempre considerando o aspecto multifatorial da dor e a abordagem multidisciplinar. A alteração no padrão da dor e o desenvolvimento de uma nova dor implica a necessidade de avaliação diagnóstica e a revisão do planejamento terapêutico.

TRATAMENTO DA DOR CRÔNICA NÃO NEOPLÁSICA

A dor crônica não neoplásica em mulheres tratadas com sucesso do câncer ginecológico causa impacto substancial na qualidade de vida das sobreviventes. Quando o diagnóstico específico pode ser feito (p. ex., dor miofascial), o tratamento também é específico. Nos casos em que não é possível fazer o diagnóstico específico ou quando não há terapêutica específica disponível, o tratamento deve ser dirigido para o controle da dor. Os analgésicos de primeira linha (AINE e paracetamol) podem ser as drogas de primeira escolha. Aconselha-se sempre tentar ao menos 3 drogas isoladas ou associadas antes de iniciar tratamento com opioides. Boas opções são nimesulida, ibuprofeno, piroxicam

TABELA 5 Medicamentos adjuvantes para o tratamento da dor neuropática em ginecologia oncológica

Substância	Classe de medicamento	Sedação	Dose diária recomendada (mg)
Amitriptilina	Antidepressivo	+++	50-200
Clomipramina	Antidepressivo	+	50-200
Nortriptilina	Antidepressivo	+	50-225
Fluoxetina	Antidepressivo	+	20-80
Duloxetina	Antidepressivo	+	60-120
Carbamazepina	Antiepiléptico	+	400-1.600
Gabapentina	Antiepiléptico	++	900-3.600
Pregabalina	Antiepiléptico	+	150-600
Haloperidol	Neuroléptico	+	3-20
Clorpromazina	Neuroléptico	+	25-200

Fonte: adaptada de Ripamonti et al., 2012.[19]

e, como associação inicial, propoxifeno com ácido acetilsalicílico. Os opiáceos estão indicados quando não há resposta ao tratamento prévio. Já está bem estabelecido na literatura que não há contraindicação absoluta pelo risco de tolerância, dependência e adição, mas estas condições não podem ser desprezadas.

Os anestésicos tópicos injetáveis são utilizados para injeção local nos pontos de gatilho na parede abdominal ou em músculos do assoalho pélvico para tratamento da síndrome miofascial e para bloqueio de nervos ílio-inguinais e ílio-hipogástricos. Podem ser efetivos tanto no diagnóstico como no tratamento de alguns casos de hiperalgesia pós-cirurgia pélvica ou trauma. A dor crônica por espasmo de músculos do assoalho pélvico pode ser tratada também por bloqueio anestésico local, injeção de toxina botulínica, fisioterapia ou eletroestimulação.

Antidepressivos tricíclicos podem ser associados aos analgésicos no tratamento da dor pélvica crônica de qualquer etiologia. Eles melhoram a tolerância à dor, restabelecem o padrão de sono e reduzem sintomas depressivos, melhorando a adesão ao tratamento. O tratamento pode ser iniciado com amitriptilina 25 mg/dia por via oral, podendo atingir 100 mg/dia. Drogas miorrelaxantes podem ser usadas com sucesso em pacientes nas quais a presença de espasmos musculares ou tensão contribuem para a manutenção da dor. Apesar de não haver estudos específicos do efeito destas drogas no tratamento da dor pélvica crônica, a literatura embasa seu uso em situações de dor crônica.[28]

CONSIDERAÇÕES FINAIS

O adequado manejo da dor é essencial em ginecologia oncológica. Em oncologia, o conceito de dor total envolvendo dor física, psicológica, moral e social[29], que considera o sofrimento não apenas físico, mas também pelas consequências emocionais, sociais e espirituais em sua vida, é fundamental para a abordagem integral da paciente.

A dor na paciente com câncer ginecológico agrega substancial morbidade e perda da qualidade de vida. O controle da dor de natureza multifatorial implica conhecimento de sua prevalência, dos principais mecanismos envolvidos, de habilidades para uma correta avaliação e das diversas opções de manejo terapêutico e suas evidências.

Para um serviço de atenção à saúde de mulheres com neoplasias ginecológicas, um programa formal de controle de qualidade na prestação de serviços para o alívio da dor é parte essencial. É fundamental avaliar a satisfação das pacientes e seus familiares ao receberem o tratamento da dor e seu impacto na qualidade de vida; a disponibilidade de profissionais responsáveis pelo controle da dor; a consideração da dor em todas as modalidades e etapas do tratamento oncológico; e o uso de técnicas diagnósticas e terapêuticas das síndromes dolorosas comuns no câncer.

O adequado controle da dor associa-se a diversas variáveis de prognóstico oncológico, como a recuperação pós-operatória mais precoce, a redução de toxicidade radioterápica e quimioterápica permitindo completar os tratamentos no prazo ideal, melhor tolerabilidade aos exames de seguimento ginecológico permitindo a detecção mais precoce de recorrências, maior adesão ao tratamento, e melhora nos índices de *performance-status* apresentados pelas pacientes.

REFERÊNCIAS BIBLIOGRÁFICAS

1. Breivik H, Cherny N, Collett B, de Conno F, Filbet M, Foubert AJ, et al. Cancer-related pain: a pan-European survey of prevalence, treatment, and patient attitudes. Ann Oncol Off J Eur Soc Med Oncol. 2009;20(8):1420-33.
2. Apolone G, Corli O, Caraceni A, Negri E, Deandrea S, Montanari M, et al. Pattern and quality of care of cancer pain management. Results from the Cancer Pain Outcome Research Study Group. Br J Cancer. 2009;100(10):1566-74.
3. Costantini M, Ripamonti C, Beccaro M, Montella M, Borgia P, Casella C, et al. Prevalence, distress, management, and relief of pain during the last 3

months of cancer patients' life. Results of an Italian mortality follow-back survey. Ann Oncol Off J Eur Soc Med Oncol. 2009;20(4):729-35.

4. Deandrea S, Montanari M, Moja L, Apolone G. Prevalence of undertreatment in cancer pain. A review of published literature. Ann Oncol Off J Eur Soc Med Oncol. 2008;19(12):1985-91.
5. Raja SN, Carr DB, Cohen M, Finnerup NB, Flor H, Gibson S, et al. The revised International Association for the Study of Pain definition of pain: concepts, challenges, and compromises. Pain. 2020;161(9):1976-82.
6. Teixeira MJ, Figueiró JAB. Dor: epidemiologia, fisiopatologia, avaliação, síndromes dolorosas e tratamento. São Paulo: Grupo Editorial Moreira Jr; 2001.
7. Grichnik KP, Ferrante FM. The difference between acute and chronic pain. Mt Sinai J Med N Y. 1991;58(3):217-20.
8. Primo WQSP. Manejo da dor em pacientes oncológicos. In: Ginecologia e Obstetrícia Febrasgo para o médico residente. 2.ed. Barueri: Manole; 2021. p.719-26.
9. Coda BA, Bonica JJ. General considerations of acute pain. In: Bonica's management of pain. 3.ed. Philadelphia: Lippincott Williams & Wilkins; 2001.
10. Teixeira MJ, Figueiró JB, Yeng LT, Andrade DC. Dor – Manual para o clínico. 2.ed. São Paulo: Atheneu; 2018.
11. Neufeld NJ, Elnahal SM, Alvarez RH. Cancer pain: a review of epidemiology, clinical quality and value impact. Future Oncol Lond Engl. 2017;13(9):833-41.
12. Portenoy RK, Ahmed E. Cancer pain syndromes. Hematol Oncol Clin North Am. 2018;32(3):371-86.
13. Lefkowits C, Duska L. Opioid use in gynecologic oncology; balancing efficacy, accessibility and safety: an SGO Clinical Practice Statement. Gynecol Oncol. 2017;144(2):232-4.
14. Butrick CW. Interstitial cystitis and chronic pelvic pain: new insights in neuropathology, diagnosis, and treatment. Clin Obstet Gynecol. 2003;46(4):811-23.
15. Paul-Dauphin A, Guillemin F, Virion JM, Briançon S. Bias and precision in visual analogue scales: a randomized controlled trial. Am J Epidemiol. 1999;150(10):1117-27.
16. Singh P, Chaturvedi A. Complementary and alternative medicine in cancer pain management: a systematic review. Indian J Palliat Care. 2015;21(1):105-15.
17. Jara C, Del Barco S, Grávalos C, Hoyos S, Hernández B, Muñoz M, et al. SEOM clinical guideline for treatment of cancer pain. Clin Transl Oncol Off Publ Fed Span Oncol Soc Natl Cancer Inst Mex. 2018;20(1):97-107.
18. Derry S, Wiffen PJ, Moore RA, McNicol ED, Bell RF, Carr DB, et al. Oral nonsteroidal anti-inflammatory drugs (NSAIDs) for cancer pain in adults. Cochrane Database Syst Rev. 2017;7:CD012638.
19. Ripamonti CI, Santini D, Maranzano E, Berti M, Roila F, ESMO Guidelines Working Group. Management of cancer pain: ESMO Clinical Practice Guidelines. Ann Oncol Off J Eur Soc Med Oncol. 2012;23 Suppl 7:vii139-154.
20. Dupoiron D, Stachowiak A, Loewenstein O, Ellery A, Kremers W, Bosse B, et al. Long-term efficacy and safety of oxycodone-naloxone prolonged-release formulation (up to 180/90 mg daily) – Results of the open-label extension phase of a phase III multicenter, multiple-dose, randomized, controlled study. Eur J Pain Lond Engl. 2017;21(9):1485-94.
21. Anghelescu DL, Benedetti C, Buga S, Chwistek M. NCCN Guidelines Index Adult Cancer Pain TOC Discussion. 2016;91.
22. Wengström Y, Geerling J, Rustøen T. European Oncology Nursing Society breakthrough cancer pain guidelines. Eur J Oncol Nurs Off J Eur Oncol Nurs Soc. 2014;18(2):127-31.
23. Mercadante S. The use of opioids for treatment of cancer pain. Expert Opin Pharmacother. 2015;16(3):389-94.
24. Dowell D, Haegerich TM, Chou R. CDC guideline for prescribing opioids for chronic pain--United States, 2016. JAMA. 2016;315(15):1624-45.
25. Rich SE, Chow R, Raman S, Liang Zeng K, Lutz S, Lam H, et al. Update of the systematic review of palliative radiation therapy fractionation for bone metastases. Radiother Oncol J Eur Soc Ther Radiol Oncol. 2018;126(3):547-57.
26. Wong R, Wiffen PJ. Bisphosphonates for the relief of pain secondary to bone metastases. Cochrane Database Syst Rev. 2002;(2):CD002068.
27. Bell R, Eccleston C, Kalso E. Ketamine as an adjuvant to opioids for cancer pain. Cochrane Database Syst Rev. 2003;(1):CD003351.
28. Candido dos Reis FJ, Fernandes de Oliveira THG, Poli Neto OB. Conduta na dor associada ao câncer ginecológico. In: Urgências e emergências em ginecologia e obstetrícia. Barueri: Manole; 2018. p.667-77.
29. Sugden C. Total pain: a multidisciplinary approach. Health Soc Care Chaplain. 2013;2-7.

CAPÍTULO 25

Direitos dos pacientes oncológicos

Aline Albuquerque

INTRODUÇÃO

O câncer é a 2ª principal causa de morte em todo o mundo, respondendo por aproximadamente 9,6 milhões de mortes, ou 1 em cada 6 mortes, conforme dados de 2018 da Organização Mundial da Saúde (OMS). Os cânceres de pulmão, próstata, colorretal, estômago e fígado são os tipos mais comuns em homens, enquanto câncer de mama, colorretal, pulmão, colo do útero e tireoide são os mais comuns entre as mulheres. Os efeitos deletérios do câncer continuam a crescer, em nível global, acarretando significativos impactos de ordem física, emocional e financeira sobre indivíduos, famílias, comunidades e os sistemas de saúde. Nos países cujos sistemas de saúde são sólidos, as taxas de sobrevivência de muitos tipos de câncer estão melhorando em decorrência da detecção precoce acessível, do tratamento de qualidade e dos cuidados de sobrevivência.[1]

A preocupação com os direitos dos pacientes oncológicos tem se tornado uma realidade em variados contextos e regiões do globo. Com efeito, o Conselho de Câncer da Austrália elaborou, em 2019, um guia intitulado *Cuidado oncológico e seus direitos*, que parte do pressuposto de que o fato dos pacientes saberem sobre os seus direitos e responsabilidades os ajuda a assegurar a provisão de cuidado em saúde de alta qualidade e seguro.[2] Nesse sentido, o Código Europeu de Práticas em Oncologia[3], traduzido em várias línguas, é um documento centrado no paciente que estabelece direitos, enquanto pressupostos fundamentais para uma prática clínica de qualidade no cuidado oncológico. O Código resultou de um trabalho desenvolvido por um grupo de pacientes com câncer, defensores de pacientes com câncer e profissionais que atuam no cuidado oncológico. O Código se origina da Declaração de Direitos do Paciente Europeu com Câncer, que foi lançada no Parlamento Europeu no Dia Mundial do Câncer de 2014 e ganhou o Prêmio Europeu de Saúde de 2018.[4]

O Código Europeu de Práticas em Oncologia tem como escopo central informar e apoiar os pacientes oncológicos em sua jornada, estabelecendo 10 direitos abrangentes, como o direito à informação, o direito a cuidados multidisciplinares especializados, o direito a cuidados de suporte e paliativos integrados e o direito a tomada de decisões compartilhada. O Código é entendido como uma ferramenta de capacitação para garantir que os melhores cuidados disponíveis sejam prestados aos pacientes oncológicos.[3]

Em 2020, um grupo de pesquisadores especialistas em Oncologia publicou um artigo denominado *Propondo uma carta de direitos para paciente oncológicos*. Neste artigo, os autores relatam que, em geral, os oncologistas acreditam que o cuidado que prestam é focado no paciente, o que consiste em uma parte essencial de sua missão. Entretanto, muitos pacientes com câncer percebem lacunas em sua experiência de cuidado e narram experiências difíceis em sua jornada, como: a espera excessiva por consultas, pelo início de intervenções agendadas e por telefonemas de retorno; a falta de coordenação entre seus múltiplos médicos; respostas pouco claras sobre o prognóstico da doença; e sérios desafios financeiros. Importante ressaltar que os próprios médicos que são diagnosticados com câncer muitas vezes alteram a sua percepção acerca dos pacientes e da forma como são tratados. Desse modo, os autores concluem que "chegou a hora de a comunidade oncológica articular uma declaração de direitos para pacientes com câncer que visa garantir cuidados equitativos e de alta qualidade".[5]

Tratando-se de legislações, a Assembleia Estadual da Califórnia aprovou por unanimidade a *Carta de direitos dos pacientes com câncer*, juntando-se ao Senado estadual na adoção desta normativa. Esta Carta, que é a primeira desse tipo no país, estatui 6 direitos de todo paciente oncológico, aplicáveis desde o momento do diagnóstico, visando a assegurar cuidados em saúde de qualidade. A campanha pela aprovação dessa Carta de Direitos foi apoiada pelo Cancer Care Is Different, uma coalizão liderada pela City of Hope. A *Carta de direitos dos pacientes com câncer* prevê o direito à informação, direito ao manejo da dor e o direito a ser cuidado por especialistas, dentre outros.[6]

No Brasil, a Lei n. 14.238, de 19 de novembro de 2021, instituiu o Estatuto da Pessoa com Câncer, o qual contempla alguns direitos dos pacientes, que serão objeto deste capítulo.[7]

Importante assinalar que os direitos dos pacientes oncológicos não se confundem com os direitos das pessoas com câncer que fazem uso dos serviços de saúde. Dessa forma, os direitos dos pacientes fundamentam-se nas normativas de direitos humanos, e são direitos cuja titularidade é atribuída a qualquer pessoa que se encontra sob cuidados em saúde, independentemente da natureza da relação jurídica estabelecida com o serviço ou o profissional da saúde. Os direitos do usuário são os direitos que as pessoas têm em relação aos serviços de saúde, os quais envolvem o acesso a bens e a serviços de saúde. O paciente é aquele que está sob cuidados em saúde. Logo, o acesso ao serviço já foi obtido, mesmo que ainda busque acesso a medicamentos quando se encontra sob cuidados. Nessa situação, a mesma pessoa terá uma relação de paciente com o profissional de saúde e de usuário com o serviço em relação ao qual demandará o medicamento. Ainda, o familiar de um paciente pode ser usuário do serviço de saúde, mas, por óbvio, não é paciente. Importante ressaltar que a condição de paciente confere uma vulnerabilidade particular que o distingue de forma significativa daquele que se encontra tão somente na condição de usuário.[7]

Considerando o consenso em torno da importância dos direitos dos pacientes para se alcançar cuidados oncológicos de qualidade, seguros e centrados no paciente, este capítulo tem como objetivo discorrer sobre os direitos dos pacientes como balizadores ético-jurídicos dos cuidados em saúde dos pacientes oncológicos. Assim, trata-se de pesquisa teórica e documental. No que tange ao tema do direito do paciente, este capítulo se alicerçou nos estudos de Albuquerque[8], de Andorno[9] e de Jacobson et al.[5] Por fim, esta pesquisa fundamentou-se no Guia de Direitos do Conselho de Câncer da Austrália[2], no Código Europeu de Práticas em Oncologia[3] e na Declaração de Direitos dos Pacientes com Câncer da Coalização Europeia do Paciente com Câncer.[10]

Cabe registrar que esta pesquisa não envolve revisão da literatura ou pesquisa bibliográfica, pois trata-se de pesquisa teórica, que pressupõe a proposta de aplicação de determinado referencial teórico a um objeto de estudo.

O capítulo está estruturado em três partes: a primeira versa sobre o direito do paciente como novo ramo jurídico; a segunda trata do direito do paciente como referencial ético-jurídico dos cuidados em saúde dos pacientes oncológicos; e a terceira aborda a Lei n. 14.238, de 19 de novembro de 2021, que institui o Estatuto da Pessoa com Câncer.

DIREITO DO PACIENTE: NOVO RAMO JURÍDICO

O direito do paciente é o ramo jurídico que trata da legislação, da teoria e da jurisprudência concernente às normas que versam sobre os direitos dos pacientes e seus mecanismos de implementação. O direito do paciente tem como foco a proteção e o empoderamento do paciente na ambiência clínica, contrapondo-se a uma perspectiva paternalista de cuidado em saúde e fomentando a participação do paciente.[8] Importante demarcar que o termo paciente decorre de *patiens*, o que significa "que suporta, que resiste", e do verbo latino *patior*, quee significa sofrer ou aguentar, expressando, portanto, as condições concretas em que um paciente se encontra, como a de vulnerabilidade acrescida.[9]

O direito do paciente estabelece mínimos morais na esfera dos cuidados em saúde[8], porquanto deriva dos direitos humanos e se ancora na dignidade humana dos pacientes, que oferta uma estrutura moral abrangente, evocada para promover o bem-estar e a autodeterminação do paciente. Desse modo, ter como guia de ação a dignidade do paciente impõe ao profissional de saúde alguns deveres morais específicos, como respeitar e promover a autodeterminação dos pacientes e atuar em consonância com os seus valores, crenças e planos de vida.[9]

Conforme Andorno, a concepção de dignidade aplicada ao contexto dos cuidados em saúde contribui para que cada paciente seja visto não apenas como alguém que se encontra enfermo, mas como uma pessoa, isto é, um ser humano único e insubstituível, com seu valor intrínseco. Essa ideia impõe aos profissionais de saúde tomar em conta o conhecimento experiencial do paciente, o que engloba sua história pessoal e experiências de vida, que o distingue de qualquer outro indivíduo. "A consciência da singularidade e do valor incomensurável de cada paciente não é algo meramente desejável na prática médica. Em vez disso, a dignidade é um imperativo moral que desempenha um papel fundamental na relação médico-paciente".[9]

Assim, os direitos dos pacientes, contidos nas leis dos países, são expressões dos direitos humanos que assentam um mínimo ético nos cuidados em saúde, balizador da relação entre profissional de saúde e paciente, e que proveem uma linguagem que empodera e engaja os pacientes no processo terapêutico. Desse modo, o direito do paciente deve ser alicerçado em uma legislação que incida nos serviços de saúde, públicos e privados, de modo a garantir direitos a todos os pacientes, a despeito de qualquer condição particular. Assim, esse novo ramo jurídico tem o objetivo central de enunciar para os pacientes aquilo que podem exigir dos profissionais de saúde e, para estes, determinam as condutas a serem adotadas em relação aos pacientes.

O direito do paciente abarca os seguintes direitos: direito de participar da tomada de decisão; direito ao consentimento informado; direito à segunda opinião; direito de recusar tratamentos e procedimentos; direito à informação; direito de acesso ao seu próprio prontuário; direito à confidencialidade dos dados pessoais; direito ao cuidado em saúde com qualidade e segurança; direito de não ser discriminado; direito de apresentar uma queixa; e direito à reparação.[8] Nota-se que Andorno articula os direitos do paciente com o imperativo ético de respeito à sua dignidade, ou seja, fixa que práticas que incrementam o respeito à dignidade dos pacientes, como a proteção da sua privacidade e a facilitação da comunicação entre pacientes e profissionais de saúde, auxiliam os pacientes em suas necessidades de informação e autodeterminação.[9]

Destaca-se que os direitos dos pacientes contribuem para a melhoria do cuidado, ao aumentar a satisfação dos pacientes e a eficiência dos sistemas de saúde. Nessa linha, o direito à informação e à participação do paciente na tomada de decisão acelera a sua recuperação e diminui o tempo de internação.[10] De acordo com a Associação de Saúde Americana, conferir atenção aos direitos dos pacientes significa considerar as necessidades físicas, psíquicas, mentais, sociais e espirituais dos pacientes.[11]

Em síntese, o direito do paciente é um novo ramo jurídico que se fundamenta no reconhecimento da vulnerabilidade acrescida do paciente e no imperativo ético de respeito à sua dignidade intrínseca, que acarreta a sua visão como uma pessoa, sujeito de direitos, e não objeto do cuidado. Essa pessoa é única e insubstituível, e de seu valor intrínseco decorre uma série de comandos de agir para os profissionais de saúde, o que envolve a necessidade de promover, tanto quanto possível, a autossuficiência do paciente e sua agência moral, assim como o respeito aos seus valores e crenças.[9]

Os direitos dos pacientes são aqueles que as pessoas têm quando se encontram sob cuidados em saúde em razão apenas do fato de serem membros da espécie humana. Em consequência, fundamentam-se nas concepções de dignidade humana e de igualdade fundamental de todos os seres humanos.[12] Esses direitos decorrem dos direitos humanos aplicáveis ao contexto dos cuidados em saúde. Assim, podem ser extraídos os seguintes direitos dos tratados de direitos humanos: direito à vida; direito à privacidade; direito de não ser discriminado; direito à liberdade; direito à saúde; direito à informação; direito à integridade corporal; e direito de não ser submetido a tratamento desumano e degradante.

Com base nesses direitos humanos cujos titulares são os pacientes, derivam-se outros mais específicos previstos nas legislações nacionais. Esses direitos distinguem-se a depender do ordenamento jurídico, contudo, conforme o Relatório da União Europeia sobre os Direitos dos Pacientes, há um conjunto de direitos dos pacientes que é extraído de diversas legislações e se coaduna com o rol de tais direitos levantados na literatura[13], a saber:

- Direito ao consentimento informado.
- Direito à segunda opinião.
- Direito de recusar tratamentos e procedimentos médicos.
- Direito à informação sobre sua condição de saúde.
- Direito de acesso ao prontuário.
- Direito à confidencialidade da informação pessoal.
- Direito ao cuidado em saúde com qualidade e segurança.
- Direito a não ser discriminado.
- Direito de reclamar.
- Direito à reparação.
- Direito de participar da tomada de decisão.[14]

DIREITOS DOS PACIENTES ONCOLÓGICOS

Os direitos dos pacientes consistem em exigências ético-jurídicas atribuídas a todas as pessoas quando se encontram sob cuidados em saúde, cujo desiderato central consiste na proteção e no empoderamento do paciente, contribuindo para que este adote um papel ativo em seu cuidado.[2] No contexto do cuidado oncológico, os direitos dos pacientes são importante em razão de: (a) enunciarem para os profissionais de saúde como agir e para os pacientes aquilo que podem exigir; (b) contribuírem para que o paciente participe do seu cuidado e se sinta confortável em fazer perguntas; (c) concorrerem para evitar danos decorrentes dos cuidados em saúde. Desse modo, a qualidade dos cuidados oncológicos condiciona-se ao respeito dos direitos dos pacientes[15] e ao respeito a suas vontades e preferências, notadamente ao se considerar que variam no caso dos cuidados oncológicos quanto a estilos de tomada de decisão e fatores como idade, sexo e níveis de escolaridade.[16]

Desse modo, os cuidados em saúde dos pacientes oncológicos devem ser balizados por comandos ético-jurídicos, os direitos dos pacientes, cujo objetivo consiste em estabelecer para os profissionais de saúde como agir e são guias de conduta para familiares e cuidadores. Com efeito, o direito do paciente fixa tais comandos com o desiderato de determinar o agir do profissional e as expectativas dos pacientes quanto ao modo como deve ser tratado. No entanto, na prática do encontro clínico, a aplicação do direito do paciente é permeada por desafios específicos que atravessam o paciente oncológico, haja vista que o cuidado oncológico é variável, pessoal e extremamente complexo.[5]

A primazia do cuidado centrado no paciente, enquanto um dos princípios do direito do paciente, trata do cuidado centrado no paciente oncológico que consiste no referencial balizador da provisão dos cuidados oncológicos, fundamentado na concepção de que o paciente é o centro dos serviços de saúde.[5] Nessa linha, o cuidado centrado no paciente oncológico implica conduzir os cuidados em saúde consoante o bem-estar do paciente e de forma responsiva às suas necessidades, preferências e valores.[2] Isso exige conhecimento acerca da vontade e das preferências do paciente.[17] Ademais, o cuidado centrado no paciente oncológico implica reconhecer que os pacientes possuem diferentes percepções sobre suas necessidades e que podem diferir daquelas emanadas dos profissionais de saúde.[2] Ressalta-se que, embora comumente os oncologistas creiam que proveem cuidados focados no paciente, a experiência dos pacientes oncológicos aponta em outra direção. Logo, há um hiato entre o que os oncologistas acreditam que estão fazendo pelos pacientes e a sua experiência efetiva.[5] Nesse sentido, os oncologistas nem sempre atendem às preferências dos pacientes no processo de tomada de decisão.[16] Por isso, é de extrema relevância que o cuidado centrado no paciente oncológico e os seus direitos correlatos sejam os norteadores dos serviços de saúde oncológicos.

Quando o paciente oncológico está ciente dos seus direitos e envolvido ativamente em seu cuidado, torna-se mais bem preparado para navegar no sistema de saúde e lidar com as adversidades que emergem no curso da doença. Por isso, é fundamental que os oncologistas informem os pacientes sobre seus direitos, preferencialmente no momento do diagnóstico. Os oncologistas são aqueles que se encontram na melhor posição para guiar os pacientes, inclusive na perspectiva da sua conscientização acerca dos seus direitos.[5]

Direito de participar da tomada de decisão

O direito de participar proativamente da tomada de decisão sobre os próprios cuidados em saúde envolve respeitar a extensão da sua vontade de participar e de não participar da tomada de decisão enquanto expressão da sua autodeterminação. A tomada de decisão compartilhada é uma forma de tomar decisões em saúde subdividida em várias etapas em que há a construção de um relacionamento de mutualidade, parceria e confiança entre o profissional de saúde e o paciente, com o objetivo de compartilhar informações, incluindo os valores pessoais do paciente, as opções de tratamento recomendadas e os riscos e benefícios.[18] A tomada de decisão compartilhada contrapõe-se ao paternalismo, no qual o médico toma a decisão e a transmite ao paciente, e à tomada de decisão informada, na qual o paciente é o único tomador de decisão independente.[16] Com efeito, a tomada de decisão compartilhada no cuidado oncológico propicia o movimento na direção do "médico sabe o melhor" para o envolvimento do paciente nas decisões sobre a sua saúde.[17]

No processo de tomada de decisão, o paciente pode incluir outras pessoas, como familiares e amigos, conforme sua vontade. A efetivação desse direito implica enfatizar considerações sobre o quanto os profissionais são abertos, interessados e respeitosos em relação a essa participação.[7]

Houve um incremento, nas últimas décadas, no reconhecimento do imperativo direcionado aos oncologistas de envolverem os pacientes na tomada de decisões clínicas, particularmente em resposta às mudanças nas noções éticas acerca dos direitos dos pacientes de serem participantes informados e autônomos em decisões sobre o seu tratamento.[16] Nesse sentido, modelos de tomada de decisão centrados no paciente, tal como o modelo de tomada de decisão compartilhada, foram internacionalmente aceitos pelos pacientes e endossados pelo US Institute of Medicine e pelo National Cancer Institute.[16]

O paciente oncológico tem direito de ser envolvido nas decisões sobre o seu tratamento em parceria com a equipe de saúde. Esse direito abarca o envolvimento ou não de membros da família, amigos e cuidadores no processo de tomada de decisão e nas consultas. A participação do paciente pressupõe que será estabelecida uma parceria com a equipe de saúde para que tomem decisões em conjunto, o que conduz a melhor qualidade de vida possível para o paciente.[2]

O envolvimento, o engajamento e o empoderamento do paciente contribuem para o aumento da satisfação dele, a qualidade do cuidado e os resultados em saúde. Portanto, consistem em imperativos éticos no cuidado oncológico, acarretando, ainda, melhores consequências psicossociais e econômicas para o paciente.[16]

Estudos com paciente com câncer apontam que: mulheres com mais de 70 anos com câncer de mama preferem a tomada de decisão compartilhada e pacientes com câncer de próstata arrependem-se de suas escolhas quando não são envolvidos na tomada de decisão.[19]

Os planos de cuidados de oncologia são uma ferramenta sustentável para fornecer aos médicos um modelo prático para coletar informações essenciais e incentivar os pacientes a participar do processo de tomada de decisão.[20] Significa receber e discutir com a sua equipe assistencial um plano claro, dirigido e alcançável, para a sua sobrevivência e reabilitação.[2]

Por fim, destaca-se que as ajudas decisionais são usualmente utilizadas durante a tomada de decisão compartilhada como maneira de incluir o paciente na decisão em saúde, abarcando um conjunto de instrumentos baseados em evidências, desenvolvidos para ajudar pacientes a realizar escolhas específicas e deliberadas entre opções de cuidado em saúde.[21] No campo dos cuidados oncológicos, muitas decisões sobre rastreamento e tratamento de cânceres envolvem incertezas ou compensações entre os benefícios e danos esperados. Assim, as ajudas decisionais desempenham um papel central, pois ajuda os pacientes a identificar as alternativas disponíveis e escolher aquela que se alinha com sua vontade e suas preferências.[22]

Além das ajudas decisionais, a experiência, ou informação experiencial, de outros pacientes também é fonte relevante para se adquirir informações que nortearão a tomada de decisão.[20]

Direito à segunda opinião

A segunda opinião é definida como outra avaliação de um problema clínico, de maneira independente, feita por um profissional de saúde. Essa avaliação é usualmente cabível quando se busca confirmar ou rever uma decisão clínica potencialmente controversa ou encontrar opções novas de tratamento. Quando o paciente recebe um diagnóstico ou uma proposta terapêutica, ele tem o direito, para se sentir seguro ou para tomar uma decisão mais bem informada, de recorrer a outro profissional de saúde. Assim, o direito à segunda opinião consiste no direito do paciente de buscar outro profissional de saúde diferente daquele que emitiu o primeiro diagnóstico e a proposta terapêutica preliminar.[7]

O paciente oncológico tem direito de buscar segunda opinião sobre a sua condição de saúde, o que consiste em uma oportunidade para reavaliar o diagnóstico e o plano de tratamento por outro especialista.[23] O direito à segunda opinião implica o reconhecimento de que o paciente pode buscar uma segunda perspectiva sobre o curso de sua doença em qualquer fase do processo terapêutico.[5]

A segunda opinião de outro profissional tem o condão de impactar a decisão do paciente e o curso do tratamento. Pesquisas demonstraram que a satisfação do paciente oncológico nas consultas de segunda opinião é determinada pela sua percepção acerca do comportamento comunicacional centrado no paciente por parte do profissional, como demonstração de empatia e estimulação de envolvimento. Assim, a consulta de segunda opinião caracteriza-se por 3 fatores:

- Evidências qualitativas preliminares indicam que os pacientes oncológicos raramente indicam sua motivação e objetivos com a consulta, o que impede os profissionais de explorar a agenda do paciente.

- A consulta de segunda opinião sempre é triádica, na medida em que envolve o primeiro profissional, o paciente e o segundo profissional.
- Comumente, a consulta de segunda opinião resulta no endosso do primeiro profissional, e a transferência do tratamento é comumente contraindicada.[24]

Direito à informação

O direito do paciente de ser informado, pressuposto do consentimento informado e da tomada de decisão compartilhada, consiste no direito de ser informado sobre o seu estado de saúde, sobre o tratamento, as alternativas e os seus respectivos riscos e benefícios, bem como sobre os efeitos do tratamento. As informações sobre o tratamento e as alternativas devem ser explicadas de maneira a serem entendidas pelo paciente. Destaca-se que compreender a relevância do direito do paciente de receber informação é essencial para criar um relacionamento de confiança entre o paciente e o profissional de saúde. Nesse sentido, o direito à informação envolve informações acerca de decisões complexas, pois é necessário que o paciente efetivamente apreenda as opções de tratamento, incluindo seus benefícios e riscos, com o objetivo de serem discutidas com o profissional de saúde.[7]

Consoante o Código Europeu de Práticas em Oncologia, o paciente oncológico tem direito a ser informado sobre a sua doença e tratamento pela sua equipe de saúde e por outras fontes confiáveis, incluindo organizações de pacientes e conselhos profissionais. Ademais, de acordo com o citado Código, o direito à informação envolve informação sobre a qualidade e a segurança dos cuidados, sobre o nível de especialização dos profissionais responsáveis pelo cuidado e os resultados alcançados, considerando o seu tipo de câncer. Igualmente, destaca-se o direito de ser informado sobre ensaios clínicos em curso relevantes para o paciente e sobre a sua aptidão e elegibilidade para participar da investigação.[3]

O paciente oncológico tem o direito de receber toda informação necessária para que possa consentir, recusar e participar da tomada de decisão. Por exemplo, os debates entre os oncologistas sobre a necessidade de adoção de estratégias de detecção de câncer muitas vezes não são repassados de forma acessível aos pacientes.[18] Ainda, esse direito abarca informação acessível e atualizada sobre riscos, benefícios, custos de serviços, testes e opções de tratamentos,[2] assim como sobre cuidados paliativos.[5] A excelência no cuidado centrado do paciente oncológico pressupõe informação de qualidade, baseada nas melhores evidências científicas.

O direito à informação também envolve o direito de perguntar e de ter as suas dúvidas devidamente esclarecidas, assim como o direito de ser escutado de forma empática.[5] A comunicação de qualidade entre o paciente e a equipe de profissionais é um fator que concorre para a melhora do cuidado e o aumento da satisfação do paciente.[16]

Importante assinalar que o direito à informação conecta-se com a comunicação de más notícias. A comunicação do diagnóstico de câncer, a despeito de não ser necessariamente uma informação relacionada à terminalidade da vida, sempre ocasiona alteração da vida do paciente e estresse para a maioria.[5] Desse modo, o direito à informação implica a capacitação do profissional de saúde em comunicar notícias difíceis, explicar tratamentos complexos e participar em ensaios clínicos, o que deve ser objeto da educação continuada de oncologistas.[16]

Embora tenha havido avanços importantes na esfera do direito à informação do paciente oncológico, pesquisas apontam que pacientes com câncer de mama não têm acesso à informação suficiente para tomar decisões sobre mastectomia e opções de tratamento.[25]

No que tange à prática verificada nos cuidados oncológicos de se informar aos familiares sobre o diagnóstico ou a progressão do paciente, e não ao próprio paciente, registra-se que essa temática é extremamente complexa e não é objeto deste capítulo. De qualquer modo, cabe salientar que o paciente tem o direito de ser informado e que o fato do diagnóstico ou do prognóstico ser assustador para o paciente, especialmente quando se trata de doenças potencialmente fatais, como câncer, não invalida o referido direito. Principalmente em contextos oncológicos, informações sobre notícias difíceis, como o diagnóstico de câncer, o prognóstico negativo, a recidiva pós-cirurgia ou tratamento, não devem ser suprimidas do paciente tão somente em razão da possibilidade de causar-lhe estresse ou desespero.

Conforme Bongelli et al., são identificados 3 modelos de revelação da informação para o paciente: não divulgação, divulgação total e divulgação individual, refletindo diferentes estilos relacionais, comunicacionais e de tomada de decisão na relação médico-paciente. Os modelos de não divulgação e divulgação total traduzem uma relação paternalista entre médicos e pacientes, dado e desrespeito às preferências dos pacientes quanto ao momento e à quantidade de informação a ser transmitida. Por outro lado, o modelo de divulgação individual prevê a comunicação personalizada entre pacientes e médicos. Esse modelo é permeado pelo possível desacordo entre pacientes e médicos quanto à quantidade de informações e ao tempo necessário para aceitar e se ajustar à notícia difícil. Por meio de diálogos honestos e empáticos, pacientes e médicos devem esclarecer as informações que o paciente prefere saber e a melhor maneira de comunicá-las.[26] Portanto, nos cuidados oncológicos, não cabe aos profissionais de saúde desconsiderar as preferências informacionais dos pacientes e simplesmente informar seus familiares. No começo do processo terapêutico, deve-se estabelecer um acordo acerca da quantidade de informação que o paciente deseja saber e quando transmiti-las, incluindo contextos de terminalidade de vida.

Direito ao consentimento informado

O paciente tem o direito de permitir que seja tocado, examinado e tratado por profissional de saúde, assim como submetido a procedimento cirúrgico. O direito ao consentimento informado expressa um poder normativo permissivo, transformando uma ação vedada ou neutra em permitida. Por consequência, o consentimento do paciente torna determinada prática eticamente condenável em aceitável, na medida em que expressa a sua vontade e a sua permissão. Por outro lado, a adoção de determinadas condutas sem o consentimento do paciente acarreta a sua ilicitude e a sua inadequação ética, estabelecendo uma fronteira moral. Por exemplo, a integridade corporal do paciente apenas pode ser atingida por meio do seu consentimento, que consiste nesse marcador moral, tornando ilícitos procedimentos e tratamentos sem consentimento.[7]

De acordo com a Sociedade Americana de Câncer, o consentimento informado é um processo de comunicação entre o paciente oncológico e seu médico, o qual, geralmente, conduz a uma autorização para atendimento, tratamento ou serviços. Desse modo, se os pacientes adultos são capazes de decidir, os cuidados oncológicos não podem ser iniciados sem o seu consentimento informado. O processo de consentimento informado deve assegurar que o oncologista transmita as informações sobre a condição de saúde do paciente, juntamente com testes e opções de tratamento, antes de decidir o que fazer. Essas informações abarcam: o nome da sua condição; o nome do procedimento ou tratamento que o profissional de saúde recomenda; os riscos e os benefícios do tratamento ou procedimento; os riscos e os benefícios de outras opções, incluindo não receber o tratamento ou procedimento.[27]

Direito de recusar tratamentos e procedimentos

Quanto ao direito de recusar tratamentos e procedimentos médicos, enquanto decorrente do direito à privacidade e do direito de não ser submetido à tortura, a tratamento desumano ou degradante, assinala-se que a soberania do paciente quanto aos seus cuidados em saúde assenta o comando de que um paciente adulto e capaz tem o direito de recusar tratamento e procedimento por qualquer motivação, racional ou irracional, por nenhuma razão. Para ter validade, a recusa deve ser voluntária e apropriadamente informada, ou seja, a recusa não deve decorrer da pressão de profissionais de saúde ou de familiares, bem como o paciente tem o direito de ser informado sobre as opções de tratamento, incluindo os riscos e benefícios associados, e o que ocorrerá se recusar o tratamento.

O paciente tem o direito de optar por receber apenas parte dos cuidados recomendados e de recusar determinados tratamentos e procedimentos.[27] Embora a recusa seja um direito humano essencial, segundo Bruera, na maior parte das situações, os médicos podem atuar de forma positiva em prol da reflexão genuína do paciente acerca da sua recusa. Com efeito, Bruera assinala, quanto aos pacientes oncológicos, que:

> *os pacientes precisam tomar decisões em circunstâncias extremamente difíceis, principalmente quando estão chegando ao nível de ter um câncer muito avançado. O componente emocional conduz muito da tomada de decisão. Aspectos cognitivos – onde está meu câncer, quais são minhas chances – são apenas parte da tomada de decisão dos pacientes, então precisamos entender suas emoções.*[28]

Direito de não ser discriminado

O direito do paciente de não ser discriminado significa que seus direitos devem ser exercidos sem discriminação de qualquer tipo, baseada em raça, cor, sexo, linguagem, religião, opinião política ou outra, origem nacional ou social, propriedade, nascimento, deficiência, idade, *status* marital ou familiar, orientação sexual, identidade de gênero, condição de saúde, local de residência, situação econômica ou social ou outro fator social ou pessoal. O direito de não ser discriminado também impõe a eliminação de barreiras que impedem a fruição de direitos por parte de determinados pacientes em igualdade de oportunidade.[7]

Os estudos sobre a discriminação nos serviços de saúde têm aumentado com o objetivo de se perquirir os seus impactos nos cuidados dos pacientes. Por exemplo, investigações sugerem que as minorias raciais são menos informadas sobre as referências para serviços especializados, quando comparados com os pacientes brancos, depois de considerar vários fatores, como *status* socioeconômico, sexo, idade, seguro de saúde e estágio da doença.[29]

Os serviços e provedores de saúde devem agir de forma não discriminatória[2], porquanto a discriminação pode impactar diretamente sobre os resultados nos cuidados oncológicos. Por exemplo, as disparidades de mortalidade por câncer de mama e do colo do útero são proeminentes entre as mulheres indígenas nos Estados Unidos. Essas disparidades, em parte, decorrem de experiências de discriminação percebidas pelos pacientes nos cuidados de saúde.[30]

Direito ao cuidado de qualidade

O paciente oncológico tem o direito de receber cuidado coordenado e multiprofissional de alta qualidade e baseado em evidências científicas, bem como alicerçado no cuidado centrado no paciente oncológico. Assim, o paciente tem o direito de receber os melhores cuidados de suporte e paliativos, conforme necessário, em qualquer momento da sua jornada com câncer. Esse cuidado deve ser provido por uma equipe multidisciplinar especializada que integre uma rede de cuidados oncológicos[2], o que é recomendado por organizações de câncer, governos e organizações de pacientes desde a década de 1990.[10]

Os encontros dessa equipe multidisciplinar são essenciais para estabelecer a melhor estratégia terapêutica para o paciente oncológico. Salienta-se que a vontade e as preferências do paciente devem ser integradas ao processo decisório da equipe multidisciplinar, o que ainda não se verifica usualmente.[17]

A qualidade do cuidado implica que os pacientes oncológicos recebam cuidados em saúde coordenados, em tempo oportuno e sejam escutados empaticamente nas consultas.[3]

Direito à confidencialidade dos dados pessoais

A confidencialidade dos dados pessoais do paciente significa manter protegidos tais dados e não os divulgar para terceiros sem o seu consentimento, inclusive familiares e pesquisadores, salvo as exceções legais. A confidencialidade abrange qualquer forma de transmissão dos dados do paciente, como a oral, a escrita e a eletrônica. A confidencialidade é essencial para se preservar a confiança, por parte dos pacientes e da comunidade, nos profissionais de saúde e nos serviços de saúde. O paciente tem, ainda, o direito de se manifestar nos procedimentos que visem à quebra da confidencialidade dos seus dados pessoais e de se opor a essa medida. Mesmo nos casos em que haja interesse coletivo que justifique a quebra da confidencialidade dos dados pessoais do paciente, a revelação deve se ater ao atingimento da finalidade de interesse coletivo e, sempre que possível, de maneira anônima.[8]

O paciente oncológico tem direito de que a sua informação pessoal não seja revelada sem o seu consentimento e seja, assim, mantida de forma segura. Esse direito inclui as discussões sobre sua condição de saúde com outros profissionais de saúde, residentes e estudantes, o acesso ao prontuário do paciente e as informações que são transmitidas por meio de aplicativos, de redes sociais e de mensagens eletrônicas. Ademais, o paciente tem direito de conversar com a equipe de saúde em um ambiente privado, quieto e de aceitar ou não a presença de estudantes quando seu cuidado é provido em hospitais-escola.[2]

ESTATUTO DA PESSOA COM CÂNCER

O Estatuto da Pessoa com Câncer, adotado em 2021, tem o objetivo de assegurar e promover, em condições de igualdade, o acesso ao tratamento adequado e o exercício dos direitos da pessoa com câncer, com vistas a garantir o respeito à dignidade, à cidadania e à sua inclusão social.[7] O art. 4º do Estatuto prevê um elenco de 10 direitos, sendo que apenas alguns desses direitos podem ser enquadrados como direitos dos pacientes, ou seja, direito das pessoas com câncer que se encontram sob cuidados em saúde. Assim, observa-se o direito ao cuidado em saúde de qualidade traduzido no direito à obtenção de diagnóstico precoce e no acesso a tratamento menos nocivo, o que revela uma preocupação com a segurança do paciente. A despeito de não estar traduzido legislativamente enquanto um direito, o Estatuto assenta a obrigação estatal de garantir o atendimento integral, que deve abarcar o tratamento adequado da dor, o atendimento multidisciplinar e cuidados paliativos[7], o que pode ser considerado expressão do direito ao cuidado em saúde de qualidade. Nesse mesmo sentido, o Estatuto estabelece que a pessoa com câncer não será objeto de qualquer tipo de discriminação, sendo esta considerada como "qualquer distinção, restrição ou exclusão em razão da doença, mediante ação ou omissão, que tenha o propósito ou o efeito de prejudicar, de impedir ou de anular o reconhecimento dos direitos assegurados nesta Lei.".[7] Por conseguinte, pode-se asseverar que o direito do paciente oncológico de ser não discriminado também se encontra incorporado ao Estatuto.

Ainda, o Estatuto contempla o direito à informação ao estabelecer o "acesso a informações transparentes e objetivas relativas à doença e ao seu tratamento".[7] Embora o direito ao acompanhante não esteja contemplado no direito do paciente de forma expressa, esse direito é derivado do direito à privacidade, que consiste no direito do paciente de contar com a presença de qualquer pessoa de sua escolha quando se encontrar hospitalizado. O Estatuto assegura tal direito ao fixar a "presença de acompanhante durante o atendimento e o período de tratamento", enquanto um direito.[7]

Não obstante reconhecer a importância do Estatuto da Pessoa com Câncer, o legislador brasileiro não aproveitou a oportunidade para incorporar ao ordenamento jurídico uma série de direitos indispensáveis aos cuidados oncológicos de qualidade, como o direito à participação em todos os assuntos relacionados à saúde do paciente, o direito à segunda opinião, o direito ao consentimento informado e o direito à confidencialidade das informações pessoais. Nesse sentido, a previsão do direito à informação poderia ter empregado expressões comuns no campo do direito do paciente, como informação acessível e baseada em evidências atualizadas, por exemplo. Além disso, as informações não abarcam apenas o tratamento e a doença, mas também o nível de especialização dos profissionais responsáveis pelo cuidado, os resultados alcançados e ensaios clínicos em curso relevantes para o paciente.

Portanto, constata-se que o Brasil deu um passo na direção da construção de uma cultura de direitos dos pacientes na esfera do cuidado oncológico com a adoção do Estatuto da Pessoa com Câncer. Os pontos assinalados apenas têm o condão de provocar a reflexão sobre a temática e lançar luz sobre a necessidade de que a sociedade brasileira conte com o Estatuto dos Direitos dos Pacientes, ora em trâmite no Congresso Nacional.

CONSIDERAÇÕES FINAIS

Os cuidados oncológicos devem ser centrados no paciente, refletindo suas necessidades, vontade e preferências. O direito do paciente é um ramo jurídico que tem por objetivo central enunciar para os pacientes oncológicos aquilo que podem exigir dos profissionais de saúde, e para esses, determinam as condutas que devem adotar em relação aos pacientes. Os direitos dos pacientes devem ser vistos como uma linguagem pedagógica, apta a criar uma cultura de parceria e empatia nos cuidados oncológicos. Embora se tenha avançado no respeito ao paciente e na direção da implementação do cuidado centrado no paciente oncológico, há um caminho longo a ser percorrido na efetivação do direito do paciente de ser informado de maneira adequada e acessível, a despeito de sua idade, condição social ou qualquer outro fator pessoal. Nesse sentido, o paciente tem direito de participar ativamente do processo de tomada de decisão, enquanto protagonista do seu próprio cuidado, bem como de recusar tratamentos e procedimentos sem sofrer influências indevidas.

O câncer é uma doença complexa e penosa para o paciente, portanto, centralizar cuidado no paciente e respeitar os seus direitos é um meio de amenizar a carga emocional, social e de outra ordem para o paciente e seus familiares. Assim, é papel dos oncologistas promover o bem-estar e a qualidade de vida dos pacientes as garantir seus direitos e propiciar um efetivo cuidado centrado no paciente oncológico.

REFERÊNCIAS BIBLIOGRÁFICAS

1. World Health Organization. Cancer. [Internet]. Disponível em: https://www.who.int/health-topics/cancer#tab=tab_1. Acessado em:8/1/2022.
2. Cancer Council Australia. Cancer care and your rights. [Internet]. Disponível em: https://www.cancercouncil.com.au/wp-content/uploads/2020/04/CANCER1.pdf. Acessado em: 8/1/2022.
3. European Cancer Organization. The European code of cancer practice. Disponível em: https://www.europeancancer.org/2-standard/68-european-code-of-cancer-practice-translations-resources. Acessado em: 8/1/2022.
4. European Cancer Organization. European code of cancer practice. [Internet] Disponível em: https://www.europeancancer.org/2-standard/66-european-code-of-cancer-practice. Acessado em: 8/1/2022.
5. Jacobson JO, Berry LL, Spears PA, Steffensen KD, Attai DJ. Proposing a bill of rights for patients with cancer. JCO Oncology Practice. 2021;16:(3):124-31.
6. City Of Hope. Cancer patients bill of rights. [Internet]. Disponível em: https://www.cancercarediff.org/cancer-patients-bill-of-rights/. Acessado em: 8/1/2022.
7. Brasil. Lei n. 14.238, de 19 de novembro de 2021. Dispõe sobre o Estatuto da Pessoa com Câncer. [Internet]. Disponível em: http://www.planalto.gov.br/ccivil_03/_Ato2019-2022/2021/Lei/L14238.htm. Acessado em: 8/1/2022.
8. Albuquerque A. Manual de direito do paciente. Belo Horizonte: CEI; 2020.

9. Andorno, R. Dignity in psychotherapy. In: Trachsel M, Gaab J, Biller-Andorno N, Tekin, S, Sadler, JZ. The Oxford handbook of psychotherapy. Oxford: Oxford University Press; 2020.
10. European Coalization Cancer Patient. The European cancer patient's bill of rights. [Internet]. Disponível em: https://ecpc.org/wp-content/uploads/2019/08/ecpc-european-cancer-patients-bill-of-rights-2.pdf. Acessado em: 8/1/2022.
11. Kiani MA, Maamouri G, Noori M, Roudi E, Jarahi L, Kianifar H, et al. Evaluating the awareness of patients' rights based on the charter of patients' rights in medical staff of Mashhad University of Medical Sciences in Mashhad, Iran. Med Edu Bull. 2021;2(1):234-45.
12. World Health Organization. Patients' rights. [Internet]. Disponível em: https://www.who.int/genomics/public/patientrights/en/. Acessado em: 8/1/2022.
13. Albuquerque A. Direito humanos dos pacientes. Curitiba: Juruá; 2016.
14. European Commission. Patients' rights in the European Union mapping exercise. Luxembourg: Publications Office of the European Union; 2016.
15. Erer S, Atici E, Erdemir A. The views of cancer patients on patient rights in the context of information and autonomy; J Med Ethics. 2008;34(5):384-8.
16. Brown R, Butow P, Wilson-Genderson M, Bernhard J, Ribi K, Juraskova I. Meeting the decision-making preferences of patients with breast cancer in oncology consultations: impact on decision-related outcomes. Journal of Clinical Oncology. 2012:30(8):857-62.
17. Rostoft S, van den Bos F, Pedersen R, Hamaker ME. Shared decision-making in older patients with cancer – What does the patient want? Journal of Geriatric Oncology. 2021:12(3):339-42.
18. Pfob R, Sidey-Gibbons C, Lee H-B, Tasoulis MK, Koelbel V, Michael Golatta M, et al. Identification of breast cancer patients with pathologic complete response in the breast after neoadjuvant systemic treatment by an intelligent vacuum-assisted biopsy. Eur J Canc. 2021;143:134-46.
19. Ramello M, Audisio RA. The value of patient centred care in oncology. European Journal of Surgical Oncology. 2021;47(3 PtA):492-4.
20. Albuquerque A, Tanure CATB. Tomada de decisão compartilhada na saúde: aproximações e distanciamentos entre a ajuda decisional e os apoios de tomada de decisão. Cad Ibero-Amer Dir Sanit. 2021;10:(1):203-23.
21. Eler K. Tomada de decisão compartilhada: uma nova forma de tomar decisões em saúde. In: Instituto Brasileiro de Direito do Paciente. Temas atuais em direito do paciente. Paraná: Atena; 2020. p.16-30.
22. Trikalinos TA, Wieland LS, Adam GP, Zgodic A, Ntzani EE. Decision aids for cancer screening and treatment [Internet]. Rockville (MD): Agency for Healthcare Research and Quality (US); 2014 Dec., Report No.:15-EHC002-EF.
23. Vaitiekunas L, Coomer K, Turner C, Brown A, Sabesan S. Medical oncology care plan: a tool for improving the provision of clinical information to patients. Intern Med J. 2021;51(8):1332-5.
24. Lehmann I, Smets EMA, de Jong M, de Vos FYF, Stouthard JM, Hillen MA. Patient-provider communication during second opinion consultations in oncology. Patient Education and Counselling. 2021;104(10):2490-7.
25. Bradley SH, Thompson MJ, Nicholson BD. Ensuring informed decision-making for cancer screening. J Am Fam Med. 2021;34(2):435-8.
26. Bongelli R, Ramona Bongelli R, Bertolazzi A, Piccioni L, Burro R. Italian onco-haematological patients' preferences in bad news communication: a preliminary investigation. BMC Cancer. 2021;21:555.
27. American Cancer Society. [Internet]. Disponível em: https://www.cancer.org/treatment/treatments-and-side-effects/planning-managing/informed-consent/what-is-informed-consent.html. Acessado em: 20/1/2022.
28. Carlson RH. Understanding the emotions of patients who refuse treatment. [Internet]. Disponível em: https://journals.lww.com/oncology-times/Fulltext/2014/11250/Understanding_the_Emotions_of_Patients_Who_Refuse.8.aspx. Acessado em: 8/1/2022.
29. Gonzalez KL, Harding AK, Lambert WE, Fu R, Henderson WG. Perceived experiences of discrimination in health care: a barrier for cancer screening among American Indian women with type 2 diabetes. Womens Health Issues. 2013;23(1): e61-e67.
30. Quach T, Nuru-Jeter A, Morris P, Allen L, Shema SJ, Winters JK, et al. Experiences and perceptions of medical discrimination among a multiethnic sample of breast cancer patients in the greater San Francisco Bay Area, California. American Journal of Public Health. 2012;102(5):1027-35.

Índice remissivo

A

B

C

L

M

N

O

P

Q

R

S

T

V